R. E. Felberbaum

K. Bühler

H. van der Ven

Das Deutsche IVF-Register 1996–2006

R. E. Felberbaum
K. Bühler
H. van der Ven

Das Deutsche IVF-Register 1996–2006

10 Jahre Reproduktionsmedizin in Deutschland

S. Al-Hasani, M. Bals-Pratsch, V. Baukloh, V. Blumenauer, K. Bühler, A. Caliebe,
W. Dahncke, K. Diedrich, C. Dorn, G. Emons, R. E. Felberbaum, K. Fiedler, G. Freundl,
B. Gerber, C. Gnoth, K. Gordon, C. Gross, L. Happel, A. Hehr, U. Hehr, H. Hepp,
B. Hinney, E. Hoomans, I. Hoppe, E. Isachenko, V. Isachenko, A. Katalinic,
J. Keckstein, H. Kentenich, J. Kleinstein, U.A. Knuth, I. Kowalcek, H. Kreß, W. Küpker,
M. S. Kupka, A. K. Ludwig, M. Ludwig, B. Lunenfeld, L. Mettler, H.W. Michelmann,
M. Montag, S. von Otte, B. Paulmann, A. Rohde, T. N. M van Rooij, T. Schill,
A. E. Schindler, A. G. Schmutzler, A. Schultze-Mosgau, K.-W. Schweppe,
E. Schwinger, B. Seifert, E. Siebzehnrübl, T. Strowitzki, F. Tetens, M. Thaele, D. Tomi,
H. van der Ven, K. van der Ven, M. Wendelken, V. Wetzel, L. Wildt, M. von Wolff

Mit 85 Abbildungen und 22 Tabellen

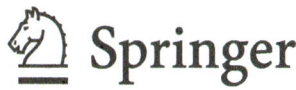

Prof. Dr. med. Ricardo E. Felberbaum
Klinik für Frauenheilkunde und Geburtshilfe
Perinatalzentrum
Klinikum Kempten – Oberallgäu gGmbH
Robert-Weixler-Straße 50
87439 Kempten

Dr. med. Klaus Bühler
Zentrum für Gynäkologie, Endokrinologie und Reproduktionsmedizin
Ostpassage 9
30853 Hannover-Langenhagen

Prof. Dr. med. Hans van der Ven
Abt. für Gynäkologische Endokrinologie und Reproduktionsmedizin
Zentrum für Geburtshilfe und Frauenheilkunde
Universitätsklinikum Bonn
Sigmund-Freud-Straße 25
53105 Bonn

ISBN-10   3-540-37324-1   Springer Medizin Verlag Heidelberg
ISBN-13   978-3-540-037324-7   Springer Medizin Verlag Heidelberg

Bibliografische Information der Deutschen Bibliothek
Die Deutsche Bibliothek verzeichnet diese Publikation in der Deutschen Nationalbibliografie;
detaillierte bibliografische Daten sind im Internet über http://dnb.ddb.de abrufbar.

Dieses Werk ist urheberrechtlich geschützt. Die dadurch begründeten Rechte, insbesondere die der Übersetzung, des Nachdrucks, des Vortrags, der Entnahme von Abbildungen und Tabellen, der Funksendung, der Mikroverfilmung oder der Vervielfältigung auf anderen Wegen und der Speicherung in Datenverarbeitungsanlagen, bleiben, auch bei nur auszugsweiser Verwertung, vorbehalten. Eine Vervielfältigung dieses Werkes oder von Teilen dieses Werkes ist auch im Einzelfall nur in den Grenzen der gesetzlichen Bestimmungen des Urheberrechtsgesetzes der Bundesrepublik Deutschland vom 9. September 1965 in der jeweils geltenden Fassung zulässig. Sie ist grundsätzlich vergütungspflichtig. Zuwiderhandlungen unterliegen den Strafbestimmungen des Urheberrechtsgesetzes.

Springer Medizin Verlag.
springer.de
© Springer Medizin Verlag Heidelberg 2007
Printed in Germany

Die Wiedergabe von Gebrauchsnamen, Warenbezeichnungen usw. in diesem Werk berechtigt auch ohne besondere Kennzeichnung nicht zu der Annahme, dass solche Namen im Sinne der Warenzeichen- und Markenschutzgesetzgebung als frei zu betrachten wären und daher von jedermann benutzt werden dürften.

Produkthaftung: Für Angaben über Dosierungsanweisungen und Applikationsformen kann vom Verlag keine Gewähr übernommen werden. Derartige Angaben müssen vom jeweiligen Anwender im Einzelfall anhand anderer Literaturstellen auf ihre Richtigkeit überprüft werden.

Planung: Dr. Sabine Höschele
Projektmanagement: Ute Meyer-Krauß
Layout und Umschlaggestaltung: deblik Berlin
Titelbilder: Deutsches IVF-Register, Bad Segeberg
            Prof. Dr. med. vet. Safaah Al-Hasani, Klinik für Frauenheilkunde und Geburtshilfe, Universitätsklinikum Lübeck
SPIN 11691853
Satz: TypoStudio Tobias Schaedla, Heidelberg
Druck: Stürtz AG, Würzburg

Gedruckt auf säurefreiem Papier   2111 – 5 4 3 2 1 0

Das Deutsche IVF-Register 1996–2006, 10 Jahre Reproduktionsmedizin in Deutschland

Das Deutsche IVF-Register ist eine Einrichtung der Deutschen Gesellschaft für Gynäkologie und Geburtshilfe (DGGG e.V.) mit eigener Geschäftsordnung. Das Deutsche IVF-Register wird von der Deutschen Gesellschaft für Gynäkologische Endokrinologie und Fortpflanzungsmedizin (DGGEF) und dem Bundesverband Reproduktionsmedizinischer Zentren (BRZ) getragen. Sitz der Bundesgeschäftsstelle des Deutschen IVF-Registers ist z. Z. die Landesärztekammer Schleswig-Holstein, Bismarckallee 8–12, 23795 Bad Segeberg unter der Schirmherrschaft der Bundesärztekammer in Köln.

Durch die in den letzten 28 Jahren seit der Geburt von Louise Brown gemachten Fortschritte in der Methode der In-vitro-Fertilisation (IVF) und in der hierfür notwendigen Stimulationsbehandlung der menschlichen Eierstöcke ist es gelungen, aus einer ursprünglich experimentellen eine klinisch fest etablierte Behandlungsform mit akzeptabler Erfolgswahrscheinlichkeit zu machen. Schließlich wurde es durch die 1992 erstmals publizierte Technik der Intracytoplasmatischen Spermieninjektion (ICSI) möglich, die Behandlung der männlich bedingten Unfruchtbarkeit zu revolutionieren. Die Tatsache, dass die menschlichen Keimzellen und auch der menschliche Embryo medizinisch verfügbar geworden waren, weckten ein enormes öffentliches Interesse. Die moderne humane Reproduktionsmedizin fokussiert auf die biologischen Grundlagen der menschlichen Existenz und führt damit zwangsläufig in Grenzgebiete der Rechtsprechung, Ethik und Religion. Gleichzeitig bestand von Anfang an die Sorge, dass die Schwangerschaftsmorbidität ebenso wie die neonatale Morbidität und Mortalität dieser durch assistierte Reproduktion entstandenen Kinder erhöht sein könnten. Daher erscheint die Forderung der Öffentlichkeit nach Information und Transparenz in diesem hochsensiblen Bereich der Humanmedizin mehr als gerechtfertigt. Allein die zuverlässige Auswertung der durch die Fortpflanzungsmedizin erzielten Ergebnisse und deren öffentliche Diskussion, ebenso wie die langfristige Verfolgung und Untersuchung der geborenen Kinder, kann es erlauben, die gesellschaftliche Akzeptanz der humanen Reproduktionsmedizin als sichere und erfolgreiche Behandlungsform zu erhöhen und gleichzeitig Missverständnissen vorzubeugen.

Um dieser Aufgabe gerecht zu werden, bemühen sich nationale Register in fast allen europäischen Staaten um die Datenerhebung und Datenauswertung für die erfolgten Behandlungen, erzielten Schwangerschaften und geborenen Kinder. Dabei nimmt das britische IVF-Register der «Human Fertilisation and Embrology Authority (HFEA)» eine Sonder- und Vorbildstellung ein. In diesem Fall wird das Register von einer behördlichen Einrichtung getragen und die verpflichtende Datenübermittlung durch die praktizierenden Zentren mit einer strengen Kontrollfunktion verknüpft. Dies erlaubt eine hohe Qualität und Härte der erhobenen Daten. Für Deutschland liegen Daten des Deutschen IVF-Registers (DIR) zu reproduktionsmedizinischen Behandlungen seit 1982 vor. Die Tatsache, dass diese ersten Arbeitsgruppen, die 1982 noch alle universitäre Einrichtungen waren, die Notwendigkeit einer solchen zentralen Datenerfassung eingesehen haben, kann nicht hoch genug gewürdigt werden. Da zu diesem Zeitpunkt noch keinerlei rechtliche Regulatorien bestanden, war dies eine aus freien Stücken unternommene Anstrengung.

Im Jahre 1996 begann eine grundlegende Reformierung des deutschen IVF-Registers. Eine Bundesgeschäftsstelle des Registers wurde an der Ärztekammer Schleswig-Holstein in Bad Segeberg eingerichtet. Gleichzeitig begannen Verhandlungen mit allen Ärztekammern der

Länder, die schließlich in bilateralen Verträgen zwischen den einzelnen Landesärztekammern und der Bundesgeschäftsstelle des DIR in Bad Segeberg mündeten. Die Aufgabe der einheitlichen Datenerhebung wurde von allen Ländern dem Register übertragen, die einzelnen Landesärztekammern erhalten seitdem regelmäßige Auswertungen der in ihrem Kammerbereich durchgeführten Behandlungen. Diese Vereinheitlichung und Koordination der Datenerhebung stellte einen ganz entscheidenden Schritt in der Entwicklung des Registers dar.

Ebenso wichtig war aber die Entwicklung einer einheitlichen Computersoftware, die es erlaubte, jeden einzelnen Behandlungszyklus in Deutschland anhand eines einheitlichen Fragenkatalogs in prospektiver Form zu dokumentieren. Vor allem diese «Cycle-by-cycle-Dokumentation» und die Prospektivität der Daten machen das Deutsche IVF-Register zu einem weltweit einzigartigen Instrument. Dies hat auch international Anerkennung gefunden.

Für die erfolgreiche Entwicklung dieser Computersoftware ist vor allem dem IT-Spezialisten Wolfgang Dahncke und seinen Mitarbeitern von der Ärztekammer Schleswig-Holstein, in den ersten Jahren aber auch dem damaligen Mitarbeiter der Firma Serono-Pharma, Herrn Norbert van Rooij, zu danken.

Die Qualität der erhobenen Daten, ihre «Härte» und die Möglichkeit, das Deutsche IVF-Register als Instrument zur Qualitätssicherung zu gebrauchen, war und ist auch weiterhin ein umstrittenes Thema. Um Qualität messen zu können, benötigt man in der Medizin klar definierte Standards. Aber solche Standards fehlen häufig in der Assistierten Reproduktion, national und international. Fast jeder Schritt in der Behandlung eröffnet verschiedene Möglichkeiten, die wiederum Anlass zur Diskussion geben. Dies mag die korrekte Indikationsstellung für die IVF oder IVF mit Intracytoplasmatischer Spermieninjektion (ICSI) betreffen, die verschiedenen Stimulationsprotokolle, die Unterstützung der Gelbkörperphase, die Zahl der zurückzusetzenden Embryonen usw. Allerdings könnte ein valides nationales Register die Etablierung einer Art von nationalem Standard erlauben. Dies erscheint um so wichtiger, als die Bedingungen, unter denen die Techniken der Assistierten Reproduktion angewendet werden können, von Land zu Land verschieden sind. Es stellt einen großen Unterschied dar, ob die Regelungen eines Embryonenschutzgesetzes wie in Deutschland greifen, oder aber keinerlei juristische Vereinbarungen getroffen wurden. Dies wiederum kann von großer Bedeutung für die korrekte Information und Aufklärung der betroffenen Paare selbst sein. Die Vorstellungen, was die Assistierte Reproduktion an Erfolgswahrscheinlichkeit und Schwangerschaftsraten zu erreichen vermag, sind oft deutlich überhöht gegenüber dem, was ein IVF-Zentrum zu leisten vermag. Ein nationaler Standard – in verständlicher Form publiziert – könnte den betroffenen Paaren helfen, ihre Wahl für ein IVF-Zentrum, dem sie ihre Behandlung anvertrauen wollen, zu treffen. Auf der anderen Seite könnte es ein Anreiz für solche Arbeitsgruppen sein, die den nationalen Standard nicht einhalten können, ihre Therapiemodalitäten entsprechend zu ändern.

Über die Jahre hat die Zahl der teilnehmenden Zentren und die der registrierten Behandlungen deutlich zugenommen. Die Tatsache, dass im Jahre 2004 121 reproduktionsmedizinische Einrichtungen an der Datenerhebung teilgenommen haben, zeigt, dass weitestgehend Einvernehmen in die Notwendigkeit einer solchen Maßnahme zur Qualitätssicherung besteht. Sicherlich hat die 2. Novellierung der Richtlinien zur Durchführung der assistierten Reproduktion durch die Bundesärztekammer mit der ausdrücklichen Einbindung des Deutschen IVF-Registers wesentlich zu diesem Resultat beigetragen. Das Deutsche IVF-Register erlaubt neben einer hervorragenden Darstellung der historischen Entwicklung der Reproduktionsmedizin in Deutschland sehr exakte Aussagen zur aktuellen Situation.

Vornehmste Aufgabe des Deutschen IVF-Registers ist die getreuliche Abbildung der Behandlungen mittels der Techniken der Assistierten Reproduktion in Deutschland und deren

Ergebnisse. Es erscheint einleuchtend, dass dabei gesundheitspolitische Rahmenbedingungen direkten Einfluss nehmen. Diese Rahmenbedingungen haben sich ganz aktuell durch die Maßgaben des Gesundheitsmodernisierungsgesetzes (GMG) zum 1.1.2004 deutlich geändert. Daher verwundert es nicht, dass sich die Datensammlung des Jahres 2004 radikal von ihren Vorgängern unterschieden hat.

Im Jahre 2004 wurden 61.724 reproduktionsmedizinische Behandlungen in Deutschland dokumentiert, im Vergleich zu 107.675 im Vorjahr 2003. Noch eindrücklicher wird der Rückgang der Behandlungszahlen bei Betrachtung der Behandlungen im Stimulationszyklus. 11.848 konventionellen IVF-Behandlungen und 25.339 IVF-Behandlungen mit ICSI im Jahre 2004 stehen 28.058 IVF-Behandlungen und 51.389 IVF-Behandlungen mit ICSI im Jahre 2003 gegenüber. Der relativ hohe Anteil von 16.883 Transfers ursprünglich kryokonservierter und dann aufgetauter Eizellen im Vorkernstadium zeigt dabei, dass im Jahr 2004 zu einem wesentlichen Teil therapeutische Ressourcen aufgebraucht worden sind, die in den Vorjahren entstanden waren.

Dabei ist es ganz wesentlich, zu unterstreichen, dass die Qualität der Behandlungen, ablesbar an den Schwangerschaftsraten, nicht schlechter, eher sogar besser geworden ist. Eine Frau, die jünger als 36 Jahre ist, hat auch in Deutschland eine Schwangerschaftswahrscheinlichkeit von fast 32%, bei gut verlaufener Stimulation der Eierstöcke sogar von über 37%. Das sind Ergebnisse, die sich im internationalen Vergleich sehen lassen können. Trotz restriktiven Embryonenschutzgesetzes und trotz Gesundheitsmodernisierungsgesetz wird ein von ungewollter Kinderlosigkeit betroffenes Paar in Deutschland nicht schlechter behandelt als im Ausland. Dies ist ein ganz wesentliches Ergebnis dieser Auswertung.

Ebenso wichtig erscheint uns, dass trotz des finanziellen Drucks, der auf den betroffenen Paaren lastet, auch weiterhin hinsichtlich der Zahl der zurückzusetzenden Embryonen zurückhaltend und mit Vernunft gehandelt worden ist. Die Zahl der beobachteten Mehrlingsschwangerschaften ist auch in diesem Jahr gegenüber dem Vorjahr zurückgegangen.

Ein Skandal liegt jedoch in der Tatsache, dass der Gesetzgeber dafür gesorgt hat, dass zahlreiche Paare aufgrund unterschiedlicher finanzieller privater Bedingungen von diesen Behandlungen ausgeschlossen werden. Es zeigen sich deutliche Unterschiede zwischen den einzelnen Bundesländern hinsichtlich des Ausmaßes des Rückgangs der Behandlungszahlen. Dass jedoch die Möglichkeit, sich fortpflanzen zu dürfen, von der finanziellen Situation der betroffenen Paare abhängig gemacht werden soll, spricht der Antrittrede unseres Bundespräsidenten Hohn. Wo ist die Unterstützung für diejenigen, die Verantwortung übernehmen wollen, wo ist das genannte Land der Kinder?

Die vorliegende Festschrift soll zum einen getreulich die Entwicklung der deutschen Reproduktionsmedizin in Deutschland in den letzten 10 Jahren abbilden. Zum anderen aber stellt sie eine Zusammenstellung aktuellster Übersichtsartikel zu allen relevanten Fragen der modernen humanen Reproduktionsmedizin dar, verfasst von deutschen Experten mit internationaler Reputation. Die Festschrift soll Zeugnis ablegen von der hohen medizinischen Qualität der hier durchgeführten Behandlungen und vom Impetus der hier stattfindenden Forschung.

Das wesentlichste Anliegen der Schrift ist es aber, für die Bedürfnisse unserer Patientinnen und Patienten zu werben. Kinderwunschpaare haben in Deutschland immer noch keine Lobby, keine ausreichende öffentliche und politische Unterstützung. Sie hätten sie aber verdient!

Ricardo E. Felberbaum
Klaus Bühler
Hans van der Ven

Danksagung

Die Reproduktionsmedizin in Deutschland hat in den letzten 10 Jahren viele Wandlungen und Fortschritte erlebt. Wir freuen uns, dass wir mit diesem Buch dies alles belegen durften. Dies war aber nur mit der Hilfe vieler anderer zu realisieren. Deshalb bedanken wir uns sehr herzlich bei allen Autoren, die mit viel Wissen und Mühe unter einem hohen Zeitdruck die Fakten zusammengetragen und dargestellt haben. Ebenso sind die Mitglieder der DIR-Bundesgeschäftsstelle bei der Ärztekammer Schleswig-Holstein, Bad Segeberg, namentlich Frau M. Wendelken und Herr W. Dahncke zu nennen, die in dankenswerter Weise mit sehr viel Akribie und Fleiß die Reproduktionsmedizin in Deutschland in den letzten 10 Jahren in Zahlen dokumentiert haben. Hierbei war die Unterstützung durch die Mitglieder des Kuratoriums notwendig und sehr hilfreich. Die Auswertung all dieser Zahlen war aber nur dadurch möglich, dass die IVF-Zentren in Deutschland alle Behandlungsdaten mit viel Arbeit und einheitlich erhoben und dem Deutschen IVF-Register gemeldet haben. Ihnen allen, sowie allen Patienten, die der Weitergabe, wenn auch anonymisiert, zugestimmt haben, ist an dieser Stelle besonders zu danken. Dem Springer-Verlag, Heidelberg, insbesondere Frau Dr. Sabine Höschele und Frau Ute Meyer-Krauß, gilt unser Dank für ihr Engagement bei der Herstellung und Gestaltung dieses Buches. Wir danken auch dem Sponsor, Serono GmbH, Unterschleißheim, für die Unterstützung und die unbedingte Freiheit bei der Konzeption und Erstellung dieses Buches.

Inhaltsverzeichnis

1 Natürliche Schwangerschaftsraten: zur Begriffsbestimmung und Prävalenz
   von Subfertilität und Infertilität 1
   C. Gnoth, T. Schill, B. Hinney, G. Freundl

2 Zur Entwicklung der Datensatzstruktur des Deutschen IVF-Registers 7
   W. Dahncke, U.A. Knuth, M. Wendelken

3 Informationstechnologie als Werkzeug der Datengenerierung und Kommunikation
   im Deutschen IVF-Register – Das Deutsche IVF-Register 1996–2006 13
   M.S. Kupka, T.N.M van Rooij, L. Happel

4 Richtlinien zur Durchführung der assistierten Reproduktion des Wissenschaftlichen Beirates
   der Bundesärztekammer – klinische, ethische und rechtliche Aspekte 21
   H. Hepp, K. Diedrich

5 Reproduktionsmediziner in Deutschland – ein neues Berufsbild 33
   M. Thaele, K. Bühler

6 Die anovulatorische Patientin in der Reproduktionsmedizin 39
   T. Strowitzki, L. Wildt

7 Geschichte der Gonadotropintherapie 51
   B. Lunenfeld, K. Bühler

8 Methoden der Kryokonservierung in der Reproduktionsmedizin 65
   *M. Montag, V. Isachenko, E. Isachenko, S. Al-Hasani, K. van der Ven, C. Dorn, S. von Otte,
   K. Diedrich, H. van der Ven, M. von Wolff, A. Schultze-Mosgau*

9 Zur Bedeutung der Pelviskopie in der Reproduktionsmedizin 73
   L. Mettler, J. Kleinstein, J. Keckstein

10 Zur Bedeutung der Endometriose in der Reproduktionsmedizin 95
   A.E. Schindler, K. Bühler, K.-W. Schweppe

11 Polkörperdiagnostik zur Aneuploidie-Testung 113
   M. Montag, K. van der Ven, H. van der Ven, F. Tetens, K. Wetzel

12 Polkörperdiagnostik für monogene Erkrankungen als deutsche Alternative
   zur Präimplantationsdiagnostik 119
   A. Hehr, C. Gross, M. Bals-Pratsch, B. Paulmann, D. Tomi, B. Seifert, U. Hehr, E. Schwinger

13 In-vitro-Kultur von Gameten und Embryonen 125
   H.W. Michelmann, V. Baukloh, V. Blumenauer, I. Hoppe

14	In-vitro-Maturation menschlicher Eizellen	137
	M. von Wolff, T. Strowitzki, K. Diedrich, S. von Otte	
15	Die Deutsche ICSI-follow-up-Studie	147
	M. Ludwig, A.K. Ludwig, K. Diedrich, A. Katalinic	
16	Psychologie des Kinderwunschpaares	157
	I. Kowalcek, A. Rohde, H. Kentenich	
17	Genetische Aspekte der männlichen Subfertilität	167
	A.G. Schmutzler, S. von Otte, A. Caliebe, W. Küpker	
18	Zum Erhalt der Fertilität nach onkologischer Therapie	179
	R.E. Felberbaum, B. Gerber, G. Emons	
19	The importance of treatment innovations in ART	187
	K. Gordon, E. Hoomans	
20	Der Reproduktionsmediziner im Spannungsfeld zwischen ethischer Verantwortung und medizinischer Notwendigkeit	191
	H. Kreß, W. Küpker	
21	Statistische Betrachtungen aus den letzten 10 Jahren	201
	R.E. Felberbaum, K. Bühler, H. van der Ven, V. Blumenauer, K. Fiedler, C. Gnoth, L. Happel, M. Kupka	
22	Nachruf auf S. Trotnow	237
	E. Siebzehnrübl, S. Al-Hasani	
	Anhang	239

Autoren

Al-Hasani, Safaa,
Prof. Dr. med. vet.,
Klinik für Frauenheilkunde und
Geburtshilfe, Universitätsklinikum
Schleswig-Holstein, Campus
Lübeck,
Ratzeburger Allee 160,
23538 Lübeck

Bals-Pratsch, Monika,
Priv.-Doz. Dr. med.,
Zentrum für Gynäkologische
Endokrinologie, Reproduktions-
medizin und Humangenetik,
Hemauerstraße 1,
93047 Regensburg

Baukloh, Vera, Dipl.-Biol.,
FCH Fertility Center Hamburg,
Speersort 4, 20095 Hamburg

Blumenauer, Verona, Dipl.-Biol.,
Praxisklinik für
Reproduktionsmedizin,
Goldschmidtstraße 30,
04109 Leipzig

Bühler, Klaus, Dr. med.,
Zentrum für Gynäkologie,
Endokrinologie u.
Reproduktionsmedizin,
Ostpassage 9,
30853 Hannover-Langenhagen

Caliebe, Almuth, Dr. med.,
Klinik für Frauenheilkunde und
Geburtshilfe, Universitätsklinikum
Schleswig-Holstein, Campus Kiel,
Michaelisstraße 16, 24105 Kiel

Dahncke, Wolfgang
Deutsches IVF-Register,
Ärztekammer Schleswig-Holstein,
Bismarckallee 8–12,
23795 Bad Segeberg

Diedrich, Klaus, Prof. Dr. med.,
Klinik für Frauenheilkunde und
Geburtshilfe, Universitätsklinikum
Schleswig-Holstein, Campus
Lübeck,
Ratzeburger Allee 160,
23538 Lübeck

Dorn, C., Priv.-Doz. Dr. med.,
Abt. für Gynäkologische Endokrinologie, Universitätsklinikum,
Sigmund-Freud-Straße 25,
53105 Bonn

Emons, Günter, Prof. Dr. med.,
Klinik für Gynäkologie und
Geburtshilfe, Georg-August-
Universität Göttingen,
Robert-Koch-Straße 40,
37075 Göttingen

Felberbaum, Ricardo E.,
Prof. Dr. med.,
Klinik für Frauenheilkunde
und Geburtshilfe, Klinikum
Kempten – Oberallgäu gGmbH,
Robert-Weixler-Straße 50,
87439 Kempten

Fiedler, Klaus, Dr. med.,
Kinderwunschzentrum
München-Pasing,
Lortzingstraße 26, 81241 München

Freundl, Günter, Prof. Dr. med.,
Krankenhaus Benrath,
Städt. Kliniken Düsseldorf gGmbH,
Urdenbacher Allee 83,
40593 Düsseldorf

Gerber, Bernd, Prof. Dr. med.,
Universitätsfrauenklinik,
Klinikum Südstadt,
Südring 81, 18059 Rostock

Gnoth, Christian, Dr. med.,
Zentrum für Reproduktionsmedizin der GMP Tigges/Friol/Gnoth
und Universitätsfrauenklinik Köln
Rheydter Straße 143,
41515 Grevenbroich

Gordon, Keith, Ph.D.,
Medical Services (Fertility),
Reproductive Medicine,
Organon International Inc.,
56 Livingston Ave, Roseland,
NJ 07068, USA

Gross, Claudia, Dipl. Biol.,
Zentrum für Humangenetik,
Universitätsklinikum Regensburg,
Franz-Josef-Strauss-Allee 11,
93053 Regensburg

Happel, Lars, Dr. med.,
Zentrum für Gynäkologische
Endokrinologie und
Reproduktionsmedizin,
Kaiserstraße 5–7,
66111 Saarbrücken

Hehr, Andreas, Dr. rer. nat.,
Zentrum für Humangenetik,
Universitätsklinikum,
Franz-Josef-Strauss-Allee 11,
93053 Regensburg

Hehr, Ute, Dr. med.,
Zentrum für Humangenetik,
Universitätsklinikum,
Franz-Josef-Strauss-Allee 11,
93053 Regensburg

Hepp, Hermann, Prof. (em.)
Dr. med.,
Schloßstraße 15,
82266 Buch am Ammersee

Hinney, Bernd, Prof. Dr. med.,
Klinik für Gynäkologie und
Geburtshilfe, Georg-August-
Universität,
Robert-Koch-Straße 40,
37075 Göttingen

Hoomanns, Eric, M.D.,
Global Venture Team, NV Organon,
Oss, Niederlande

Hoppe, Ines, Dr. rer. nat.,
Universitätsfrauenklinik,
Bachstraße 18, 07740 Jena

Isachenko, Eugenia, Dr. med.,
Abt. für Gynäkologische Endokrinologie, Universitätsklinikum,
Sigmund-Freud-Straße 25,
53105 Bonn

Isachenko, Vladimir, Dr. med.,
Abt. für Gynäkologische Endokrinologie, Universitätsklinikum,
Sigmund-Freud-Straße 25,
53105 Bonn

Katalinic, Alexander, Priv.-Doz. Dr. med.,
Institut für Krebsepidemiolo-
gie, Medizinische Universität zu
Lübeck,
Beckergrube 43–47, 23552 Lübeck

Keckstein, Jörg, Prof. Dr. med.,
Abt. für Gynäkologie und
Geburtshilfe, Landeskrankenhaus,
Nikolaigasse 43, 9500
Villach,Österreich

**Kentenich, Heribert,
Prof. Dr. med.,**
Frauenklinik, DRK-Kliniken
Berlin-Westend,
Spandauer Damm 130,
14050 Berlin

**Kleinstein, Jürgen,
Prof. Dr. med.,**
Klinik für Reproduktionsmedizin
und Gynäkologische Endokrino-
logie, Medizinische Fakultät der
Otto-von-Guericke-Universität,
Gerhart-Hauptmann-Straße 35,
39108 Magdeburg

Knuth, Ulrich, Priv.-Doz. Dr. med.,
Schomburgstraße 120, 22767
Hamburg

**Kowalcek, Ingrid, Priv.-Doz.
Dr. med., Dipl.-Psych.,**
Brahmsstraße 10, 23556 Lübeck

Kreß, Hartmut, Prof. Dr. theol.,
Abt. für Sozialethik, Evangelisch-
Theologische Fakultät, Rheinische
Friedrich-Wilhelms-Universität,
Am Hof 1, 53113 Bonn

**Küpker, Wolfgang,
Prof. Dr. med.,**
Medizinische Universität
zu Lübeck,
Ratzeburger Allee 160,
23538 Lübeck

**Kupka, Markus S., Priv.-Doz.
Dr. med., Dr. med. habil.,**
Arbeitsgruppe Kinderwunsch
– Reproduktionsmedizin & Endo-
krinologie, Ludwig-Maximilians-
Universität, Klinik und Poliklinik für
Frauenheilkunde und Geburtshilfe,
Klinikum der Universität München-
Innenstadt,
Maistraße 11, 80337 München

Ludwig, Annika K., Dr. med.,
Klinik für Frauenheilkunde und
Geburtshilfe, Universitätsklinikum
Schleswig-Holstein,
Campus Lübeck,
Ratzeburger Allee 160,
23538 Lübeck

Ludwig, Michael, Prof. Dr. med.,
Endokrinologikum Hamburg,
Zentrum für Hormon- und
Stoffwechselerkrankungen,
Gynäkologische Endokrinologie
und Reproduktionsmedizin,
Lornsenstraße 4–6, 22767 Hamburg

Lunenfeld, Bruno, Prof. M.D.,
Faculty of Life Sciences, Bar-Ilan
University,
7 Rva Ashi St., Ramat Gan 52900,
69395 Tel-Aviv/Israel

Mettler, Lilo, Prof. Dr. med.,
Universitätsfrauenklinik Kiel,
Michaelisstraße 16, 24105 Kiel

**Michelmann, Hans-Wilhelm,
Prof. Dr. sc. agr.,**
Klinik für Gynäkologie
und Geburtshilfe,
Georg-August-Universität,
Robert-Koch-Straße 40,
37075 Göttingen

**Montag, Markus,
Priv.-Doz. Dr. rer. nat.,**
Abt. für Gynäkologische
Endokrinologie und Reprodukti-
onsmedizin, Universitätsklinikum,
Sigmund-Freud-Straße 25,
53105 Bonn

Otte, Sören von, Dr. med.,
Klinik für Frauenheilkunde
und Geburtshilfe, Universitätsklinikum Schleswig-Holstein,
Campus Lübeck,
Ratzeburger Allee 160,
23538 Lübeck

Paulmann, Bernd, Dipl.-Biol.,
Zentrum für Gynäkologische
Endokrinologie, Reproduktions-
medizin und Humangenetik,
Hemauerstraße 1,
93047 Regensburg

Autoren

Rohde, Anke, Prof. Dr. med.,
Gynäkologische Psychosomatik,
Universitätsfrauenklinik Bonn,
Sigmund-Freud-Straße 25,
53105 Bonn

Rooij, Norbert T.M. van
Geschäftseinheit Gesundheitsmanagement Grünenthal GmbH,
Geschäftsbereich Deutschland,
Pascalstraße 6, 52076 Aachen

Schill, Thilo, Dr. med.,
Kinderwunschzentrum
Langenhagen,
Ostpassage 9,
30853 Hannover-Langenhagen

**Schindler, Adolf E.,
Prof. Dr. med.,**
Institut für Medizinische
Forschung und Fortbildung,
Universitätsklinikum,
Hufelandstraße 55, 45147 Essen

**Schmutzler, Andreas G.,
Priv.-Doz. Dr. med.,**
Klinik für Frauenheilkunde und
Geburtshilfe, Universitätsklinikum
Schleswig-Holstein, Campus Kiel,
Michaelisstraße 16, 24105 Kiel

**Schultze-Mosgau, Askan,
Dr. med.,**
Klinik für Frauenheilkunde
und Geburtshilfe, Universitätsklinikum Schleswig-Holstein,
Campus Lübeck,
Ratzeburger Allee 160,
23538 Lübeck

**Schweppe, Karl-Heinz,
Prof. Dr. med.,**
Ammerland-Klinik GmbH,
Lange Straße 38,
26655 Westerstede

**Schwinger, Eberhardt,
Prof. Dr. med.,**
Institut für Humangenetik,
Universitätsklinikum Schleswig-Holstein, Campus Lübeck,
Ratzeburger Allee 160,
23538 Lübeck

Seifert, Bernd, Prof. Dr. med.,
Zentrum für Gynäkologische Endokrinologie, Reproduktionsmedizin
und Humangenetik,
Hemauerstraße 1,
93047 Regensburg

**Siebzehnrübl, Ernst,
Prof. Dr. med. Dr. habil.,**
Zentrum für Reproduktionsmedizin,
Hanauer Landstraße 328–330,
60314 Frankfurt/M

**Strowitzki, Thomas,
Prof. Dr. med.,**
Abt. für Gynäkologische Endokrinologie und Fertilitätsstörung,
Universitätsklinikum,
Voßstraße 9, 69115 Heidelberg

Tetens, Frank, Dr. med.,
Karlsruher IVF-Programm,
Arbeitsgemeinschaft für
Fortpflanzungsmedizin,
Kaiserstraße 142–144,
76133 Karlsruhe

Thaele, Michael, Dr. med.,
Gemeinschaftspraxis Dres. Thaele,
Happel, Giebel – Zentrum für
Gynäkologische Endokrinologie
und Reproduktionsmedizin,
Kaiserstraße 5–7, 66111 Saarbrücken

Tomi, Diana, Dr. med.,
Institut für Humangenetik, Universitätsklinikum Schleswig-Holstein,
Campus Lübeck,
Ratzeburger Allee 160, 23538
Lübeck

**Ven, Hans van der,
Prof. Dr. med.,**
Abt. für Gynäkologische
Endokrinologie und Reproduktionsmedizin, Zentrum für Geburtshilfe und Frauenheilkunde, Universitätsklinikum,
Sigmund-Freud-Straße 25,
53105 Bonn

**Ven, Katrin van der,
Priv.Doz. Dr. med.,**
Abt. für Gynäkologische Endokrinologie und Reproduktionsmedizin,
Zentrum für Geburtshilfe und Frauenheilkunde, Universitätsklinikum,
Sigmund-Freud-Straße 25,
53105 Bonn

Wendelken, Mirja
Deutsches IVF-Register,
Ärztekammer Schleswig-Holstein,
Bismarckallee 8–12,
23795 Bad Segeberg

Wetzel, Volker, Dr. med.,
Karlsruher IVF-Programm,
Arbeitsgemeinschaft für
Fortpflanzungsmedizin,
Kaiserstraße 142–144,
76133 Karlsruhe

Wildt, Ludwig, Prof. Dr. med.,
Universitätsklinik für
Frauenheilkunde,
Anichstraße 35,
6020 Innsbruck, Österreich

**Wolff, Michael von,
Priv.-Doz. Dr. med.,**
Abt. für Gynäkologische
Endokrinologie und Fertilitätsstörungen, Universitätsklinikum,
Voßstraße 9, 69115 Heidelberg

Natürliche Schwangerschaftsraten: zur Begriffsbestimmung und Prävalenz von Subfertilität und Infertilität

C. Gnoth, T. Schill, B. Hinney, G. Freundl

Das Reproduktionsverhalten der westlichen Gesellschaften hat sich in den letzten 2–3 Jahrzehnten dramatisch verändert. Elternschaft wird heute oft gezielt geplant. Es ist dabei von Bedeutung, dass immer häufiger einer 1. Schwangerschaft 20 Jahre der Verhütung vorausgehen können, d. h. es werden weniger als 25% der fruchtbaren Jahre einer Frau für die Reproduktion »reserviert«. Tritt die gewünschte Schwangerschaft dann nicht im erwarteten Zeitraum ein, stellt sich für die betroffenen Paare die Frage: Warten oder Handeln? Besonders heute, im Spannungsfeld zwischen medizinisch Machbarem, dem Angebot und auch den Ansprüchen der betroffenen Paare, ist diese Frage im Hinblick auf die beschränkten Ressourcen im Gesundheitswesen von großer Wichtigkeit.

Überstürzte und nicht richtig indizierte Diagnostik kann zu auffälligen Testergebnissen führen und möglicherweise in der Folge eine reproduktionsmedizinische Übertherapie nach sich ziehen [1]. Es entstehen den Kostenträgern und den Paaren unnötige Kosten. Zunehmend größer jedoch wird auf der anderen Seite die Gefahr, die medizinischen Möglichkeiten bei zu später Diagnostik nicht mehr Erfolg versprechend nutzen zu können mit der Folge einer bleibenden ungewollten Kinderlosigkeit ohne jegliche Option – auch bei Adoptionswunsch. Aus diesem Grund ist es von größter Bedeutung für Diagnostik und Therapie bei (unerfülltem) Kinderwunsch, die natürlichen Konzeptionswahrscheinlichkeiten zu kennen, um zwischen den individuellen Spontanschwangerschaftsaussichten eines Paares und seinen individuellen Aussichten auf Erfolg durch reproduktionsmedizinische Maßnahmen abzuwägen. Die Definition und Prävalenz von Subfertilität und Infertilität ist deshalb in jüngster Vergangenheit in der wissenschaftlichen Fachliteratur eingehend erörtert worden [2]. Die alte Definition von Sterilität mit einem (klinische Definition) oder 2 Jahren (demografische Definition, WHO 1995) unerfülltem Kinderwunsch kann wohl in dieser Form nicht beibehalten werden. In individuellen Fällen ist längeres Abwarten durchaus gerechtfertigt, zunehmend häufiger muss jedoch früher interveniert werden.

In der angloamerikanischen Literatur werden die Begriffe Sterilität bzw. Infertilität inzwischen nebeneinander und synonym verwendet. Die alte Teilung (Sterilität als Unmöglichkeit, ein Kind zu zeugen; Infertilität als die Unmöglichkeit eine Schwangerschaft auszutragen) entfällt inzwischen im allgemeinen Gebrauch der Begriffe (Duden Online, Übersetzung für beide Begriffe »Unfruchtbarkeit«, http://www.duden.bifab.de/). Der Begriff »Sterilität« sollte deshalb nach derzeitigem, allgemeinem deutschen Sprachgebrauch als Oberbegriff weitergeführt werden, ohne aber (wie sonst oft) einen Zustand irreversibler und therapiefraktärer Zeugungsunfähigkeit zu beschreiben. Im individuellen Fall ist es besser, von Subfertilität mit nennenswert eingeschränkter Spontankonzeptionsaussicht und Infertilität mit nur noch sporadisch bestehender Aussicht auf eine natürliche Konzeption zu sprechen, um sich dem internationalen Gebrauch dieser Begriffe anzuschließen.

Methodische Überlegungen zur Bestimmung der menschlichen Fruchtbarkeit

In der Epidemiologie können sich Konzeptionswahrscheinlichkeiten auf einzelne Zyklustage, einen gesamten Menstruationszyklus oder eine Folge von Menstruationszyklen (kumulative Konzeptionswahrscheinlichkeiten, Time to pregnancy, TTP) beziehen. Der Vorteil von Schätzungen täglicher Konzeptionswahrscheinlichkeiten ist neben der kurzen Beobachtungsdauer die im statistischen Modell gut mögliche Adjustierung für Kofaktoren (wie z. B. Alter, Umweltfaktoren, Lifestyle u. a.) und damit die Bestimmung ihres Einflusses auf die Empfängniswahrscheinlichkeiten an den einzelnen Zyklustagen und (hochgerechnet) auf die durchschnittliche Gesamtkonzeptionswahrscheinlichkeit pro Zyklus (27–30% bei Verkehr an jedem fruchtbaren Tag [3]).

Für ein abgestuftes Management bei unerfülltem Kinderwunsch haben jedoch kumulative Konzeptionswahrscheinlichkeiten die sehr viel größere Bedeutung. Zwar ließen sich kumulative Schwangerschaftsraten aus monatlichen Empfängniswahrscheinlichkeiten hochrechnen, jedoch sind die geschätzten Ergebnisse aufgrund der polyparametrischen Modelle sehr störanfällig. Klinische Entscheidungen für oder gegen reproduktionsmedizinische Intervention brauchen jedoch robuste Daten aus prospektiven Beobachtungsstudien, in denen die kumulativen Schwangerschaftswahrscheinlichkeiten bestimmt wurden [4]. Solche Beobachtungsstudien sind mühsam durchzuführen, da die Rekrutierung eines geeigneten Kollektives schwierig und die Beobachtungsdauer lang ist. Aus diesem Grund finden sich in der wissenschaftlichen Literatur überwiegend retrospektive Studien. Nachteil retrospektiver Interviews mit der Frage, wie viele Menstruationszyklen oder Kalendermonate es vom Ende der Kontrazeption bis zur Konzeption gedauert hat, ist die erhebliche Ungenauigkeit in der Zeitangabe. Da bereits frühere Studien gezeigt haben, dass eine erwünschte Schwangerschaft relativ früh eintritt, muss die Zeit bis zum Schwangerschaftseintritt sehr genau ermittelt werden. Ein weiterer schwerer systematischer Fehler retrospektiver Studien liegt im Ausschluss infertiler Frauen, da nur schwangere und kurz vor der Entbindung stehende Frauen interviewt werden. Deshalb sind solche retrospektive Studien ungeeignet, Aussagen zur Häufigkeit von Infertilität und zur Assoziation mit Alter, Umwelt, Lifestyle und sozioökonomischem Hintergrund zu treffen [5, 6, 7].

Wir müssen uns deshalb hauptsächlich auf prospektive Studien verlassen [8]. Für robuste Daten ist dabei die Angabe der Familienplanungsabsicht vor jedem neuen Zyklus und die Angabe, ob wirklich Verkehr in der fruchtbaren Zeit stattgefunden hat, dringend erforderlich. Das ideale statistische Modell zur Berechnung kumulativer Konzeptionswahrscheinlichkeiten (TTP) aus diesen Daten ist die nichtparametrische Schätzung nach Kaplan-Meier zur Berechnung von »Überlebenskurven«, weil sie besonders das Problem zensierter Ereignisse, d.h. das Ausscheiden aus der Studie aus anderen Gründen als dem Schwangerschaftseintritt berücksichtigt [9].

Prospektive Studien zur Bestimmung der menschlichen Fruchtbarkeit

Zwei aktuelle prospektive Studien zeigen, dass die menschliche Fruchtbarkeit doch höher ist als häufig angenommen wird. Die Arbeitsgruppe um Wang, Boston/USA, beobachtete 518 neu verheiratete chinesische Textilarbeiterinnen (20–34 Jahre alt), die schwanger werden wollten [10]. Sie berechneten Konzeptionswahrscheinlichkeiten über Monatszyklen nach Kaplan-Meier (TTP). 50% der Frauen wurden in den ersten 2 Zyklen klinisch schwanger und über 90% in den ersten 6 Zyklen. Die monatliche Schwangerschaftsrate zwischen durchschnittlich 30–35% nahm mit zunehmender TTP signifikant ab. In diesem Kollektiv wurde insgesamt eine Abortrate von 32,5% (klinische Spontanabortsrate plus biochemische Frühabortrate) gefunden.

Diese Daten stimmen mit Ergebnissen aus der Düsseldorfer Zyklusdatenbank überein, in der derzeit über 40.000 natürliche Zyklen von über 1600 Frauen erfasst sind. Auch hier wurde vom 1. Zyklus mit Kinderwunsch an beobachtet. Es wurden nur Zyklen gezählt, in denen wirklich ungeschützter Verkehr in der fruchtbaren Zeit stattfand. Darüber hinaus wurde gesondert die Gruppe von Paaren betrachtet, bei denen es schließlich zur klinischen Schwangerschaft kam. Insgesamt kam es bei den 346 beobachteten Frauen zu 310 Schwangerschaften. Die maximale Beobachtungsdauer betrug 29 Zyklen [11].

Tabelle 1.1 zeigt die nach Kaplan-Meier geschätzte, kumulative Konzeptionswahrscheinlichkeit für die Gesamtgruppe und die Gruppe derer, die schließlich schwanger wurden. Die meisten Frauen empfingen innerhalb der ersten 6 Zyklen. Nur 8% aller teilnehmenden Frauen wurden nicht innerhalb von 12 Zyklen mit Verkehr in der hochfruchtbaren Zeit schwanger. Bei denen, die schließlich schwanger wurden, traten nur 2% der Schwangerschaften nach mehr als 12 Zyklen auf. Diese Daten sind auch deckungsgleich mit den Ergebnissen der prospektiven holländischen Beobachtungsstudie an 719 Frauen mit Kinderwunsch [12]. Unter Berücksichtigung der nachfolgenden Einteilung (Tabelle 1.3) sind nach 6 erfolglosen Zyklen mit Verkehr an den hochfruchtbaren Tagen etwa 20% aller Paare zumindest leicht subfertil, wobei jedes 2. Paar als erheblich subfertil oder vielleicht sogar infertil gemäß der gegenwärtigen klinischen Definition (12 erfolglose Monate) angesehen werden kann.

Der wichtigste Faktor, der kumulative Konzeptionswahrscheinlichkeiten beeinflusst, ist das Alter der Frau [13]. In der Düsseldorfer Studie wurde für die Gesamtgruppe der Frauen – wie erwartet – eine statistisch signifikante Abnahme der kumulativen Konzeptionswahrscheinlichkeiten mit zunehmendem Alter beobachtet. Überraschend und anders als erwartet die Analyse für Frauen, die schließlich schwanger wurden: Die kumulativen Schwangerschaftswahrscheinlichkeiten nehmen hier mit zunehmendem Alter nicht statisch signifikant ab, was für die Existenz einer relativ homogenen Gruppe relativ hochfruchtbarer Frauen spricht, die – genau wie in jungen Jahren – schnell schwanger werden können. Damit ist offensichtlich das Alter per se nicht mit einer statistisch signifikanten Verringerung der kumulativen Konzeptionswahrscheinlichkeit verbunden. Mit zunehmendem Alter wird die zunächst homogene fertile Gruppe junger Frauen durch einen steigenden Anteil erheblich subfertiler bzw. infertiler Frauen zunehmend heterogen. Dadurch wird ein gradueller Effekt des Alters auf die Fertilität vorgetäuscht [14].

Die Wahrscheinlichkeit von Spontanschwangerschaften bei unbehandelten subfertilen Paaren

Leider gibt es nur wenige valide Daten über Spontanschwangerschaftsraten bei Paaren mit mehr als 12 Monaten unerfülltem Kinderwunsch. Besondere Bedeutung hat eine umfangreiche, bereits oben zitierte Studie aus dem Jahr 1997 von Snick et al. erlangt [15]. In dieser prospektiven Beobachtungsstudie wurden 726 Paare mit mindestens 12 Monate bestehendem unerfülltem Kinderwunsch über insgesamt 9915 Monate ohne therapeutische Intervention beobachtet. Die kumulative Lebendgeburtsrate nach 36 Monaten war 52,45% (Tabelle 1.2). Hohe kumulative Lebendgeburtenraten wurden bei Paaren mit ungeklärter, ungewollter

Tabelle 1.1. Kumulative Schwangerschaftswahrscheinlichkeit nach Kaplan-Meier für alle Paare (n=340) und solche, die schließlich schwanger wurden (n=304) und Standardfehler (standard error)

Zyklus	1	3	6	12
Kumulative **Schwangerschaftswahrscheinlichkeit** (und standard error) für **alle Paare**	0.38 (0,026)	0.68 (0,026)	0.81 (0,022)	0.92 (0,017)
Kumulative **Schwangerschaftswahrscheinlichkeit** (und standard error) für die **Paare, die schließlich schwanger wurden**	0.42 (0,028)	0.75 (0,025)	0.88 (0,018)	0.98 (0,009)

◘ **Tabelle 1.2.** Kumulative Lebendgeburtsrate nach 36 Monaten bei Paaren mit seit 12 Monaten unerfülltem Kinderwunsch ohne Behandlung. (Nach [16])

Diagnose	Zahl der Paare	Lebendgeburtsrate nach 36 Monaten	Unteres 95%-CI	Oberes 95%-CI	Lebendgeburten in 100 Monaten
Idiopathische Sterilität	218	60,61	49037	62,55	3,80
Oligomenorrhö/Corpus-luteum-Insuffizienz	188	11,95	4,52	12,50	1,57
OAT-Syndrom III	218	27,82	17,77	29,01	1,37
Tubenschaden	94	5,95	0,78	9,86	0,41
Endometriose (rAFS 3–4)	23	14,88	–0,72	26,81	0,86
Zervikale Sterilität	201	29,39	7,46	16,42	0,64
Alle Paare	**726**	**52,45**	**24,43**	**30,94**	**2,03**

Kinderlosigkeit, kurzer Dauer des unerfüllten Kinderwunschs sowie sekundärer Sterilität gefunden. In Übereinstimmung mit den Düsseldorfer Daten war auch in dieser Untersuchung das Alter statistisch nicht signifikant mit einer erniedrigten kumulativen Lebendgeburtrate verbunden.

Auch die Daten des Arbeitskreises für konservative Fertilitätstherapie zeigen die deutliche Abnahme der Schwangerschaftsaussicht bei einem Verkehr zur hochfruchtbaren Zeit mit dem Alter der Frau und der Dauer des unerfüllten Kinderwunsches. Hierbei wurden 4835 Therapiezyklen bei 2456 Patientinnen beobachtet; 65% der Patientinnen wurden dabei hormonell stimuliert. Die durchschnittliche Schwangerschaftsrate (SSR), bezogen auf alle überwachten Zyklen, lag bei 8,8%. Bei Frauen unter 29 Jahren lag die SSR bei 12, zwischen 30–39 Jahren bei 8 und bei über 40-Jährigen bei unter 3%. Bei einer Länge des unerfüllten Kinderwunschs unter 2 Jahren lag die SSR bei 10%, zwischen 3–5 Jahren bei 8% und über 6 Jahre unter 7%.

Zusammenfassung

Natürliche Schwangerschaften treten normalerweise rasch ein (80% nach 6 Zyklen). Danach kann die Partnerschaft bereits als zumindest leicht subfertil bezeichnet werden, obwohl von den verbliebenen Paaren jedes zweite in den nächsten 6 Zyklen noch konzipieren wird. Auch danach hat jedes zweite der noch verbliebenen Paare – allerdings in einem wesentlich längeren Zeitraum – noch Aussicht auf eine Spontankonzeption. Nach 48 erfolglosen Monaten jedoch müssen wir von 5% verbliebenen, definitiv unfruchtbaren Paaren sprechen, die nur noch sporadische Spontankonzeptionsaussichten haben (◘ Tabelle 1.3). Im Allgemeinen sinkt mit zunehmendem Alter die kumulative Schwangerschaftsaussicht signifikant aufgrund des zunehmenden Anteils unfruchtbarer Paare; wir finden aber in den Altersgruppen über 35 auch weiterhin hoch fruchtbare Partnerschaften.

Viele Umstände haben dazu geführt, dass Paare mit (unerfülltem) Kinderwunsch häufig erst spät medizinische Hilfe suchen und sich somit die Frage stellt, ob ein Ausschöpfen des Spontankonzeptionspotenzials noch abgewartet bzw. den Betroffenen noch zugemutet werden kann, bevor die Therapie beginnt. In der wissenschaftlichen Literatur mehren sich deshalb die Stimmen, die dazu raten, bereits nach 6 Monaten, spätestens aber nach einem Jahr mit entsprechender Sterilitätsdiagnostik zu beginnen, um prognoseorientiert ein angepasstes Management bei unerfülltem Kinderwunsch unter Vermeidung einer Über- aber auch Untertherapie zu finden [16]. Wegen der heute verfügbaren effektiven und wenig invasiven diagnostischen Mög-

Tabelle 1.3. Definition und Prävalenz von Subfertilität und Infertilität

Prävalenz und neue Definition von Subfertilität und Infertilität: Von allen Paaren mit Kinderwunsch verbleiben		
Nach 6 erfolglosen Zyklen	Etwa 20% zumindest *leicht subfertile* Paare	50% dieser Paare werden in den nächsten 6 Zyklen konzipieren; die andere Hälfte ist erheblich subfertil oder infertil
Nach 12 erfolglosen Zyklen	Etwa 10% *erheblich subfertile* Paare (alte klinische Definition von Sterilität)	Etwa 50% dieser Paare haben noch die Aussicht auf eine Spontankonzeption in den nächsten 36 Monaten (!); die andere Hälfte ist infertil
Nach 48 erfolglosen Monaten	Etwa 5% *definitiv infertile* Paare	Mit nur noch sporadischen Aussichten auf eine Konzeption

lichkeiten ist die frühe Einleitung der Diagnostik bei infertilen Paaren indiziert und vertretbar [17]. Wird bei Frauen unter 35 Jahren nach 6 erfolglosen Zyklen kein signifikanter Sterilitätsfaktor gefunden, kann durchaus weiteres Abwarten empfohlen werden. Auf der anderen Seite kann weiteres Abwarten bei einem signifikanten Sterilitätsfaktor (z. B. Tubenschaden, Oligoamenorrhö, ausgeprägtes OAT-Syndrom) auch bei jungen Frauen sinnlos sein. In jedem Falle gilt, dass zumindest bei Frauen über 35 Jahren die Zeitdauer des unerfüllten Kinderwunsches von größerer Bedeutung für die Indikation zu einer entsprechenden Intervention ist als die reproduktionsmedizinische Diagnose. Das gleiche gilt für bis dato erfolglos durchgeführte Therapien wie gezieltem Verkehr und intrauterinen Inseminationen. Bei Ovulationsstörungen ist unter Anwendung einer Stimulationstherapie mit Verkehr zum Optimum oder Intrauteriner Insemination (IUI) eine Schwangerschaftsrate (SSR) von bis zu 18% möglich. Jenseits von 40 Jahren sinkt die SSR auf unter 5%. Bei der IUI ist daher die allgemeine Empfehlung, maximal 4 Behandlungszyklen durchzuführen. Im Durchschnitt liegt die SSR bei 9,8%. Bei länger als 3 Jahre bestehendem unerfülltem Kinderwunsch und einem Patientinnenalter über 37 Jahren ist eine IUI grundsätzlich nicht zu empfehlen.

Die hier vorgestellte Einteilung von Subfertilität und Infertilität beruht ausschließlich auf der Dauer des unerfüllten Kinderwunsches, der im Übrigen neben dem Alter der stärkste Faktor in den oben angesprochenen prognostischen Modellen ist [18]. Die einfache Dreiteilung (Tabelle 1.3) ist eine gute Hilfe bei der Entscheidung zum Einsatz reproduktionsmedizinischer Maßnahmen. Die Aussichten auf den spontanen Eintritt einer Schwangerschaft müssen gegen die Erfolgsaussichten reproduktionsmedizinischer Maßnahmen abgewogen werden. Dabei sollte auch an ein ausreichend großes zeitliches Fenster für eventuell erforderliche Behandlungen gedacht werden.

Literatur

1. Balasch J (2000) Investigation of the infertile couple: investigation of the infertile couple in the era of assisted reproductive technology: a time for reappraisal. Hum. Reprod.;15(11):2251–7.
2. Habbema JDF, Collins J, Leridon H, Evers JLH, Lunenfeld B, teVelde ER (2004) Towards less confusing terminology in reproductive medicine: a proposal. Hum.Reprod. 19(7):1497–501.
3. Colombo B, Masarotto G (2000) Daily fecundability: first results from a new data base. Demograhic Research ;3/5.
4. Evers JL (2002) Female subfertility. Lancet;360(9327): 151–9.
5. Joffe M (1989) Feasibility of studying subfertility using retrospective self reports. J.Epidemiol.Community Health; 43(3):268–74.
6. Joffe M, Villard L, Li Z, Plowman R, Vessey M (1993) Long-term recall of time-to-pregnancy. Fertil.Steril.;60(1): 99–104.
7. Axmon A, Rylander L, Albin M, Hagmar L (2006) Factors affecting time to pregnancy. Hum.Reprod. 21(5):1279–84.
8. Evers JL (2002) Female subfertility. Lancet ;360(9327): 151–9.
9. Kaplan EL, Meier P (1958) Nonparametric estimation from incomplete observations. J.Am.Stat.Ass.;53:457–81.
10. Wang X, Chen C, Wang L, Chen D, Guang W, French J (2003) Conception, early pregnancy loss, and time to

clinical pregnancy: a population-based prospective study. Fertil.Steril. 79(3):577–84.
11. Gnoth C, Frank-Herrmann P., Freundl G, Godehardt D, Godehardt E (2003) Time to pregnancy: results of the German prospective study and impact on the management of infertility. Hum.Reprod.;18(9):1959–66.
12. Snick HKA (2005) Should spontaneous or timed intercourse guide couples trying to conceive? Hum.Reprod.; 20(10):2976-a.
13. Dunson DB, Baird DD, Colombo B (2004) Increased infertility with age in men and women. Obstet.Gynecol.; 103(1):51–6.
14. te Velde ER, Pearson PL (2002) The variability of female reproductive ageing. Hum.Reprod.Update. ;8(2):141–54.
15. Snick HK, Snick TS, Evers JL, Collins JA (1997) The spontaneous pregnancy prognosis in untreated subfertile couples: the Walcheren primary care study. Hum.Reprod.; 12(7):1582–8.
16. Brosens I, Gordts S, Valkenburg M, Puttemans P, Campo R, Gordts S (2004) Investigation of the infertile couple: when is the appropriate time to explore female infertility? Hum. Reprod.;19(8):1689–92.
17. Gordts S, Campo R, Puttemans P, Verhoeven H, Gianaroli L, Brosens J et al. (2002) Investigation of the infertile couple : A one-stop outpatient endoscopy-based approach. Hum. Reprod.;17(7):1684–7.
18. Gnoth C, Godehardt E, Frank-Herrmann P, Friol K, Tigges J, Freundl G (2005) Definition and prevalence of subfertility and infertility. Hum.Reprod.;20(5):1144–7.

Zur Entwicklung der Datensatzstruktur des Deutschen IVF-Registers

W. Dahncke, U.A. Knuth, M. Wendelken

Kickoff

Im Jahr 1996 übernahm die Ärztekammer Schleswig-Holstein das Deutsche IVF-Register. Das Startkapital bestand aus einem Karton, den Prof. Felberbaum der Ärztekammer Schleswig-Holstein überreichte. Der Inhalt: zahllose Disketten und Erfassungsbögen mit Zentrumsdaten.

Die Aufgaben waren schnell formuliert:
— aus den »Kartondaten« sollte das Jahrbuch 1996 erstellt werden,
— Erstellung einer Registerdatenbank,
— regelmäßige Ausgabe von Zentrumsprofilen.

Diese Aufgaben erschienen relativ trivial, aber sie waren es nicht!

Der Karton

»Was man überhaupt sagen kann, das kann man auch klar und verständlich sagen« *(Ludwig Wittgenstein).*

Die Analyse der Disketten zeigte, dass die Zentren, die per EDV erfassten, mit 7 unterschiedlichen Datenstrukturen arbeiteten. Ein ähnlich heterogenes Bild zeigten die Erfassungsbögen. Diese dezentrale Datengestaltung spiegelte die unterschiedlichen Arbeits- und Denkweisen der Zentren wieder. Es wurde sehr schnell deutlich, dass dieses weder eine Basis für ein einheitliches Deutsches IVF-Register noch für eine angestrebte Qualitätssicherung sein konnte. Um die Herausgabe des Jahrbuchs 1996 nicht zu gefährden, wurden die ersten Definitionen entwickelt, die eine einheitliche Betrachtungsweise der Daten ermöglichen sollte. Mich haben damals die anfänglichen Schwierigkeiten bei der Definition der Klinischen Schwangerschaft sehr erstaunt. Der Grund liegt wohl in meiner nichtmedizinischen Ausbildung. Die derzeitige Definition lautet:

Klinische Schwangerschaft
— Ist wahr,
– *wenn* intrauterine Fruchthöhlen >0,
– *oder* sonographische Herzaktivität >0,
– *oder* extrauterin eingenistete SS >0,
– *oder* Datum des Aborts ungleich leer,
— *sonst* falsch.

So entstanden in relativ kurzer Zeit die ersten wichtigen Definitionen, um eine Auswertung zu ermöglichen. Den Beteiligten war klar, dass dieses nur ein Anfang war und dass der schwierigste Teil noch vor uns liegen würde.

Der erste Schritt

»*Holzhacken ist deshalb so beliebt, weil man bei dieser Tätigkeit den Erfolg sofort sieht*« *(Albert Einstein).*

Es fand in Hamburg ein 1. Workshop statt, zu dem alle Zentren eingeladen wurden. Die 1. Aufgabe beinhaltete die Erstellung einer Liste von Datenfeldern, die eine Behandlung von der Beratung bis hin zur Geburt ausreichend beschreiben sollten. Die Datenfelddefinitionen mussten präzise sein, oft schlichen sich Doppeldeutigkeiten ein (Homonyme), die zu langen und schwierigen Diskussionen führten. Die Definitionen sollten eineindeutig und möglich kurz sein. Aus diesem Grund wurde entschieden, den Pseudocode (s. Definition »Klinische Schwangerschaft«) zu verwenden. Nach Zusammenstellung der als notwendig erachteten Datenfelder mussten diese auf Eindeutigkeit geprüft werden. Das bedeutet zum Beispiel, dass das Feld »Durchgeführte Behandlung« überflüssig ist, da diese durch andere Datenfelder schon beschrieben wurde. In diesem Fall handelt es sich u. a. um die Felder: »Anzahl der inseminierten Eizellen«, »Anzahl der injizierten Eizellen« usw. Aus diesem Grund existieren keine Datenfelder wie »Stimulation«, »Durchgeführte Behandlung« oder »Klinische Schwangerschaft«. Nach Streichung der sich überschneidenden Datenfelder mussten die verbliebenen definiert werden. Es versteht sich von selbst, dass die letzten beiden Schritte, die Streichung der überflüssigen Felder sowie die Definition der Felder, ineinander übergingen. Relativ einfach erscheint die Definition von Datumsfeldern.

Beispiel: Geburtsdatum der Frau.

Definition: Die Zeitdifferenz zwischen dem Geburtsdatum der Frau und dem Behandlungsdatum liegt in dem Intervall [16;60].

Hier taucht sofort die nächste Frage auf: Wie wird das Behandlungsdatum definiert? Ist es das Datum des Erstgesprächs? Ist es das Datum der letzten Periode der Frau? Ist es das Datum des ersten Stimulationstags? Hier nun die Lösung:

- IF (mensdate ~= 0) AND (stimdate ~= 0) THEN
  - IF (stimdate – mensdate <30) AND (stimdate – mensdate >= 0) THEN
  - stichdate = mensdate
  - ELSE
  - stichdate = stimdate
- END;
- ELSIF (durchbeh = 5) AND (auftaudate ~= 0) THEN
- stichdate = auftaudate
- ELSIF stimdate ~= 0 THEN
- stichdate = stimdate
- ELSIF mensdate ~= 0 THEN
- stichdate = mensdate
- ELSE
- stichdate = erstelldate
- END

In dieser Definition wird als Erstes überprüft, ob ein Datum der letzten Periode und ein Datum des ersten Stimulationstages existieren. Sollte dieses zutreffen, wird die Zeitdifferenz untersucht. Liegt diese zwischen 0 und 30 Tagen, ist das Behandlungsdatum (Stichtag) gleich dem Tag der letzten Periode. Liegt die Zeitdifferenz nicht in diesem Intervall, ist das Behandlungsdatum gleich dem Tag des ersten Stimulationstages. Können wir keine Differenz bilden, weil mindestens eines der Daten fehlt, wird überprüft, ob es sich um eine Kryobehandlung handelt. In diesem Fall ist der Tag des Auftauens gleich dem Behandlungsdatum. Trifft dieses ebenfalls nicht zu, ist das Behandlungsdatum gleich dem Tag des 1. Stimulationstages, wenn er existiert. Trifft dieses ebenfalls nicht zu, ist das Behandlungsdatum gleich dem Tag der letzten Periode, wenn er existiert. Sollten alle diese Daten nicht vorhanden sein, wird das Erstellungsdatum des Datensatzes als Behandlungsdatum übernommen; denn dieses existiert immer.

Nun mögen die beispielhaften Definitionen kompliziert erscheinen, sie haben aber den Vorteil, dass sie hart definiert sind. Jedes Alter der Frau ist eindeutig im Definitionsintervall oder nicht, und jeder Behandlung kann eindeutig ein Datum zugeordnet werden.

Weiche Definitionen

»Wir sind unfähig, die Begriffe, die wir gebrauchen, klar zu umschreiben – nicht, weil wir ihre Definition nicht wissen, sondern weil sie keine wirkliche »Definition« haben. Die Annahme, dass sie eine solche Definition haben müssen, wäre wie die Annahme, dass Ball spielende Kinder grundsätzlich nach strengen Regeln spielen« (Ludwig Wittgenstein).

Vor circa 20 Jahren bekam ich den Auftrag des Fachausschusses Perinatalmedizin, eine Auswertung über Mangelgeburten zu erstellen. Mein Problem war, dass ich keine Definition zur Mangelgeburt besaß. Ich fragte bei 5 Perinatologen nach einer Definition der Mangelgeburt. Vier schickten mir Tabellen oder Formeln, mit denen ich Geburten als Mangelgeburten identifizieren konnte – leider waren sie widersprüchlich. Der 5. Kinderarzt gab mir folgende Definition: »Ob es sich um eine Mangelgeburt handelt, das hat ein Arzt im Urin«. Ich war damals ziemlich enttäuscht über diese Aussage, begann aber sie zu verstehen, als im Fachausschuss darüber diskutiert wurde, welche der 4 Definitionen die richtige sei. Solche Datenfelder existieren auch im IVF-Datensatz, z. B. »Komplikation bei der Eizellentnahme«, »Embryonenqualität« usw. Hier werden wir es nur schwer, wenn überhaupt, schaffen, harte Definitionen zu formulieren. Aber eine unvollständige Definition ist in diesem Fall immer noch besser als gar keine. Bei den Auswertungen dieser nicht ganz so harten Datenfelder muss natürlich mit Vorsicht vorgegangen werden.

Datensatzplausibilität

Ein Datensatz des Deutschen IVF-Registers besteht aus circa 300 Datenfeldern, die in unterschiedlicher Härte definiert wurden. Datenfelder müssen aber nicht nur in sich plausibel sein (eine 100-jährige Frau wird sich kaum einer IVF-Behandlung unterziehen), sondern es gibt auch Kausalitäten zwischen den Datenfeldern. Wenn z. B. nur eine Eizelle gewonnen wurde, können nicht 5 inseminiert werden. Bei der großen Anzahl von Datenfeldern entsteht eine Unzahl an Kombinationsmöglichkeiten. Eine weitere Erschwernis ist der große Zeitraum der Dateneingabe. Es ist ohne weiteres möglich, dass zwischen dem 1. Behandlungstag und den Daten zu den Kindern mehr als ein Jahr liegt. Aus diesem Grund wurde der Datensatz in Gruppen, wie z. B. »Diagnose«, »Stimulation« oder »Fertilisierung« aufgeteilt. Diese Gruppen teilen den Datensatz in Bausteine auf, mit denen man auch die unterschiedlichen Behandlungen zusammensetzen kann. Zum Beispiel eine Behandlung mit aktuell entnommenen Eizellen, eine Behandlung mit aktuell entnommenen Eizellen mit anschließender Kryokonservierung oder eine Kryotransferbehandlung. Durch diese Modularisierung war es einfacher geworden, Plausibilitätskriterien zu definieren. Als erstes wird die Gruppe in sich selbst überprüft, danach ob die Bausteine plausibel ineinander greifen (Abb. 2.1).

Die Erfassungssoftware

Die Datenstruktur wurde so mit der Zeit immer weiter vervollständigt, wird aber nie ganz vollständig werden. Dieser Satz beinhaltet den Begriff der Epsilontik von Weierstraß, d. h. man bewegt sich in einem Bereich um ein Ziel herum, das Ziel wird nicht erreicht und der Bereich wird nicht verlassen. Die Aufgabe besteht darin, den Bereich so klein wie möglich zu halten.

Das nächste Problem bestand darin, diese doch ziemlich komplex definierte Datenstruktur in eine oder mehrere Softwaren einzubetten, ohne dass sie Schaden dabei nimmt. Die Lösung lag in der Abkapselung dieser Strukturen in ein externes Modul. Dahinter verbirgt sich eine DLL, auf die von jedem Programm aus zugegriffen werden kann. Die DLL befolgt nach den oben genannten Definitionen und Plausibilitäten die Datenbeurteilung und teilt jedem aufrufenden Programm das Ergebnis der Datenanalyse in einer normierten Schnittstelle mit. So wurde zum 1. Mal gewährleistet, dass in Deutschland nach einheitlichen Strukturen in unterschiedlichen Programmen gearbeitet werden kann.

Eine einheitliche sowie wohl definierte Datenstruktur ist die Voraussetzung für die Erfassung einer Qualitätssicherung. Weitere die Datenqualität fördernde Maßnahmen wurden getroffen. Schon ab dem Jahr 1998 wurde eine Prospektivitätsüberprüfung eingeführt, um sicher zu stellen, dass die Daten zeitnah in die Datenbank gelangen. Ein Tool überprüft das Systemdatum, die Zeiten der Datensatzänderungen sowie das Löschen von Daten. Diese Informationen werden protokolliert und dem Register übergeben. Aber nicht nur die Kontrolle ermöglicht eine gute Datenerfassung, es bestand die Aufgabe, die Dateneingabe durch eine übersichtliche und leicht nachvollziehbare Struktur zu vereinfachen. Ähnlich wie bei der Plausibilität wurde für das neue Erfassungsprogramm des Deutschen IVF-Registers »DIRpro« der Datensatz in Gruppen aufgeteilt, die chronologisch abgearbeitet werden müssen. Unvollständige sowie unplausible Gruppen werden farblich markiert. So kann man schnell einen visuellen Überblick vom Datensatz erlangen (Abb. 2.2 und 2.3).

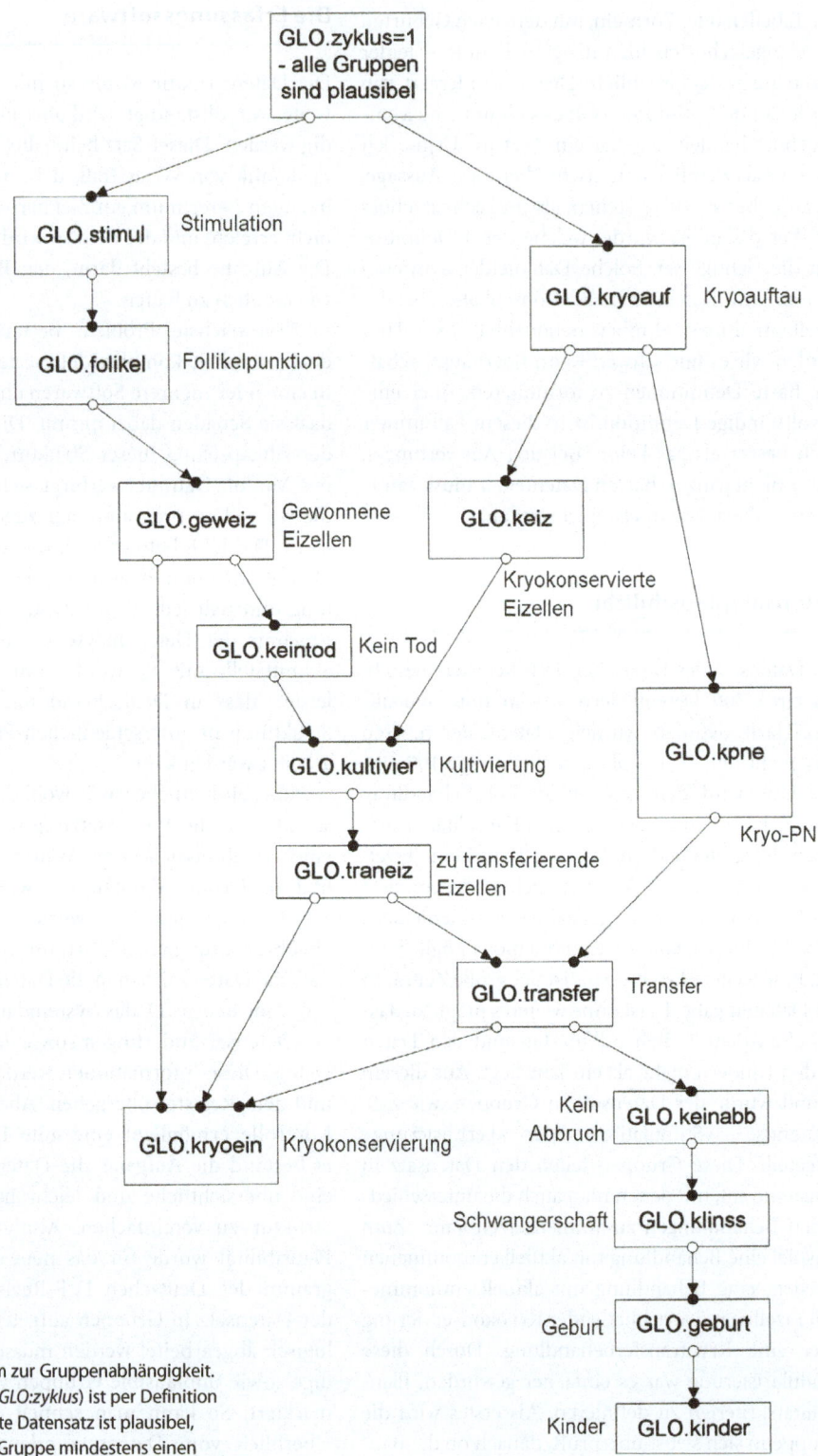

◘ **Abb. 2.1** Diagramm zur Gruppenabhängigkeit. Die oberste Gruppe (*GLO:zyklus*) ist per Definition plausibel. Der gesamte Datensatz ist plausibel, wenn jede plausible Gruppe mindestens einen plausiblen Vorgänger besitzt

Epsilontik

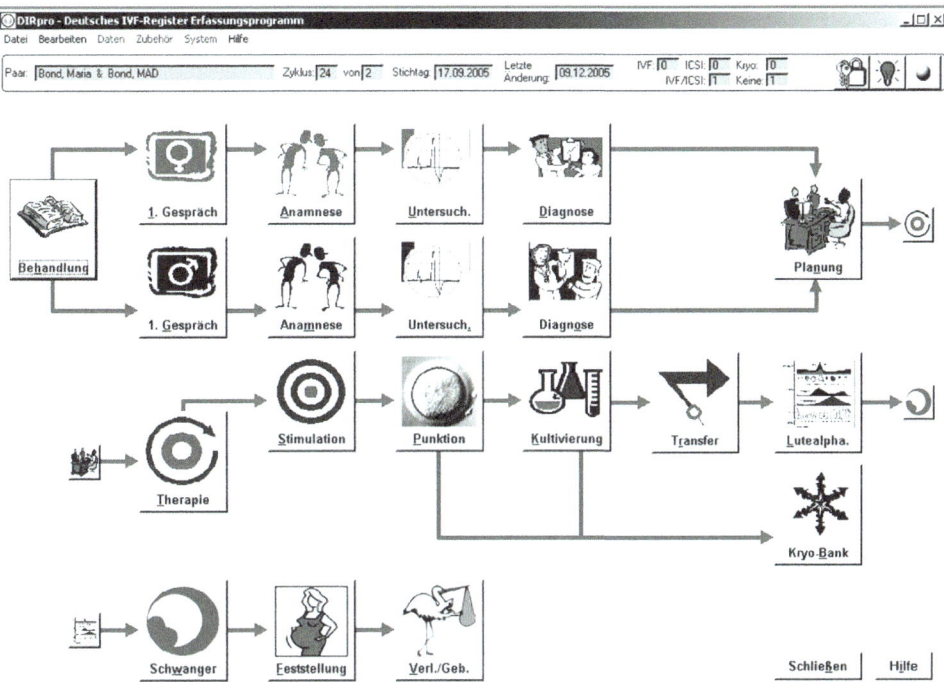

Abb. 2.2 Plausible Behandlung im DIRpro. Die Abbildung oben beschreibt eine plausible Behandlung mit aktuell gewonnenen Eizellen, bei der Eizellen und 2PNs eingefroren wurden. Diese Behandlung führte zur Geburt

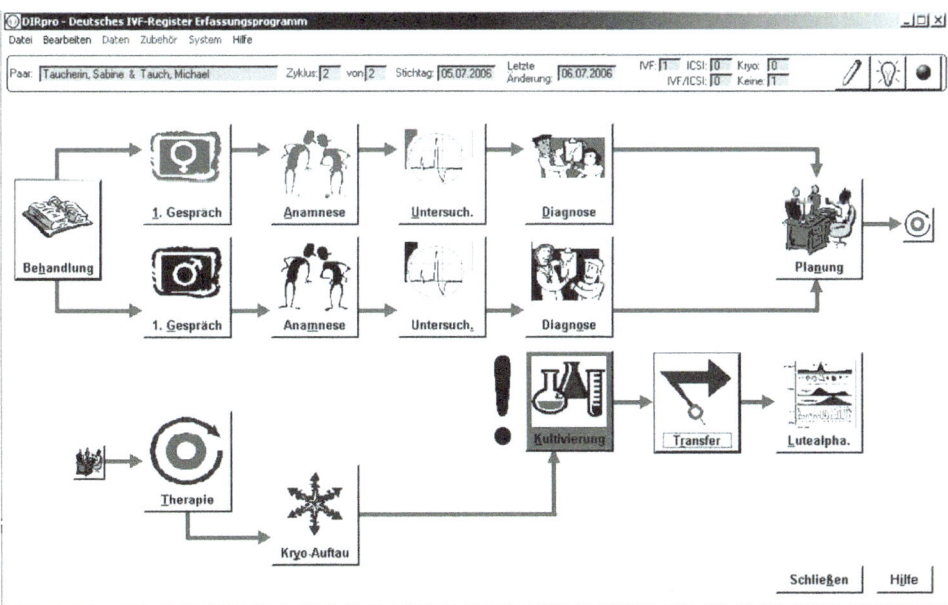

Abb. 2.3 Kryotransferbehandlung im DIRpro. Die obere Abbildung dokumentiert eine Kryotransferbehandlung, die bis zum Transfer dokumentiert wurde. Die Gruppe »Kultivierung« ist unplausibel und damit der ganze Datensatz

Epsilontik

Vor 10 Jahren hat das Kuratorium des DIR die Ziele definiert. Der Weg dorthin war nicht immer leicht, Fortschritte waren in einigen Phasen nicht immer erkennbar, oder es entstand der Eindruck des Stillstands. Schaut man jetzt zurück, sieht man einen sehr langen, nicht immer geradlinigen, aber dafür erfolgreichen Weg hin zum Ziel einer optimalen Datenerfassung. Dieser Weg erreicht das Ziel wohl nie, aber er kommt ihm immer näher.

Informationstechnologie als Werkzeug der Datengenerierung und Kommunikation im Deutschen IVF-Register – Das Deutsche IVF-Register 1996–2006

M.S. Kupka, T.N.M van Rooij, L. Happel

Der Grundstein für das Deutsche IVF-Register (DIR) wurde im Jahre 1982 durch Prof. Dr. Frank Lehmann (Universitätsfrauenklinik Lübeck, Städtische Kliniken Bielefeld-Rosenhöhe) gelegt. Dabei war einer der wichtigen Motivationspunkte die Tatsache, dass hier ein medizinisches Register – ähnlich wie die Perinatalerhebung aus München – aus ärztlicher Initiative heraus aufgebaut werden konnte und nicht durch gesundheitspolitische Verordnungen [1, 3].

Im Gegensatz zum angloamerikanischen Raum ist in Deutschland die Funktion des Registers nicht an Zulassungsentscheidungen oder Bedarfsplanungen gekoppelt. Es ging vordringlich um die Darstellung der Leistungsfähigkeit der hiesigen reproduktionsmedizinisch ausgerichteten Behandlungszentren, die zu ca. 2/3 im niedergelassenen Bereich (122 Zentren: 77 Praxen, 45 Krankenhäuser, davon 31 Universitätskliniken, Stand Oktober 2005) und zu 1/3 an Kliniken angesiedelt sind.

Was soll somit eigentlich vom IVF-Register registriert werden? Das war die zentrale Frage bereits vor 25 Jahren. Die Behandlungszyklen der In-vitro-Fertilisation (IVF) und – seit der Einführung im Jahre 1992 – auch die Behandlungen mit dem Zusatzverfahren der intrazytoplasmatischen Spermieninjektion (ICSI) sollten registriert werden. Es wurde von Anfang an festgelegt, dass z. B. sog. Inseminationsbehandlungen nicht im Register erfasst werden, was unter den seit 2004 geänderten Finanzierungskonzepten (Gesetz zur Modernisierung der gesetzlichen Krankenversicherung, GKV-Modernisierungsgesetz, GMG) nun anders bewertet wird.

Zunächst wurde eine Papierlösung etabliert, die einen Bogen für die medizinische Behandlung selbst und einen weiteren Bogen für das ggf. nach der Behandlung geborene Kind vorsah (⊡ Abb. 3.1).

Im Jahre 1990 begann die Entwicklung einer Erfassungssoftware auf Basis einer D-Base-Datenbank durch die Firma Seeberg GmbH bzw. Medis GmbH. 18 Versionen dieser Software (IVF-C, MEDIS) wurden entwickelt. Einige Versionen waren sehr funktional, andere zeigten, dass die Entwicklung nur in Kooperation von EDV-Experten und Endanwendern sinnvoll ist.

Im Jahre 1993 übernahm Prof. Hanns-Kristian Rjosk aus München die Leitung des Registers. Er versuchte in Kooperation mit der Ärztekammer Westfalen-Lippe und der EDV-Firma die Eingabesoftware zu verbessern. Dies gelang jedoch nur bis zu einem gewissen Grade, was auch durch finanzielle Aspekte entschieden wurde.

Durch den Wunsch vieler Zentren nach einer einfachen, objektivierbaren und anwenderfreundlichen Erfassung der Behandlungsdaten wurde schnell klar, dass eine einheitliche, zeitgemäße und besonders für die betroffenen Paare glaubwürdige Qualitätserfassung geschaffen werden musste.

Eine grundlegende Reformierung des bis dahin bestehenden, schwerfälligen Programms schien angebracht.

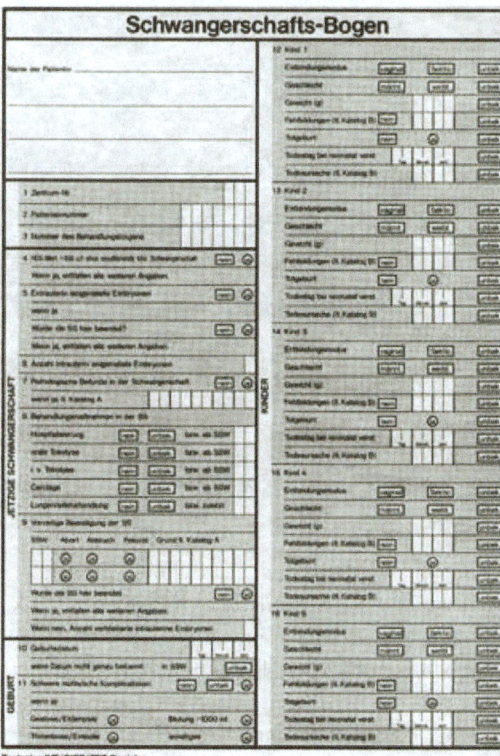

◘ **Abb. 3.1** Papiererfassungsbögen

Im Jahre 1995 wurde Prof. Ricardo E. Felberbaum von der Uni-Frauenklinik Lübeck zum Vorsitzenden des Registers gewählt. Dieses zog nun zur Ärztekammer Schleswig-Holstein in Bad Segeberg um. Auf dem 10. Jahrestreffen der Deutschen IVF-Gruppen in Freiburg in diesem Jahr wurde ebenfalls ein neuer Beirat für das Register gewählt (PD Dr. Kiesel, PD Dr. Strowitzky, Dr. Fiedler, Dr. Bühler). Dieser Beirat nahm seine Tätigkeit sofort auf. Vordringliche Aufgabe war die Erstellung eines neuen Datenerfassungsprogramms sowie die Anbindung dieses Systems an eine bestehende neutrale Institution, dem DIR.

Im Jahre 1996 wurde das DIR eine Einrichtung der Deutschen Gesellschaft für Gynäkologie und Geburtshilfe (DGGG), getragen von der Deutschen Gesellschaft für Gynäkologische Endokrinologie und Fortpflanzungsmedizin (DGGEF) und dem Bundesverband Reproduktionsmedizinischer Zentren (BRZ). Die Datensammlung wurde um wissenschaftliche Auswertungen und um einen regelmäßig publizierten Jahresbericht in Heftform erweitert [8]. Da nunmehr 10 Jahre vergangen sind, in denen die Publikation des Jahresberichts als gedrucktes Heft und nicht mehr als Powerpoint-Loseblatt-Sammlung erfolgt, ist dies der Anlass zur Erstellung der vorliegenden Festschrift.

Im gleichen Jahr wurde auch letztmalig mit parallelen Auswertungen von Daten, die mit Disketten und Papierbögen übermittelt wurden, gearbeitet.

Im Jahre 1998 erfolgte durch den Erstautor die Vorstellung der 1. Version eines sog. »Pflichtenheftes« auf einem Anwendertreffen in der Ärztekammer Schleswig-Holstein zur Neustrukturierung der Erfassungssoftware [2, 6]. Dabei war die Öffnung für andere Datenbankprogramme und die industrieunabhängige Nutzung vorrangig.

Zwischenzeitlich formulierte der Beirat für die Erfassung der an das DIR gemeldeten Behandlungszyklen (und damit auch für die Erfassungssoftware) folgende Anforderungen:

1. Jede Arbeitsgruppe hat eine EDV-gestützte Dokumentation entsprechend dem Fragenkatalog des DIR zu erstellen.
2. Ausschließlich elektronisch über das vom DIR genehmigte Erfassungsprogramm gemeldete Datensätze werden in die Auswertung aufgenommen.
3. Alle IVF-Behandlungen sollen erfasst werden (können).
4. Alle IVF-Arbeitsgruppen sollen teilnehmen (können).
5. Das Programm soll unabhängig vom jeweiligen PC-Betriebssystem funktionieren.
6. Die Prospektivität der Datenerfassung soll ersichtlich sein.
7. Die Datenqualität soll für die Anwender ersichtlich sein.
8. Der vom Beirat definierte Fragenkatalog soll im Programm enthalten sein und an das DIR exportiert werden können.
9. Die Kosten für die Weiterentwicklung, Implementierung und Betreuung der Software in den Arbeitsgruppen soll nicht zu Lasten des Registers gehen.

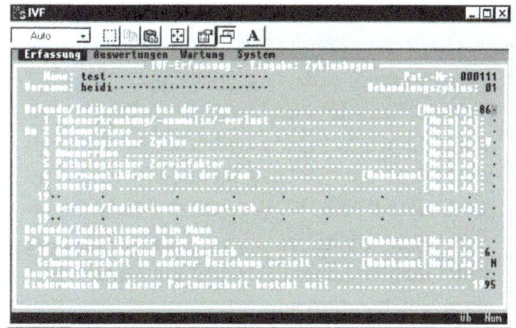
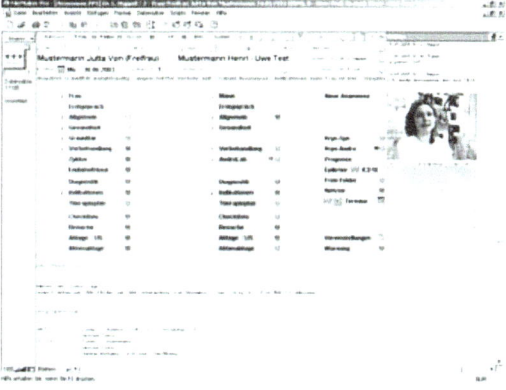

Abb. 3.2 Eingabemasken von IVF-C, Medis und RecDate Version 5.9

Mit diesem Anforderungskatalog wurde im europäischen Umfeld nach Entwicklungspartnern zur Unterstützung und Umsetzung gesucht. Diese wurde bei der Firma Serono in der Niederlanden gefunden. Serono unterstützte bereits in den Niederlanden ein ähnliches Projekt auf der Basis des Datenbankprogramms FileMaker Pro. FileMaker Pro ist eine integrierte Entwicklungsumgebung (IDE) mit einer visuellen Entwicklungsoberfläche, die es erlaubt, die Benutzeroberfläche der zu erstellenden Anwendung graphisch zu bearbeiten. Durch die relativ einfache Programmierung mit FileMaker Pro konnte der Beirat in 3 Arbeitssitzungen in Zusammenarbeit mit dem Softwareentwickler den ersten Fragenkatalog sofort in ein Erfassungsprogramm umsetzen (Abb. 3.2).

Der erste Version (1.0) bekam den gleichen Namen wie das Register selbst: DIR. Dieses Programm DIR 1.0 war als einheitliches Erfassungsprogramm konzipiert. Durch Vereinbarungen, die eine individuelle Erweiterung des Erfassungsprogramms sozusagen maßgeschneidert auf die Bedürfnisse der einzelnen Zentren erlaubte, konnte eine hohe Akzeptanz und Teilnahme am Register erreicht werden. Die von der Firma Serono angebotene, individuelle Adaptation des Programms bekam den Namen RecDate [5]. Von den Zentren war eine Weiterentwicklung des Programms bis hin zur kompletten, elektronischen Karteikarte mit multiplen Anbindungen an Fremdsoftwareprogrammen, Datenschnittstellen etc. gewünscht und geplant. Jede neue Version von RecDate war nach oben kompatibel und beinhaltete den vom DIR geforderten Fragenkatalog unter den gleichen Bedingungen wie die Grundversion. Neuigkeiten zur Software und eine Fülle von Zusatzinformationen rund um die Datenerfassung sind auf dem Internetportal http://www.RecDate.de abrufbar. Dieses

ist jedoch Passwort-geschützt. Nach entsprechender Registrierung können hier hilfreiche Beiträge abgerufen werden, z. B.:
- Dr. med. Sang-Jin Pak, Dr. Jochen Warlich, Annette Meintz, Wolfgang Dahncke, Norbert van Rooij; RecDate – Ist Qualität in der Fertilität reproduzierbar? Ein EDV-gestütztes Datenbanksystem zur Dokumentation, Praxisverwaltung und Qualitätssicherung reproduktionsmedizinischer Behandlungen.
- Dr. med. Lars Happel; Von Registererfassung (DIR) zum elektronische Patientenakte (RecDate).
- Dipl.-Biol. Verona Blumenauer; Anforderungen von Seiten des DIR: Plausibilitäten und Fehlerhäufigkeiten.
- Dr. Ute Czeromin ; Papierlose Praxis mit RecDate.
- Dipl.-Biol. Vera Baukloh; Suchabfragen und spezielle Auswertungen

Eine Überarbeitung mit Wechsel der Datenbank-Software wird für Ende 2006 erwartet.

Prospektivität

Analog zum amerikanischen Register SART wurde im Jahre 1997 die Prospektivität der Datenerfassung integriert. Dabei bedeutet Prospektivität, dass die ersten Angaben zum Behandlungszyklus innerhalb von 8 Tagen nach Beginn der hormonellen Stimulation eingegeben werden müssen. Dies bewirkt eine hohe Qualität der erhobenen Daten, da eine nachträgliche, bewusste oder unbewusste Manipulation im Sinne einer Nichteingabe sofort sichtbar wird und ausgeschlossen werden kann, dass erfolgreiche oder nicht erfolgreiche Behandlungen selektiert werden. Die prospektive Erfassung der Daten ist in diesem Sinne eine Qualitätssicherung, die den Behandlungserfolg sowie die Bedeutung eventuell beeinflussender Faktoren für alle Interessierte (auch für die Öffentlichkeit) transparent macht.

Im Jahre 2003 wurden über 98% plausible und über 93% prospektiv erhobenen Datensätze für die Behandlungsformen IVF, ICSI, IVF-ICSI und GIFT an das Deutsche IVF-Register gemeldet.

Datenqualität (Plausibilität)

Ein zweites, besonderes Merkmal von DIR ist die Definition der Datenqualität [10]. Damit der Anwender bei der Handhabung der Datenerfassung unterstützt wird, wurden Plausibilitätskontrollen definiert. Diese werden gleich bei der Eingabe auf dem Bildschirm durch rote Fehlermeldungen erkennbar gemacht (z. B. muss das Datum des Embryotransfers hinter dem Datum der Follikelpunktion liegen), oder die Eingabe (z. B. Zahl in Textfeld) wird gar nicht erst zugelassen. Ein Beispiel dafür stellt der folgende Algorithmus dar, der vom zuständigen Leiter der EDV-Abteilung der Ärztekammer Schleswig-Holstein entwickelt wurde
- Ein Datensatz ist auswertbar, wenn die Sequenz-1 oder die Sequenz-2 wahr ist.
- Eine Sequenz besteht aus Aussagen, die entweder wahr oder falsch sind.
- Eine Sequenz ist dann wahr, wenn für alle Aussagen einer Sequenz gelten:
  – ist eine Aussage wahr, dann muss der Vorgänger, wenn einer existiert, auch wahr sein,
  – ist eine Aussage falsch, dann muss der Nachfolger, wenn einer existiert, auch falsch sein.

Die genaue Definition von einzelnen Feldplausibilitäten war dabei eine große Herausforderung. Im Jahre 1998 erfolgte die Vorstellung der 1. Version eines sog. »Pflichtenheftes« auf einem Anwendertreffen in der Ärztekammer Schleswig-Holstein zur Neustrukturierung der Erfassungssoftware [2, 6]. Dabei war die Öffnung für andere Datenbankprogramme und die industrieunabhängige Nutzung vorrangig. Nach vielen Praxistests dieses »Pflichtenheftes«, bei denen sowohl DIR- als auch RecDate-Anwender involviert waren, konnte unter der Aufsicht der DIR-Geschäftsstelle ein einheitliche Plausibilitätskontrolle entwickelt werden.

Ab 1999 wurde die Teilnahme am Register verpflichtend in den Richtlinien zur Durchführung der assistierten Reproduktion der Bundesärztekammer aufgenommen und somit Bestandteil der Berufsordnung in den meisten der 16 Bundesländer [9].

Im Jahre 2002 erfolgte die Weiterentwicklung der Erfassungssoftware durch Mitarbeiter der DIR-Geschäftsstelle in Schleswig-Holstein (DIRpro). Dieses stellt eine Art Minimalversion der Dateneingabe für das Register dar. Features wie Anbindungen an Labordatenanalyse-Automaten oder Abrechnungsprogramme sind nicht realisiert. Es ist einfach zu bedienen und modular aufgebaut (◘ Abb. 3.3).

Ebenfalls im Jahre 2002 folgte die Etablierung des Internetportals des Registers (http://www.deutsches-ivf-register.de). Hier werden u. a. die Jahresberichte als download zur Verfügung gestellt. Durchschnittlich 50 Zugriffe täglich sorgen für regen Informationsaustausch (◘ Abb. 3.4; [4]).

Zentrale Prüfung über ein DLL

Grundlage für die Entwicklung einer neuen Erfassungssoftware war die Implementierung einer sog. Dynamic Link Library (DLL) oder dynamischen Verbindungsbibliothek. Diese ermöglicht die Anbindung beliebiger Datenbanksysteme mit dem Erhalt der Validierung der erfassten Daten durch die DIR-Geschäftsstelle, d. h. dass die Plausibilitätsprüfung bereits bei der Datenerfassung erfolgt und so problemlos vom DIR mit neuen Regeln und Vorschriften verwaltet und adaptiert wird.

Für die Anwender von RecDate war ebenfalls die Anbindung direkt über die DLL sichergestellt. Damit ist – unabhängig von der Eingabesoftware – dieselbe Plausibilität und Sicherheit beim Datenexport gewährleistet.

Beide Programme (RecDate und DIRpro) erhalten die Zentren kostenlos. Die Entwicklung wurde zum Teil über Pharmaunternehmen gesponsert und der restliche Betrag von den einzelnen Zentren durch eine Gebühr pro exportiertem Datensatz beglichen (◘ Abb. 3.5).

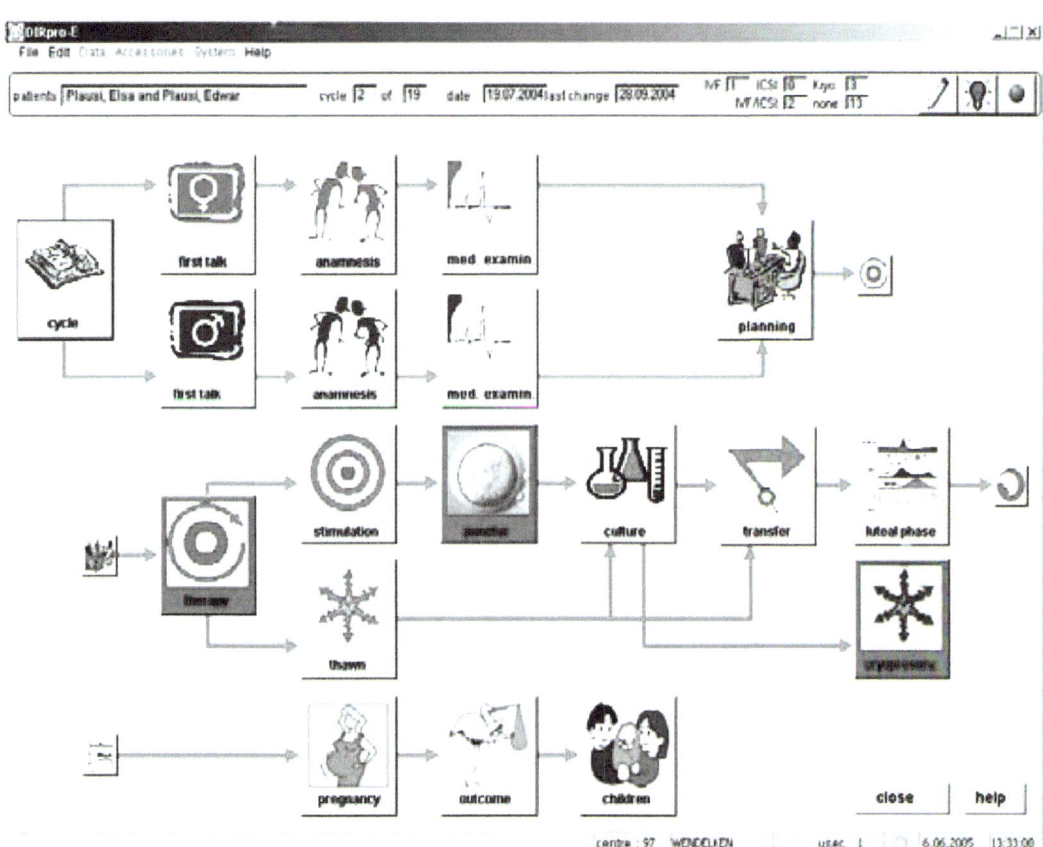

◘ Abb. 3.3 Eingabemasken von DIRpro

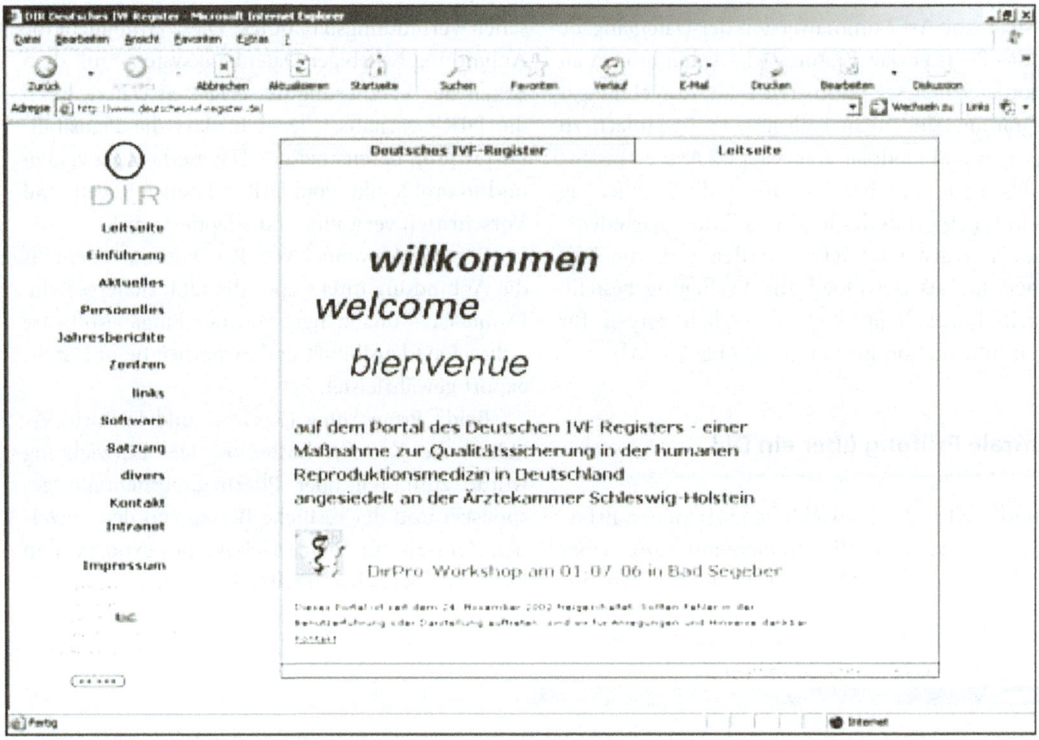

Kapitel 3 · Informationstechnologie als Werkzeug der Datengenerierung und Kommunikation

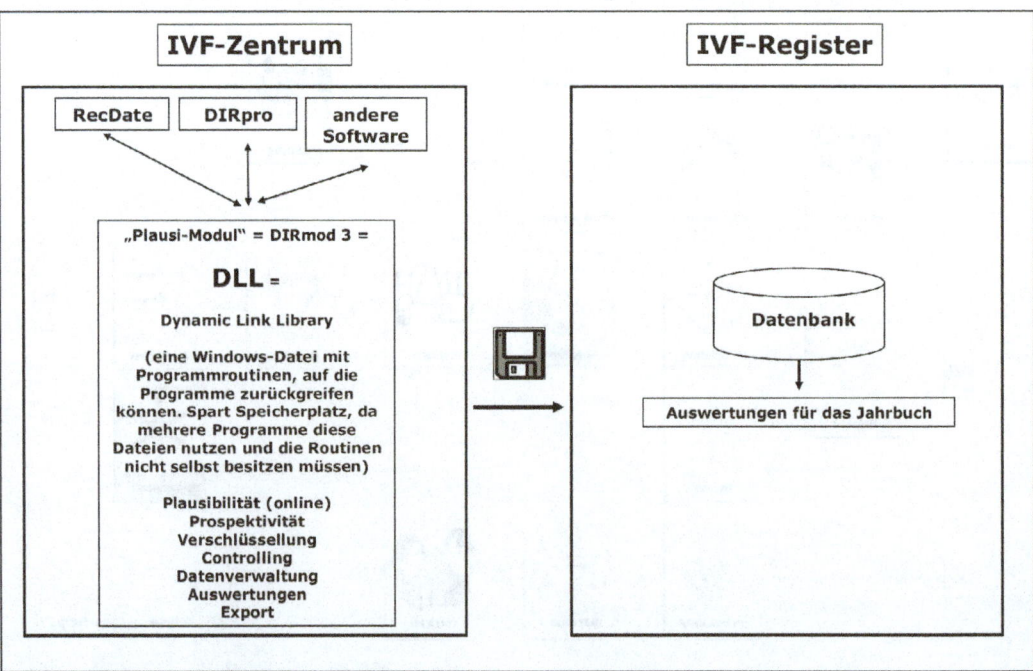

◘ **Abb. 3.4** Startseite Internetauftritt

◘ **Abb. 3.5** Funktionsweise der Dynamik Link Library

Die DLL als Schnittstelle zwischen der Erfassung der Daten in den Zentren und dem Datenexport zum DIR ist ein Datenverarbeitungsprogramm, das verschiedene Prüfroutinen erfüllen soll:

1. Sind die Daten prospektiv erfasst, die Einträge zeitgemäß gemacht worden oder wurde mehrmals korrigiert/manipuliert?
2. Sind die einzelnen Felder logisch ausgefüllt? So wird beispielsweise automatisch überprüft, ob die Patientin im reproduktionsfähigen Alter ist und ob das Geburtsgewicht des Kindes stimmen kann.
3. Bei der Bereichsprüfung werden Querverbindungen auf Stimmigkeit abgeglichen – etwa: Sind mehr Eizellen fertilisiert worden als bei der Punktion gewonnen wurden? Hierbei wird der gesamte Therapiezyklus betrachtet.
4. In der 4. »Stufe« wird die Gesamtplausibilität überprüft. Dabei können auch einzelne Zyklen miteinander verglichen werden. Dies ist dann wichtig, wenn beispielsweise eine Kryokonservierung von sog. fertilisierten Oozyten im Vorkernstadium (PN-Stadien) vorgenommen wurde. Nach dem Auftauen und der Übertragung muss die Summe der entnommenen und weiter gelagerten PNs übereinstimmen.

Unter der Motto »Je mehr Regeln, desto besser die Datenqualität« entstanden etwa 350 logische Regeln, die widersprüchliche Dateneingaben aufspüren. Ein ständiges Testen, Verbessern und an die aktuelle Erkenntnissen Anpassen schärft dieses Instrument auch in der Zukunft.

Wenn etwas nicht plausibel ist, leuchtet quasi das »rote Licht« in Form eines Fehlercodes auf. Dieser wird an das Erfassungsprogramm, z. B. DIRpro oder RecDate, gemeldet. Der Anwender erhält dabei eine klare Information und kann Dokumentationsfehler sofort selbst korrigieren, bevor er den Datensatz an das DIR exportiert.

Grundgedanke der Dell-Erstellung ist Transparenz und Offenheit auch für andere Softwareentwickler. Daher sind alle Regelwerke der Bibliothek online abrufbar unter http://www.dirpro.org (◘ Abb. 3.6).

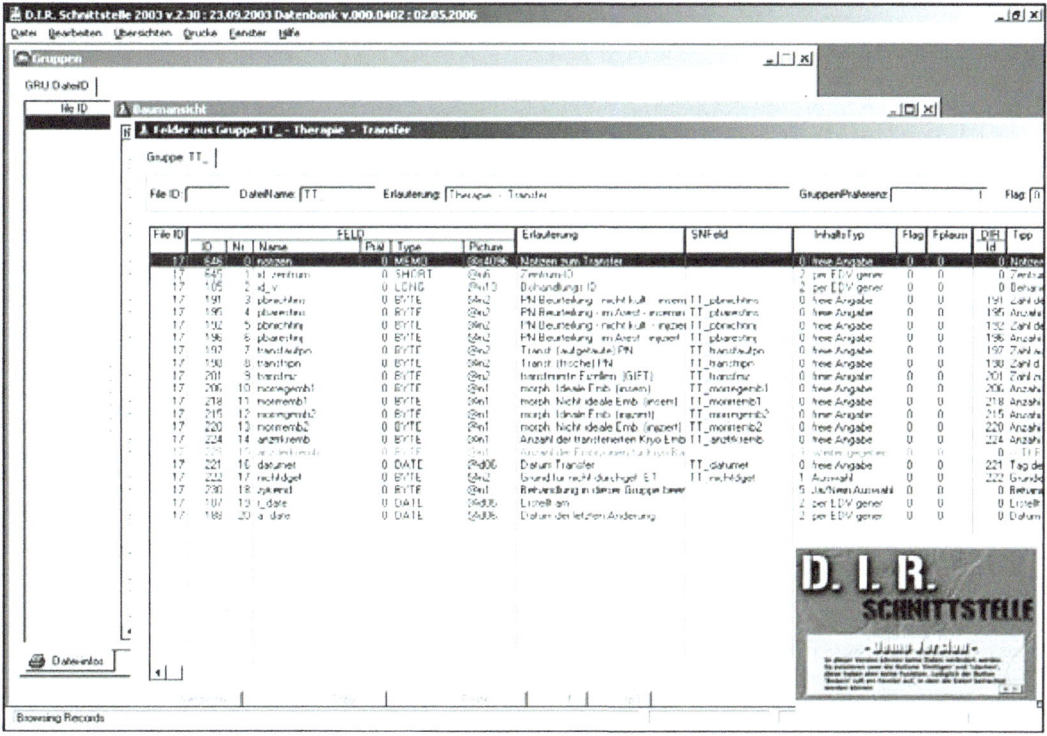

◘ **Abb. 3.6** Definitionen der Dynamik Link Library

Die zeitliche Dynamik neuer Entwicklungen im Bereich der Informationstechnologie (IT) bewirkte auch eine zunehmende Erweiterung der Anwendungen für das Deutsche IVF-Register. So wurden bereits mehrere unterschiedliche Datenbankstrukturen und Softwareprodukte eingesetzt. In der Zukunft ist eine internetbasierte Eingabe geplant, die die Datenqualität und Verfügbarkeit weiter optimieren soll [7].

Zusammenfassend ist festzuhalten, dass ohne den Einsatz moderner Informationstechnologien die Kernaufgabe eines medizinischen Registers nicht zu leisten ist. Das Engagement vieler ärztlicher und nichtärztlicher Fachleute aus dem Bereich der humanen Reproduktionsmedizin hat es ermöglicht, dass die IT-Struktur des Deutschen IVF-Registers auch für viele andere europäische Länder als Vorbild gilt. Dies spiegelt sich in zahlreichen ausländischen Besuchen und in der Idee wieder, das Konzept der DLL für ein europäisches Erfassungsprogramm zu nutzen.

Literatur

1. Felberbaum R, Dahncke W (2000) Das Deutsche IVF-Register als Instrument der Qualitätssicherung und zur Beratung der Patienten. Gynäkologe 33, 800–811.
2. Kupka MS, Dorn C, van der Ven H (2002) Development of electronic data-collection as a tool for quality assessment in re-productive techniques in Germany. Reproductive Technologies 10(6):332–334
3. Simoes E, Bauer S, Schmahl FW (2003) Register als Methode der Qualitätsförderung – Eine Untersuchung am Beispiel der Reproduktionsmedizin. Gesundheitswesen ; 65: 516–525
4. Kupka MS, Tutschek B, van der Ven H, Goldschmidt AJ (2000) New communication platforms in gynecology exemplified by the Professional Group for Information Processing in Gynecology and Obstetrics and the German IVF Registry. Zentralbl Gynakol 122(10):535–41.
5. Pak S-J, Warlich J, van Rooij TNM. RecDate – eine IT-Lösung für die Dokumentation und Qualitätssicherung repro-duktionsmedizinischer Behandlungen Zentralblatt für Gynäkologie; 08, 2001
6. Kupka MS, Dorn C, Windemuth C, van der Ven H (2000) Development of electronic data-collection as a tool for quality assessment in re-productive techniques in Germany. Hum Reprod ; 15 supp.:145
7. Cohen J (2001) The future of international registries for assisted reproductive technologies. Fertil. Steril. 76, 871–873.
8. Deutsche IVF Register, Jahresberichte 1996 – 2004. http://www.deutsches-ivf-register.de
9. Richtlinien der Bundesärztekammer (1998) Durchführung der assistierten Reproduktion. Deutsche Ärzteblatt ; 95: A-3166–3171;Heft 49
10. Keck C (2002) Qualitätsmanagement in der Frauenheilkunde. Georg Thieme Verlag ISBN 3–13–130621–1

Richtlinien zur Durchführung der assistierten Reproduktion des Wissenschaftlichen Beirates der Bundesärztekammer – klinische, ethische und rechtliche Aspekte

H. Hepp, K. Diedrich

Historische Vorbemerkungen

Die Diskussion über die assistierte Reproduktion in Deutschland begann mit der Frage: Ist denkbar und zu erwarten, dass die erstmals von Trotnow et al. gelungene In-vitro-Fertilisation (IVF) mit Embryotransfer (ET) und der Geburt eines gesunden Kindes [24] nicht nur therapeutisch, sondern auch diagnostisch und zur Forschung an und mit Embryonen eingesetzt werden könnte« – fragte ein Mitglied der Medizinischen Fakultät Erlangen [27] am Ende des von Ober und Trotnow wenige Tage nach der erfolgreichen Geburt des Erlanger Babys« (16.4.1982) einberufenen ersten öffentlichen Podiumsgesprächs (Nürnberg 24./25.4.1982). Teilnehmer des Podiumsgesprächs [27] wiesen diese Option einhellig zurück und betonten den ausschließlich therapeutischen Ansatz des von Steptoe und Edwards entwickelten Verfahrens der extrakorporalen Befruchtung und Embryotransfer [21].

Die zitierte Frage steht für das gesamte Potenzial der neuen reproduktionsmedizinischen Technologie. Insofern war es in Kenntnis des ethischen Prinzips, möglicher Missbrauch verbiete nicht den rechten Gebrauch (»Abusus non tollit usum«) konsequent und richtig, dass *erstmalig* in der Medizingeschichte unseres Landes *vor* Etablierung einer neuen klinischen Methode gleichsam in Antizipation des Missbrauchpotenzials bereits 1983 auf Beschluss des Vorstandes der Bundesärztekammer (BÄK) durch den Wissenschaftlichen Beirat (WBR) eine interdisziplinäre berufsübergreifende Arbeitsgruppe* unter der Leitung des Internisten Wolff einberufen wurde. Nur wenige Wochen später wurde durch den Bundesminister für Forschung und Technologie, die später unter die Leitung des ehemaligen Bundesverfassungspräsidenten und Bundesinnenministers Benda gestellte Kommission In-vitro-Fertilisation, Genomanalye und Gentherapie« eingesetzt.

In ihrem Bericht [1] wies die Kommission darauf hin, dass bereits 1983 die diagnostische Option der IVF, wie von Edwards angeregt, bekannt war und in die Diskussion aufgenommen wurde.

Beide Kommissionen betraten forschungs- und gesellschaftspolitisches Neuland. Es erwies sich als vorteilhaft, dass einzelne Mitglieder der Richtlinienkommission der BÄK auch in der Benda-Kommission mitwirkten und dadurch ein reger Informationsaustausch gewährleistet war.

---

* Vertreten waren alle zuständigen medizinischen und naturwissenschaftlichen Disziplinen der Rechts- und Sozialwissenschaften, der Philosophie, Moraltheologie und Psychologie sowie Repräsentanten der Bundesärztekammer, der Arbeitsgemeinschaft wissenschaftlicher medizinischer Fachgesellschaften (AWMF), der Deutschen Forschungsgemeinschaft (DFG), der Max-Planck-Gesellschaft (MPG) und des Arbeitskreises Medizinischer Ethikkommissionen

1. Richtlinie (1985)

Die Programmatik der nach 2-jähriger Kommissionsarbeit 1985 im Deutschen Ärzteblatt veröffentlichen Richtlinien zur Durchführung von In-vitro-Fertilisation (IVF) und Embryotransfer (ET) als Behandlungsmethode der menschlichen Sterilität« [14] wurde von dem damaligen Präsidenten der BÄK und des Deutschen Ärztetages, K. Vilmer, und dem Vorsitzenden des WBR der BÄK, H.P. Wolff, im 1. Satz der Präambel verkündet: »Die Behandlung der menschlichen Sterilität mittels In-vitro-Fertilisation und Embryotransfer wirft eine Reihe schwerwiegender ärztlicher, ethischer und rechtlicher Fragen auf, die grundsätzlicher Erörterungen und verbindlicher Entscheidungen auf der Basis eines breiten Konsensus der Gesellschaft bedürfen«.

Die 1. Richtlinie befasst sich in einem knapp gefassten Richtlinienteil mit der Definition der medizinischen und ethischen Vertretbarkeit und den Zulassungsbedingungen der IVF/ET. In den Richtlinien sind ein erläuternder Kommentar und ein die Richtlinien begründender Anhang beigefügt.

Nach der Definition der IVF setzt sich die Richtlinie mit der medizinischen und ethischen Vertretbarkeit und den Zulassungsbedingungen auseinander. Als Maßnahme zur Behandlung der Sterilität ist sie eine ärztliche Tätigkeit und nur im Rahmen der von der Ärztekammer als Bestandteil der Berufsordnung beschlossenen Richtlinien zulässig. Es wird die Anzeigepflicht bei der zuständigen Ärztekammer festgeschrieben, wobei diese zu prüfen hat, ob die berufsrechtlichen Anforderungen erfüllt sind. Gleichzeitig wird das Weigerungsrecht verankert.

Im Kap. »Medizinische und soziale Voraussetzungen« werden die medizinischen Indikationen und Kontraindikationen klar definiert. Die männlichen Fertilitätsstörungen mussten zu jener Zeit noch unter die eingeschränkten (vor der Entdeckung von ICSI) Indikationen subsummiert werden: »Männliche Fertilitätsstörungen sind gegenwärtig zu wenig untersucht, um daraus schon jetzt klare Indikationen für die IVF/ET ableiten zu können« – so formulierte die Kommission in ihrem Kommentar. »Die psychogene Sterilität wurde als eingeschränkte Kontraindikation gesehen. Die IVF/ET kann die Ursachen einer etwaigen psychogenen Sterilität nicht beseitigen. Die Gefahr, sich mit technischen Mitteln gewaltsam über tief wurzelnde menschliche Probleme hinwegzusetzen, muss vom behandelnden Arzt gesehen und vermieden werden« – so ebenfalls im Kommentar.

Bereits in der ersten Richtlinie stand das »Kindeswohl« im Zentrum der Diskussionen: »Grundsätzlich ist IVF/ET nur bei Ehepaaren anzuwenden. Dabei dürfen grundsätzlich nur Samen und Eizellen der Ehepartner Verwendung finden (homologes System)«. Grundlage dieser seinerzeitigen Position waren die im Anhang näher beschriebene Vermeidung sozialer und rechtlicher Nachteile für ein durch IVF erzeugtes Kind und die Auffassung, die Ehe und Familie unter den besonderen Schutz des Staates (Art. 6, Abs. 1 GG) stellt. »Grundsätzlich« werden begründete Ausnahmen zugelassen nach vorheriger Anrufung der bei der Ärztekammer eingerichteten Kommission. Mit dieser Regelung sollte seinerzeit zusätzlich zum Ausdruck gebracht werden, dass durch die aktive Rolle des mit der assistierten Reproduktion befassten Arztes bei der Entstehung der Schwangerschaft dieser gegenüber dem Kind eine besondere Verantwortung trägt. Dabei ist, so formulierte die Arbeitsgruppe damals, in jedem Fall sicherzustellen, dass durch Vaterschaftsanerkenntnis die Unterhalts- und Erbansprüche des Kindes gegenüber dem biologischen Vater gewährleistet sind. Bei alleinstehenden Frauen wurde die Durchführung der IVF/ET als grundsätzlich nicht vertretbar bezeichnet.

Auch die Leihmutterschaft, nämlich das Austragen des Kindes einer anderen genetischen Mutter, wird in der 1. Richtlinie abgelehnt. Ebenso wurde eine IVF/ET mit Spendersamen, insbesondere aufgrund der bestehenden Rechtsprobleme, die im Anhang ausführlich dargelegt werden, nicht befürwortet. Ausnahmesituationen werden beschrieben und an eine Stellungnahme durch die zuständige Kommission der Landesärztekammer gebunden.

Die Verwendung fremder Eizellen wird in der 1. Richtlinie ebenfalls abgelehnt. Die rechtliche Situation des mittels fremder Eizellen gezeugten Kindes wird als noch unsicherer angesehen als bei einer Samenspende. Neben den medizinischen Risiken der Eizellgewinnung war das bestimmende Argument gegen die Eizellspende, dass das Kind bei gleichzeitiger Anwendung von fremdem Samen zu keinem seiner beiden Elternteile eine genetische Verwandtschaft hätte. Rechtlich wurde diese Konstellation mit der Adoption verglichen, die allerdings dazu eingerichtet ist, elternlose Kinder und nicht etwa kinderlose Eltern zu versorgen. Damals wurde jedoch bereits an die Möglichkeit der Embryonenspende – die rechtliche Absicherung vorausgesetzt – gedacht. Es sollte möglich sein, ...«einen Embryo, der im Rahmen der Fertilitätsbehandlung anderer Partner nicht implantiert werden kann, zur Erhaltung seines Lebens von einer anderen Frau austragen und dadurch als ihr und ihres Ehemannes gemeinsames Kind zur Welt bringen zu lassen«.

Nach Festlegung der diagnostischen Voraussetzungen bei jeder Anwendung von IVF/ET, der Aufklärung und Einwilligung, werden im Anhang der Richtlinien ausführlich die fachlichen, personellen und technischen Voraussetzungen festgelegt.

Schon damals wurden die zentralen Problembereiche der assistierten Reproduktion, die »überzähligen« bzw. »verwaisten« Embryonen und die Mehrlingsgravidität erkannt. Für den Gewinn und Transfer von Embryonen wurde relativ offen – und aus heutiger Sicht progressiv – formuliert: »Für die Sterilitätsbehandlung mit IVF und ET dürfen grundsätzlich nur so viele Embryonen erzeugt werden, wie für die Behandlung sinnvoll und ausreichend sind und auf die Eispenderin einzeitig übertragen werden. In dem zum Transfer vorgesehenen Embryonen dürfen keine Eingriffe vorgenommen werden, die nicht unmittelbar dem Wohle des Kindes dienen«. Es wurde eine zeitlich begrenzte Kryokonservierung nichttransferierter Embryonen befürwortet...., »wenn sie der Verbesserung der Implantationsbedingungen oder zur Überbrückung der Zeit bis zu einem anderen Transfer dient«.

Die Einhaltung der Zulassungs- und Durchführungsbedingungen wurde an zu gründende ständige Kommissionen der Landesärztekammern gebunden, ohne dass Sanktionen festgeschrieben wurden.

Die Richtlinien wurden nach Annahme durch den Vorstand der BÄK dem 88. Deutschen Ärztetag am 15.5.1985 vorgelegt und von diesem als Anlage zur Berufsordnung beschlossen. Der Ärztetag empfahl den Ärztekammern, die Regelung in geeigneter Weise als berufsrechtliche Regelung umzusetzen. In der Zusammenfassung der Entschließung heißt es unter Nr. 5: »Extrakorporal erzeugte Embryonen müssen im Rahmen der jeweiligen Sterilitätsbehandlung implantiert werden. Experimente mit Embryonen sind grundsätzlich abzulehnen, soweit sie nicht der Verbesserung der Methode oder dem Wohl des Kindes dienen«. Hiermit wurde vom Ärztetag darauf aufmerksam gemacht, dass es durchaus ethisch geboten sein kann, eine etablierte klinische Methode nicht nur anzuwenden, sondern forschend an deren Verbesserung zu wirken. Damit war und ist der moralische Status des Embryos in das Zentrum der Diskussion gerückt: »Verantwortbare wissenschaftliche Untersuchungen an nichttransferierten Embryonen sind«, so formulierten wir 1985, »daher nur nach Prüfung durch eine Ethikkommission unter strengen, in gesonderten Richtlinien festzulegenden Voraussetzungen und Bedingungen zuzulassen«.

Richtlinien zur Forschung an frühen menschlichen Embryonen

In der Konsequenz dieser Aussage stehen die von der gleichen Kommission erarbeiteten und ebenfalls bereits Jahr 1985 veröffentlichten Forschungsrichtlinien [15]. In der Präambel sagten wir gleichsam programmatisch: »Dem Wissenschaftler legt sein Anspruch auf Freiheit der Forschung eine besondere Verantwortung gegenüber der Gesellschaft auf. Ist menschliches Leben Gegenstand und Einsatz der Forschung, dann muss der Forscher selbst die Verpflichtung, Grenzen zu ziehen, erkennen und danach handeln.« Die Autoren der Forschungsrichtlinie sprachen sich, wie auch der Bericht der Benda-Kommission, keinem grenzenlosen Utilitarismus das Wort, dem bei etwaigen hochrangigen Forschungs- und Therapiezielen das Lebensrecht menschlicher Embryonen unterzuordnen sei. Sie sprachen sich für ein »grundsätzliches« Verbot der Erzeugung von Embryonen zu Forschungszwecken aus und verwiesen auf die in freiwilliger Selbstbindung gesetzten Schranken. »Diese gründen sich auf die gesellschaftlichen Wertvorstellungen über die Schutzwürdigkeit frühen menschlichen Lebens sowie der menschlichen Individualität und

Art«. Abschnitt 2.3 im Kommentar lautet: »Die Diskussion über die ethische Vertretbarkeit von Forschungen an menschlichen Embryonen ist ein Spiegelbild des Pluralismus unserer Wertevorstellungen. Die einen betrachten die moralische Gültigkeit des Tötungsverbots als unüberwindliches Hindernis und lehnen jegliche Forschung ab, bei der ein Embryo zum Zweck des verbrauchenden Experiments erzeugt und menschliches Leben zu Experimentiermaterial degradiert wird«. Es wurde also bereits damals eine vorsichtliche Öffnung hinsichtlich der Verwendung verwaister Embryonen zu Forschungszwecken befürwortet: Unter derartigen Bedingungen erscheint eine Verwendung überzähliger Embryonen für Forschungen, die mittelbar oder unmittelbar dem Allgemeinwohl dienen, ethisch vertretbar und sinnvoller, als sie sterben zu lassen. Dieses bedingte Ja wurde an die 14-Tage-Begrenzung gebunden, da ....«zu diesem Zeitpunkt die Implantation in der Gebärmutter unter In-vivo-Bedingungen vollzogen ist, die Omnipotenz des Vielzellers und die Möglichkeit der physiologischen Zwillingsbildung verloren geht und die Organogenese beginnt«.

In beiden Kommissionen war kein Konsens darüber zu erzielen, ob und in wieweit gewisse Ausnahmen zulässig sein sollten. Die kategorische, präformistische Position – ähnlich die Potenzialitäts- und Kontinuitätstheorie (siehe u. a. ausführlich bei Knoepffler [9]) – setzt den pränidativen Embryo mit dem geborenen Menschen gleich. Der Schutz der Würde schließt somit den des Lebens notwendigerweise ein, was jede Güterabwägung hinsichtlich eines hochrangigen Forschungsziels ausschließt. Vertreter des epigenetischen Prinzips kommen zu terminologischen Abstufungen, die im Falle einer gebotenen ethischen Güterabwägung auch Abstufungen des Rechtsschutzes gewähren. Vertreter dieser Position betonen, dass in vitro erzeugtes Leben von Anfang an Achtung und Schutz verdiene; der Schutz dürfe jedoch abgestuft sein. Die Position, menschliches Leben auf allen Stufen seiner Entwicklung auf gleiche Weise zu schützen, müsse nicht unbedingt die ethisch allein richtige sein (Abs. 2.3). Die »Individuation« nach der 1. Zellteilung wäre zwar potenzielles, aber nicht zwangsläufig in jedem Falle individuelles menschliches Leben.

Das Bundesverfassungsgericht (BVerfG) hat sich zum Status des Embryos in der Präimplantationsphase – in vivo und in vitro – nicht abschließend geäußert. »Jedenfalls«, so das BVerfG, »ab der Nidation greife der absolute Rechtsschutz des Embryos«.

Nach Art. 5, Abs. 3 GG sind Kunst und Wissenschaft, Forschung und Lehre frei, woraus zu Recht eine ethische Verpflichtung zur Forschung begründet wird, wenn Krankheit und Leid vermindert werden können. Dem in Art. 5, Abs. 3 verankerten Grundrecht steht Art. 1, Abs. 2 der Verfassung gegenüber: »Die Würde des Menschen ist unantastbar, sie zu achten und zu schützen ist Verpflichtung aller staatlichen Gewalt«. Freiheit der Forschung hat demnach ihre Grenze an der Würde des Menschen«. Nach Taupitz [23] gibt es jedoch nicht nur eine rechtliche, sondern auch eine herausfordernde Dimension des Würdeprinzips, indem auch ein Unterlassen der Hilfe und die Verhinderung gegenwärtigen und künftigen Leids gegen die Menschenwürde verstoßen kann.

Es gibt nicht nur eine Verantwortung für die Forschung, sondern auch zur Forschung. Nichtforschen wird zur verweigerten Hilfeleistung.

Die gesellschaftliche und politische Diskussion hat seit dem 1. Richtlinien- und dem Forschungspapier der BÄK (1985) keine neuen und überzeugenderen Begründungen für die jeweilige Position entwickelt. Einigkeit bestand jedoch schon damals darüber, dass über etwaige Ausnahmen der Forschung an und mit Embryonen die zentrale Kommission der Bundesärztekammer zu entscheiden hätte*.

Der Verweis auf die zentrale Kommission der Bundesärztekammer erfolgte aus der einhelligen Überzeugung, dass in dem klinisch so hoch sensiblen Bereich der assistierten Reproduktion ethische Grenzziehungen wie auch juristische Rahmenbedingungen zu beachten sind. Wir gingen allerdings seinerzeit davon aus, dass es keines gesetzlich

---

* Alle »Papiere« der zahlreichen, seit 1983 arbeitenden Kommissionen beschreiben die skizzierten beiden Positionen, ohne diese in einem Konsens zusammenführen zu können. Die Themen drängen jedoch aufgrund von Konkretisierungen – Präimplantationsdiagnostik, Stammzellforschung – heftiger auf den politischen Markt

verankerten strafrechtlichen Schutzes durch den Gesetzgeber bedarf. Wir glaubten, dass die Selbstbindung der Ärzteschaft an die in der Forschungskommission erarbeiteten »Richtlinien zur Forschung an menschlichen Embryonen« ausreichen. Wir waren überzeugt davon, dass die Forderungen der Richtlinien nach einer institutionellen, sanktionsfähigen Kontrolle durch die Einsetzung der »zentralen Kommission der Bundesärztekammer zur Wahrung ethischer Aspekte bei der Forschung an frühen menschlichen Embryonen« (April 1986) erfüllt sei. Der Kommission gehörten neben Vertretern der Forschung, der Forschungsorganisationen, der Ethikkommissionen und der Bundesärztekammer auch Vertreter der Rechtswissenschaft, der Philosophie, der Theologie und der Politik an. Es gab jedoch bereits damals gegenüber den in der zentralen Kommission der BÄK arbeitenden hoch kompetenten Juristen wie Eser, Deutsch und Hess Stimmen, die das Werk der zentralen Forschungskommission bei aller Anerkennung der Motive zur Selbstkontrolle für zu unbestimmt hielten und dem gesamten Werk der BÄK den Rang von Satzungsrecht absprachen.

Laufs [10] und ebenso Schreiber [19] sahen in unserer Position eine Kompetenzüberschreitung, da der Berufsvertretung nicht zukomme, über die Grenzlinien zu bestimmen, innerhalb derer der Schutz des menschlichen Lebens gewährt bleiben muss. »Die gewünschte Selbstkontrolle der Ärzteschaft und die Gewissen der Berufsangehörigen, so bestimmend sie sein sollen, reichen nicht aus. Die Fragen gehen elementar auch Nichtärzte an; sie sind Angelegenheit der Allgemeinheit und damit des Rechts« [19].

Unmittelbar nach Arbeitsabschluss der BÄK- und der interministeriellen Benda-Kommission folgte die allseits bekannte Gesetzesinitiative. Seit Frühjahr 1986 lag der Diskussionsentwurf des Bundesjustizministeriums zum Schutz von Embryonen vor. Ihm folgte eine Bundesratsentschließung und eine gesetzgeberische Initiative des Landes Baden-Württemberg. Am 24.6.1987 folgte die Anhörung von Sachverständigen der BÄK, der Max-Planck-Gesellschaft sowie der Deutschen Forschungsgemeinschaft vor der »Bund-Länder-Arbeitsgruppe Fortpflanzungsmedizin« in Berlin, in der der Autor als Vertreter der DFG mitgewirkt hat.

Es lag in der Konsequenz der politischen, gesetzgeberischen Entwicklung, dass mit Inkrafttreten des Embryonenschutzgesetzes (EschG) als Strafgesetz (1.1.1991) die Zentrale Ethikkommission der Bundesärztekammer im Einvernehmen mit ihrem Vorstand am 30.6.1991 aufgelöst wurde.

Embryonenschutzgesetz (EschG §1, Abs. 1, Nr. 3 und Nr. 5)

Das EschG dient nur partiell dem Schutz von Embryonen. Es bezieht sich nicht auf die gesamte Embryonalphase bis zur 8. Woche p.c., sondern nur auf die Präimplantationsphase und hierbei auch nur auf den Embryo in vitro. In vivo ist der Embryo in der Präimplantationsphase gesetzlich nicht geschützt. Der §218, Abs. 1 StGB greift zum Schutz des Embryos erst nach der Nidation. Das EschG basiert in §8 auf der Schutzwürdigkeit des Embryos in vitro vom Zeitpunkt der abgeschlossenen Kernverschmelzung und begründet diese Position mit den Wertentscheidungen des Grundgesetzes für die Menschenwürde (Art. 1, Abs. 1 GG) und das Recht auf Leben (Art. 2, Abs. 2 GG). Aus §2, »Verbot fremdnütziger Verwendung« folgt, dass die Entnahme *nicht* mehr totipotenter Blastomeren verboten ist, da diese Maßnahme nicht der Erhaltung des Embryos dient. Außerdem folgt daraus, dass auch die Gewinnung von humanen embryonalen Stammzellen (HES) sowie die Forschung mit diesen in einem Spannungsverhältnis zwischen Art. 1, Abs. 2 GG und der in Art. 5, Abs. 3 S1GG gewährten Freiheit von Wissenschaft und Forschung steht. Für die klinische Reproduktionsmedizin besonders relevant sind vor allem die Nr. 3 und Nr. 5 in §1, Abs. 1. Die einschlägigen Gesetzesformulierungen lauten: Mit Freiheitsstrafe bis zu 3 Jahren oder mit Geldstrafe wird bestraft, wer (Nr. 3) …. es unternimmt, innerhalb eines Zyklus mehr als 3 Embryonen auf eine Frau zu übertragen, und (Nr. 5) …. es unternimmt, mehr Eizellen einer Frau zu befruchten, als innerhalb eines Zyklus übertragen werden sollen. Mit dem Gebot, nicht mehr Embryonen zu erzeugen als übertragen werden sollen, wurden vom Gesetzgeber 2 zentrale Ziele verfolgt: Die Vermeidung überzähliger bzw. verwaister Embryonen und die Herstellung von Embryonen – gleichsam auf Vorrat – zu Forschungszwecken. Die aus dem Fortschritt der assistierten Reproduktion entwickelte Problematik der in den Nr. 3 und Nr. 5 des §1, Abs. 1 enthaltene »Dreierregel« wird später bei der Darlegung der 3. Richtlinie der BÄK näher eingegangen.

Novellierung der Richtlinien

Mit Inkrafttreten des ESchG am 1. Januar 1991 wurde es erforderlich, die 1985 erarbeiteten und als Teil der Berufsordnung beschlossenen Richtlinien in der vom 91. Deutschen Ärztetag verabschiedeten 1. novellierten Fassung unter Einbeziehung der neueren, verwandter Methoden der IVF mit ET zu ändern [17]. Aufgenommen wurden die neuen Methoden GIFT (Gamete-Intrafallopian-Transfer), EIFT (Embryo-Intrafallopian-Transfer) und ZIFT (Zygote-Intrafallopian-Transfer).

Unter Punkt 4, »Durchführungsbedingungen«, wird nach eingehender Diskussion des §1, Abs. 1, Nr. 3 EschG durch die juristischen Sachverständigen der Kommission erstmals in den Richtlinien formuliert: »Für die Sterilitätsbehandlung mit den genannten Methoden dürfen nur drei Embryonen erzeugt und einzeitig auf die Mutter übertragen werden. An den zum Transfer vorgesehenen Embryonen dürfen keine Maßnahmen vorgenommen werden, die nicht unmittelbar dem Wohle des Kindes dienen«. In Bezug auf die verwandten Methoden wird formuliert: »Auch bei übrigen verwandten Methoden dürfen ebenfalls nur drei Pronukleus-Stadien oder Embryonen intratubar übertragen werden (§1, Abs. 1, Nr. 3, 4 EschG)«.

Ebenfalls in Anlehnung an das Embryonenschutzgesetz ist die Kryokonservierung nur im Stadium der Vorkerne zulässig (4.2). Die Kryokonservierung von Embryonen ist nur in Ausnahmefällen erlaubt, wenn die im Behandlungszyklus vorgesehene Übertragung aus medizinischen Gründen nicht möglich ist. Die weitere Kultivierung darf nur zum Zwecke des Transfers und nur mit der Einwilligung beider Eltern vorgenommen werden. Im Embryonenschutzgesetz wird explizit darauf hingewiesen, dass ein Auseinanderfallen der sozialen und genetischen Elternschaft vermieden werden muss. Nach §1, Abs. 1, Nr. 1 (ESchG) ist die Eizellspende, nach §1, Abs. 1, Nr. 4 die Ersatzmutterschaft verboten.

Im Kommentar und Anhang der novellierten Richtlinien werden unter Einbindung der neuen, verwandten Methoden die Passagen der 1. Richtlinie (1985) weitgehend übernommen. Es wird hervorgehoben, dass der Gesetzgeber durch die Verbotsvorschrift der Eizellspende und der Ersatzmutterschaft verhindern will, dass es zu einer sogenannten gespaltenen Mutterschaft kommt und damit die austragende und die genetische Mutter nicht mehr identisch sind. Diesem Ziel liegt das Kindeswohl zu Grunde. »Eine gespaltene Mutterschaft«, so wird seinerzeit ausgeführt, ...«lässt besondere Schwierigkeit bei der Selbstfindung des Kindes und negative Auswirkungen auf seine seelische Entwicklung befürchten. Dieses Ziel soll durch ein Verbot der Verwendung fremder Eizellen bei der Herbeiführung einer Schwangerschaft sowie durch das Verbot einer Ersatzmutterschaft erreicht werden«.

2. Richtlinien (1998) – Fortschreibung der Richtlinie von 1985

Für die Notwendigkeit einer erneuten Novellierung der Richtlinien [18] gab es im Wesentlichen 3 Gründe:
- die Entwicklung der intrazytoplasmatischen Spermieninjektion (ICSI),
- die Einführung des Deutschen IVF-Registers (DIR) zur Qualitätssicherung der assistierten Reproduktion und
- die Verabschiedung des Kindschaftsreformgesetzes (1.7.1998).

Zunächst war auch vorgesehen, die erstmals 1992 von Handyside et al. [7] beschriebene Präimplantationsdiagnostik (PID) in den novellierten Richtlinien ebenfalls zu berücksichtigen. Die Diskussion der PID offenbarte jedoch sehr schnell die Komplexität der klinischen, ethischen und rechtlichen Fragen. Die PID wurde daher in einer weiteren vom Wissenschaftlichen Beirat der BÄK eingesetzten Kommission bearbeitet. Aus dem in 2-jähriger, intensiver Diskussion erarbeiteten Richtlinienpapier zur PID wurde nach eingehender Diskussion im Plenum des WBR und im Vorstand der BÄK schließlich ein »Diskussionsentwurf«, der, wenngleich (leider) auf dem 105. Deutschen Ärztetag in Rostock abgelehnt, in die medizinische, rechtliche, ethische, und v. a. auch die gesundheitspolitische Diskussion der gesamten Pränatalmedizin angestoßen hat [2, 8].*

Im Abschn. 3.2, »Medizinische und soziale Voraussetzungen«, werden die Indikationen für ICSI, die Gewinnung der Spermatozoen beschrieben und diesbezüglichen fachlichen, personellen und technischen Voraussetzungen entsprechend erweitert.

In das Zentrum der Diskussion über die assistierte Reproduktion war aufgrund der vorliegenden Daten das Problem der höhergradigen Mehrlingsgravidität gerückt. Nach weltweiten Erhebungen lag die Drillingsrate nach IVF bei 4–5% und nach ICSI bei 6–7% aller Schwangerschaften. In Kenntnis der Risiken für Gesundheit und Leben der Mutter wie auch der Morbidität und Mortalität der meist frühgeborenen Kinder und in Kenntnis des vielerorts angewandten Fetozids zur »Reduktion« höhergradiger, in der Regel gesunder Kinder, wird in der novellierten Richtlinie »geraten«......»bei Patientinnen unter 35 Jahren nur zwei Eizellen zu befruchten und zwei Embryonen zu transferieren«. Mit dieser Empfehlung ging die Richtlinie hinter §1, Abs. 1, Nr. 3 des Embryonenschutzgesetzes zurück.

Die 1991 getroffene Interpretation hinsichtlich des Embryotransfers in §1, Abs .1, Nr. 3 und Nr. 5 des ESchG wurde beibehalten.

Im Abschn. 4.3, Verfahrens- und Qualitätssicherung, wird in der Richtlinie formuliert: »Zum Zwecke der Verfahrens- und Qualitätssicherung richten die Ärztekammern gemeinsam ein Dokumentationszentrum ein (Deutsches IVF-Register, DIR). Jede Arbeitsgruppe hat eine EDV-gestützte Dokumentation entsprechend dem Fragenkatalog des Deutschen IVF-Registers zu erstellen«. Jährlich ist ein Bericht über die Arbeit der zugelassenen IVF-/ET-Zentren zu erstellen und zu veröffentlichen. Aufgrund der Freiwilligkeit und mangels eines gemäß Verfassungsänderung von 1994 überfälligen Fortpflanzungsmedizingesetzes sind nach wie vor Sanktionen nicht durchsetzbar.

Im Anhang wird erstmals neben der ärztlichsomatischen Behandlung eine psychosomatische und psychotherapeutische Behandlung gefordert. »Dieses ist nicht zuletzt notwendig, um auch soziale und rechtliche Nachteile für ein künftiges Kind zu vermeiden«.

Mit Blick auf das Kindeswohl wurde auch in der Richtlinie 1998 die assistierte Reproduktion an den Verheiratetenstatus gebunden, jedoch durch ein Antragsverfahren die Tür für eine Ausnahmeregelung noch weiter geöffnet. Damit wurde einerseits nach wie vor die Verfassung reflektiert, welche die Ehe unter den besonderen Schutz des Staates stellt (Art. 6, Abs. 1 GG), gleichzeitig das Kindschaftsreformgesetz vom 1.7.1998, wonach die Ehelichkeit bzw. Nichtehelichkeit eines Kindes künftig kein der Person anhaftendes Statusmerkmal ist, berücksichtigt, auch wenn diese Gesetzesänderung nicht zu einer vollständigen abstammungsrechtlichen Gleichbehandlung ehelicher und nichtehelicher Kinder führt. Die statusrechtliche Problematik wird in der 2003 erarbeiteten, weiteren Fortschreibung der Richtlinien neu aufgegriffen (s. u.).

(Muster-)Richtlinie zur Durchführung der assistierten Reproduktion

Aufgrund der Dynamik der wissenschaftlich-technischen Entwicklung im Bereich der assistierten Reproduktion und mangels Aktivitäten des Gesetzgebers hinsichtlich eines seit 20 Jahren überfälligen Fortpflanzungsmedizingesetzes, sah sich die Arbeitsgruppe des Wissenschaftlichen Beirates der BÄK bereits 2003 aufgerufen, die 1998 veröffentlichten Richtlinien erneut, nun als »(Muster-)Richtlinie* zur Durchführung der assistierten Reproduktion« fortzuschreiben [12]. Es sind 5

---

* Weitere, direkt und indirekt mit der assistierten Reproduktion in Verbindung stehende Problemfelder wurden in den Richtlinien »Mehrlingsreduktion mittels Fetozid (1989)«, in »Richtlinien zur Verwendung fetaler Zellen und fetaler Gewebe« (1991) erarbeitet und veröffentlicht [16, 26]. Die Stellungnahme zum Einsatz zellbiologischer Methoden in der Medizin [20] ist bisher nicht veröffentlicht.

* Die juristische Begründung für diese Einfügung findet sich in §5 und §13 der (Muster-)Berufsordnung

Themenbereiche, mit denen sich die Arbeitsgruppe in 14 ganztätigen, interdisziplinären Beratungen intensiv auseinandergesetzt hat:
1. Polkörperdiagnostik (PKD),
2. Dreierregel – ESchG §1, Abs. 1, Nr. 3 und Nr. 5,
3. heterologe IVF/ICSI,
4. Statusrecht,
5. Beratung.

Im Vorwort der (Muster-)Richtlinie wird darauf hingewiesen, dass die Richtlinie selbstverständlich von gesetzlichen Vorgaben ausgehen muss. Mit Blick auf die Diskussion über die »Dreierregel« wird, wie im Kommentar ausführlich dargelegt, betont, der Gesetzgeber sei aufgefordert, ...»die rechtlichen Rahmenbedingungen so zu gestalten, dass Verfahren, die anderen Staaten zulässig sind, und zu einer Verbesserung der Kinderwunschbehandlung geführt haben, in geeigneter Weise auch in Deutschland auf der Basis eines möglichst breiten gesellschaftlichen Konsenses ermöglicht werden«.

Wie alle vorangehenden Richtlinien berücksichtigt auch die (Muster-)Richtlinie 2006 die öffentliche Debatte über Chancen, Legitimität und ethische Grenzen der Fortpflanzungsmedizin, den gesellschaftlichen Wertewandel zu Familie, Ehe und Partnerschaft und die Kriterien der Medizinethik, wie es einleitend in der Präambel heißt.

In ▶ Kap. 1, »Begriffsbestimmungen zur assistierten Reproduktion«, entfallen die Verfahren EIFT und ZIFT. Neu aufgenommen sind unter Embryotransfer die Begriffe Single-Embryo-Transfer (SET) und Double-Embryo-Transfer (DET), homologer/- heterologer Samen, PKD und PID. Die PID wird aufgeführt, ist jedoch nicht Regelungsgegenstand der (Muster-)Richtlinie. Auf die einschlägigen Publikation zur PID u. a. jene des WBR wird in der Fußnote verwiesen.

Polkörperdiagnostik (PKD)

Die PKD ist an die Anwendung der IVF und ICSI geknüpft. Dies bedeutet, dass die Richtlinien, die sich bislang ausschließlich mit IVF/ICSI als therapeutische Verfahren befassten, erstmals den diagnostischen Einsatz erarbeiten. Da es sich um eine Präfertilisationsdiagnostik handelt (vor der Bildung des Embryos), ist das Embryonenschutzgesetz nicht berührt. Nachteile der Methoden werden im Kommentar aufgezeigt. Eine Erhöhung der Geburtenrate mit Einsatz der PKD ist bisher nicht hinreichend belegt.

»Dreierregel« – EschG §1, Abs. 1, Nr. 3 und Nr. 5

Hierzu s. oben. Als Fortschritt moderner Reproduktionsmedizin der letzten Jahre galten die Identifizierung und *Auswahl* derjenigen Embryonen für den Transfer in die Gebärmutter, die ein Potenzial für die Nidation und eine weiterführende Schwangerschaft haben. Kriterien sind Zahl und Beschaffenheit der Blastomeren, d. h. deren Fragmentation und Gehalt an Granula, sowie die Beschaffenheit der Zona pelucida. Weltweit sind diese Kriterien heute Entscheidungsgrundlage für Auswahl und Anzahl der zu transferierenden Embryonen sowie jener Embryonen, die für einen späteren Zyklus kryokonserviert werden.

In Kenntnis der erheblichen mütterlichen Belastungen durch eine höhergradige Mehrlingsschwangerschaft in der Pränatalperiode, der kindlichen Risiken durch Retardierung und/oder Frühgeburt, der langfristigen und außerordentlichen psychosozialen Belastungen der Eltern nach der Geburt, der Bedrohung aller Kinder durch eine Gesamtabruptio oder einzelner durch unselektiven Embryo- bzw. Fetozid (Teilabbruch) mit allen bei weiterhin bestehender Schwangerschaft innewohnenden Risiken, ist die Prävention höhergradiger Mehrlinge ein zentrales Gebot ärztlicher Ethik geworden. Hierbei haben wir die in der Richtlinie 1998 empfohlene Altersgrenze für den Transfer im 1. und 2. IVF- und/oder ICSI-Zyklus nur 2 Embryonen zu transferieren, von 35 auf 38 Jahre verschoben. Im Kommentar weisen wir darauf hin, dass sich keine eindeutige Grenze finden lässt, bis zu welchem Alter der Frau ein Transfer von ein oder 2 Embryonen sinnvoll ist, und ab wann ein Transfer von 3 Embryonen risikoärmer erscheint.

Ziel moderner assistierter Reproduktion ist der elektive Single-Embryo-Transfer (eSET) oder höchstens der elektive Double-Embryo-Transfer (eDET). Dies setzt jedoch die Befruchtung von mehr als 3 Eizellen und die Auswahl eines oder zweier Embryonen mit der erkennbaren potenziellen Entwicklungsfähigkeit voraus. Bei der Interpretation des EschG §1, Abs. 1, Nr. 3 und Nr. 5 durch Monika Frommel [3] und durch die Juristen Taupitz [22] und Günther [6] ist die Befruchtung von mehr als 3 Eizellen und deren nachfolgende Auswahl mit dem Ziel eines reduzierten Transfers im Sinne eines eSET oder eDET mit den Nr. 3 und Nr. 5 des §1, Abs. 1 EschG kompatibel. Nach Auffassung der oben genannten Juristen sind die Nr. 3 und die Nr. 5 des §1, Abs. 1 EschG nicht im Kontext zu lesen. Vom Gesetzgeber sei keine starre Quote der zu befruchtenden Eizellen vorgesehen.

Die skizzierte Interpretation dieser einschlägigen Passage des EschG (»Dreierregel«) wurde in der Arbeitsgruppe eingehend diskutiert. In vollkommener Übereinstimmung mit dem Ziel der Prävention höhergradiger Mehrlinge durch Reduktion der zu transferierenden Embryonen durch eSET oder eDET mussten wir auch in der neuen (Muster-)Richtlinie die Position vertreten, dass es nach dem EschG gegenwärtig nicht zulässig ist, in einem Zyklus mehr als 3 Eizellen über das Pronukleusstadium hinaus zu befruchten und dass, im Kontext mit Nr. 3 und Nr. 5, die befruchteten Eizellen ....«innerhalb eines Zyklus übertragen werden sollen«. Neidert [13] stützt diese Position, wenn er in Reflexion der Interpretation von Frommel diese als »kühn« bezeichnet, so als sei in Nr. 5 formuliert: »nach *Auswahl* übertragen werden sollen«. So bleibt auch nach seiner Auffassung ......«zumindest im Interesse der Rechtssicherheit für Reproduktionsmediziner – nur eine Änderung des Gesetzes, am besten eine Streichung der Nr.5«.

Im Kommentar der Richtlinie wird die durch die Intepretation der Nr. 3 und Nr. 5 des §1, Abs. 1 EschG ausgelöste Kontroverse von Lilie u. Wollersheim [11] aus der Sicht der BÄK entschieden: »Die Zusammenschau dieser beiden Bestimmungen führt zu der Schlussfolgerung, dass es gegenwärtig nicht zulässig ist, mehr als drei Eizellen zu befruchten und in einem Zyklus dann nur einen oder allenfalls zwei dieser Embryonen zu übertragen«. Es werden also erneut der systematische Zusammenhang zwischen den Nrn. 3 und 5 des §1, Abs. 1 EschG hervorgehoben und die damit verbundenen Zielsetzungen – überzählige, verwaiste Embryonen, Verhinderung einer gespaltenen Mutterschaft, Verhinderung einer Befruchtung auf Vorrat, Vermeidung höhergradiger Mehrlingsschwangerschaften – hervorgehoben. Diese Position wurde in einer juristischen Stellungnahme durch Grigutsch aus dem Bundesgesundheitsministeriums zu einer Anfrage [4] des Dachverbandes Reproduktionsbiologie- und -medizin (DVR) unmittelbar nach Abschluss unserer Beratungen umfassend bestätigt [5].

Auch nach Grigutsch [5] fallen Embryonen *ohne* Entwicklungsfähigkeit nicht in den Schutzbereich von §1, Abs. 1, Nr. 3 und Nr. 5. Nicht jeder Befruchtungsversuch führt zur Befruchtung. Nicht jede befruchtete Eizelle gilt als Embryo im Sinne von §8, Abs. 1 EschG (nämlich, wenn sie »nicht entwicklungsfähig« ist). Dies eindeutig festzustellen ist jedoch nach derzeitigem Forschungsstand nicht möglich. Offen bleibt für den Arzt die Konfliktlage, seinerseits vom Standesrecht angehalten zu sein, durch Vermeidung von höhergradigen Mehrlingsschwangerschaften den Gesundheitszustand von Mutter und Kind zu gewährleisten. Andererseits hat das EschG vorrangig die Vermeidung überzähliger Embryonen zum Ziel, deren Zahl durch einen eSET oder eDET erhöht würde. Eine Auflösung dieser Konfliktlage ist nach Auffassung der Richtlinienkommission der BÄK und auch der Deutschen Gesellschaft für Gynäkologie und Geburtshilfe (DGGG) nur durch Fortschreibung des EschG mittels einer Dringlichkeitsnovelle oder durch ein seit 20 Jahren gefordertes Fortpflanzungsgesetz möglich*. Dringend notwendig für alle in der Reproduktionsmedizin tätigen Ärztinnen und Ärzte sind die Herstellung und Gewährung von Rechtssicherheit.

Heterologe IVF/ICSI

Neu in die (Muster-)Richtlinie aufgenommen wurden die heterologe Insemination und die heterologe IVF/ICSI (2.1.6 und 2.1.7). Die Indikationen werden

---

* Nicht jeder Befruchtungsvorgang führt zur Befruchtung. Nicht jede befruchtete Eizelle führt gilt als Embryo im Sinne von §8, Abs. 1 Eschg (nämlich, wenn sie nicht »entwicklungsfähig« ist). Dachverband Reproduktionsbiologie und -medizin e.V./DVR

beschrieben, u. a. auch »ein nach humangenetischer Beratung festgestelltes hohes Risiko für ein Kind mit schwerer genetisch bedingter Erkrankung«.

In einem neuen und eigenen Kapitel über Voraussetzungen für spezielle Methoden und Qualitätssicherung werden bei Verwendung von heterologem Samen die zahlreichen medizinischen Aspekte, möglichen psychosozialen und ethischen Probleme, v. a. die rechtlichen Aspekte und schließlich die Rechtsfolgen und die Dokumentationserfordernisse dargelegt.

Im Kommentar werden in jeweils eigenen Artikeln zur familienrechtlichen Ausgangslage, zur Anfechtung der Vaterschaft (im Rechtssinn), zur Feststellung der Vaterschaft des Samenspenders und zu Dokumentations- und Auskunftsansprüchen Stellung genommen. Eine gesetzliche Dokumentationspflicht über den Samenspender ist derzeit gesetzlich nicht normiert. Die Frage, ob und unter welchen Voraussetzungen und von wem das Kind verlangen kann, ihm die Kenntnis seiner Abstammung zu verschaffen, ist offenbar derzeit noch nicht abschließend geklärt. Auch, und gerade in Fällen heterologer Insemination – so wird von Wagenitz (Familienrecht) im Kommentar formuliert – erscheint derzeit nicht verlässlich gesichert, ob, gegen wen, unter welchen Voraussetzungen, und mit welchem genauen Inhalt dem so gezeugten Kind ein Anspruch auf Auskunft oder sonstige Verschaffung von Kenntnis über seine Abstammung zusteht und für das Kind einklagbar und vollstreckbar ist [25]. Diese Unsicherheit dürfte auch für die Frage gelten, ob und ggf. welche Rechtsfolgen eintreten, wenn einem Auskunftspflichtigen eine von ihm an sich geschuldete Auskunftserteilung durch eigenes Verhalten – etwa durch unterlassene oder nicht hinreichend lange vorgehaltene Dokumentation der Herkunft der Samenspenden – unmöglich wird. Es wird eine Dokumentationsdauer von mindestens 30 Jahren empfohlen.

Statusrecht

Hinsichtlich der in den Richtlinien 1998 erfolgten Öffnung in Anlehnung an das Kindschaftsreformgesetz fordert die aktuelle Richtlinie 2006 eine weitere Öffnung des Statusrechts. Unter Beachtung des Kindeswohls dürfen nach wie vor Methoden der assistierten Reproduktion grundsätzlich nur bei Ehepaaren angewandt werden. Die Anwendung der Methoden bei nicht verheirateten Paaren war bislang »nur nach vorheriger Beratung durch die bei der Ärztekammer eingerichtete Kommission« zulässig. Diese Forderung erwies sich jedoch als nicht praktikabel. Deshalb bindet die aktuelle Richtlinie das Verfahren an die Verantwortung des das Paar behandelnden Arztes/Ärztin: Die Behandlung nicht verheirateter Frauen ist zulässig, ….«wenn die behandelnde Ärztin/der behandelnde Arzt zu der Einschätzung gelangt ist, dass

– die Frau mit einem nicht verheirateten Mann in einer fest gefügten Partnerschaft zusammen lebt und
– dieser Mann die Vaterschaft an dem so gezeugten Kind anerkennen wird.«

Sollen Samenzellen eines Dritten verwendet werden (heterologe IVF/ICSI, heterologe Insemination), sind die Therapieformen aufgrund der mit diesen Methoden verbundenen rechtlichen Konsequenzen und Unwägbarkeiten an zusätzlich enge Voraussetzungen geknüpft. Dies erklärt sich aus dem Ziel, dem so gezeugten Kind eine stabile Beziehung zu beiden Elternteilen zu sichern. Hatten wir in der Diskussion über diesen Themenkreis zunächst nur ein »grundsätzliches« Verbot erwogen, (kein Konsens in der Kommission), hat das Plenum des WBR der BÄK in einer eigenen Abstimmung dieser Richtlinienpassage für die Streichung der »grundsätzlichen« Öffnung plädiert. Hiermit ist, mit Blick auf das Kindeswohl, eine heterologe Insemination zur Zeit bei Frauen ausgeschlossen, die in keiner Partnerschaft oder in einer gleichgeschlechtlichen Partnerschaft leben.

Die Leihmutterschaft wird weiterhin abgelehnt. Hier erfolgt in der Regel eine Instrumentalisierung der Frau, in dem sie zur »Gebärmaschine« degradiert werden kann und in ihrer Menschenwürde verletzt wird. Wegen der möglichen Nachteile für das Kind, der komplizierten Personenstandsverhältnisse – genetische und soziale vs. biologische Mutter und genetischen Vater – wie der Gefahr einer Kommerzialisierung haben sich bereits die 1. Richtlinie der BÄK (1985), der 88. Deutsche

Ärztetag und das ESchG gegen jede Form der Leihmutterschaft ausgesprochen. Es bleibt auch in Zukunft zu diskutieren, ob Ausnahmen, z. B. eine Leihmutterschaft der Mutter für die eigene Tochter nach Hysterektomie oder bei kongenitaler Fehlbildung, nach Antragstellung und Prüfverfahren zugelassen werden sollen. Eine Kinderwunschbehandlung mittels assistierter Reproduktion männlicher homosexueller Paare, die nur über eine Eizellspende mit IVF und Leihmutterschaft (Embryonenspende) unter bewusster Inkaufnahme einer dem Kind fehlenden Mutter-Kind-Beziehung wird weiterhin abgelehnt. Der gesamte Themenkomplex ist in einem zukünftigen Fortpflanzungsmedizingesetz erneut zu diskutieren und festzulegen. Dabei muss der Gesetzgeber – insbesondere mit Blick auf die bei lesbischen Paaren fehlende Vater-Kind-Beziehung hinsichtlich des Kindeswohls entscheiden, ob er die heterologe Insemination oder, bei medizinischer Indikation (Tubenfaktor), die IVF mit ET zulässt. Es ist sicher arztrechtlich problematisch, in Fällen, in denen – üblicherweise – keine medizinische Indikation für eine fortpflanzungsmedizinische Therapie vorliegt, eine assistierte Reproduktion zuzulassen. Da es sich letztlich um eine »Lifestyle-Therapie« handelt, sollte dieser Bereich der natürlichen Sexualität überlassen bleiben – einschließlich der Möglichkeit der Adoption eines Kindes, und nicht durch den Reproduktionsmediziner gestützt werden. Es gibt kein positives Recht auf Fortpflanzung.

Information, Aufklärung, Beratung und Einwilligung

Dieses Kapitel wurde neu gefasst und neben den medizinischen v. a. die psychosozialen und humangenetischen Aspekte aufgenommen.

In der humangenetischen Beratung sollen »ein mögliches genetisches Risiko und insbesondere die mögliche medizinische und ggf. psychische und soziale Dimension, die mit einer Vornahme oder Nichtvornahme einer genetischen Untersuchung sowie deren möglichem Ergebnis verbunden ist, erörtert werden«. Der genetischen Untersuchung voran gehen muss die schriftliche Bestätigung der Aufklärung und die Einwilligung.

Information, Aufklärung und Beratung über die psychosozialen Aspekte beziehen sich auf die therapiebedingte Stresssituation, eine mögliche Auswirkung auf die Paarbeziehung und Sexualität, mögliche depressive Reaktion bei Misserfolg, Steigerung des Leidensdrucks, psychosoziale Belastung bei Mehrlingsschwangerschaft etc.

Unabhängig von dieser psychosozialen Beratung durch den behandelnden Arzt oder die behandelnde Ärztin wird eine behandlungsunabhängige psychosoziale Beratung empfohlen, auf deren Möglichkeit hinzuweisen ist. Letztlich wird darauf hingewiesen, dass Information, Aufklärung, Beratung und die Einwilligung der Partner zur Behandlung dokumentiert und von beiden Partner und der aufklärenden Ärztin/dem aufklärenden Arzt unterzeichnet werden müssen.

Zum Zwecke der Verfahrens- und Qualitätssicherung wird erneut auf die Bedeutung der prospektiven Datenerfassung im Deutschen IVF-Register (DIR) hingewiesen (s. Beitrag Felberbaum et al.). In dieses Register neu aufzunehmen sind die heterologe Inseminationen nach hormoneller Stimulation, die heterologe IVF/ICSI und die PKD.

Abschließend wird erneut die Bedeutung der zuständigen Kommissionen bei den Landesärztekammern hervorgehoben und bei Nichtbeachtung des ESchG auf die mögliche Anwendung der fortgeschriebenen (Muster-)Richtlinie hingewiesen, was neben den strafrechtlichen auch berufsrechtliche Sanktionen nach sich ziehen kann.

Die (Muster-)Richtlinie zur Durchführung der assistierten Reproduktion wurde auf Empfehlung des Wissenschaftlichen Beirats (17.12.2005) am 17.2.2006 vom Vorstand der BÄK ohne Gegenstimme angenommen und am 19. Mai 2006 veröffentlicht [12].

Literatur

1. Bericht der BendaKommission (1986) In-vitro-Fertilisation, Genomanalyse und Gentherapie. Der Bundesminister für Forschung und Technologie. Schweitzer, München
2. Diskussionsentwurf zu einer Richtlinie zur Präimplantationsdiagnostik (2000) Dt. Ärztebl. 97 A
3. Frommel M (2002) Embryonenselektion – Ethische, verfassungsrechtliche und strafrechtliche Problematik. Reproduktionsmedizin 158

4. Geisthövel F, Beier HM (2005) Schreiben an Bundesgesundheitsministerium, 1.5.2005
5. Grigutsch (2005) Antwortschreiben des Bundesgesundheitsministeriums vom 20.6.2005
6. Günther HL (2006) Protokoll des 1. Mannheimer IMGB-DVR-DGGG-Workshop »Embryonenschutzgesetz«, Mannheim 21.2.2006
7. Handyside AH, Lesko JG, Tarin JJ et al. (1992) Birth of a normal girl after in vitro fertilization and preimplantation diagnostic testing for cystic fibrosis. N. Engl. J. Med. 327 905
8. Hepp H (2000) Präimplantationsdiagnostik in der Diskussion. Frauenarzt, 41, Nr.7, 831
9. Knoepffler N (1999) Forschung an menschlichen Embryonen. Was ist verantwortbar? Hirzel, S. Verlag Stuttgart/Leipzig
10. Laufs A (1987) Rechtliche Grenzen der Fortpflanzungsmedizin. In: Sitzungsberichte der Heidelberger Akademie der Wissenschaften. Winter, Heidelberg Bericht 2.
11. Lilie H, Wollersheim U (2006) Kommentar in (Muster) Richtlinie zur Durchführung der assistierten Reproduktion, Novelle 2006. Dt. Ärztebl. 103, 20 A1392
12. (Muster-) Richtlinie zur Durchführung der assistierten Reproduktion (2006) Novelle 2006. Dt. Ärztebl. 103, 20 A1392
13. Neidert R (2006) Embryonenschutz im Zwiespalt zwischen staatlichem Gesetz und ärztlicher Lex artis. ZRP3 85
14. Richtlinien zur Durchführung von In-vitro-Fertilisation (IVF) und Embryotransfer (ET) als Behandlungsmethode der menschlichen Sterilität (1985). Dt. Ärztebl. 82, 22 1690
15. Richtlinien zur Forschung an frühen menschlichen Embryonen (1985). Dt. Ärztebl. 82, 50 3757
16. Richtlinien zur Verwendung fötaler Zellen und fötaler Gewebe (1991). Dt. Ärztebl. 88, 48 4296
17. Richtlinien zur Durchführung des intratubaren Gametentransfers, der In-vitro-Fertilisation mit Embryotransfer und anderer verwandter Methoden – Novellierung (1994). Dt. Ärztebl. 91, 1/2 53
18. Richtlinien zur Durchführung der assistierten Reproduktion (1998). Dt. Ärztebl. 95, 49 3166
19. Schreiber HL (1984) Notwendigkeit und Grenzen rechtlicher Kontrolle der Medizin. Göttinger Universitätsreden,. Zit. b. Laufs [11]
20. Stellungnahme zum Einsatz zellbiologischer Methoden in der Medizin (28.3.2002), Wissenschaftlicher Beirat der BÄK, unveröffentlicht
21. Steptoe PC, Edwards RG (1978) Birth after the implantation of a human embryo. Lancet 2336
22. Taupitz J (2006) Diskussionsbemerkung Diskussionsbeitrag, 1. Mannheimer IMGB-DVR-DGGG-Workshop »Embryonenschutzgesetz, Fortpflanzungsmedizingesetz«, 21.2.2006, Mannheim
23. Taupitz J (2002) Wissenschaftlicher Fortschritt trotz Gesetzgebung. 50 Jahre Wissenschaftlicher Beirat der Bundesärztekammer, Berlin 8. März 2002
24. Trotnow S, Kniewald T, AlHansani S, Becker H (1981) Follikelpunktion, In-vitro-Fertilisierung, Embryotransfer und eingetretene Schwangerschaften in Dynerik-HCG-stimulierten Zyklen. Geburtsh Frauenheilkd 41 835
25. Wagenitz T (2006) (Muster-)Richtlinie zur Durchführung der assistierten Reproduktion. Dt. Ärztebl. 103, 20 A
26. Wissenschaftlicher Beirat der Bundesärztekammer (1989) Mehrlingsreduktion mittels Fetozid. Dt. Ärztebl. 66: 1389
27. Wuermeling B (1982) Diskussionsbeitrag: Das ganzheitliche Ja zu neuem Leben aus christlicher Verantwortung. Tagung der Katholischen Akademie in Bayern, Nürnberg 24..4.1982, Zur Debatte 12 (1982)

Reproduktionsmediziner in Deutschland – ein neues Berufsbild

M. Thaele, K. Bühler

Der Begriff »Reproduktionsmedizin« entstand in den 80er Jahren des letzten Jahrhunderts. Zuvor hatten sich Ärzte schon seit dem Mittelalter mit dem Phänomen der Unfruchtbarkeit beschäftigt. Bis zum 19. Jahrhundert findet man allerdings nur wenige medizinische Abhandlungen zu diesem Thema und die waren fast nur in einem kleinen Expertenkreis bekannt. Eine öffentliche Auseinandersetzung mit Sexualität und (Un-)Fruchtbarkeit war unmöglich. Erst die Diskussion um die orale Kontrazeption und schließlich die Geburt des ersten »Retortenbabies« führten zur Thematisierung der »menschlichen Reproduktion«.

Zur Reproduktionsmedizin gehören alle medizinische Maßnahmen im Zusammenhang mit den Störungen der Empfängnis- und Zeugungsfähigkeit, die letztendlich zu einer Paar-Sterilität führen. Sie umfasst die Erkennung pathologischer Zustände der Fertilität, deren Heilung oder Überwindung.

Es handelt sich nicht um eine »Lifestyle-Medizin«, zumal ungewollte Kinderlosigkeit auf dem Boden anatomischer oder funktioneller Störungen darüber hinaus zu seelischem Leidensdruck führt. Es besteht also alles in allem eine Beeinträchtigung des Gesundheitszustandes. Wenn medizinische Maßnahmen eingesetzt werden, um diesen eingeschränkten Gesundheitszustand zu heilen oder zu bessern, stellt dieses zweifelsfrei eine Krankenbehandlung dar. Dies hat auch schon die alte Reichsversicherungsordnung so gesehen.

Korrekterweise gehören auch nicht direkt der Reproduktion zugeordnete, aber mit der fertilen Lebensphase im Zusammenhang stehende Zustände und funktionelle Abläufe dazu. »Reproduktionsmedizin« im weiteren Sinne umfasst die Lebensphase von der Pubertät bis zum Versiegen der Gonadenfunktion bei Frau und Mann sowie deren Fähigkeit oder Unfähigkeit, sich gemeinsam fortzupflanzen (Reproduktion) bzw. die Fortpflanzungsfähigkeit zu kontrollieren (Kontrazeption). Hieraus ergibt sich, dass es sich um ein ärztliches Tätigkeitsfeld handelt, das viele Bereiche aus sonst eigenständigen unterschiedlichen Fachgebieten einbezieht.

Da die eingetretene Schwangerschaft das »Fertilitätsprodukt« darstellt, war primär der Frauenarzt in die Fertilitätsproblematik eingebunden. Das zeigt auch die historische Entwicklung. So wurde seit dem Alten Testament die Unfruchtbarkeit der Frau in den Focus gestellt. Erst sekundär wurden bei Ausbleiben einer Schwangerschaft Zweifel an der Fertilität des Mannes zugelassen.

Bis Anfang des 20. Jahrhunderts war die Behandlung der Infertilität rein empirisch. Häufig waren die Behandlungsmaßnahmen der Frauenärzte von einem rein anatomisch-mechanischem Denken geprägt und führten zu teilweise skurrilen operativen Eingriffen. Erst die Entdeckung des hypophysär-ovariellen Regelkreises brachte einen entscheidenden Durchbruch und begründete die moderne Reproduktionsendokrinologie. Es kam zur Entwicklung pharmazeutisch herstellbarer Gonadotropine, die insbesondere durch die Arbeiten von Lunenfeld et al. [1, 2, 3] zur klinischen Anwendung kamen.

Parallel dazu wurde, häufig im Geheimen, an funktionellen Fragen der Befruchtung geforscht. Erfolge mit der artifiziellen Insemination in der Tierhaltung, die etwa 300 Jahre zurückliegen, führten auch zu einzelnen therapeutischen Ansätzen beim Menschen. 1785 wurde wohl das erste Kind geboren, nachdem ein englischer Chirurg, J. Hunter, eine artifizielle Insemination beim Menschen durchgeführt hatte [4]. Entscheidende Schritte erfolgten im 20. Jahrhundert. Einige Namen sollen hier stellvertretend genannt werden, da sie Meilensteine gesetzt haben. J. Rock steht für die neuere Forschung zur Fertilisierung und auch zur Anwendung der Insemination beim Menschen [5]. Kurze Zeit später waren die Entdeckungen von C. Djerassi und G. Pincus entscheidend für das Verständnis der Physiologie der weiblichen Fruchtbarkeit [5]. Zur endokrinen Funktion in der Andrologie trugen wieder die Forschungen von B. Lunenfeld et al. bei.

Epoche machend war dann der Erfolg von P. Steptoe und R. Edwards 1978 mit der Geburt des ersten Kindes nach In-vitro-Fertilisation (IVF). Genannt werden soll hier aber auch Min Chenh Chang, der grundlegende Erkenntnisse zur »Kapazitation« des Spermas erarbeitet hat [5]. Nach dem ersten IVF-Erfolg kam es zu einer rasanten Entwicklung reproduktionsmedizinischer Methoden. Die intrauterine Insemination (IUI) mit extrakorporal aufgearbeitetem (»kapazitiertem«) Sperma war ein Nebenprodukt der IVF. 1981 wurde das erste Kind nach »Controlled Ovarian Hyperstimulation« (COH) und IVF geboren. 1984 berichtete R. Asch über die erste Geburt nach »Gamete IntraFallopian Transfer« (GIFT). Im gleichen Jahr wurde das erste Kind aus einem kryokonservierten Embryo geboren (G. Zeilmaker). Schließlich konnte G. Palermo 1992 die erste Geburt nach »Intracytoplasmatischer Spermien-Injektion« (ICSI) mitteilen [6, 7].

Durch bedeutende Entwicklungen und Forschungsergebnisse wurden wichtige neue Erkenntnisse zur weitergehenden Diagnostik und zur Optimierung der Therapie gewonnen: Die Weiterentwicklung der Gonadotropintherapie mit der Herstellung rekombinanter Gonadotropine und die Entwicklung und Anwendung der GnRH-Analoga (Agonisten und Antagonisten). Es stehen heute brauchbare Verfahren zur In-vitro-Maturation (IVM) von Eizellen zur Verfügung. Von grundlegender Bedeutung war ferner neues Wissen über die Implantation des Embryos und über genetische Hintergründe bei Infertilität (z. B. AZF). Neue genetische Diagnostikverfahren (z. B. PGD, PKD) wurden entwickelt und spezielle Anwendungen in der Kryokonservierung (z. B. Vitrifikation) wurden verbessert.

Die moderne Reproduktionsmedizin besteht aus einem zentralen Bereich, der historisch aus der Gynäkologie gewachsen ist. Dazu kommen zahlreiche unverzichtbare Schnittstellen mit anderen Fachbereichen. Folglich muss heute ein Reproduktionsmediziner neben der absoluten Fachkompetenz im speziellen Bereich der Gynäkologischen Endokrinologie und Fortpflanzungsmedizin unbedingt eingehende Kenntnisse, Erfahrungen und Fertigkeiten in den »Schnittstellenfächern« haben. Nur damit kann er als »verantwortlicher Therapeut« das Management für die Abklärung, Bewertung und therapeutische Konsequenz zur Behandlung der Kinderlosigkeit eines Paares übernehmen. Er ist zentraler Behandler und oberster Koordinator für eine qualitätsorientierte Kinderwunschbehandlung (Abb. 5.1).

Nach langem Ringen hatte die Bundesärztekammer 1994 nach dem Beschluss des Deutschen Ärztetages von 1992 die fakultative Weiterbildung »Gynäkologische Endokrinologie und Reproduktionsmedizin« in die Muster-Weiterbildungsordnung (M-WBO) aufgenommen. Darin wurden Weiterbildungsinhalte und Mindestanforderungen für den auf diesem Gebiet spezialisierten Frauenarzt festgelegt. Der Deutsche Ärztetag 2003 hatte dann beschlossen, dass es sich bei dieser fakultativen Weiterbildung um einen führungsberechtigten Schwerpunkt handelt, d. h., der Reproduktionsmediziner ist somit auch nach außen erkennbar, ein entscheidender Informationsgewinn für Paare mit unerfülltem Kinderwunsch.

Im Weiterbildungsinhalt findet man die »fertilitätsbezogene Paarberatung«. Dieses gibt es in keinem anderen Fachgebiet der M-WBO und damit wird die zentrale Rolle des Frauenarztes mit

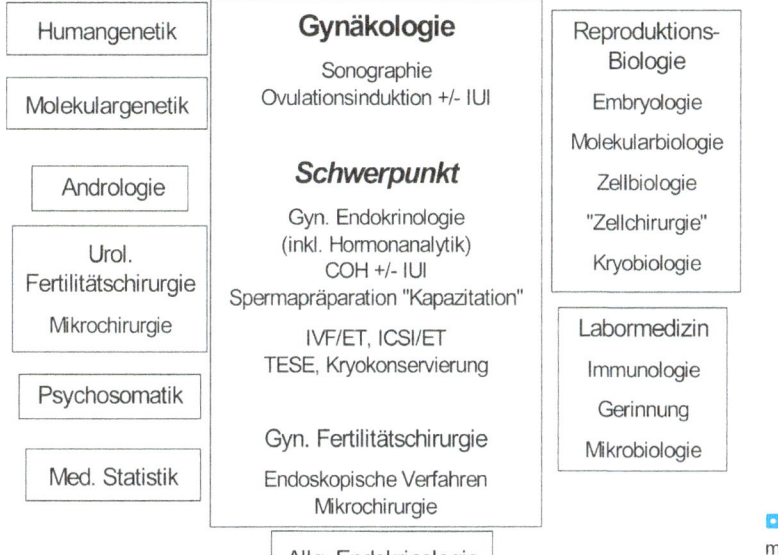

Abb. 5.1 Der Reproduktionsmediziner: zentraler Therapeut und Koordinator

der Schwerpunktkompetenz unterstrichen. Es ist klar, dass ein solcher Reproduktionsmediziner diese fertilitätsbezogene Paarberatung nur dann qualitätsorientiert leisten kann, wenn er eingehende Kenntnisse in relevanten Gebieten der »Schnittstellenfächer« hat. Zu den definierten Untersuchungs- und Behandlungsverfahren gehören auch Spermiogrammanalyse, Ejakulataufbereitungsmethoden und Funktionstests. Eine Bewertung der gewonnen Ergebnisse dieser Untersuchungen und die Entscheidungsfindung für resultierende weitergehende diagnostische oder therapeutische Maßnahmen gehören zu dieser Tätigkeit dazu, da sich eine »fertilitätsbezogene Paarberatung« bzgl. des Mannes nicht auf dessen Ejakulatbefund reduzieren lässt. Dazu bedarf es weiterhin z. B. endokrinologischer Diagnostik, mikrobiologischer Abklärung und auch die Einbeziehung urologischer oder humangenetischer Befunde. Die gerade genannten definierten Untersuchungsverfahren findet man nur noch bei der Zusatzweiterbildung »Andrologie«. Nur im Schwerpunkt »Gynäkologische Endokrinologie und Reproduktionsmedizin« und in der Zusatzweiterbildung »Andrologie« finden sich für die Spermiogrammanalyse, Ejakulataufbereitungsmethoden und Funktionstests nachweispflichtige Mindestanforderungen [8].

Der Reproduktionsmediziner hat somit zusammen mit dem qualifizierten und anerkannten Andrologen die Fachkompetenz für die fertilitätsrelevante Andrologie. Dies ist auch erforderlich, da er die Indikation sicher stellen muss, bevor bei einer Frau Maßnahmen der assistierten Reproduktion angewendet werden. Eine enge Zusammenarbeit mit einem/einer für die gesamte Andrologie qualifiziertem Arzt/Ärztin ist wünschenswert, aber häufig wegen des Mangels an nachweislich qualifizierten Andrologen nicht möglich. Hier kann der Reproduktionsmediziner teilweise auf die Zusammenarbeit mit Fachärzten für Urologie zurückgreifen, wie dies zum Beispiel auch bei der Hodengewebeentnahme zum Zwecke der TESE geschieht. Aber z. B. beim hypogonadotropen Hypogonadismus des Mannes muss in einigen Regionen Deutschlands der Reproduktionsmediziner die Therapie des Mannes mit Gonadotropinen in die Hand nehmen, da sonst kein anderer Arzt zur Verfügung steht, der mit diesen Therapien Erfahrung hat.

Weitere enge kollegiale Zusammenarbeit ergibt sich mit den Hausärzten des Paares, den »Hausgynäkologen« der Frauen und ggf. den »Hausurologen« der Männer, in der Fertilitätschirurgie spezialisierten Gynäkologen, Pränatalmediziner und Perinatologen, internistischen Endokrinologen, Humangenetikern, Laborärzten und Psychosomatikern bzw. Psychotherapeuten. Eine Kooperation besteht weiter mit Anästhesisten. Kontakt sollte ferner bestehen zu Laienberatungsstellen und Selbsthilfegruppen.

Wie ist die Versorgung mit Schwerpunktärzten für Gynäkologische Endokrinologie und Reproduktionsmedizin?

Nach einer Erhebung von M. Bals-Pratsch et al. [9] im Jahr 2004 haben ca. 2,2% der Frauenärztinnen und -ärzte in Deutschland die Schwerpunktqualifikation für Gynäkologische Endokrinologie und Reproduktionsmedizin. In einer gemeinsamen Analyse waren, ebenfalls im Jahre 2004, der Bundesverband der reproduktionsmedizinischen Zentren Deutschland (BRZ) und die Deutsche Gesellschaft für Gynäkologie und Geburtshilfe (DGGG) auf einen Nachwuchsbedarf für den Schwerpunkt von bis zu 50 Ärzten/Ärztinnen/Jahr gekommen.

Wie wird man Reproduktionsmediziner?

Zunächst muss die Weiterbildung zum Facharzt für Frauenheilkunde und Geburtshilfe absolviert werden. Zum Weiterbildungsinhalt gehören die hormonelle Regulation des weiblichen Zyklus und der ovariellen Fehlfunktion einschließlich der Erkennung und Basistherapie der weiblichen Sterilität. Hier ist festzustellen, dass heute viele befugte Ärzte und zugelassene Weiterbildungsstätten nur wenig zu diesem Weiterbildungsinhalt beitragen können. Häufig bleibt nur die Möglichkeit, weiter gehende Kenntnisse durch Literatur, Fortbildungskongresse oder Intensivkurse zu erwerben. Diese Fort- und Weiterbildungsmöglichkeiten sind zwar qualitativ meist sehr gut, es gibt aber keine standardisierte Struktur für die Wissensvermittlung. Dem Weiterbildungsassistenten, der für sich beschlossen hat, in den Schwerpunkt zu gehen, ist zu empfehlen, mindestens das letzte Jahr seiner klinischen Facharztweiterbildung an einer Weiterbildungsstätte zu absolvieren, die auch zur Weiterbildung im Schwerpunkt berechtigt ist.

Die Weiterbildung für die spezielle Gynäkologische Endokrinologie und Reproduktionsmedizin (Behandlung des unerfüllten Kinderwunsch *eines Paares*, »fertilitätsbezogene Paarberatung«, und »assistierten Fertilisationsmethoden«) findet in Kliniken und Praxen statt, die eine Genehmigung zur Weiterbildung im Schwerpunkt besitzen. Ein Problem ist, dass die Zahl der vorhandenen Weiterbildungsstätten offensichtlich schrumpft. Einige Universitätskliniken können nicht mehr weiterbilden, da dort Abteilungen geschlossen wurden bzw. ihnen qualifizierte Ärzte fehlen. Es gibt auch nur wenige Ordinarien, die zu dieser Schwerpunktweiterbildung befugt sind. In den Praxen (gynäkologische, endokrinologisch spezialisierte Schwerpunktpraxen oder IVF-Zentren) steht nur eine begrenzte Anzahl von Weiterbildungsplätzen zur Verfügung. Dies hat organisatorische, aber auch finanzielle Hintergründe. Bezüglich der Möglichkeit dieser klinischen oder ambulanten Weiterbildungsstätten, alle Inhalte der Weiterbildung und auch alle definierten Untersuchungs- und Behandlungsverfahren anbieten zu können, gelingt dies häufig nur durch Kompromisslösungen. Das führt dazu, dass die Vermittlung der Weiterbildungsinhalte sehr unterschiedlich geschieht. Wie bei den Frauenärzten ohne Schwerpunkt können manche Weiterbildungsinhalte nur durch eigene Initiative über externe Fort- und Weiterbildung erworben werden.

Wie ist die Situation bezüglich der Weiterbildungsstätten?

Bei einer Umfrage des BRZ im Jahre 2006 hatten 74% der ambulanten und klinischen Einrichtungen für Gynäkologische Endokrinologie und Reproduktionsmedizin eine Weiterbildungsbefugnis für den Schwerpunkt. Aber nur gut die Hälfte dieser Weiterbildungseinrichtungen hat bisher weitergebildet.

Diese Weiterbildungsstellen verteilen sich zu gleichen Teilen auf klinische/universitäre Einrichtungen und Schwerpunktpraxen. Für die Routine bei der Durchführung der ART-Maßnahmen ist festzustellen, dass 85% aller Behandlungszyklen in Deutschland in den Schwerpunktpraxen erfolgen [9].

Zur Sicherstellung einer bedarfsgerechten, standardisierten und qualitätsorientierten Weiterbildung für Gynäkologische Endokrinologie und Reproduktionsmedizin in Deutschland sollte eine zentrale Organisation geschaffen werden. Vom BRZ und der DGGG wird dafür das Projekt einer Deutschen Akademie für Reproduktionsmedizin (DAR) vorgeschlagen. Damit könnte eine sinnvolle Ergänzung zur Weiterbildung in den zugelassenen Einrichtungen geschaffen werden. Es könnte ein Austausch zwischen den Einrichtungen erfolgen, um praktische Kenntnisse in speziellen Bereichen vertiefen zu können. Der Erwerb spezieller Kenntnisse in den »Schnittpunktfächern« könnte koordiniert und mit Qualitätsstandards versehen werden. Es wäre der Weg zum »idealen Reproduktionsmediziner«.

Literatur

1. Lunenfeld B, Menzi A, Volet B (1960) Clinical effects of human postmenopausal gonadotrophin. In Fuchs F (ed) Advance Abstracts of Short Communications, First International Congress of Endocrinology. Copenhagen, 587 pp.
2. Lunenfeld B, Rabau E, Rumney G, Winkelsberg G (1961a) The responsiveness of the human ovary to gonadotrophin (Hypophsis III). Proc Third World Congress Gynecology and Obstetrics, Vienna, 1,220.
3. Lunenfeld B, Sulimovici S, Rabau E, Eshkol A (1962b) L'induction de l'ovulation dans les amenorrheas hypophysaires par un traitement combine de gonadotrophins urinaires menopausiques et de gonadotrophins chorioniques. CR Soc Franc Gynecol 32,346.
4. Zitiert nach A. Clavert (1994) Conférence »Les Nouvelles Paternites«, Forbach/France
5. Orland B (2001) Spuren einer Entdeckung – (Re-)Konstruktionen der Unfruchtbarkeit im Zeitalter der Fortpflanzungsmedizin. Swiss Journal of the History of Medicine and Sciences 58, 5
6. Pioneers of In vitro Fertilization (1995) Focus on Reproduction (ESHRE)
7. Ludwig M, Diedrich K (1998) 20 Jahre IVF. Frauenarzt 39, 689
8. (Muster-)Weiterbildungsordnung der Bundesärztekammer, Stand Januar 2006
9. Bals-Pratsch M, Gagsteiger F, van der Ven H (2004) Nachwuchssituation in Gynäkologischer Endokrinologie und Reproduktionsmedizin. Journal für Reproduktionsmedizin und Endokrinologie 1 (2), 120

6 Die anovulatorische Patientin in der Reproduktionsmedizin

T. Strowitzki, L. Wildt

Einleitung

Die Anovulation als monokausaler Befund in der Sterilitätsbehandlung hat nicht nur viele differenzialdiagnostisch zu erwägende Ursachen, sondern ist meist sehr suffizient auch ohne den Einsatz assistierter Reproduktionstechniken zu behandeln. Ziel ist dabei das Erreichen einer Ovulation, sei es durch direkte Stimulation oder durch Restaurierung eines eigenen spontanen ovulatorischen Zyklus.

Die Ursachen sind vielschichtig. In dieser Übersicht soll diagnostisch und therapeutisch auf folgende Untergruppen näher eingegangen werden:
— hypergonadotrope Störungen: Fehlbildungen, Genetik, POF,
— hypogonadotrope Störungen: hypothalamische Amenorrhö (IHH), Hypophyseninsuffizienz,
— hyperandrogenämische Ovarialinsuffizienz,
— PCO-Syndrom.

Ursachen und Pathophysiologie

Hypergonadotrope Störungen

Die primäre Ovarialinsuffizienz beschreibt eine Störung auf der Ebene des Ovars selbst und zeigt als Hauptkriterium den hypergonadotropen Hypogonadismus und wird deshalb auch als hypergonadotrope Ovarialinsuffizienz klassifiziert. Zu unterscheiden ist, ob die Störung schon immer im Sinne einer primären Amenorrhö bestanden oder sich erst sekundär entwickelt hat, wie z. B. in Form des POF-Syndroms (premature ovarian failure) mit einem vorzeitigen Versiegen der Ovarialfunktion vor dem 40. Lebensjahr. Dies ist mit ca. 1% der Frauen unter 40 Jahren relativ häufig [6].

Bei den primär bestehenden Formen der hypergonadotropen Ovarialinsuffizienz können fehlende oder rudimentär angelegte, hypoplastische Ovarien die Ursache sein. Die möglichen Ursachen sind in Tabelle 6.1 dargestellt. Bei der reinen XX-Gonadendysgenesie finden sich allenfalls kleine Ovarien oder bindegewebig umgebaute Keimleisten, so genannte streak gonads bei normalem weiblichen Chromosomensatz. Die XY Gonadendysgenesie basiert oft auf einem Defekt des Androgenrezeptors und führt zum typischen klinischen Bild mit mangelnder Körperbehaarung. Bei weiblichem Phänotyp resultiert eine hypergonadotrope Amenorrhö bei ungestörtem Längenwachstum.

Tabelle 6.1. Ursachen der primär bestehenden hypergonadotropen Ovarialinsuffizienz

Ulrich-Turner-Syndrom 45 XO
XX-Gonadendysgenesie
Swyer-Syndrom (XY-Gonadendysgenesie)
Autoimmunerkrankungen

Auch das Ullrich-Turner-Syndrom, die gonosomale Monosomie 45 X0 führt meist zu primärer Amenorrhö mit hypergonadotropen Werten, typischen Stigmata und nur rudimentär angelegten Ovarien. Bei Mosaiken des Ulrich-Turner-Syndroms sind allerdings auch in wenigen Fällen Ovulationen und Schwangerschaften möglich.

Die Ursachen für ein POF-Syndrom sind vielfältig. Neben genetischen Faktoren spielen iatrogene Formen durch Ovarchirurgie, Chemo- oder Strahlentherapie eine wichtige Rolle (Tabelle 6.2). Weitere mögliche Ursachen können autoimmune Erkrankungen, Infektionserkrankungen oder Umweltnoxen sein.

Tabelle 6.2. Ursachen des POF-Syndroms

Autoimmunerkrankungen	Morbus Addison
	Myasthenia gravis
	Morbus Crohn
	Vitiligo
	Lupus erythematodes
	Diabetes Typ I
	Autoimmunthyreoiditis
	Gonadotropinrezeptorantikörper
	Antiovarantikörper
	Autoimmune polyglandular failure syndrome Typ I
Iatrogene Ursachen	Bestrahlung
	Operationen
	Chemotherapie
Infektionen	Varizellen
	Mumps
	Zytomegalie
	Malaria
	Shigellose
X-chromosomale Störungen	X-Deletionen
	Triple X
	Ulrich-Turner-Syndrom (45, X0)
	X-Mosaike
	Fragiles X-Syndrom (Fra(X)-Syndrom, FRAXA)
	X-chromosomale Translokationen
Autosomale Störungen	Galaktosämie
	CDG1
	BPES
	APECED
	FSH-Rezeptor-Mutationen
	Inhibingenmutationen
Sonstiges	Toxine
	Nikotinabusus

Nach Strowitzki u. Vogt [22].

Hypogonadotrope Störungen: hypothalamische Amenorrhö (IHH), Hypophyseninsuffizienz

Der Begriff der hypothalmischen Amenorrhö wurde von Klinefelter, Albright und Griswold vor nahezu 60 Jahren zur Beschreibung von amenorrhoischen Patientinnen geprägt, bei denen auf Grund der Bestimmung von FSH im Urin angenommen wurde, dass die Ursache der Zyklusstörung oberhalb der Hypophyse zu suchen war. Auf Grund der in der Originalarbeit beschriebenen Fälle wurde der Begriff in der Folgezeit auf Patientinnen eingeengt, bei denen eine psychogene Ursache der Zyklusstörung vermutet wurde. Wir gebrauchen den Begriff hier in seinem ursprünglichen Sinn zur Bezeichnung von Ovarialfunktionsstörungen, deren Ursache oberhalb der Hypophyse lokalisiert ist und denen eine reduzierte Sekretion von GnRH aus dem Hypothalamus als einheitlicher Pathomechanismus zu Grunde liegt [15]. Über die Häufigkeit der hypothalamischen Ovarialinsuffizienz in der Gesamtbevölkerung liegen keine exakten Daten vor. Es ist jedoch anzunehmen, dass etwa zwischen 10 und 20% aller Frauen zumindest vorübergehend einmal in ihrem Leben unter stressbedingten Zyklusstörungen leiden.

Hyogonadotropen Störungen liegt eine Vielzahl von Auslösemechanismen zugrunde. Dazu gehören Systemerkrankungen, genetische Ursachen, Tumoren, Traumata und stressbedingte Störungen (Tabelle 6.3).

Die stressbedingte hypothalamische Ovarialinsuffizienz kann primär als Folge der Aktivierung physiologisch sinnvoller Mechanismen angesehen werden. Die Aktivierung dieser Mechanismen erhält dann Krankheitswert, wenn sie auf nichtadäquate Reize hin erfolgt oder nach Wegfall des adäquaten Reizes persistiert. Die Prognose der sekundären hypothalamischen Amenorrhö hinsichtlich einer spontanen Normalisierung des Zyklus ist bei kurzzeitig bestehender Ovarialinsuffizienz nicht ungünstig. Dies gilt v. a. dann, wenn die auslösende Ursache (Stress) für die Patientin nachvollziehbar und offensichtlich ist. Bei den meisten Patientinnen, die sich wegen Kinderwunsch vorstellen, besteht die Ovarialinsuffizienz jedoch bereits über einige Jahre, die auslösenden Faktoren sind meist nicht eruierbar, mit einer spontanen Normalisierung ist dann nur in seltenen Fällen zu rechnen. Bei den Patientinnen der Erlanger Ambulanz konnte eine spontane Normalisierung der Ovarialfunktion nur in 5 von 100 Fällen, jeweils nach dem erfolgreichen Abschluss einer Sterilitätsbehandlung, beobachtet werden.

Die endokrine Stressreaktion ist durch die Aktivierung des hypothalamischen CRH-Systems gekennzeichnet, das über eine Steigerung der ACTH-Sekretion einen abrupten Anstieg der Cortisolkonzentration im Serum auslöst. Der Anstieg der ACTH-Sekretion wird von einem äquimolaren Anstieg endogener Opiate begleitet (β-Endorphin, Enkephalin). Vom HVL sezerniertes β-Endorphin kann durch retrograden Blutfluss zwischen HVL und Hypothalamus in die Eminentia mediana gelangen. Dort werden Nervenendigungen identifiziert, die zu Endorphin produzierenden Neuronen gehören und die durch axoaxonale Synapsen mit den GnRH produzierenden Zellen des Nucleus arcuatus verbunden sind. Damit wäre ein funktionell und anatomisch plausibler Mechanismus gegeben, durch den die

Tabelle 6.3. Ursachen hypogonadotroper Störungen: Ätiologie der hypothalamischen Ovarialinsuffizienz

Kallmann-Syndrom	
Perinatales Trauma	
Kraniopharyngeom	
Anorexia nervosa	
Anorektische Reaktion	
Stress	Belastende Lebenssituation
	Leistungssport
	Allgemeinerkrankungen
Thalassämie	
Hämochromatose	
Trypanosomiasis	
Schädel-Hirn-Trauma	
Fehlernährung	

Freisetzung endogener Opiate eine Hemmung der GnRH-Freisetzung verursachen könnte.

Zu den Stressoren, welche die Ovarialfunktion unterdrücken, gehören körperliche Belastung, Leistungssport, Anorexie, Gewichtsverlust, Besonderheiten der Ernährung, Bulimie und belastende Lebenssituationen.

Hyperandrogenämische Ovarialinsuffizienz

Die hyperandrogenämische Ovarialinsuffizienz lässt sich grob vereinfachend in adrenale und ovarielle Störungen einteilen. Eine Spezialform der ovariellen hyperandrogenämischen Ovarialinsuffizienz ist das PCO-Syndrom mit seinen besonderen Verbindungen zum Glukosemetabolismus. Unter den anovulatorischen Sterilitätspatientinnen findet sich das PCO-Syndrom als häufigste Ursache.

Von den adrenalen Störungen kommt für den Gynäkologen in erster Linie das »late onset AGS« in Betracht, Vollformen des AGS sind eine Domäne der pädiatrischen Endokrinologie. Der häufigste Enzymdefekt beim AGS ist der heterozygote 21-Hydroxylase-Mangel.

PCO-Syndrom

Das PCO-Syndrom (PCOS) ist mit bis zu 10% eine der häufigsten endokrinen Störungen der Frau im fortpflanzungsfähigen Alter. Es gilt als gemeinsame klinische Endstrecke einer sehr heterogenen Pathophysiologie. Die wesentlichen Hypothesen zur Entstehung des PCOS erfassen einerseits einen androgenen Exzess in der Pubertät, andererseits eine Hyperinsulinämie. Entsprechend vielschichtig ist auch die Ausprägung klinischer Befunde, wie Oligo-/Amenorrhö, Hirsutismus, Oligo-/Anovulation, Hyperandrogenämie, die typische Sonomorphologie oder auch eine Insulinresistenz.

Diagnostik

Primäre Störungen manifestieren sich klinisch in der primären Amenorrhö und im mehr oder weniger völligen Fehlen sekundärer Geschlechtsmerkmale. Neben der klinischen Untersuchung sind Sonographie, Bestimmung der Gonadotropine und peripheren Sexualhormone sowie eine zytogenetische Untersuchung wesentlich.

Für das POF-Syndrom werden neben den klinischen Befunden mit Amenorrhö und ggf. klimakterischen Beschwerden meist 2 konsekutive FSH-Werte über 40 mIE/ml Serum als wegweisend eingestuft.

Hypogonadotrope Störungen

Frauen mit primärer hypothalamischer Amenorrhö weisen, sofern bisher keine Behandlung mit Sexualsteroiden erfolgt war, ein infantiles, aber normal angelegtes Genitale auf. Bei Verdacht auf das Vorliegen eines Kallmann-Syndroms müssen Hyposmie und Anosmie durch gezielte Befragung bzw. objektive Olfaktometrie ausgeschlossen werden. Die Patientinnen wissen meist nicht, dass sie nicht riechen können. Erkrankungen des Herzens und der Niere (unilaterale Agenesie) sowie Mittelliniendefekte müssen ausgeschlossen werden. Ebenso ist eine ausführliche Familienanamnese zu erheben, ggf. sind betroffene Angehörige zu identifizieren. Die Agenesie des Bulbus olfactorius lässt sich in der Magnetresonanztomographie des Schädels nachweisen, die aus diesem Grunde und zum Ausschluss von Läsionen im Bereich des Hypophysenstiels, des HVL und des Hypothalamus indiziert ist. Nach dem Schwangerschaftsverlauf und Besonderheiten unter der Geburt sollte gezielt, sofern möglich unter Einbeziehung der Dokumentation im Mutterpass, gefragt werden. Der Ausfall weiterer hypophysärer Partialfunktionen muss bei primärer Amenorrhö vor Beginn einer Therapie durch entsprechende Funktionsdiagnostik (Tagesprofil) gezielt ausgeschlossen werden.

Bei jüngeren Patientinnen stellt sich die Frage, ob eine primäre Amenorrhö oder eine verzögert, aber im Prinzip normal verlaufende Pubertät (Pubertas tarda) vorliegen. Die Differenzialdiagnose ist letztlich nur durch den Verlauf, d. h. die spontan, aber verspätet einsetzende Ovarialfunktion bei Pubertas tarda möglich.

Der body-mass-index liegt meistens im unteren Normbereich oder darunter. Meist besteht ein zeitlicher Zusammenhang zwischen dem Auftreten von Zyklusstörungen und Gewichtsverlust.

Die hypothalamische Ovarialinsuffizienz ist eine Ausschlussdiagnose, die gestellt wird, wenn LH, FSH, LH/FSH-Quotient, Prolaktin, Testosteron und DHEAS im Serum nicht erhöht sind. Zur Ermittlung des Schweregrades können Gestagen-, Clomifen- und GnRH-Test angewendet werden. Die Ermittlung des Schweregrades ist für die Wahl der adäquaten Therapie von Bedeutung. Eine hypophysäre Ovarialinsuffizienz kann durch einen fehlenden Anstieg der Gonadotropine unter einer pulsatilen Applikation des GnRH festgestellt werden. Die Ultraschalluntersuchung der Ovarien und die Bestimmung der Zahl und der Größe der sonographisch nachweisbaren Follikel erlauben ebenfalls Rückschlüsse auf die Schwere der Funktionsstörung. Während bei höherem Schweregrad nur kleine Follikel mit einem Durchmesser unter 5 mm gefunden werden, können bei geringen Graden Follikel bis zu einer Größe von 14 mm nachgewiesen werden. Diese Follikel können akkumulieren und ein sonographisches Bild ergeben, das als multizystisches Ovar bezeichnet wurde. Das multizystische Ovar unterscheidet sich vom polyzystischen durch die Lokalisation der Follikel, die über die gesamte Schnittfläche verteilt sind, und das Fehlen einer dichten Innenzone im Zentrum des Ovars.

Zum Ausschluss einer Raumforderung sollte eine Untersuchung der Hypothalamus-Hypophysen-Region mit Hilfe der Magnetresonanztomographie vorgenommen werden.

Hyperandrogenämische Ovarialinsuffizienz

Die endokrine Diagnostik unterscheidet sich nicht von der des PCO-Syndroms. Androgenproduzierende Tumoren müssen ausgeschlossen werden. Zur Bewertung eines möglichen Late-onset-AGS ist der ACTH-Test auf 17OH-Progesteronerhöhung die Methode der Wahl, muss jedoch mit einer molekulargenetischen Diagnostik verbunden werden, insbesondere bei den Patientinnen, die sich in Sterilitätsbehandlung befinden.

PCO-Syndrom

In den Rotterdam-Kriterien ist ein Konsensus zu einer einheitlichen Diagnostik erzielt worden [20]. Hauptkriterien sind Oligo- oder Anovulation, klinische und/oder biochemische Zeichen der Hyperandrogenämie und polyzystische Ovarien im Ultraschallbefund. Ein PCOS gilt als gesichert, wenn 2 dieser 3 Kriterien erfüllt sind. Andere ätiologische Faktoren, wie ein Morbus Cushing, androgenproduzierende Tumoren oder ein AGS, müssen ausgeschlossen sein (Tabelle 6.4). Damit ist die ursprüngliche Diagnostik um den sonomorphologischen Befund erweitert worden. Erstaunlicherweise findet aber die Insulinresis-

Tabelle 6.4. Rotterdam-Kriterien des PCO-Syndroms (Rotterdam Consensus Workshop 2004)

Kriterien 1990 NIH-Konsensus-Konferenz (1+2)	Kriterien 2003 (2 von 3)
1. Chronische Anovulation	1. Oligo- oder Anovulation
2. Klinische und/oder biochemische Zeichen der Hyperandrogenisierung nach Ausschluss anderer Ursachen	2. Klinische und/oder biochemische Zeichen der Hyperandrogenisierung
–	3. Polyzystische Ovarien und Ausschluss anderer Ursachen (kongenitale adrenale Hyperplasie, Androgen-produzierende Tumoren, Morbus Cushing)

tenz bislang keine Berücksichtigung in dieser Klassifikation.

Häufig findet sich bei PCOS eine adrenale Hyperandrogenämie, klinisch sind PCOS und late onset AGS nicht zu unterscheiden, weshalb auch das 21-Hydroxylase-Gen bei Patientinnen mit PCOS und Kinderwunsch untersucht werden sollte.

Auszuschließen bei allen Formen des PCOS und der hyperandrogenämischen Störungen sind darüber hinaus Störungen des Prolaktin- und Schilddrüsenhormonhaushalts.

In den letzten Jahren sind die Zusammenhänge zwischen Insulinstoffwechsel und PCOS mehr und mehr in den Mittelpunkt der Forschung gerückt. Je nach Studie wird die Prävalenz der Insulinresistenz bei Patientinnen mit PCOS mit 30–50% angegeben [7].

Zur Diagnostik der Insulinresistenz gibt es jedoch keine einheitlichen Kriterien zur Kategorisierung von Patientinnen als insulinresistent bzw. -sensitiv. Mit hoher Verlässlichkeit kann in der Praxis die Diagnostik jedoch auch problemlos auf die Bestimmung von Glukose und Insulin im nüchternen Zustand reduziert werden. Ein Quotient von Glukose (mg/dl) zu Insulin (µIE/ml) unter 4,5 ist dabei ein guter Prädiktor für die Insulinresistenz mit einer Sensitivität von 95% und einer Spezifität von 84% für das Vorliegen einer Insulinresistenz bei einer PCOS-Patientin [14]. Ein solcher, möglichst praktikabler Screeningtest im Rahmen der Diagnostik sollte allen PCOS-Patientinnen empfohlen werden, da hieraus Konsequenzen für die Wahl der Therapie abgeleitet werden können.

Therapie

Die Therapie hat das Ziel einer Spontanovulation bei Hyperandrogenämie, PCOS und hypothalamischer Amenorrhö. In der klinischen Praxis finden folgende Therapiekonzepte zur Erzielung eines spontanen Zyklusgeschehens Anwendung:
- Therapie der Insulinresistenz (PCOS),
- Kortikoidtherapie (PCOS),
- Opiatantagonisten (PCOS, hypothalamische Amenorrhö),
- laparoskopisches ovarielles Drilling (PCOS),
- Gewichtsreduktion (PCOS),
- Vorbereitung mit Ovulationshemmern (PCOS).

Opiatantagonisten

Unabhängig vom Schweregrad der Ovarialinsuffizienz kommt es unter Opiatantagonisten zur Normalisierung der pulsatilen Gonadotropinsekretion, Induktion der Follikelreifung und Wiederherstellung ovulatorischer Zyklen mit normaler Lutealfunktion und dem Eintreten von Schwangerschaften. Die Rate der Normalisierung der Follikelreifung und die Ovulationsrate sind jedoch insgesamt geringer als bei der pulsatilen GnRH-Therapie: 20–30% der Patientinnen reagieren nicht oder nur ungenügend auf die Therapie mit Opiatantagonisten. Bei mehr als der Hälfte dieser Patientinnen kommt es im 1. Behandlungszyklus zu einer normalen Follikelreifung und Ovulation; der folgende Zyklus ist dann jedoch anovulatorisch. Durch schrittweise Dosiserhöhung lassen sich jeweils wieder ovulatorische Zyklen auslösen. Diese Befunde können als Hinweis auf eine kompensatorische Steigerung des endogenen Opiattonus als Folge der Blockade der Opiatrezeptoren interpretiert werden.

Die kumulative Schwangerschaftsrate der Patientinnen, bei denen durch Naltrexon ovulatorische Zyklen induziert werden können, ist mit der kumulativen Schwangerschaftsrate bei pulsatiler GnRH-Therapie identisch.

Die typischen Nebenwirkungen der Therapie mit dem Opiatantagonisten Naltrexon bestehen in Übelkeit, innerer Unruhe, Schlafstörungen und einem Gefühl des »Neben sich getreten Seins«. Von vielen Patientinnen wird angegeben, dass das subjektive Empfinden dem unmittelbar vor Eintreten einer Periodenblutung entspricht. Diese Nebenwirkungen werden jedoch nur innerhalb der ersten 2–3 Tage der Therapie beobachtet. Bei allen Patientinnen, die die Behandlung wegen Unverträglichkeit absetzen mussten, wurde bei Überprüfung der Diagnose festgestellt, dass sie nicht an einer hypothalamischen, sondern an einer hyperandrogenämischen Ovarialinsuffizienz litten.

Kortikoide

Der Erfolg einer alleinigen Glukokortikoidtherapie hängt vom Ausmaß der ovariellen Beteiligung an der Hyperandrogenämie ab. Üblicherweise werden 0,25–0,5 mg Dexamethason oder 5–7,5 mg Prednison abends verabreicht. Nach 6–8 Wochen ist mit der maximal möglichen Wirkung auf die Ovarfunktion zu rechnen. Allerdings wird v. a. bei Frauen mit PCO-Syndrom der Erfolg einer alleinigen Therapie mit Glukokortikoiden zunehmend kritisch gesehen. So kam es beispielsweise unter einer Behandlung mit täglich 0,5 mg Dexamethason über 4 Zyklen bei 36 Frauen mit PCOS zwar bei allen Patientinnen zu einer signifikanten Abnahme der Androgenspiegel, 78% der Zyklen verliefen jedoch weiterhin anovulatorisch, die Hälfte der Patientinnen ovulierte in den 4 überwachten Zyklen gar nicht [1].

Therapeutische Ansätze bei Insulinresistenz

Die Therapie mit Metformin ist ausschließlich bei nachgewiesener Insulinresistenz indiziert und kann auch nur in der Gruppe insulinresistenter Frauen mit PCO-Syndrom günstige Effekte auf das Zyklusgeschehen entfalten [8]. Die Behandlung der Insulinresistenz kann entweder mit dem Biguanid Metformin, oder auch Thiazolidindionen, den Glitazonen, erfolgen. Im Gegensatz zu Sulfonylharnstoffen wird durch Metformin nicht die Insulinsekretion aus den pankreatischen Betazellen gesteigert, eine Hypoglykämie bei Monotherapie ist deshalb nicht zu befürchten. Die Verminderung der Glukoseausschüttung aus der Leber durch Metformin wird heute als wesentlich für die Senkung erhöhter Blutzuckerspiegel betrachtet. Vor allem auf die Korrektur der Insulinresistenz wirkt die Erhöhung der Insulinsensitivität von Skelettmuskel und Fettgewebe durch Metformin.

Bezüglich der endokrinen Effekte ist die Datenlage nicht einheitlich. Kurzfristig konnten wir keinen Effekt von Metformin auf die Androgene nachweisen. In der längerfristigen Therapie korreliert aber die Steigerung der Insulinsensitivität mit der Senkung der Testosteronspiegel im Serum. Unter Metformin sinkt weiterhin das LH bei gesteigertem FSH und SHBG, BMI und Taille-Hüfte-Quotient nehmen meist geringfügig ab. Auch der Lipidstoffwechsel wird durch Metformin günstig beeinflusst. Diese Effekte lassen sich bei schlanken und übergewichtigen PCOS-Patientinnen nachweisen.

In einem systematischen Review von insgesamt 30 Studien zu Metformin ist zumindest bei Adipösen eine Verbesserung der Ovulationsrate, aber nicht notwendigerweise der Schwangerschaftsrate belegt [5].

Nicht ganz geklärt ist, wann Metformineffekte bei PCOS einsetzen. In einer eigenen doppelblinden, randomisierten, placebokontrollierten Studie an 45 Patientinnen konnten wir bei nachgewiesener Insulinresistenz bereits nach 4 Wochen Effekte auf die Zykluslänge, jedoch keine Veränderung der endokrinen bzw. metabolischen Parameter oder des BMI nachweisen [8].

Metformin führt bei ca. 1/3 der insulinresistenten Frauen mit PCOS zu einer spontanen Ovulation. Sinnvoll erscheint die Kombination mit Clomifen. Die Konzeptionsrate beträgt für die kombinierte Behandlung 55 vs. 7% bei alleiniger Clomifenbehandlung. Auch eine simultane Anwendung mit Stimulationsprotokollen mit niedrig dosierter Gonadotropinen resultiert in einer signifikante Verringerung der Überstimulation und somit einer Verringerung des Mehrlingsrisikos. Für niedrig dosierte FSH-Stimulation und auch im Einsatz bei hormoneller Stimulation für IVF ist die Datenlage aber derzeit noch nicht ausreichend gesichert.

Der Insulinsensitizer Rosiglitazon führt ebenfalls zu einer signifikanten Besserung der endokrinen Parameter mit signifikanter Senkung der LH-Sekretion nach 3 Monaten Behandlung mit 4 mg Rosiglitazon täglich und einer Ovulationsrate von ca. 50% [3]. Auch Dosierungen von 2, 4 und 8 mg sind ähnlich effektiv. Pioglitazon in einer Dosierung von 30–45 mg führt ebenfalls zu einer signifikanten Verbesserung der Ovulationsrate im Vergleich zu Placebo [2].

Effekte aller Insulinsensitizer auf die Gewichtsentwicklung bei PCO-Patientinnen sind in einer Cochrane-Analyse von 15 Studien enttäuschend geblieben [4].

Laparoskopisches ovarielles Drilling (LOD) bei PCOS

Das laparoskopische ovarielle Drilling (LOD) hat in den letzten Jahren eine Renaissance erfahren. In die ovarielle Kapsel werden mit verschiedenen Techniken, wie bipolarer Elektrode, Laser, Ultraschallskalpell oder direkter Inzision, bis zu 40 Bohrlöcher angebracht. Die zugrunde liegende Pathophysiologie ist unklar. Bis zu 90% der Patientinnen weisen nach dem Eingriff ovulatorische Zyklen auf, bei einer kumulativen Schwangerschaftsrate von 80% und einer niedrigen Mehrlingsrate von 5%. Bei bis zu 20% der Operationen muss aber mit Adhäsionen gerechnet werden [16]. Dennoch konnte in einer Cochrane-Analyse keine Überlegenheit des LOD im Vergleich zu 3–6 Zyklen niedrig dosierter Gonadotropinstimulation nachgewiesen werden [9]. Als invasive Maßnahme muss das LOD daher eher als Second-line-Therapie nach nicht ausreichendem Ansprechen auf die Insulinresistenztherapie oder ovarielle Stimulation eingestuft werden.

Therapie durch hormonelle Stimulation

Clomifen

Das am häufigsten zur Stimulation der Follikelreifung eingesetzte Präparat ist Clomifen, das seit 1967 in der Bundesrepublik im Handel mit in vielen Studien belegter Wirkung ist [24]. Clomifen besitzt östrogene und antiöstrogene Eigenschaften. Die Behandlung mit Antiöstrogenen erfolgt meist mit , das aufweist. Das Prinzip der Antiöstrogentherapie besteht in der partiellen Aufhebung der hemmenden Wirkung von Estradiol auf die LH- und FSH- Sekretion am Hypophysenvorderlappen; dadurch kann es zum Anstieg der Gonadotropinsekretion und zu einer Stimulation der Follikelreifung kommen.

Die häufigsten Indikationen für eine Stimulation mit Clomifen sind die luteale Insuffizienz, das PCO-Syndrom und verschiedene Formen der normogonadotropen Oligo-/Amenorrhö. Voraussetzung für die Wirksamkeit der Antiöstrogenbehandlung bei hypothalamischer Amenorrhö ist allerdings die vorhandene, nur gering reduzierte Sekretion von GnRH durch den Hypothalamus. Auch wird es zum besseren Timing eines ovulatorischen Zyklus z. B. in der Vorbereitung auf eine intrauterine Insemination verwendet.

Die Standarddosierung für Clomifen beträgt 50–100 mg oral vom 5. bis einschließlich 9. Zyklustag.

Eine sonographische Überwachung ist erforderlich, um die seltene multifollikuläre ovarielle Reaktion nicht zu übersehen. Ab einer Größe des Leitfollikels >20 mm und maximal 3 reifen Follikeln sowie einem Endometrium von etwa 10 mm Gesamtdicke kann die Ovulation mit HCG induziert werden. Die Ovulationsrate unter Clomifen wird global mit 70–90% angegeben, die Schwangerschaftsrate mit bis zu 30% (Tabelle 6.5). 75% der Schwangerschaften treten während der ersten 3 ovulatorischen Behandlungszyklen ein [23]. Da es nach 6 Clomifenzyklen nur noch sporadisch zu Erfolgen kommt, ist spätestens dann eine Überprüfung des Therapiekonzepts erforderlich. Die Abortrate liegt bei 15–25%, die Mehrlingsrate bei etwa 6%, wovon 95% auf Zwillingsschwangerschaften entfallen [11].

Clomifen weist ein geringes Nebenwirkungsspektrum auf. Häufig ist die Ausbildung ovarieller Zysten mit hoher Rate an spontaner Rückbildung, seltener werden Hitzewallungen, Stimmungsschwankungen, Unterleibsbeschwerden, Kopfschmerzen, Schwindel und Sehstörungen berichtet. Eine mögliche Erhöhung des Langzeitrisikos für gynäkologische Karzinome konnte bis auf eine signifikante Erhöhung des relativen Risikos für ein Ovarialkarzinom bei Frauen mit 12 oder mehr Behandlungszyklen ohne Schwangerschaft in mehreren Studien nicht gefunden werden [19].

Gonadotropine: Low-dose-Protokolle

Neben der Basisstimulationsbehandlung mit Clomifen haben sich heute Protokolle zur niedrig dosierten Gonadotropinstimulation durchgesetzt.

Auf dem Markt sind Gonadotropine derzeit als aufgereinigte Extrakte aus dem Urin postmenopausaler Frauen oder als gentechnisch hergestellte rekombinante Präparate. Auf die Entwicklung

Tabelle 6.5. Ovulations- und Schwangerschaftsraten unter Clomifentherapie

Diagnose	Ovulationsrate (%)	Schwangerschaften (%)
Amenorrhö	55,8	17,6
Anovulation	74,8	27,4
Oligomenorrhö	84,8	28,9
Corpus-luteum-Insuffizienz	–	25,9

Nach Schneider et al. 1988 [21]

der Gonadotropinpräparate wird in ▶ Kap. 7 näher eingegangen. Für die Follikelreifung und Selektion des dominanten Follikels ist in erster Linie die FSH-Wirkung verantwortlich. Indikationen für eine Gonadotropinstimulation sind in ◘ Tabelle 6.6 dargestellt.

Ein Vorteil einer FSH-Stimulation im Vergleich zum Einsatz von HMG bei PCOS-Patientinnen bzgl. der Schwangerschaftsrate ist nicht sicher belegt [17], allerdings fand sich unter FSH signifikant seltener ein OHSS (Odds ratio 0,20).

Unterscheiden muss man zwischen sog. konventionellen Stimulationsprotokollen, bei denen die tägliche Stimulationsdosis bei 150 IE HMG oder FSH liegt, und den seit ca. 10 Jahren eingesetzten niedrig dosierten Stimulationsprotokollen mit einer Initialdosis von 50–75 IE. Aufgrund der hohen Rate multifollikulärer Reaktionen, höhergradiger Mehrlingsschwangerschaften und Überstimulationssyndromen ist die konventionelle Stimulation heute insbesondere bei Frauen mit einem PCO-Syndrom obsolet [12].

Das niedrig dosierte FSH-Protokoll kann entweder als Step up- oder als Step-down-Protokoll eingesetzt werden. Step-up-Protokolle scheinen zu einer signifikant höheren Zahl von Follikeln jeder Größe zu führen. Die Kombination mit GnRH-Analoga hat zu keiner weiteren Verbesserung der ovariellen Stimulation geführt.

Nach spontaner oder mit Gestagenen induzierter Blutung beginnt die Stimulation am 3. Zyklustag mit der täglichen Injektion von 50 oder 75 IE FSH. Ab dem 8. Zyklustag werden Follikelzahl und -größe sonographisch mit Bestimmung von 17-β-Estradiol erfasst. Die zusätzliche Bestimmung von LH und ggf. auch Progesteron gibt Hinweise auf eine vorzeitige endogene Ovulationsinduktion bzw. Luteinisierung. Eine Erhöhung der Dosis um 25 bzw. 37,5 IE täglich erfolgt frühestens nach 12–14 Tagen. Die Ovulation wird bei einer Größe des Leitfollikels über 16 mm, adäquatem Estradiolanstieg und einer Endometriumdicke ≥10 mm mit HCG induziert. Bei mehr als 3 Follikeln >16 mm sollte der Zyklus abgebrochen und der Patientin zur sicheren Antikonzeption geraten werden.

Eine luteale Substitution ist bei niedrig dosierten Gonadotropinstimulationen ohne simultane ovarielle Suppression meist nicht notwendig.

Die Erfolge sind mit patientenbezogenen Schwangerschaftsraten von 35% nach 3 Stimulationszyklen gut. Die meisten Schwangerschaften werden innerhalb von 4–6 Behandlungszyklen erreicht.

Tabelle 6.6. Indikationen und Kontraindikationen der niedrigdosierten Gonadotropinbehandlung

Indikationen	Kontraindikationen
PCOS	Kein aktueller Kinderwunsch
Clomifenresistente Ovarialinsuffizienz	Kontraindikation für Schwangerschaft
Luteale Insuffizienz	Psychiatrische Erkrankungen
Hypophysäre Insuffizienz	Bestehende Schwangerschaft
Therapieresistente Hyperprolaktinämie	Akute thromboembolische Erkrankung

Aus Strowitzki 2005 [23].

Pulsatile GnRh-Therapie

Die pulsatile GnRH-Therapie stellt bei hypothalamischer Ovarialinsuffizienz eine echte Substitutionstherapie dar.

Die Verabreichung von GnRH kann entweder subkutan oder intravenös erfolgen. Die Dosierung ist bei der intravenösen Applikation genauer und zuverlässiger. Die Dosierung beträgt bei geringen Störungen initial 5 µg GnRH/Puls im Abstand von 90 min; bei schweren Störungen werden bei s.c. Applikation 20 µg/Puls appliziert.

Eine Ovulationsauslösung durch HCG ist bei der pulsatilen GnRh-Therapie nicht erforderlich und nicht indiziert. Die Substitution der Lutealphase kann z. B. durch 3-malige Gabe von 1500 IU HCG im Abstand von 3 Tagen oder durch Fortführung der pulsatilen Therapie erfolgen. Die Frequenz der GnRH-Pulse kann in der Lutealphase auf einen Puls im Abstand von 4 h erniedrigt werden, was der Pulsationsfrequenz von LH in der Lutealphase des normalen Zyklus entspricht. Die Weiterführung der pulsatilen Therapie ist unserer Auffassung nach vorzuziehen, da im Falle des Nichteintretens einer Schwangerschaft die Therapie einfach weitergeführt werden kann.

Die pulsatile GnRH-Therapie kann ohne Unterbrechung so lange fortgeführt werden, bis eine Schwangerschaft eingetreten ist. Ist der Schwangerschaftstest positiv, kann die Pumpe entfernt werden, die weitere Gabe von GnRH ist nicht mehr erforderlich.

Die kumulative Schwangerschaftsrate ist – sofern die Amenorrhö die einzige Ursache der Sterilität darstellt – identisch mit der von verschiedenen Autoren mitgeteilten Schwangerschaftsrate bei Frauen mit normaler Ovarialfunktion. Sie beträgt in Abhängigkeit vom Alter etwa 30%/Zyklus, die Abortrate ist ebenfalls nicht höher als bei gesunden Frauen. Die Schwangerschaftsverläufe unterscheiden sich nicht von denen spontan eingetretener Graviditäten.

Da selten auch ein multifolliculäres Wachstum beobachtet werden kann, ist eine sonographische Überwachung eine conditio sine qua non.

Beratung bei hypergonadotroper Ovarialinsuffizienz und POF

Zur Abschätzung der Prognose werden die sonographische Bestimmung der Follikelreserve, die basale FSH-Bestimmung, das Inhibin B und das Anti-Müller-Hormon AMH diskutiert.

Ganz im Vordergrund steht die Beratung. Nicht immer ist das POF-Syndrom ein irreversibles Geschehen; selbst bei FSH-Werten über 40 IE/l sind spontane Erholungen der Ovarfunktion beschrieben worden. Rebar [18] beschrieb bei 50% der Frauen mit FSH >40 IE/l eine spontane follikuläre Reifung (9/18), 5 Frauen ovulierten und eine Schwangerschaft trat ein.

Langfristig sind Spontankonzeptionen mit ca. 5% aber wenig wahrscheinlich. Bis dato ist kein Therapiekonzept eingeführt, das zu einer Verbesserung der geringen Spontanovulations- und -konzeptionsrate beitragen könnte. Therapieansätze mit HRT-Präparaten oder Ethinylestradiol beschränken sich auf Fallberichte.

Fazit

Die anovulatorische Patientin stellt eine Herausforderung für den Reproduktionsmediziner dar. Neben Formen der hormonellen Stimulation sollten auch therapeutische Ansätze zur Wiederherstellung eines endogenen ovulatorischen Zyklusgeschehens verwendet werden. Ohne begleitende Sterilitätsfaktoren sind Maßnahmen der künstlichen Befruchtung bei der Anovulation primär nicht indiziert.

Literatur

1. Azziz R, Black VY, Knochenhauer ES et al. (1999) Ovulation after glucocorticoid suppression of adrenal androgens in the polycystic ovary syndrome is not predicted by the basal dehydroepiandrosterone sulfate level. J Clin Endocrinol Metab 84, 946
2. Brettenthaler N, De Geyter C, Huber PR, Keller U (2004) Effect of the insulin sensitizer pioglitazone on insulin resistance, hyperandrogenism, and ovulatory dysfunction in women with polycystic ovary syndrome. J Clin Endocrinol Metab 89:3835–3840.

Literatur

3. Cataldo NA, Abbasi F, McLaughlin TL, Basina M, Fechner PY, Giudice LC, Reaven GM (2006) Metabolic and ovarian effects of rosiglitazone treatment for 12 weeks in insulin-resistant women with polycystic ovary syndrome. Hum Reprod 21:109–20.
4. Cochrane Data base (2003) Insulin sensitizing drugs (metformin, troglitazone, rosiglitazone, pioglitazone, D-chiro-inositol) for PCOS. Cochrane Database Syst Rev (2003) 3, CD003053
5. Costello MF, Eden JA. A systematic review of the reproductive system effects of metformin in patients with polycystic ovary syndrome. Fertil Steril 2003 79:1–13.
6. Coulam CB, Adamson SC, Annegers JF (1986) Incidence of premature ovarian failure. Obstet Gynecol 67:604–606
7. Dunaif A: Insulin resistance and the polycystic ovary syndrome: mechanism and implications for pathogenesis. Endocr Rev 18 (1997) 774–800
8. Eisenhardt S, Schwarzmann N, Henschel V, Germeyer A, von Wolff M, Hamann A, Strowitzki T. Early effects of metformin in women with polycystic ovary syndrome: a prospective randomized, double-blind, placebo-controlled trial. J Clin Endocrinol Metab. 2006 9:946–52.
9. Farquhar C, Vandekerckhove P, Lilford R (2003) Laparoscopic »drilling« by diathermy or laser for ovulation induction in anovulatory polycystic ovary syndrome (Cochrane Review). In: The Cochrane Library, Issue 1, Oxford: Update Software
10. Filicori M, Flamigni C, Dellai P et al. (1994) Treatment of anovulation with pulsatile gonadotropin releasing hormone: prognostic factors and clinical results in 600 cycles. J Clin Endocrinol Metab 79:1215
11. Garcia J, Seegar Jones GS, Wentz AC (1977) The use of clomiphene citrate. Fertil Steril 28, 707
12. Homburg R, Levy T, Ben-Rafael Z (1995) A comparative prospective study of conventional regimen with chronic low-dose administration of follicle-stimulating hormone for anovulation associated with polycystic ovary syndrome. Fertil Steril 63: 729–33.
13. Klinefelter JF jr, Albright F, Griswold G (1943) Experience with a quantitative test for normal or decreased amounts of follicle stimulating hormone in the urine in endocrinological diagnosis. J Clin Endocrinol Metab 3:529–536.
14. Legro RS, Finegood D, Dunaif A (1998) A fasting glucose to insulin ratio is a useful measure of insulin sensitivity in women with polycystic ovary syndrome. J Clin Endocrinol Metab 83 2694–2698
15. Leyendecker G, Wildt L, Plotz EJ (1981) Die hypothalamische Ovarialinsuffizienz. Gynäkologe 14:84–103.
16. Liguori G, Tolino A, Moccia G, Scognamiglio G, Nappi C (1996) Laparoscopic ovarian treatment in infertile patients with polycystic ovarian syndrome (PCOS): endocrine changes and clinical outcome. Gynecol Endocrinol 10, 257–264
17. Nugent D, Vandekerckhove P, Hughes e et al. (2000) Gonadotrophin therapy for ovulation induction in subfertility associated with polycystic ovary syndrome (Cochrane review)
18. Rebar RW (1982) Hypergonadotropic amenorrhea and premature ovarian failure: a review. J Reprod Med 27:179–186
19. Rossing MA, Daling JR, Weiss NS et al. (1994) Ovarian tumors in a cohort of infertile women. N Engl J Med 331, 771
20. Rotterdam ESHRE/ASRM-Sponsored PCOS Consensus Workshop Group (2004) Revised 2003 consensus on diagnostic criteria and long-term health risks related to polycystic ovary syndrome. Fertil Steril 81 19–25
21. Schneider HPG, Hanker JP, Frantzen C (1988) Behandlung der funktionellen und organischen Unfruchtbarkeit – Sterilität/Infertilität. In: Schneider HPG, Lauritzen C, Nieschlag E (Hrsg) Grundlagen und Klinik der menschlichen Fortpflanzung. De Gruyter, Berlin, S 619–746
22. Strowitzki T, Vogt PH (2003) Genetik des POF-Syndroms. Gynäkologische Endokrinologie 1 128–134
23. Strowitzki T (2005) Praktisches Vorgehen bei gestörter Ovarfunktion und mit ihr assoziierter Phänomene. In: Leidenberger F, Strowitzki T, Ortmann O (Hrsg) Klinische Endokrinologie für Frauenärzte. Springer Verlag , p 561ff
24. Weise W, Honza A, Prügel P (1982) Behandlungsergebnisse bei funktioneller weiblicher Sterilität. Zentralbl Gynäkol 104, 9

Geschichte der Gonadotropintherapie

B. Lunenfeld, K. Bühler

Einleitung

Wenngleich es heute als selbstverständlich gilt, dass die Gonadotropintherapie eine wichtige Komponente im alltäglichen Management der Sterilität darstellt, waren bis heute doch erhebliche Forschungsanstrengungen und Entdeckungen erforderlich. Der Beginn dieses Prozesses ist in den frühen Versuchen zu finden, aus Tiermaterial, menschlichen Leichen und menschlichem Urin, Zubereitungen zu extrahieren und zu reinigen. Daraus entwickelte sich dann die heutige Produktion mittels rekombinanter DNA-Technologie. Heute werden hoch entwickelte Zellkulturtechniken verwendet, um aus Ovarzellen des chinesischen Hamsters (CHO) rekombinante Moleküle zu erzeugen. Dieser konstante Entwicklungsprozess stand immer unter der Notwendigkeit, sichere, reine und effektive Gonadotropinpräparate herzustellen, sowohl für die Therapie selbst als auch für die unkomplizierte Anwendung durch den Patienten. Eine zuverlässige Batch-to-batch-Konsistenz ist erforderlich, um die sonst damit einhergehende Unmenge an Variablen zu minimieren und so die Unterschiedlichkeit in der Sterilitätstherapie zu reduzieren. Eine detaillierte geschichtliche Betrachtung macht deutlich, dass der Weg hin zu einem effektiven klinischen Einsatz langwierig war, was einerseits viele Fehler und andererseits wichtige wissenschaftliche Entdeckungen mit sich brachte. Diese Übersicht soll die damit verbundenen Ereignisse von der Vergangenheit bis in die Gegenwart darstellen und mit einem Streiflicht in die Zukunft enden.

Frühes Verständnis der hypothalamisch-hypophysären-ovariellen Achse

Es waren die Studien von Crowe et al. [12], die zum ersten Mal experimentell offensichtlich machten, dass die Hirnanhangsdrüse eine Rolle bei der Regulierung der Gonaden spiele. Sie zeigten, dass eine partielle Hypophysenentfernung zu einer Genitalatrophie bei erwachsenen Hunden und zu Persistenz von Infantilismus und genitaler Unreife bei Welpen führte. So sind es diese frühen Studien aus dem Jahr 1910, die die Idee, dass die reproduktiven Organe von der Hypophyse gesteuert werden, förderten.

Zwei Jahre später bestätigte Aschner [3] diese Ergebnisse und postulierte zusätzlich, dass die Hypophysenfunktion von der Funktion höherer Gehirnzentren abhänge. Er beobachtete, dass Frauen wie Männer mit Erkrankungen, Tumoren oder Verletzungen der Hypophyse, des Hypophysenstiels oder von Gehirnzentren, der Medulla oblongata bzw. davon höher gelegenen Zentren unter Hypophyseninsuffizienz und daraus resultierend unter Genitalatrophie litten. Er konnte weiterhin demonstrieren, dass die Durchtrennung des Hypophysenstiels die Genitalorgane beeinflusst und stellte die Hypothese auf, dass Extrakte aus der Hirnanhangsdrüse auf die Gonaden wirken könnten. Er nahm an, dass deren Einsatz von praktischer Bedeutung sein könnte.

Es mussten weitere 15 Jahre vergehen, bevor 2 unterschiedliche, von einander unabhängige Gruppen das »Gonadotropinprinzip« entdeckten. Im Jahr 1926 zeigte Smith [64], dass tägliche Implantate von frischem Gewebe aus Hypophysenvorderlappen von Mäusen, Ratten, Katzen, Kaninchen und Meerschweinchen bei unreifen männlichen und weiblichen Mäusen und Ratten schnell eine vorzeitige sexuelle Ausreifung, eine deutliche Vergrößerung der Ovarien und eine Superovulation induzierten [64, 66]. Im gleichen Jahr implantierte Zondek [73] Hypophysenvorderlappen (HVL) von erwachsenen Kühen, Bullen und Menschen in unreife Tiere, was bei diesen zu einer raschen Entwicklung der sexuellen Pubertät führte. Diese bahnbrechenden Experimente zeigten, dass die Ovarfunktion durch die Hypophyse reguliert wird. Smith [65] zeigte, dass hypophysektomierte unreife männliche und weibliche Mäuse und Ratten nicht zur sexuellen Ausreifung gelangten und dass die Entfernung der Hirnanhangsdrüse bei erwachsenen Tieren, sonst ohne jegliche andere Gehirnverletzungen, zu einer profunden Genitalatrophie, einer raschen Regression der sexuellen Charakteristika und dem vollständigen Verlust der reproduktiven Funktion bei beiden Geschlechtern führte.

Nur 3 Jahre später war es Zondek [74], der die Idee einbrachte, dass die Hypophyse 2 die Gonaden stimulierenden Hormone sezerniere. Er nannte diese beiden Substanzen »Prolan A« und »Prolan B«. Das Wort »Prolan« ist wahrscheinlich vom lateinischen Wort »proles« abgeleitet, was soviel wie »Abkömmling« bedeutet. Mit der Einführung dieses Namens wollte Zondek zweifelsfrei andeuten, dass diese Substanzen der »spiritus movens« der Sexualfunktion waren, ja, die alle gonadalen Sexualhormone kontrollierenden »Masterhormone« darstellten und deshalb für die Erhaltung der Spezies verantwortlich seien.

Zondek [75] konnte dann 1930 zeigen, dass Blut und Urin von postmenopausalen Frauen Gonadotropine enthalten. Er postulierte, dass Prolan A das Follikelwachstum stimuliere, Prolan A zusammen mit Prolan B die Sekretion von »Foliculin« stimuliere und Prolan B die Ovulation, die Gelbkörperbildung und die Sekretion von »Lutein« und »Foliculin« induziere. Diese beiden Hormone bewirkten die glanduläre Transformation des Endometriums, einschließlich der endometrialen Proliferation ebenso wie die Veränderungen des Vaginalepithels. Zondek erkannte, dass die Dynamik der Prolan-A-Sekretion durch den HVL und das korrekte Timing der Prolan-B-Ausschüttung für den Rhythmus der Ovarfunktion verantwortlich sind. Diese wiederum kontrolliert die Proliferation und Funktion des Endometrium mit dem Ziel, optimale Bedingungen für die Implantation einer befruchteten Oozyte zu schaffen. Ersetzen wir lediglich die Namen von Prolan A und B durch FSH und LH und die von Foliculin und Lutein durch Östrogen und Progesteron, sehen wir, dass Zondek schon 1930 die hypophysäre-gonadale Beziehung so beschrieben hat, wie wir sie heute kennen. Diese Hypothese von Zondek wurde ein Jahr später durch die Extraktion von 2 unterschiedlichen Hormonen aus der Hypophyse bestätigt, wobei das eine als follikelstimulierender Faktor und das andere als luteinisierender Faktor wirkte.

Entdeckung des hCG

Ascheim u. Zondek [2] wiesen nach, dass Blut und Urin von schwangeren Frauen eine die Gonaden stimulierende Substanz enthielt. Wurde diese Substanz unreifen weiblichen Mäusen subkutan verabreicht, kam es zur Follikelreifung, Luteinisierung und zu ovariellen Stromablutungen. Diese Reaktion wurde bekannt als »Ascheim-Zondek-Schwangerschafts-Test«. Ascheim u. Zondek glaubten, dass diese Substanz durch den HVL gebildet würde. Nachfolgende Arbeiten von Seegar-Jones et al. [62] zeigten, dass dieses Gonadotropin in In-vitro-Kulturen von Plazentagewebe produziert wurde. Dies erbrachte den schlüssigen Beweis, dass nicht die Hypophyse, sondern die Plazenta für die Bildung dieses Hormons verantwortlich ist. Es waren die Chorionzotten, die diese die Gonaden stimulierende Eigenschaft zeigten, besonders die Langhans-Zellen des Zytotrophoblasten.

Klinische Studien mit hCG begannen schon 1930 [29]. Frauen, bei denen ein nichtgynäkologischer abdominaler Eingriff geplant war, wurde hCG injiziert, und die Ovarien wurden intraoperativ besonders inspiziert. War hCG in der Follikelphase des Zyklus injiziert worden, konnten in den Ovarien keine Zeichen einer Follikelstimulation, einer Ovulation oder einer Gelbkörperbildung gefunden werden. Das heißt, ohne das Vorhandensein von FSH-Aktivität konnten keine sichtbaren Effekte des hCG festgestellt werden. Hamblen u. Ross [32] bestätigten diese Ergebnisse.

Einsatz von Schweine- und Schafgonadotropinen in der klinischen Anwendung

Die frühen, die physiologische Aktion der Gonadotropine im normalen ovariellen Zyklus aufzeigenden Entdeckungen, verleiteten viele Wissenschaftler, nach Gonadotropinextrakten mit ausreichender Reinheit zu suchen, die deren Einsatz bei der Behandlung steriler, an Gonadotropininsuffizienz leidenden Patientinnen erlaubte. Gonadotropine, extrahiert aus Schweinehypophysen, wurden 1930 durch die IG-Farben-Industrie AG, Leverkusen, produziert und zur Behandlung von Patientinnen klinisch eingesetzt.

Einige Jahre später wurde eine Hundepräparation durch die »The Armour Laboratories« verfügbar, und GD Searle produzierten ein kommerziell verfügbares FSH-Präparat aus Schafhypophysen (Gonadophysin; [47]).

Zwei tierische hypophysäre Gonadotrophinextrakte werden im französischen Medikamentenindex von 1959 aufgeführt [71]: »Gonadohormone« (Laboratoires Byla) und »Hormone Gonadotrope Hypophysaire Choay« (Laboratoires Choay). Beide wurden vom französischen Sozialversicherungssystem erstattet.

Maddock et al. [47] beschrieben den Anstieg der Östrogenausscheidung im Urin während FSH-Verabreichung. Bei einigen Patientinnen wurden zystisch vergrößerte Ovarien, 7–10 cm im Durchmesser groß, beobachtet, und außerdem wurden »klare« Zysten mit Durchmesser von ca. 2 cm gesehen., Diese waren, mikroskopisch untersucht, mit Granulosazellen ausgekleidet und befanden sich in einer frühen Luteinisierung [47]. Netter [50] beschrieb auch eine spektakuläre Zunahme der Östrogenausscheidung im Urin nach Kurzzeitbehandlungen (1–3 Amp. von 10 Mauseinheiten jeden 2. Tag, für bis zu 9 Tage) mit einem kommerziell verfügbaren tierischen Hirnanhangdrüsen-Gonadotropinextrakt (»Gonadohormone«; Laboratoires Byla). Gonadotropinextrakte aus tierischen Hirnanhangdrüsen wurden in Europa und den USA bis in die frühen 60er Jahre des letzten Jahrhunderts eingesetzt. Erst nachdem ein neues Phänomen, nämlich das der »Anti-Hormone«, aufgetaucht war; reduzierte sich deren Einsatz.

1942 wurden unabhängig voneinander 2 wichtige Monographien veröffentlicht: »Antigonadotrophic substances« [52] und »The antigonadotrophic factor with consideration of the anti-hormone problem« [76]. Beide behaupteten, dass Gonadotropine tierischen Ursprungs »Anti-Hormone« produzierten, die die ovarielle Reaktionsfähigkeit beim Menschen verminderten. Zondek u. Sulman bemerkten: »Bei der chronischen Behandlung mit gonadotropem Hormon wurde 1930 festgestellt, dass das Zielorgan, z. B. die Ovarien, seine Reaktion nur eine beschränkte Zeitperiode aufrecht erhält. Es wird dann am Schluss zunehmend schwächer und verschwindet schließlich gänzlich«. Sie fuhren fort: »Chronische Behandlung von Tieren mit gonadotropen Hormonen bewirkt in diesen die Bildung einer neuen Blutsubstanz, Anti-Hormon genannt. Diese ist fähig, Gonadotropin sowohl in vivo als auch in vitro zu inaktivieren«. Somit, mehr als 2 Jahrzehnte, bevor die Natur immunologischer Phänomene völlig aufgeklärt wurde, hatten die Verfasser die Bildung von Antikörpern in Frauen, die tierischen Gonadotropinen ausgesetzt waren, beschrieben.

Maddock et al. [47] bestätigten diese vorausgegangene Arbeit und beschrieben den Nachweis von »Anti-Hormonen«, auftretend zwischen dem 44. und 76. Tag einer Dauerbehandlung mit tierischen hypophysären FSH-Präparaten. Die »Anti-Hormone« verhinderten die Wirkung von jedem Gonadotropin, gegen das sie getestet wurden (Schweine-FSH, humanes hypophysäres Gonadotropin, hCG), und zeigten sich noch 2–3 Monate nach Beendigung der Gonadotropin-Applikation in nachweisbaren Konzentrationen. Ein erneuter Behandlungskurs provozierte eine prompte und eindrucksvolle Zunahme der Anti-Hormon-Titer.

Einem Leitartikel von Wilkins [72] folgend, in dem dieser die Erforderlichkeit eines Gonadotropin-Hemmstoffs für gewisse gynäkologische Erkrankungen beschrieb, schlossen Maddock et al. [47], dass die Induktion einer Antihormonbildung durch die Applikation tierischen hypophysären FSHs eine therapeutische Anwendung in solchen Fällen finden könnte, bei denen die Hemmung hypophysärer Gonadotropine wünschenswert ist.

Serumgonadotropin trächtiger Stuten (PMSG)

PMSG wird von Strukturen, so genannten »endometrial cups«, trächtiger Stuten ausgeschüttet, und wurde zuerst von Cole u. Hart [11] beschrieben. »Endometrial cups«, zirkuläre Strukturen auf der Endometriumoberfläche um die Ansatzstellen des Fetus, sondern ein hochviskoses Gel ab. PMSG erscheint erst zwischen Tag 37 und 42 der Schwangerschaft in diesem Gel und erreicht seine höchste Konzentration zwischen Tag 50 und 70. Ab dem 4. Schwangerschaftsmonat ist es praktisch nicht mehr nachweisbar.

Das in diesen »endometrial cups« produzierte Hormon ist auch im Blut nachzuweisen. PMSG wurde aus dem um Tag 65 der Schwangerschaft gewonnenen Blut trächtiger Stuten hergestellt.

Diese Präparate wurden in Frankreich von der Sozialversicherung erstattet. Sie stimulierten Follikelwachstum, Ovulation und Gelbkörperbildung im Ovar sowie zyklische Veränderungen in Uterus und Vagina

Hamblen [31] zeigte 1939, dass »die zyklische Applikation in als adäquat angesehenen Dosen von PMSG während der Follikelphase weder zu Gestagenentzugsblutungen noch zur sekretorischen Umwandlung des Endometriums (bewiesen durch Endometriumbiopsien) und oder gar zu Schwangerschaften führten [30, 31].

Das Zwei-Stufen-Protokoll

Der Begriff des »Zwei-Stufen-Protokolls« wurde 1941 eingeführt: Ovarielle Stimulation mit Gonadotropinen (PMSG, oder pituitäres Gonadotropin vom Schwein oder Schaf), um Follikelwachstum und -entwicklung zu erzielen, gefolgt von der Ovulationsinduktion mit hCG; [28]). Hamblen et al. [32] definierten die »ideale Behandlung« wie folgt: »Um eine effektive Therapie bei Ovarialinsuffizienz zu erreichen, sollte ein Gonadotropin zunächst zur Follikelstimulation, dann zur Ovulation und Gelbkörperbildung führen, und diese Phänomene sollen in einer physiologischen Art und Weise eintreten, wie wir es von Fertilität und Konzeption her kennen«. Sie demonstrierten, dass die Applikation von PMSG während der Follikelphase, gefolgt durch die Applikation von hCG 12–14 Tage später, zu einem sekretorischen Endometrium führte und somit Schwangerschaften mittels »Verkehr zum Optimum« erzielt werden konnten.

Obwohl die Antikörperbildung durch das PMSG zu einer biologischen Neutralisation des injizierten Materials führte, bewirkte es keinen anaphylaktischen Schock oder schwerste allergische Reaktionen. PMSG und andere aus tierischen Hypophysen hergeleitete Gonadotropinpräparate wurden deshalb für viele Jahre eingesetzt. Obwohl schon in den 40er Jahren des letzten Jahrhunderts die Tatsache der allergischen Reaktionen auf Gonadotropine tierischen Ursprungs (zuvor als »Synapoidin Steri-Vial« in den USA vermarktet) feststand, hat die FDA die Zulassung für »Synapoidin Steri-Vial« erst am 06.07.1972 zurückgezogen (siehe »Federal Register« vom 06.07.1972: 32FR13284).

Erst 1962 wurde Folistiman (VEB Arzneimittelwerk Dresden), ein hochgereinigtes, standardisiertes FSH-Präparat aus Schweine-Hypophysen, in den ostdeutschen Markt eingeführt. Dieses Präparat wurde in der Hoffnung eingesetzt, dass Ovulation und folgende Schwangerschaft in den ersten wenigen Monaten herbeigeführt werden könnten, bevor die Immunantwort und deren Konsequenzen sich voll entwickelt hätten. In der Tat wurde von einigen Schwangerschaften berichtet [13, 28, 58, 59, 70]. Daume [13] verglich die Ergebnisse der Ovulationsinduktion mit Schafgonadotropinextrakten mit denen nach urinärem hMG. Die Schwangerschaftsrate/Behandlungszyklus betrug 11,5% bei den tierischen und 12,7% bei humanen Präparaten. Groot-Wassink u. Blawert [28] verglichen die Schwangerschaftsraten nach tierischen und menschlichen FSH-Präparaten und fanden, dass tierische Gonadotropine zu signifikant besseren Ergebnissen führten. Sie erklärten diese Unterschiede damit, dass mit den humanen Präparationen deshalb so schlechte Ergebnisse erreicht würden, weil bei den menschlichen Präparaten ein LH-Exzess vorläge; die FSH:LH-Ratio lag bei 11:1 in den humanen und bei 70:1 in den tierischen Präparaten. Groot-Wassink u. Blawert [28] wiesen als erste darauf hin, dass ein exzessiver LH-Überschuss zu negativen Effekten auf die reproduktive Leistung führen könnte.

PMSG musste wahrscheinlich wegen der auf Grund der Antikörperbildung bestehenden potenziellen Gefahren vom Markt genommen werden. Jedoch waren tierische Gonadotropine unter dem Handelsnamen »Folistiman« (VEB Arzneimittelwerk Dresden) noch in einigen osteuropäischen Ländern bis 1998 erhältlich. Die Tatsache würdigend, dass tierische Gonadotropine zur Antikörperbildung beim Menschen führen können, die nicht nur zur Neutralisation der applizierten Präparate, sondern auch der eigenen endogenen Gonadotropine führen könnten, wurden alle wissenschaftlichen und technologischen Anstrengungen darauf konzentriert, gereinigte Gonadotropine aus menschlichen Quellen zu extrahieren.

Humanes pituitäres Gonadotropin (hPG)

Gemzell et al. [26] extrahierten Gonadotropine aus menschlichen Hypophysen. Die mit dem Einsatz dieser Präparate erzielten klinischen Resultate wurden 1958 publiziert. Bettendorf [6] zeigte, dass damit eine Ovarstimulation bei hypophysektomierten Personen möglich ist. Zwischen 1958 und 1988 wurden hPG-Präparate in vielen Zentren weltweit erfolgreich zur Ovulationsinduktion bei Ovulationsstörungen eingesetzt. Jedoch wurde bald klar, dass der Vorrat an menschlichen Hypophysen zu begrenzt war, um die konstant anwachsende Nachfrage nach Gonadotropinen zu decken. Überdies wurde hPG, mehr als 20 Jahre nach seiner Markteinführung, zum Inhalt von Schlagzeilen: Es tauchten Fälle einer Variante der Creutzfeld-Jakob-Krankheit (vCJD) auf, die in Zusammenhang mit dem Einsatz von hPG oder von menschlichem pituitärem Wachstumshormon gebracht wurden. Fälle von vCJD wurden in Australien, Frankreich und Großbritannien identifiziert [10, 22].

Es ist eine interessante Tatsache, dass bei keinem dieser Fälle Präparate pharmazeutischer Firmen eingesetzt worden waren. Es konnte nachverfolgt werden, dass in den genannten Fällen nur Produkte staatlicher Institutionen zum Einsatz gekommen waren: die »pituitary agency« in Australien, die »pituitary agency« in Großbritannien und »France-Hypophyse«. hPG wurde danach vom Markt genommen, womit beim Einsatz von Gonadotropinen eine weitere Ära ihr Ende fand.

hMG

hMG wurde aus Rohextrakten großer Urinpools isoliert und gereinigt, wobei mehrere Extraktions- und Konzentrationsverfahren vorgeschlagen worden sind. Die Produktion von hMG ist ein relativ einfaches Verfahren [17, 18, 46]. Das erste zum klinischen Einsatz bestimmte hMG-Präparat »Pergonal 25 Serono« wurde in Italien am 22.05.1950 zugelassen. Die Definition einer Einheit basierte auf der Fähigkeit des Produkts, bei präpubertären, 28 Tage alten weiblichen Ratten einen Östrus zu induzieren. 1953 wurde hMG erfolgreich zur Ovarstimulation bei hypophysektomierten Ratten eingesetzt [8]. »Pergonal 23« – 50 g dieser hMG-Substanz wurden von Serono zur Verfügung gestellt – wurde zum internationalen Referenzpräparat (IRP-hMG) für die Quantifizierung von hMG [39].

Danach wurden zahlreiche klinische Studien zum Einsatz der hMG-Präparate initiiert. Der auf FSH und LH bezogene Reinheitsgrad der verfügbaren Zubereitungen lag lediglich bei 5%! Jedoch, in Ermangelung von Alternativen, wurden diese Präparate von den Regulierungsbehörden und der wissenschaftlichen Gemeinschaft akzeptiert. Der Einsatz dieser Präparate am Menschen führte zu den erwarteten und gewünschten Veränderungen des Endometriums, des Vaginalepithels und der Steroidhormonausschüttung [38]. 1961 stellten wir fest, dass amenorrhöische, hypogonadotrope Frauen, jeweils abhängig von der individuellen Sensitivität, die Dosis an Pergonal benötigten, die etwa

120–240 mg der internationalen Referenzpräparation entsprach, um die Ovarien zur Östrogenproduktion zu stimulieren [40, 41].

Dann berichteten Lunenfeld et al. von ersten erfolgreichen Ovulationsinduktionen, die bei amenorrhöischen, hypogonadotropen, anovulatorischen Frauen zu Schwangerschaften führten. Dabei wurde ein sequenzielles Step-up-/step-down-Schema eingesetzt. Die Startdosis bei solchen Frauen betrug 240 mg IRP-hMG täglich, was dann auf 360 mg, und dann auf 480 mg täglich gesteigert wurde. Danach wurde schrittweise auf 360 mg und schließlich auf 240 mg IRP-hMG täglich reduziert. Die Ovulation wurde durch die Gabe von 10.000 IU hCG induziert. An den folgenden Tagen wurden nochmals jeweils 10.000 bzw. 5000 IU hCG appliziert. Diese hCG-Dosis war ausreichend, die Corpus-luteum-Funktion so lange zu unterhalten, bis es, ca. 13 Tage später, zur Bildung von endogenem hCG kam [42–44].

Diese Ergebnisse wurden durch Palmer u. Dorangeon [54] und Rosenberg et al. [57] bestätigt. Die WHO-Expertenkommission für biologische Standardisierung definierte die internationale Einheit (IU) für FHS und für ICSH (LH) 1964 als die Aktivität, die in 0,2295 mg des IRP-hMG enthalten war. Eine nachträgliche Umwandlung von IRP-hMG zu FSH- und LH-IU zeigte, dass die eingesetzten Dosierungen zwischen 55 und 110 IU/Tag lagen. Pergonal 75 wurde 1961 in Israel und 1965 in Italien zugelassen, nachdem zahlreiche Berichte über die erfolgreiche Ovulationsinduktion vorlagen. Eine Ampulle dieser hMG-Präparation enthielt ca. 75 Einheiten FSH und 75 Einheiten LH, was mit standardisierten Bioassays gemessen wurde.

1972 berief die WHO ein wissenschaftliches Meeting in Genf, das zu leiten der Erstautor die Ehre hatte. Während dieses Meetings wurden Leitlinien für Diagnostik und Management unfruchtbarer Paare entwickelt (World Health Organization 1973). Als effektive Tagesdosis für hypogonadotrope Patienten wurden Tagesdosen von 150–225 IU festgehalten, für anovulatorische, normogonadotrope Patienten Tagesdosen von 75–150 IU. Es wurde ebenso dargelegt, dass die FSH:LH-Ratio in den hMG- und HPG-Präparaten variiert. Jedoch war es offensichtlich, dass Zubereitungen mit einem Verhältnis zwischen 0,1 bis 10 geeignete Reagenzien zur Behandlung darstellten, wenn eine ausreichende Gesamtdosis von FSH gewährleistet ist.

1975, 2 Jahre später, traf sich dieses WHO-Expertenkomitee erneut unter der Führung des Erstautors (TRT565) und stellte fest, dass es wünschenswert sei, einen internationalen Standard zur Kontrolle der Potenz solcher hMG-Präparate zu haben, da diese in vielen Ländern eingesetzt würden. Das Komitee definierte die internationale Einheit für humanes, urinäres FSH als die Aktivität, die in 0,11388 mg des internationalen Standards enthalten ist. Für die internationale Einheit von humanem urinärem LH (ICSH) wurde für den Bioassay die Aktivität festgelegt, die in 0,13369 mg des internationalen Standards enthalten ist. Das internationale Komitee betonte, dass der neue Standard sowie zukünftige Standards und an ihnen gemessen Zubereitungen für FSH und LH getrennt festgelegte Aktivitäten umfassen sollten.

Der »Steelman-Pohley-Assay« [67] für die FSH-Bestimmung wurde zum »Standard«. Bei diesem Assay wurde hCG unreifen Ratten subkutan gespritzt. Danach wurde FSH über 3 Tage entsprechend des internationalen Standards verabreicht. Eine 2. Tiergruppe erhielt die selbe Menge an hCG und dann die zu testende Präparation ebenfalls über 3 Tage. Die Autopsie wurde 72 h später nach der 1. Injektion durchgeführt. Dabei wurden die Ovarien entfernt und gewogen. Der FSH-Gehalt ist dann anhand der Standardkurve errechnet worden. Wurden Zubereitungen mit variierendem FSH-LH-Verhältnis mittels dieser Methode getestet, interferierte der LH-Gehalt nicht [45]. Obwohl dieser Assay spezifisch ist, hängt seine Präzision von der Anzahl der eingesetzten Tiere ab und ist selbst bei einer großen Zahl relativ niedrig. Eine Quelle homogenen FSHs, das hinsichtlich Masse und Bioaktivität standardisiert werden könnte [37], brächte offensichtliche Vorteile.

Die Suche nach »reinen« Präparaten

In den frühen Siebzigern des letzten Jahrhunderts begannen Kliniker darauf hinzuweisen, dass unterschiedliche Patientengruppen und Personen unterschiedliche Behandlungsregime brauchen, wobei hinsichtlich des Protokolls und der Dosierung von

FSH und LH variiert werden müsse. Solche individuell angepassten Behandlungsregime benötigten Gonadotropinpräparationen mit reinem oder fast reinem FSH und LH. Mit einer Vielzahl von Modifikationen bei unterschiedlichsten Methoden wurde versucht, FSH von LH in Gonadotropinextrakten zu trennen. Jedoch brachte keine eine wirkliche Lösung, da diese entweder zu mühsam, zu kompliziert oder zu teuer waren bzw. nicht ausreichend genau und effizient. Neuere Entwicklungen in immunologischen Techniken [40, 41] öffneten hinsichtlich des Messens und Produzierens von verschiedenen Hormonen, gereinigtes FSH eingeschlossen, einen wirklich grenzenlosen Horizont. Zu diesen neuen Verfahren führte der Synergismus 4 unterschiedlicher Aspekte:

— Fortschritte im Wissen um theoretische Immunologie,
— technische Entwicklung in der Makromolekularchemie,
— Fortschritt in der Kernphysik, die die In-vitro-Iodination mittels radioaktiver Isotope erlaubte und die
— Verfügbarkeit hochgereinigter und potenter Hormonpräparationen.

Spezifische Hyperimmun-anti-hCG-Serum-Präparationen wurden schon in den 30er Jahren eingesetzt [4, 69]. Diese Methode wurde nach 1960 [23] dadurch verbessert, dass Immunsäulen mit polyklonalen Anti-LH-Antikörpern eingesetzt wurden. Urinäres hMG, sowohl FSH als auch LH enthaltend, wurde durch diese Säulen gefiltert; alle in hMG enthaltenden Proteine, FSH eingeschlossen, passierten diese Säule, und nur LH, gebunden an die spezifischen Antikörper, wird zurückgehalten. Das herausgelöste FSH wird dann gereinigt und lyophilisiert, sodass eine biologisch reine FSH-Präparation mit nur noch minimaler LH-Aktivität entsteht. Das Endprodukt (Metrodin®) enthält 150 IU FSH und 1 IU LH/mg Protein.

Die Herstellung gereinigter Gonadotropine, gekoppelt mit der Verfügbarkeit von Makromolekülen, die die Entwicklung einer ganzen Reihe effizienter Immunoabsorbtionsmittel erlaubte, versetzte die Pharmaindustrie in die Lage, gereinigte, von LH-Kontamination fast freie FSH-Präparate einzuführen [19].

Hochgereinigtes urinäres FSH

Weitere technologische Fortschritte erlaubten den Ersatz polyvalenter Antikörper durch hochspezifische monoklonale Antikörper. Die Produktion von gereinigtem urinärem FSH war hauptsächlich ein »passiver« Prozess, bei dem LH von der Hauptmasse getrennt wurde und FSH, zusammen mit anderen urinären Proteinen, aufgefangen und für die Anwendung lyophilisiert wurde. Die Gonadotropine der 3. Generation, z. B. hochgereinigtes urinäres FSH (FSH-HP) werden durch einen direkteren Prozess hergestellt. In der Affinitätssäule werden hochspezifische monoklonale Antikörper eingesetzt, die selektiv an die FSH-Moleküle in der hMG-Hauptmasse binden. Die ungebundenen urinären Proteine und LH durchlaufen die Säule, wobei dann reines FSH in der Säule verbleibt. Das FSH wird dann als hochgereinigtes Produkt extrahiert, ohne dass LH oder kontaminierende urinäre Proteine noch enthalten wären. Als Ergebnis dieses verbesserten Herstellungsprozesses enthält diese FSH-Zubereitung (Metrodin-HP®) <0,1 IU LH-Aktivität und <5% undefinierte urinäre Proteine. Die spezifische Aktivität des FSH ist von 100–150 IU/mg Protein in gereinigten urinären FSH-Präparationen (Metrodin®) auf ca. 9000 IU/mg Protein in den hochgereinigten Produkten (Metrodin-HP®) angestiegen.

Die Reinheit konnte ebenso von 1–2 auf 95% erhöht werden. Diese deutlich verbesserte Reinheit bedeutet, dass die Gesamtmenge injizierter Proteine sehr klein ist, was dieses hochgereinigte FSH-Präparat zur subkutanen Injektion geeignet macht. Der Einsatz hochgereinigter FSH-Präparate bewirkte, dass die Rolle des Östrogens als Marker für die Follikelentwicklung neu bewertet werden musste. Tierexperimente [23] und Studien mit Patienten, die ein 17α-Hydroxylase-Defizit aufwiesen [55] zeigten, dass Follikelwachstum und -entwicklung trotz extrem niedriger Östrogenspiegel ablaufen können und der quantitative Östrogenspiegel nicht notwendigerweise eine präzise Beurteilung von Follikelwachstum und -entwicklung darstellt. Wird reines FSH verabreicht, hängt die Wirkung hinsichtlich der follikulären Östrogenproduktion von Präsenz und Höhe des vom Patienten selbst gebildeten LH ab. Da Ultraschalluntersuchungen zur Beurteilung des Follikelwachstums (ein Maß für die FSH-Aktivität) eingesetzt werden können, ebenso wie zur Beurteilung der Endometriumdicke (ein Maß für die Östrogenstimulation), erscheinen eben diese Ultraschallkontrollen der Ovarien und des Uterus ausreichend, um den Effekt der FSH-Applikation zu überwachen. Eine Einzelöstrogenbestimmung vor der geplanten Ovulationsinduktion kann zur Vorhersage eines möglichen Überstimulationssyndroms eingesetzt werden, um damit auch über mögliche weitere therapeutische Maßnahmen (Verzögerung der hCG-Applikation etc.) zu entscheiden.

In der Vergangenheit waren menschliche Hypophysen und Menopausenurin die einzigen Quellen für die Produktion humaner Gonadotropinpräparate. hPG-Präparate wurden mit dem Auftreten der iatrogenen Creutzfeld-Jakob-Krankheit aufgegeben. Somit stellte bis vor kurzem der Menopausenurin die einzige Quelle dar. Es wurde offensichtlich, dass mit dem Einsatz von Menopausenurin als alleiniger Ressource es zu Verknappungen kommt. Als mit der Extraktion aus dem Urin gestartet wurde, gab es 4 Urinsammelzentren: eines in den Niederlanden, eines in Spanien, eines in Israel und eines in Italien. Alles in allem waren 600 Frauen an diesen Sammelzentren beteiligt, und jede Frau war dem Sammler persönlich bekannt. Falls eine der Frauen erkrankte oder Medikamente, wie Antibiotika, erhielt, wurden ihre Urinproben verworfen. Innerhalb eines Jahres wurden von diesen Frauen 120.000 l Urin gesammelt, was in jener Zeit völlig ausreichte, um amenorrhöische Frauen mit hypothalamisch-hypophysärer Insuffizienz (WHO I) weltweit zu behandeln.

Zu Beginn dieses Jahrtausends waren 120 Mio. l Urin nötig, um den weltweiten Bedarf zu decken – ein Anstieg um das 1000fache, wofür 600.000 Spenderinnen notwendig wurden. Diese Spenderinnen wurden in europäischen Ländern, Korea, China, Indien und Südamerika rekrutiert. Da dieses Vorgehen nicht mehr auf einer individuellen Sammlung basieren konnte, musste eine zunehmende Zahl von Sicherheitsmaßnahmen berücksichtigt werden. Die Mängel hinsichtlich der Extraktion aus dem Urin können wie folgt zusammengefasst werden:
- Fehlen regelmäßiger Kontrollmöglichkeiten,
- Unmöglichkeit der Spendernachverfolgung,
- keine Möglichkeit für Qualitätskontrolle während des Transports,
- Urinquellen können nicht validiert werden,
- Möglichkeit der Proteindenaturierung durch Dekontamination,
- Kreuzkontamination kann nicht verhindert werden,
- nur niedrige Qualitätskontrolle,
- begrenzte Quellen.

Im Urin von an Scrapie infizierten Hamstern, BSE-infizierten Rindern und an CJD erkrankten Menschen wurde eine proteaseresistente Form von Prionen gefunden [25, 63]. Wenn asymptomatische Überträger der vCJD-Prioneninfektion in der menschlichen Bevölkerung existierten, stellen sie wegen der iatrogenen Prionenübertragung ein potenzielles Risiko für andere dar, auch wenn sie selbst keine Klinik entwickeln.

Bedenken hinsichtlich der potenziellen Krankheitsübertragungen veranlassten einige Länder, den so genannten »Vorsorgegrundsatz« anzuwenden: Die australische Arzneimittelbehörde veröffentlichte 1996 ihre Entscheidung hinsichtlich des Ersatzes von urinären mit rekombinanten Gonadotropinen, da diese einen höheren Standard hinsichtlich Reinheit und Sicherheit böten. Im gleichen Jahr wurde in Frankreich in den Beipackzetteln eine Produktwarnung eingeführt, die auf virusbedingte Risiken in allen urinären Gonadotropinen hinwies. Die britische Arzneimittelbehörde hat im Jahr 2003 hochgereinigte FSH-Produkte (Metrodin-HP®) als Vorsichtsmaßnahme gegen das theoretische Risiko einer vCJD-Übertragung vom britischen Markt zurückgezogen [61].

Im »Swissmedic«-Brief [68] wurde festgehalten: »Urin aus Ländern, die in der GBR-Klassifikation (Geographical risk of bovine spongioform encephalopathy) mit einem höheren Risiko belegt sind bzw. in denen kein gesicherter Wissensstand hinsichtlich Status und Monitoringsysteme hinsichtlich übertragbarer spongioformer Enzephalopathie (TSE) gegeben ist, wie z. B. China und Nord-Korea, sollte aus Gründen der Vorbeugung nicht länger genutzt werden. In diesem Zusammenhang soll berücksichtigt werden, dass für einige Präparate jetzt rekombinante Produkte verfügbar sind. Deshalb betrachtet Swissmedic Präventivmaßnahmen als vernünftig und notwendig.« Das Schweizer Bundesgericht kam im November 2005 zum Schluss, dass Experten aus Gründen der Arzneimittelsicherheit bzgl. des Reinheitsgrades rekombinanten Präparaten den Vorzug gäben, und verlangte, dass aus Menopausenurin hergestellte Gonadotropinpräparate mit einer Warnung versehen und die Herkunft des Urins genannt werden müssen. Solche Maßnahmen läuten wahrscheinlich den Abschied urinärer Gonadotropine ein.

Die Zukunft der Sterilitätstherapie ist ohne Zweifel darauf angewiesen, dass einerseits die Kapazität der pharmazeutischen Herstellung von Gonadotropinen in solch ausreichender Menge gegeben sein wird, um den weltweit kontinuierlich ansteigenden Bedarf zu decken, und andererseits das Risiko der biologischen Kontamination zu reduzieren, so gering dieses auch sein mag. Das nun verfügbare detaillierte Wissen bzgl. des physiologischen Prozesses der Gonadotropinsynthese durch die hypophysären Zellen und die Entwicklung der rekombinanten DNA-Technologie trägt jetzt in sich das Potenzial, pharmakologisch aktive FSH-Präparationen in großen Quantitäten zu produzieren.

Rekombinante Gonadotropine

Das allgemeine Prinzip zur Herstellung rekombinanter humaner Gonadotropine beruht v. a. auf der Identifikation und Trennung von entsprechenden Proteinmolekülen. Die Aminosäurensequenzen der FSH-α- und -β Untereinheiten wurden von Rathnam u. Saxena [56] und Saxena u. Rathnam [60] beschrieben. Die Genkodierung der FSH-β-Untereinheit wurde 1985 geklont. Die Kodierungsgene für die α- und β-Untereinheiten des menschlichen FSH wurden in Klonvektoren (Plasmide) eingeschleust, um so einen effizienten Transfer in die Empfängerzelle zu ermöglichen. Diese Vektoren enthielten ebenfalls Promotoren, die zur direkten Transkription von Fremdgenen in den Empfängerzellen führten. CHO-Zellen wurden als Empfängerzellen ausgesucht, da diese leicht mit Fremd-DNA beimpft werden können und in der Lage sind, Glykoproteine zu synthetisieren. Weiterhin können sie in Zellkulturen in großer Menge hergestellt werden.

Das erste in der Welt hergestellte rekombinante humane FSH (rhFSH; Follitropin alpha) zum klinischen Einsatz wurde durch die Fa. Serono 1988 produziert und in der europäischen Union als »Gonal-F®« in den Markt eingeführt. Ein gleichartiges rhFSH-Präparat (Follitropin beta, Puregon®) wurde durch die Fa. Organon 1996 eingeführt. Bei der Herstellung von Gonal-F® setzte Serono 2 getrennte Vektoren ein, um die FSH produzierende Zelllinie aufzubauen, jeweils ein Vektor für jede Untereinheit [34]. Puregon wurde von NV Organon mit nur einem einzigen Vektor hergestellt, der die Kodierungssequenzen für die Gene beider Untereinheit enthielt [51]. Nach der Übertragung konnte eine genetisch stabile, transformierte Zelllinie isoliert werden, die biologisch aktives FSH produzierte. Die für die Produktion von Puregon eingesetzte CHO-Linie hatte 150–450 Genkopien vorrätig. Für das Ziel der Bioproduktion wurden solche stabilen Zelllinien ausgewählt, die FSH-dimer in sehr großen Mengen exprimierten. Eine Master-Zell-Bank (MCB) wurde eingerichtet, die identische Zellaufbereitungen des auf der Basis von hoher FSH-Produktivität ausgesuchten Klons enthält. Das resultierende rekombinante FSH war weit homogener als das am höchsten gereinigte hypophysäre FSH und stellte somit die Basis zum klinischen Einsatz dar. Spezifische Zellklone wurden nun selektiert, um eine Massenproduktion von rekombinantem FSH, LH und hCG zu etablieren.

Die resultierenden Zubereitungen haben eine hohe Reinheit und hohe biologische Potenz (FSH >10.000 IU, LH 9000 IU und hCG 20.000 IU jeweils pro mg Protein). Diese Zellpräparationen werden bis zum Einsatz in individuellen Ampullen kryokonserviert und gelagert. Eine »Arbeits-Zell-Bank« wird durch Zellzüchtung aus einer Ampulle der MCB etabliert, und Proben dieser Kultur werden dann wiederum in Ampullen kryokonserviert. Zellen von einer oder mehr Ampullen werden für jeden Produktionszyklus kultiviert Die FSH produzierenden CHO-Zellen werden auf »Mikrocarrier« in einem Bioreaktor kultiviert, wobei sie für eine Zeitspanne bis zu 3 Monaten mit einem wachstumsfördernden Medium perfundiert werden. Der Überstand wird aus dem Bioreaktor zur Isolierung von rekombinantem FSH abgeschöpft.

Die anschließende Reinigung ist bei den beiden kommerziell verfügbaren rekombinanten FSH-Präparationen unterschiedlich. Bei Puregon wird eine Serie von Anion- und Kation-Austausch-Chromatographien eingesetzt, gefolgt von hydrophober Chromatographie und Größen-Ausschluss-Chromatographie. Bei Gonal-F* werden gleichartige Serien von 5 chromatographischen Schritten eingesetzt, wobei ein Immunoaffinitätsschritt mit spezifischen monoklonalen Antikörpern eingeschlossen ist. Jeder Reinigungsschritt wird rigoros kontrolliert, um die Batch-to-batch-Konsistenz des gereinigten Produktes sicher zu stellen.

In den frühen 90er Jahren des letzten Jahrhunderts berichteten einige IVF-Zentren Schwangerschaften nach dem Einsatz von rekombinantem FSH zur Ovulationsinduktion in der IVF-Therapie [15, 27, 53]. Es konnte gezeigt werden, dass die rekombinanten Präparate mindestens so effizient wie die urinären Präparate im Management der assistierten Reproduktion sind [14].

Agrawal et al. [1] berichteten erstmalig von einer Geburt bei einer hypothalamisch-hypogonadotropen Frau (WHO I), nachdem zur Ovarstimulation sowohl rekombinantes FSH als auch rekombinantes LH eingesetzt worden waren; die Ovulationsinduktion erfolgte dann ebenfalls mit rekombinanten hCG. Donderwinkel et al. [16] berichteten von einer Schwangerschaft, die bei einer Patientin mit polyzystischen Ovarien nach Ovulationsinduktion mit rekombinanten FSH eingetreten war.

Neuere Fortschritte im Produktionsprozess für rhFSH (Follitropin alpha) führten zu einer hohen Batch-to-batch-Konsistenz, sowohl im Isoformprofil als auch in der Glycan-Verteilung. Der offensichtlichste Vorteil dieser Zubereitung gegenüber urinärem FSH ist darin zu sehen, dass es nun möglich ist, FSH verlässlich gemäß des Proteingehalts (Masse in µg) anstelle der bisherigen Bestimmung der biologischen Aktivität zu quantifizieren. Dieser Reinheitsnachweis bietet sowohl eine optimale Risikoreduktion als auch die Sicherheit einer höheren Qualität und die Batch-to-batch-Konsistenz. Der Variationskoeffizient eines In-vivo-Bioassays liegt typischer Weise bei +/-20% im Vergleich zu 2% für physikalisch-chemische Analysetechniken wie Hochleistungs-Flüssigsäulen-Chromatographie zur Größendifferenzierung (SE-HPLC; [20]). Dies führte dazu, dass Serono International nun sein rhFSH-Protein (Gonal-F*) mittels SE-HPLC quantifiziert, einem robusten und genauen Assay, was im Vergleich zu den mittels Steelman-Pohley-Bioassay quantifizierten Chargen zu einer signifikanten Verbesserung der Batch-to-batch-Konsistenz führt [35].

Zukünftige Entwicklungen

»Protein-Engineering« bietet einen Ansatzpunkt zur Erweiterung der Palette verfügbarer rekombinanter Gonadotropine bei der Behandlung steriler Frauen. Mit der heutigen Medikation sind tägliche FSH-Injektionen notwendig, um eine effektive Ovarstimulation zu erzielen. In der Zukunft werden neue FSH-Moleküle mit erweiterter Halbwertszeit hinsichtlich der Lebensdauer und der therapeutischen Wirkung entwickelt werden. Solche Moleküle werden die Ärzte in die Lage versetzen, mit einer einzigen Injektion pro Woche das Follikelwachstum in einer kontrollierten und vorhersagbaren Art und Weise zu steuern.

Rekombinante DNA-Technologien erlauben das Design therapeutisch aktiver und potenter Gonadotropinagonisten und -antagonisten, in denen Schlüsselproteine und Carbohydratketten in den α- und β-Untereinheiten von FSH und LH verändert werden [7]. FSH besitzt eine relativ kurze und hCG eine relativ lange Halbwertszeit. Die lange Halbwertszeit von hCG ist teilweise zurückzuführen auf das Vorhandensein von 4-Serin, O-gebundenen Oligosachariden, die an eine ausgedehnte hydrophile Carboxikette gebunden sind. Lokalisationgerichtete Mutagenesen und Gentransfertechniken machten es möglich, die Carboxyl-Endgruppe von hCGβ (CTP) an das 3'ende der FSH-Kodierungssequenz zu fusionieren. Dieses rekombinante FSH-CTP-Protein behält die biologische Aktivität des nativen FSH in vivo und zeichnet sich aber durch eine deutlich verlängerte Haltwertzeit aus. Dadurch erhält dieses Molekül in vivo eine signifikant höhere Potenz als das native FSH und lässt es somit offensichtlich zu einem Kandidaten für einen lang wirkenden FSH-Agonisten werden [24].

Die Ergebnisse einer internationalen Multicenterstudie mit diesem langwirkendem FSH-Molekül wurden unlängst veröffentlicht [9]. Bei der Anwendung dieses Moleküls an 13 hypogonadotropen

Männern konnten keine schwerwiegenden Nebenwirkungen beobachtet werden. Allerdings zeigten sich in 39% der Fälle Symptome einer milden lokalen Reaktion. Zu keiner Komponente dieses FSH-Moleküls konnte eine Antikörperbildung beobachtet werden. Die Halbwertszeit hinsichtlich der Ausscheidung lag bei 94,7 h +/−26,2, was 2- bis 3-mal länger im Vergleich zum natürlichen FSH ist [9] In einer Studie mit gesunden weiblichen Freiwilligen konnte gezeigt werden, dass eine Einzeldosis des rFSH-CTP ein multiples Follikelwachstum induzierte, das von einem dosisabhängigen Anstieg des Serums Inhibin-B begleitet wurde [21]. Die erste Lebendgeburt nach Stimulation mit einem chimären langwirkenden humanen rFSH Agonisten (rFSH-CTP) wurde durch Beckers et al. [5] 2003 berichtet. Die Ovarstimulation wurde am 3. Tag eines spontanen Zyklus mit 180 µg rFSH-CTP begonnen. Danach wurden 150 IU rFSH zusammen mit einem GnRH-Antagonisten für 2 weitere Tage verabreicht. 10.000 IU hCG wurden am Tag 12 injiziert, und in der Folge konnten 12 Oozyten gewonnen werden. Zehn Eizellen ließen sich fertilisieren, und nachdem 2 Embryonen transferiert worden waren, konnte am Geburtstermin ein gesundes Kind spontan entbunden werden.

Am SRBI (Serono Reproductive Biology Institute) wurde ein rekombinantes hFSH-Analogon mit deutlich verlängerter Halbwertszeit identifiziert. Leistungsstarke Bioinformatikcomputer wurden in Hinblick auf die dreidimensionale Struktur des FSH eingesetzt, um das Aussehen neuer Molekülstrukturen vorherzusagen, damit sie gegenüber den physiologischen Inaktivierungsmechanismen resistent würden. Ein Protein, genannt »GM-1«, weist eine deutlich verlängerte Halbwertszeit auf. Wird es Ratten subkutan injiziert, sind die zirkulierenden Blutspiegel dieses Moleküls nach 2 Tagen immer noch ca. 6-mal höher, verglichen mit der Applikation einer gleichen Menge von rFSH (Gonal-F®).

Serono International entwickelt ebenso einen neuen, lang wirkenden Wirkstoff eines rekombinanten FSH. Diese neue Rezeptur basiert auf Alkermes' Technologie der verzögerten Medikamentenabgabe nach Injektion, wobei die Mikroverkapselung von Wirkstoffen in polymeren Mikrosphären angewendet wird. Diese werden nur langsam abgebaut und setzen den eingekapselten Wirkstoff in kontrollierter Menge nach subkutaner oder intramuskulärer Injektion frei. Diese neue Formulierung ist mit dem Ziel entwickelt worden, mit dieser Einzelinjektion den Patienten eine Alternative zu den täglich zu wiederholenden Injektionen zu bieten. Ergebnisse mit dieser neuen Formulierung sind noch nicht veröffentlicht.

Es mag von historischem Interesse sein, festzuhalten, dass 1966 von Insler et al. [36] versucht wurde, den Effekt von hMG durch den Einsatz eines synthetischen Plasmaexpanders als Vehikel zu verlängern. Nachdem in Kochsalz gelöstes hMG Mäusen injiziert worden war, stieg die Aktivität während 24 h an, dann folgte ein signifikanter Abfall. Die Aktivität von in Dextran gelöstem hMG stieg ebenfalls in den ersten 24 h an, blieb dann auf diesem Niveau für 24–48 h und fiel erst 72 h nach der Injektion signifikant ab.

Für die in die Entwicklung innovativer Fertilitätstherapeutika engagierten Unternehmen stellen seit einigen Jahren die oral anwendbaren Gonadotropinmimetika den »Heiligen Gral« der Medikamentenentwicklungsforschung dar. Mit besserem Wissen über die Lokalisation der Aktivierungsstellen von Gonadotropinen und GnRH-Analoga wurde es möglich, kleine Nichtpeptidmoleküle zu kreieren, die eine Signaltransduktion induzieren, ohne an die extrazellulären Domäne der Membranproteine zu binden. Solche Moleküle werden schlussendlich zu hochpotenten, oralaktiven Therapeutika umgewandelt und werden entweder die dimären Glycoproteinhormone ersetzen oder als Antagonist wirken. Ein klassischer Ansatz ist das Datenscreening großer Chemiebibliotheken mit dem Ziel, kleine Molekülagonisten (<500 Da) für menschliche FSH- oder LH-Rezeptoren zu finden. In der Tat hat die Beschäftigung mit dem humanen LH-Rezeptor einigen Erfolg gehabt: Von einem Pyrazolyl-Tyrosin-Amidmolekül konnte nachgewiesen werden, dass dieses in CHO-Zellen oder auf der Oberfläche testikulärer Leydig-Zellen exprimierte LH-Rezeptoren aktivierte.

Organon hat kürzlich berichtet, dass zum ersten Mal ein LH-Agonist von geringem Molekulargewicht (Org 43553) bei weiblichen freiwilligen Versuchspersonen im fortpflanzungsfähigen Alter eingesetzt worden ist. Die orale Verabreichung von Org 43553 bis zu einer Einzeldosis von 2700 mg wurde in dieser Studie gut toleriert. Nach 0,5–1 h war im Durchschnitt das Konzentrationsmaximum erreicht und die durchschnittliche Halbwertszeit der Elimination variierte zwischen 30 und 47 h. Die Behandlung mit einer einzigen oralen Dosis von Org 43553 führte in den Gruppen mit einer Dosis von 300 mg bzw. mit 900 mg meistens zur Ovulation, was mit Ultraschall und Serumprogesteronspiegel kontrolliert worden war [27]. Es ist deshalb sehr plausibel, dass Ovarstimulation zukünftig ein einfaches Therapieschema aus verschiedenen Tabletten sein wird, die zu bestimmten Zeitpunkten während des ovariellen Stimulationszyklus eingenommen werden müssen.

Zusammenfassung

Es war ein sehr langer Weg seit der Ära von Hormonen, die aus Tierprodukten, menschlichen Hypophysen und Urin gewonnen wurden, bis zu den großen Technologiefortschritten auf dem Feld der Gonadotropintherapie. Es erscheint klar, dass neue pharmazeutische Produkte die sicherste Option für die Ovarstimulation bieten werden. Reine FSH-Präparationen mit ca. 13.000 IU FSH/mg Protein sind heute erhältlich und bieten eine signifikante Risikoreduktion für die Patienten ebenso wie die Gewissheit einer überlegenen Qualitätskontrolle, schon allein durch die gesicherte Batch-to-batch-Konsistenz, für das Endprodukt. Wir müssen uns deshalb selbst fragen, ob es hinsichtlich des Medikaments weiterhin weise ist und ethisch vertreten werden kann, aus Urin gewonnene Präparate einzusetzen, deren Spenderquelle nicht nachverfolgbar ist und die mit Fremdproteinen kontaminiert sind.

Literatur

1. Agrawal R, West C, Conway GS, Page ML and Jacobs HS (1997) Pregnancy after treatment with three recombinant gonadotropins. Lancet 349,29–30.
2. Ascheim S, Zondek B (1927) Hypophysenvorderlappen hormone und ovarialhormone im Harn von Schwangeren. Klin Wochenschr 6,13–21.
3. Aschner B (1912) Über die Beziehung zwischen Hypophysis und Genitale. Arch Gyn 97,200–227.
4. Bachman C (1935) Immunologic studies of anti-gonadotropic sera. Proc Soc Exp Biol Med 32,851–854.
5. Beckers NG, Macklon NS, Devroey P, Platteau P, Boerrigter PJ, Fauser BC (2003) First live birth after ovarian stimulation using a chimeric longacting human recombinant follicle-stimulating hormone (FSH) agonist (recFSH-CTP) for in vitro fertilization. Fertil Steril 79 (3),621–623.
6. Bettendorf G (1963) Human hypophyseal gonadotropin in hypophysectomised women. Int J Fertil 45,799–809.
7. Boime I, Keene J, Galway AB, Fares FM (1990) Expression of recombinant human FSH, LH and CG in mammalian cells, a structure-function model for therapeutic drug design. Semin Reprod Endocrinol 10,45–50.
8. Borth R, Lunenfeld B, de Watteville H (1954) Activité gonadotrope d'un extrait d'urines de femmes en menopause. Experientia 10,266–270.
9. Bouloux PM, Handelsman DJ, Jockenhovel F et al. (2001) First human exposure to FSH-CPT in hypogonadotrophic hypogonadal males. Hum Reprod 16,1592–1597.
10. Cochius JI, Mack K, Burns RJ (1990) Creutzfeld-Jakob disease in a recipient human pituitary derived gonadotrophin. Aust NZ J Med 20,592–596.
11. Cole HH, Hart GH (1930) The potency of blood serum of mares in progressive stages of pregnancy in affecting the sexual maturity of the immature rat. Am J Physiol 93,57.
12. Crowe SJ, Cushing H, Homans J (1910) Experimental hypophysectomy. Bull Johns Hopkins Hosp 21,127–167.
13. Daume E (1970) Comparison of HMG þ HCG and sheep pituitary Gonadotropin ßHCG for the induction of ovulation in the human. In Bettendorf G and Insler V (eds) Clinical Application of Human Gonadotropins. Georg Thieme Verlag, Stuttgart, pp 103–112.
14. Daya S, Ledger W, Auray JP, Duru G, Silverberg K, Wikland M, Bouzayen R, Howles CM, Beresniak A (2001) Cost-effectiveness modelling of recombinant FSH versus urinary FSH in assisted reproduction techniques in the UK. Hum Reprod 16,2563–2569.
15. Devroey P, Van Steirteghem A, Mannaerts B, Coelingh Bennink H (1992) Successful in-vitro fertilization and embryo transfer after treatment with recombinant human FSH. Lancet 339,1170–1171.
16. Donderwinkel PFJ, Schoot DC, Coelingh I, Bennink HJT, Fauser CJM (2002) Pregnancy after induction of ovulation with recombinant human FSH in polycystic ovary syndrome. Lancet 340,983.
17. Donini P, Montezemolo R (1949) Rassegna di Clinica, Terapia e Scienze Affini. In A publication of the Biologic Laboratories of the Instituto Serono, 48. pp 3–28.
18. Donini P, Puzzuoli D, Montezemolo R (1964) Purification of Gonadotropin from human menopausal urine. Acta Endocrinol 45,329–329.
19. Donini P, Puzzuoli D, D'Alessio I, Lunenfeld B, Eshkol A, Parlow AF (1966) Purification and separation of follicle-stimulating hormone (FSH) and luteinizing hormone (LH) from human postmenopausal gonadotrophin (HMG). Acta Endocrinol 52,169–185.

20. Driebergen R, Basset R, Baer G et al. (2002) Improvements in quantification of rhFSH activity: SE-HPLC vs the in vitro rat bioassay. Hum Reprod (Abstract book) 17, 163 (p480).
21. Duijkers IJ, Klipping C, Boerrigter PJ et al. (2002) Single dose pharmacokinetics and effects on follicular growth and serum hormones of a long-acting recombinant FSH preparation (FSH-CTP) in healthy pituitary-suppressed females. Hum Reprod 17,1987–1993.
22. Dumble LD, Klein RD (1992) Creutzfeld–Jakob disease legacy for Australian women treated with human pituitary gonadotropins. Lancet 330,848.
23. Eshkol A, Lunenfeld B (1967) Purification and separation of follicle stimulating hormone (FSH) and luteinizing hormone (LH) from human menopausal gonadotrophin (HMG) Part III. Acta Endocrinologica 54,919.
24. Fares FA, Suganuma N, Mishimori K, LaPolt P, Hsue AJ, Boime W (1992) Design of long acting follitropin agonist by fusing the C terminal sequence of chorionic gonadotropin b subunit to the folitropin b subunit. Proc Natl Acad Sci USA 89,4304–4308.
25. Gabizon R (2003) Abnormal PrP isoforms in urine. In XVth Congress of the International Society of Neuropathology. Torino, Italy, September 2003.
26. Gemzell CA, Diczfalusy E, Tillinger G (1958) Clinical effect of human pituitary follicle stimulating hormone (FSH). J Clin Endcrinol Metab 18,1333.
27. Germond M, Dessole S, Senn A et al. (1992) Successful in-vitro fertilization and embryo transfer after treatment with recombinant human FSH. Lancet 339,1170.
28. Groot-Wassink K, Blawert H (1973) Vergleichende Untersuchungen zur Ovulationsauslösung mit Folistiman und Pergonal. Zbl Gynek 9,1019–1024.
29. Hamblen EC (1933) Human ovarian responses to extracts of pregnancy urine– preliminary report. Virginia M Monthly 60,286–290.
30. Hamblen EC (1935) Results of preoperative administration of extract of pregnancy urine: study of ovaries and endometria in hyperplasia of endometrium following such administration. Endocrinology 19,169–178.
31. Hamblen EC (1939) Clinical evaluation of ovarian responses to gonadotropic therapy. Endocrinology 24,848–857.
32. Hamblen EC, Ross RA (1937) Responses of the human ovary to gonadotropic principles. Endocrinology 21,722–726.
33. Hamblen EC, Davis CD, Durham NC (1945) Treatment of hypo-ovarianism by the sequential and cyclic administration of equine and chorionic gonadotropins – so-called one-two cylic gonadotropic therapy summary of 5 years' results. Am J Obstet Gynecol 50: 137–146
34. Howles CM (1996) Genetic engineering of human FSH (Gonal-F). Hum Reprod Update 2,172–191.
35. Hugues J-N, Barlow DH, Rosenwaks Z et al. (2003) Improvement in consistency of response to ovarian stimulation with recombinant human follicle stimulating hormone resulting from a new method for calibrating the therapeutic preparation. Reprod Biomed Online 6,185–190.
36. nsler V, Rikover M, Lunenfeld B, Toledo R (1966) The influence of human plasma and a synthetic plasma expander on the effect of human menopausal gonadotropin in female mice. J Endocrinol 36,211–212.
37. Keene JL, Matzuk MM, Otani T, Fauser BCJM, Galway AB, Hsueh AJW, Boime I (1989) Expression of biologically active human follitropin in Chinese hamster ovary Cells. J Biol Chem 264,4769–4774.
38. Lunenfeld B, Menzi A, Volet B (1960) Clinical effects of human postmenopausal gonadotrophin. In Fuchs F (ed) Advance Abstracts of Short Communications, First International Congress of Endocrinology. Copenhagen, 587 pp.
39. Lunenfeld B (1961) General discussion, P 383. In Albert A (ed) Charles C Thomas, Springfield, Illinois, USA, pp 53260–53269.
40. Lunenfeld B, Rabau E, Rumney G, Winkelsberg G (1961a) The responsiveness of the human ovary to gonadotrophin (Hyphopsis III). Proc Third World Congress Gynecology and Obstetrics, Vienna, 1,220.
41. Lunenfeld B, Givol D, Sela M (1961b) Immunologic properties of urinary preparations of human menopausal gonadotropins, with special reference to Pergonal. J Clin Endocr Metab 21,478.
42. Lunenfeld B, Sulimovici S, Rabau E (1962a) Les éffets des gonadotrophins urinaires des femmes menopausées sur l'ovaire humain. CR Soc Franc Gynecol 32,291.
43. Lunenfeld B, Sulimovici S, Rabau E, Eshkol A (1962b) L'induction de l'ovulation dans les amenorrheas hypophysaires par un traitement combine de gonadotrophins urinaires menopausiques et de gonadotrophins chorioniques. CR Soc Franc Gynecol 32,346.
44. Lunenfeld B (1963) Treatment of anovulation by human gonadotrophins. J Int Fedn Gynecol Obstet 1,153.
45. Lunenfeld B (1967) Methods for assay for FSH. In Bell T and Loraine JA (eds) Recent Research on Gonadotrophic Hormones. E & S Livingstone, Edinburgh, p5.
46. Lunenfeld B, Donini P (1966) Historic aspects of gonadotropins in induction of ovulation. In Greenblatt RB (ed) Ovulation, JB Lippincott Co, USA, pp 105–117.
47. Maddock WO, Leach RB, Tokuyama I, Paulsen A, Roy WR (1956) Effects of Hog Pituitary Follicle stimulating hormone in women– antihormone formation and inhibition of ovarian function. J Clin Endcrinol Metab 16,433–448.
48. Mannaerts (2004) Personal communication
49. Mazer C, Ravetz E (1941) The effect of combined administration of chorionic gonadotropin and the pituitary synergist on the human ovary. Am J Obstet Gynaecol 41,474–588.
50. Netter A (1959) Activité en gynecologie d'un extrait gonadotrope d'origine hyphopysaire. CR Soc Franc Gynecol 29,384–390.
51. Olijve W, de Boer W, Mulders JW, van Wezenbeek PM (1996) Molecular biology and biochemistry of human recombinant follicle stimulating hormone (Puregon). Mol Hum Reprod 2(5),371–382.
52. Ostergaard E (1942) Antigonadotrophic Substances. Ejnar Munksgaard, Copenhagen.
53. Out HJ, Mannaerts BMJL, Driessen SGA, Coelingh Bennink H (1995) A prospective, randomized, assessor-blind, multicentre study comparing recombinant and urinary

follicle-stimulating hormone (Puregon versus Metrodin) in in-vitro fertilization. Hum Reprod 10,2534–2540.
54. Palmer R, Dorangeon P (1962) Les gonadotrophines dans les traitements de la stérilité féminine. CR Soc Franc Gynecol 32,407–415.
55. Rabinovici J, Blankstein J, Goldman B, Rudak E, Dor Y, Pariente C, Geier A, Lunenfeld B, Mashiach S (1989) In vitro fertilization and primary embryonic cleavage are possible in 17a-hydroxylase deficiency despite extremely low intrafollicular 17-estradiol. J Clin Endocrinol Metab 68, 693–697.
56. Rathnam P, Saxena B (1975) Primary amino acid sequence of folliclestimulating hormone from human pituitary glands I alpha subunit. J Biol Chem 250,6735–6746.
57. Rosenberg E, Coleman J, Damani M, Garcia CR (1962) Clinical effect of post menopausal gonadotropin. J Clin Endocrinol Metab 23,181–189.
58. Rydberg E, Madsen V (1949) The treatment of functional sterility with gonadotropic hormones. Acta Obstet Gynecol Scand 19,222–246.
59. Rydberg E, Ostergaard E (1939) The effect of gonadotropic hormone treatment in cases of amenorrhoea. Acta Obstet Gynecol Scand 19, 222–246.
60. Saxena BB, Rathnam P (1976) Amino acid sequence of the beta subunit of follicle-stimulating hormone from human pituitary glands. J Biol Chem 251,993–1005.
61. SCRIP (2003) Metrodin HP withdrawn in the UK. Scrip World Pharmaceutical News (a PJB publication.) Vol 2824,18.
62. Seegar-Jones GE, Gey GO, Ghisletta M (1943) Hormone production by placental cells maintained in continuous culture. Bull John Hopkins Hosp 72,26–38.
63. Shaked GM, Shaked Y, Kariv-Inbal Z, Halimi M, Avraham I, Gabizon R (2001) A protease-resistant Prion protein isoform is present in urine of animals and humans affected with prion diseases. J Biol Chem 276,31479–31482.
64. Smith PE (1926) Hastening of development of female genital system by daily hemoplastic pituitary transplants. Proc Soc Exp Biol Med 24, 1311–1333.
65. Smith PE (1927) The disabilities caused by hypophysectomy and their repair. J Am Med Assoc 88,158–161.
66. Smith PE, Engle ET (1927) Experimental evidence of the role of anterior pituitary in development and regulation of gonads. Am J Anat 40,159.
67. Steelman SL, Pohley FM (1953) Assay of the follicle stimulating hormone based on the augmentation with human chorionic gonadotropin. Endocrinology 543,604–616.
68. Swissmedic letter (2003) TSE risk of medicines manufactured from human urine, foreseen measures to ensure medical safety, December 15, 2003.
69. Twombly GH (1936) Studies on the nature of antigonadotropic substances. Endocrinology 20,311–317.
70. Vesell M (1938) Cyclic treatment of a case of secondary amenorrhea of ten years duration. Am J Obstet Gynecol 35,1067–1072.
71. Vidal L (1959) Dictionaire des Specialtes Pharmaceutiques. In Office de Vulgarisation Pharmaceutique. Paris, 696 pp.
72. Wilkins L (1953) The need for an inhibitor of gonadotropin. J Clin Endcrinol Metab 13,739.
73. Zondek B (1926) Über die Funktion des Ovariums. Zeitschr Geburtsh Gynäkol 90,327.
74. Zondek B (1929) Weitere Untersuchungen zur Darstellung. Biologie und Klinik des Hypophysenvorderlappenhormons (Prolan). Zentralbl Gynäkol 14,834–848.
75. Zondek B (1930) Über die Hormone des Hypophysenvorderlappens. Klin Wochenschrift 9,245–248.
76. Zondek B, Sulman F (1942) The Antigonadotropic Factor. Williams and Wilkins, Baltimore, pp 1–185.

Methoden der Kryokonservierung in der Reproduktionsmedizin

M. Montag, V. Isachenko, E. Isachenko, S. Al-Hasani, K. van der Ven, C. Dorn, S. von Otte, K. Diedrich, H. van der Ven, M. von Wolff, A. Schultze-Mosgau

Die Kryokonservierung ist heute innerhalb der Reproduktionsmedizin ein integriertes Behandlungskonzept. Das Einfrieren so unterschiedlicher reproduktiver Zellen und Gewebe wie Spermatozoen, Eizellen, Embryonen, Hodengewebe und Eierstockgewebe ist aus kryobiologischer Sicht eine Herausforderung. Entsprechend sind für den jeweiligen Zell- oder Gewebetyp optimierte Strategien und Methoden gefordert. Das herkömmliche langsame Einfrierverfahren hat seit nahezu 20 Jahren einen festen Platz für Standardanwendungen, die trotz leichter Modifikationen nahezu unverändert sind. Neuere Verfahren, wie die Vitrifikation, rücken zusehends in das reproduktionsbiologische und -medizinische Bewusstsein. Im Folgenden sollen die verschiedenen kryobiologischen Techniken und ihre Relevanz für die reproduktionsmedizinische Praxis im Allgemeinen und für die verschiedenen reproduktionsbiologischen Objekte im Besonderen vorgestellt und diskutiert werden.

Einfriertechniken

Die 1. Schwangerschaft nach Einfrieren und Auftauen eines menschlichen Embryos wurde 1983 mitgeteilt [28]. Generell werden in der Reproduktionsbiologie und -medizin derzeit 2 Einfriertechniken angewendet: das langsame Einfrieren und die Vitrifikation.

Langsames Einfrieren

Beim langsamen Einfrieren werden die Zellen stufenweise mit relativ niedrig konzentrierten Kryoprotektoren versetzt. Spezielle Kryomedien sind seit vielen Jahren für Spermatozoen, Vorkernstadien und Embryonen und seit kurzem auch für Eizellen kommerziell erhältlich. In der Regel basieren diese qualitätsgetesteten Medien auf einer gepufferten Salzlösung (z. B. PBS oder HTF) und enthalten neben Antibiotika und Serum aufsteigende Konzentrationen von Propandiol oder DMSO. Der Einfriervorgang selbst erfolgt immer unter Zuhilfenahme eines Einfriergeräts, das die erforderlichen konstanten Abkühlraten regeltechnisch ausführen kann. Die einzufrierenden biologischen Objekte können in unterschiedlichen Kryobehältern eingefroren werden. Am gebräuchlichsten sind so genannte Kryostraws (z. B. für Spermatozoen, Eizellen) und Kryotubes (z. B. für Hodengewebe).

Die Proben werden zunächst bis zum so genannten Seedingpunkt abgekühlt. Der Seedingpunkt kennzeichnet die Temperatur, bei der unter der gegebenen Konzentration an Kryoprotektoren die Bildung von Eiskristallen initiiert wird. Das Seeding erfolgt in der Regel bei −6 bis −8°C und kann manuell oder bei entsprechend ausgestatteten Einfriergeräten auch automatisch ausgelöst werden. Nach erfolgter Kristallisation wird der Abkühlvorgang mit einer Rate von −0,3°C/min fortgesetzt. Sobald eine Probentemperatur von −30 bis -40°C erreicht ist, werden die Proben sofort auf die niedrigste mögliche Temperatur abgesenkt (-140 bis -196°C) und zur weiteren Lagerung in entsprechende Lagerbehälter überführt. Zum Auftauen werden die Kryoprotektoren mit speziellen, Sukrose-haltigen Auftaumedien ausgedünnt, bevor die aufgetauten Proben in ein herkömmliches Kulturmedium zur weiteren Inkubation und anschließenden Verwendung überführt werden.

Vitrifkation

Im Unterschied zur konventionellen, langsamen Kryokonservierung werden bei der Vitrifikation die biologischen Objekte unter Vermeidung der Bildung von Eiskristallen eingefroren [24]. Die Proben werden direkt aus dem flüssigen Zustand in einen amorphen, glasartigen Zustand überführt, d. h. vitrifiziert. Um dies zu erreichen, müssen sehr hohe Konzentrationen an Kryoprotektoren eingesetzt werden, die das intrazelluläre Wasser binden. Ein weiterer elementarer Aspekt der Vitrifikation ist die Verwendung kleinster Flüssigkeitsmengen, in der Regel wenige μl, um eine schnelle und durchgehende Vitrifikation zu gewährleisten. Entgegen der vorherrschenden Meinung sind jedoch für eine erfolgreiche Vitrifikation Abkühlraten von bis zu -20.000°C/min nicht erforderlich. Bereits 1992 wies Rall in einer Untersuchung an Mausoozyten und Embryonen nach, dass der vitrifizierte Zustand auch mit vergleichsweise geringen Abkühlraten von -10°C/min erreicht werden kann [25]. Vitrifikation ist also letztlich jedes Verfahren, welches das Erreichen des vitrifizierten Zustands gewährleistet. Im Unterschied zur langsamen Kryokonservierung werden bei der Vitrifikation keine speziellen Vitrifikationsgeräte benötigt.

Ein oftmals vernachlässigter, aber äußerst wichtigerer Aspekt des gesamten Prozessablaufs der Vitrifikation ist die Einhaltung einer der Abkühlrate angepassten Erwärmungsrate. Sobald die Ratio von Erwärmungsrate : Abkühlrate den Wert von 1.3 unterschreitet, besteht die Gefahr, dass es während der Erwärmung zu einer Rekristallisation kommt und die gebildeten Eiskristalle dann nachträglich zu einer Schädigung des zuvor unbeschadet vitrifizierten biologischen Materials führen [9]. Folglich ist es relativ einfach nachzuvollziehen, dass zum Erreichen des oben genannten Faktors 1.3 die Anwendung einer extrem hohen Abkühlrate eine umso höhere Erwärmungsrate erfordert, die unter Umständen biophysikalisch nicht realisierbar ist.

Für die Vitrifikation werden außer flüssigem Stickstoff im Wesentlichen spezielle Vitrifikationsmedien und Trägermaterialien für die Proben benötigt. Die einfachste Form der Vitrifikation besteht darin, ein Objekt nach Inkubation im Vitrifikationsmedium mit minimalen Volumina in einen speziellen Einfrierstraw aufzuziehen und diesen direkt in flüssigen Stickstoff einzutauchen. Die technischen Schwierigkeiten ergeben sich aus verschiedenen Details im Zusammenhang mit der Verwendung von Vitrifikationsmedien, Trägermaterialien und flüssigem Stickstoff.

Lange Zeit wurden die Vitrifikationsmedien von den auf die Anwendung der Vitrifikation spezialisierten Zentren selbst hergestellt. Auch wenn die Substanzen zur Herstellung dieser Medien in der Literatur bekannt gegeben wurden, konnten von den verschiedensten Labors nicht immer zufrieden stellende und konstante Ergebnisse erzielt werden. Die Qualität der Vitrifikationsmedien ist von größter Wichtigkeit. Insbesondere das häufig verwendete, aber auch zytotoxisch wirkende DMSO spielt hierbei eine wesentliche Rolle. Unsere eigenen, langjährigen Erfahrungen konnten u. a. zeigen, dass DMSO besonders dann zytotoxisch wirkt, wenn zu große Volumina aus Vorratshaltung verwendet wurden, d. h. dass Art und Umfang der Lagerung durchaus einen kritischen Faktor darstellen. DMSO ist hygroskopisch, und nur ein geringer Wasseranteil bedingt eine Änderung der stofflichen Eigenschaften, die sich dann offensichtlich zytotoxisch auswirken. Inzwischen sind kommerzielle Vitrifikationsmedien erhältlich, die ausgiebig getestet wurden und eine gleich bleibende Qualität der Ergebnisse sicherstellen.

Bei den Trägermaterialien wurden in der Vergangenheit in der Literatur verschiedene Systeme vorgestellt. Die Bandbreite reicht vom so genannten Cryotop [18] über elektronenmikroskopische Kupfergrids [19], dem Hemistraw [31] bis hin zu Pipettenspitzen [5]. Am weitesten verbreitet ist der open pulled straw (OPS), der von Gabor Vajta eingeführt wurde [30]. Alle genannten Trägermaterialien können zur Vitrifikation im Rahmen der Reproduktionsmedizin eingesetzt werden, jedoch erfordert ihr Einsatz entsprechend den publizierten Originalarbeiten in der Regel den direkten Kontakt mit flüssigem Stickstoff, wodurch unweigerlich auch die biologischen Objekte unmittelbar mit flüssigem Stickstoff in Kontakt kommen und eine Kontamination nicht ausgeschlossen werden kann. Dies gilt nachweislich sowohl für Viren, als auch für Bakterien und Sporen von Pilzen [1, 2, 7, 8, 28]. Die potenzielle Kontamination eines reproduktionsbiologischen Objekts im humanmedizinischen Bereich muss jedoch unter allen Umständen im Sinne des Objekts und des Personenschutzes vermieden werden. Auch die aus diesem Grund alternativ empfohlene Vitrifikation in Stickstoffdampf ist kein Garant für eine kontaminationsfreie Kryokonservierung.

Aseptische Kryokonservierung

Im Zuge der Umsetzung der EU-Direktive 2004/23/EG muss bei der Verarbeitung menschlicher Zellen und Gewebe jegliche Gefahr einer Kontamination mit pathogenen Keimen, Viren oder anderweitig schädigenden Substanzen und Stoffen ausgeschlossen werden. Da eine solche Kontamination sowohl beim Einfrieren als auch bei der anschließenden Lagerung in Stickstoff erfolgen kann, sind künftig an den Einfriervorgang und die Probenbehälter entsprechende Sicherheitsanforderungen zu stellen.

Bei der langsamen Kryokonservierung wird ein aseptisches Vorgehen bei den meisten derzeit zur Verfügung stehenden Probenbehältern gewährleistet. Kritisch zu betrachten ist u. U. die häufig eingesetzte Methode des Verschließens von Kryostraws mit einer Metallkugel. Es wird von verschiedenen reproduktionsbiologischen Laboratorien immer wieder berichtet, dass Straws beim Auftauen explodieren. Dies ist ein untrügliches Zeichen dafür, dass während des Einfriervorgangs oder der Lagerung Stickstoff in den Straw eingedrungen ist. Dies erfolgt in der Regel im Bereich der mitunter nicht dicht schließenden Metallkugel. Der Einsatz von Ultraschall zum Verschweißen der offenen Enden der Kryostraws könnte helfen, dieses Problem zu vermeiden.

Bei der Vitrifikation werden künftig Techniken bzw. Materialien, die ein potenzielles Kontaminationsrisiko besitzen, nicht mehr eingesetzt werden können. Ein Ausweg aus dieser Situation bietet nur der Einsatz einer aseptischen Technik der Vitrifikation. Wir haben eine Technik entwickelt, die mit unterschiedlichen Straws eine aseptische Vitrifikation garantiert [12, 13]. Das Prinzip beruht darauf, dass der mit dem biologischen Objekt beladene OPS in einen äußeren Straw eingebracht wird, der mit Ultraschall hermetisch verschlossen werden kann. Wird dieses Konstrukt in flüssigen Stickstoff eingetaucht, werden Abkühlraten bis zu –2000°C/min erreicht, die ausreichend sind, um den vitrifizierten Zustand herzustellen (◘ Abb. 8.1). Diese Technik wurde inzwischen derart weiterentwickelt, dass auch normale Straws als Träger verwendet werden können, die ebenfalls in einen äußeren, hermetisch verschließbaren »Container«-Straw eingebracht werden [13]. Beide Methoden werden sowohl in unserem Labor als auch in anderen, international renommierten Einrichtungen bereits mit Erfolg routinemäßig eingesetzt.

Insgesamt haben diese neueren Entwicklungen mit dazu beigetragen, dass in fast jedem reproduktionsbiologischen und -medizinischen Labor nach einer entsprechenden Lernphase die Vitrifikation in das bereits vorhandene Spektrum der Labortechniken integriert werden kann.

Einsatzspektrum der Kryokonservierung

Im Folgenden wird das Einsatzspektrum der Kryokonservierung allgemein dargestellt, wobei besonders die Anwendungen hervorgehoben werden, bei denen die Vitrifikation gegenüber der herkömmlichen langsamen Kryokonservierung Vorteile bietet.

Vorkernstadien und Embryonen

Für das Einfrieren von Eizellen im Vorkernstadium und von Embryonen (mit Ausnahme von Blastozysten) stehen bereits gut etablierte Kryokonservierungsprotokolle zur Verfügung, die sämtlich auf der Methode der langsamen Kryokonservierung beruhen. Diese Protokolle werden mit kleineren

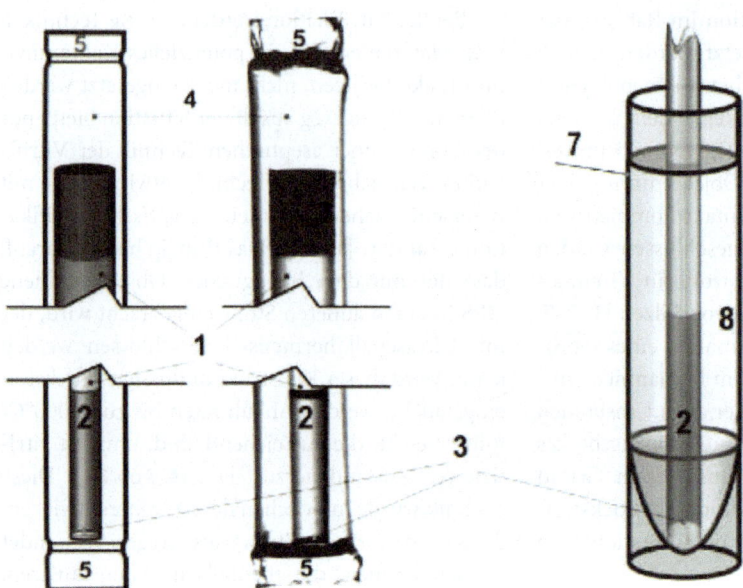

◘ **Abb. 8.1** Aseptische Vitrifikation (*links*) und aseptisches Erwärmen (*rechts*). Der OPS (*1*) enthält die Eizellen in einem kleinen Volumen Vitrifikationsmedium (*2*). Der Meniskus (*3*) am unteren Ende verhindert ein Auslaufen. Der OPS befindet sich in einem äußeren Straw (*4*), der als Container dient und an beiden Seiten (*5*) mit einem Ultraschallgerät verschweißt wurde. Der Container wird zur »langsamen« Vitrifikation direkt in den flüssigen Stickstoff gehalten. Zum Erwärmen wird der Container so gehalten, dass das obere Teil aus dem flüssigen Stickstoff herausragt. Das obere Ende (*5*) wird abgeschnitten, der OPS mit einer feinen Pinzette entnommen und sofort in ein Röhrchen (*7*) mit Wärmelösung 1 (*8*) eingestellt. Durch Kapillarkräfte wird das Medium in den OPS gezogen und bewirkt eine sofortige Verdünnung der Kryoprotektoren

Modifikationen seit nunmehr fast 20 Jahren unverändert eingesetzt und haben sich für die genannten Zelltypen bewährt. Die Vitrifikation kann ebenfalls mit gutem Erfolg bei diesen Stadien eingesetzt werden (◘ Abb. 8.2; [15, 27]). Eine prospektiv randomisierte Vergleichsstudie in Bonn zeigt, dass für Vorkernstadien die Vitrifikation und die herkömmlichen Kryokonservierungstechniken vergleichbare Erfolgsraten liefern (unveröffentlichte Daten).

Eine Studie von Schröder et al. [26] berichtet über die Kryokonservierung überzähliger Vorkernstadien (n=557) im Slow-cooling-Verfahren. Die Daten aller folgenden Embryotransfers nach dem Auftauen der Vorkernstadien und Weiterkultivierung wurden ausgewertet. Die Schwangerschaftsraten lagen bei 9,3, 10,5 und 17,1%, wenn 1–3, 4–6 oder mindestens 7 Vorkernstadien vorhanden waren. In einer noch nicht veröffentlichten Lübecker Studie wurden bei 33 Patientinnen insgesamt 154 Vorkernstadien der Vitrifikation zugeführt. Von diesen wurden 45 aufgetaut. Die Überlebensrate lag bei 88,0% (n=39). Nach Weiterkultivierung zum Embryonalstadium und Transfer bei 13 Patientinnen konnten 6 Schwangerschaften erzielt werden (hiervon eine Lebendgeburt). Die Schwangerschaftsrate pro Transfer (3 Embryonen/Transfer) lag bei 46,15% [22].

Im Vergleich zu den geringeren Schwangerschaftsraten nach slow-cooling in der Studie von Schroeder et al. mögen die Ergebnisse große Hoffnung wecken. Neuere Daten aus einer parallel in Italien und Deutschland durchgeführten Studie bestätigen die guten Ergebnisse nach der Vitrifkation von Eizellen bzw. Vorkernstadien (Al-Hasani et al., in Vorbereitung). Kuwayama et al. [17] berichteten über mehr als 15.000 Fälle der Vitrifikation bei humanen Eizellen, Vorkernstadien, 4-Zell-Embryonen und auch Blastozysten. Überlebensraten von mehr als 90% und hohe Schwangerschaftsraten nach In-vitroKultivierung

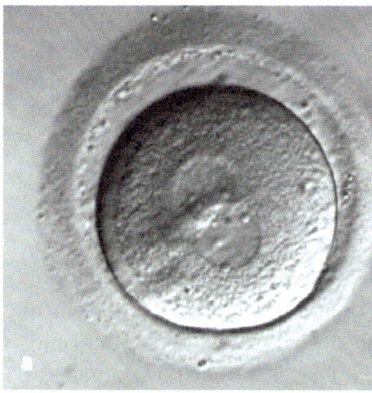 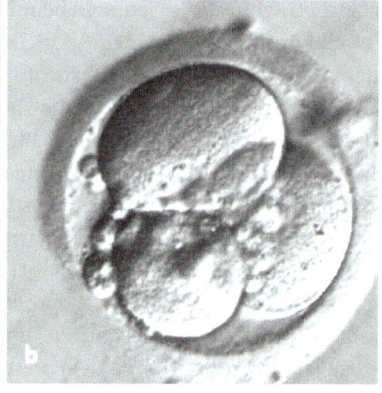

◘ **Abb. 8.2a,b** Eizelle im Vorkernstadium nach Vitrifikation und Erwärmung (**a**) und 24 h später nach erfolgter Teilung (**b**)

und Embryotransfer werden unabhängig vom Entwicklungsstadium berichtet.

Hier sind weitere vergleichende und insbesondere prospektive, randomisierte Studien nötig, um die Wertigkeit der beiden Verfahren eindeutig gegeneinander abzugrenzen. Ein logistischer Vorteil für die Vitrifikation ergibt sich immer dann, wenn nur wenige Zellen eingefroren werden sollen. Die Vitrifikation weniger Zellen kann simultan erfolgen und der hierbei benötigte zeitliche Aufwand einschließlich der Vorbereitung und Einlagerung liegt bei nur circa 20 min. Wenn der Vitrifikationsvorgang mehrfach wiederholt werden muss, erhöht sich der zeitliche Aufwand proportional. Insofern ist die Vitrifikation für Zentren interessant, die nur ein geringes Probenaufkommen zum Einfrieren haben, da für die Vitrifikation keine kostspieligen Einfrierautomaten benötigt werden.

Demgegenüber liegt der zeitliche Aufwand beim langsamen Einfrieren für die Equilibration bis zum Start des Einfrierprogramms unabhängig von der Anzahl der Zellen bei 10–15 min. Hinzu kommt die Vorbereitungszeit, die bei ca. 5–15 min liegt. Der Zeitbedarf für das eigentliche Einfrierprogramms variiert je nach verwendetem Schema. Da dieser Vorgang jedoch automatisch gesteuert erfolgt, können in dieser Zeit andere Tätigkeiten im Labor durchgeführt werden.

Blastozysten

Im Gegensatz zu Vorkernstadien und Embryonen in frühen Teilungsphasen reagieren Blastozysten ungleich empfindlicher auf eine Kryokonservierung. Insbesondere nach dem begonnenen oder bereits erfolgten Hatching führt das konventionelle, langsame Einfrierverfahren nicht zu angemessenen Ergebnissen. Vor allem japanische Arbeitsgruppen haben sich mit der Vitrifikation von Blastozysten auseinandergesetzt und berichten über sehr hohe Überlebensraten [21]. Auch wenn direkte Vergleichsstudien für das Einfrieren von Blastozysten derzeit noch ausstehen, scheint nach den bisher vorliegenden Untersuchungen die Vitrifikation den herkömmlichen langsamen Protokollen überlegen zu sein.

Germinal-Vesikel- und Metaphase-II-Eizellen

Die zunehmende Diskussion über den Einsatz der In-vitro-Maturation so wie restriktive gesetzliche Rahmenbedingungen (z. B. in Italien) haben das Interesse an der Kryokonservierung unbefruchteter und unreifer Eizellen geweckt.

Das Einfrieren von Eizellen im GV-Stadium (Germinal Vesikel) wurde bisher nur in wenigen Arbeiten untersucht und basiert im Wesentlichen auf langsamen Kryoprotokollen [4, 32]. Untersuchungen unserer Arbeitsgruppe deuten darauf hin, dass die Vitrifikation für GV-Stadien durchaus erfolgreich möglich ist, wenn durch die chemische Zusammensetzung des Vitrifikationsmediums das Risiko einer parthenogenetischen Aktivierung dieser frühen Stadien zuverlässig verhindert wird [14]. Die bereits erzielten Überlebens- und anschließenden Maturationsraten zu befruchtungsfähigen Metaphase-II-Eizellen lassen künftig neue Ansätze der Vitrifikation in diesem Bereich erwarten. Wahrscheinlich hat die unterschiedliche Organisation der Chromosomen im GV-Stadium im Vergleich zu Metaphase-II-Eizellen Auswirkungen auf die Einfrier-/Auftauverträglichkeit. Entsprechende Untersuchungen werden zurzeit in unserem eigenen Labor durchgeführt.

Die Kryokonservierung von Metaphase-II-Eizellen mit verschiedenen langsamen Einfriermethoden wurde in den vergangenen Jahren insbesondere von Porcu et al. [23] evaluiert. Auf der Basis dieser Publikationen arbeiten inzwischen insbesondere italienische Arbeitsgruppen, jedoch mit unterschiedlichen Erfolgen, an der Optimierung der Kryokonservierung von Metaphase-II-Eizellen. Ein wesentliches Problem der langsamen Einfrierprotokolle ist die Überlebensrate von Metaphase-II-Eizellen, die bestenfalls bei 60–70% liegt [3, 20]. Im Vergleich dazu können mit der Vitrifikation und einem aseptischen Vitrifikationsprotokoll Überlebensraten von über 90% erreicht werden (unveröffentlichte eigene Ergebnisse; [16]). Da die Befruchtungsrate der Eizellen nach Kryokonservierung in beiden Methoden nicht unterschiedlich zu sein scheint, würde sich letztlich für die Vitrifikation eine bedeutend höhere Effizienz im Vergleich zur langsamen Kryokonservierung ergeben. Da die Datenlage für das langsame Einfrieren bedeutend größer ist als für die Vitrifikation, muss diese Aussage derzeit als vorläufig angesehen werden und weiter reichende Untersuchungen erfolgen.

Spermatozoen

Von allen reproduktionsbiologischen Objekten wurde der Kryokonservierung von Spermatozoen schon sehr früh ein großes Interesse entgegengebracht. Dies erklärt sich zum einen mit der relativ guten Gewinnung und Verfügbarkeit von Spermatozoen, zum anderen mit dem kommerziellen Interesse, das sowohl im veterinär- als auch humanmedizinischen Bereich (Stichwort Samenbanken) vorhanden ist. Und trotz dieser langjährigen Auseinandersetzung mit der Kryokonservierung von Spermatozoen ist auch heute noch nicht jedes Geheimnis gelüftet. Beispielsweise kann mit einem speziellen Verdünner und Lagerung bei 4°C die Befruchtungsfähigkeit von Schweinespermien für eine gewisse Zeit gewährleistet werden, doch ein regelrechtes Einfrieren von Schweinespermien ist auch heute noch nicht möglich.

Die meisten Zentren benutzen zum Einfrieren von Spermatozoen ein einfaches und schnelles Verfahren, bei dem nach Zusatz und Equilibration mit Kryoprotektoren die Spermatozoen in einem geeigneten Probenbehältnis in Stickstoffdampf verbracht werden. Dies bedingt eine kontinuierliche Abkühlung der Probe, die nach ca. 20–30 min direkt in den flüssigen Stickstoff überführt wird. Andere Zentren benutzen auch für Spermatozoen spezielle adaptierte langsame Einfrierprotokolle. Da in der Regel mehrere Millionen Spermatozoen für die Kryokonservierung zur Verfügung stehen, wird selbst eine relativ schlechte Überlebensrate von ca. 50% toleriert. Dies wäre bei Eizellen im Vorkernstadium indiskutabel.

Ein optimiertes Vorgehen ist jedoch immer dann erforderlich, wenn nur sehr wenige vitale Spermatozoen im Ausgangsmaterial vorhanden sind und deren Überleben für eine oder mehrere anschließende reproduktionsmedizinische Behandlungen gewährleistet werden muss. Hier eröffnet die Vitrifikation von Spermatozoen ohne jeglichen Zusatz von Kryoprotektoren interessante und neue Aspekte [11, 13]. Da die Methode schnell, kostengünstig und effizient ist, könnte sich in der Zukunft ein weites Feld für die Anwendung der Spermatozoenvitrifikation ergeben. Insbesondere das bei der Vitrifikation eingesetzte minimale Einfriervolumen erhöht die Wiederauffindungsrate von Spermien bei Proben mit extrem niedriger Spermienkonzentration, da das Auftauen direkt in einem kleinen Mediumtropfen erfolgen kann, aus dem dann Spermatozoen z. B. für eine Mikroinjektion isoliert werden können. Weiterhin werden mögliche quantitative und qualitative Verluste dadurch ausgeschlossen, dass keine Zentrifugationsschritte benötigt werden.

Hodengewebe

Bei Patienten mit einer Azoospermie können ggf. Spermatozoen aus dem Hodengewebe isoliert werden. Bei unsicherer Ausgangslage und um eine unnötige Stimulation der Frau zu vermeiden, kann eine Hodenbiopsie mit anschließender Kryokonservierung testikulärer Gewebestücke oder aufbereiteter, testikulärer Spermatozoen erfolgen. Alle diesbezüglich vorliegenden Ergebnisse wurden mit Kryoprotokollen erzielt, die denen vergleichbar sind, die zum Einfrieren von Spermatozoen verwendet werden. Untersuchungen zur Vitrifikation von Hodengewebe mit nachfolgender therapeutischer Verwendung sind derzeit nicht bekannt.

Interessanterweise wurde unlängst im Deutschen IVF-Registers (DIR) gezeigt, dass die Erfolgsraten der Frisch-TESE die der Kryo-TESE signifikant übersteigen. Ob daraus pauschale der Schluss gezogen werden kann, dass die Frisch- der Kryo-TESE vorzuziehen ist, sei dahingestellt. Nach unserer eigenen Erfahrung können insbesondere bei Patienten mit einem ausgeprägten Sertoli-cell-only-Syndrom in der Frisch-TESE noch ausreichend gute Spermatozoen isoliert werden, während in derselben Probe nach Kryokonservierung oftmals die Qualität der Spermatozoen drastisch reduziert ist und der Befruchtungserfolg dem der Frisch-TESE unterlegen ist. Hier muss ein adaptiertes Vorgehen gewählt werden, das auch die Option einer Stand-by-TESE beinhaltet.

Ovargewebe

Für die Kryokonservierung von Ovargewebe existieren derzeit Protokolle für das langsame Einfrieren und für die Vitrifikation [6, 10]. Da weltweit nur sehr begrenzte Erfahrungen bzgl. der Retransplantation von zuvor kryokonserviertem Ovargewebe bestehen, kann über die Wertigkeit beider Verfahren derzeit keine abschließende Aussage getroffen werden. Hier sind weitere tierexperimentelle Untersuchungen dringend nötig. Im Unterschied zu den bisher vorgestellten Zellen und Geweben ist die Kryokonservierung von Ovargewebe aus onkologischer Indikation zurzeit keinesfalls eine etablierte Standardmethode. Insbesondere mit dem neuen Gewebegesetz zur Umsetzung der EU-Richtlinie 23/EG wird das Ovargewebe den Vorschriften zur Transplantation von Geweben unterstellt werden. Dies bedingt für die involvierten Zentren einen enormen verwaltungstechnischen Aufwand, der den einer normalen reproduktionsmedizinischen IVF-Therapie bei weitem übersteigt.

Fazit

Die Kryokonservierung sollte in jedem reproduktionsmedizinischen Zentrum ein fester Bestandteil bei der Behandlung des unerfüllten Kinderwunsches sein. Gerade auch unter dem Kostendruck im Gesundheitssystem begrüßen viele Patienten die Möglichkeit einer Kryokonservierung, um bei unwesentlich höheren Eigenkosten den Vorteil der kumulativen Erfolgsraten auszuschöpfen. Die Auswertungen des DIR ermöglichen eine entsprechende Beratung der Patienten hinsichtlich des Nutzens der Kryokonservierung von Spermatozoen oder Eizellen im Vorkernstadium.

Literatur

1. Bielanski A, Nadin-Davis S, Sapp T, Lutze-Wallace C (2000) Viral contamination of embryos cryopreserved in liquid nitrogen. Cryobiology 40:110–116
2. Bielanski A, Bergeron H, Lau PCK, Devenish J (2003) Microbial contamination of embryos and semen during long term banking in liquid nitrogen. Cryobiology 46:146–152
3. Cha KY, Yoon TK, Kim T, Chung HM (2004) Vitrification of human oocytes. In: Gardner DK, Weissmann A, Howles CM, Shoham Z (eds) Textbook of Assisted Reproductive Techniques, 2nd edn. Taylor & Francis, London New York, pp 257–266
4. Chung HM, Hong SW, Lim JM et al. (2000) In vitro blastocysts formation of human oocytes obtained from unstimulated and stimulated cycles after vitrification at various maturational stages. Fertil Steril 73: 545-551
5. Cremades N, Sousa M, Silva J et al. (2004) Experimental vitrification of human compacted morulae and early blastocysts using fine diameter plastic micropipettes. Hum Reprod 19:300–305
6. Duru NK, Öngürü Ö, Celasun B et al. (2001) Post-thaw texture analysis of slowly frozen and vitrified human ovarian cortex. Hum Reprod 16 (Abstract Book 1): 180
7. Fountain D, Ralston M, Higgins N et al. (1997) Liquid nitrogen freezers: a potential source of microbial contamination of haematopoietic stem cell components. Transfusion 37:585–591
8. Hawkins AE, Zuckerman MA, Briggs M et al. (1996) Hepatitis B nucleotide sequence analysis: linking an outbreak of acute hepatitis B to contamination of a cryopreservation tank. J Viral Methods 60:81–88

9. Isachenko V, Perez-Sanchez F, Isachenko V et al. (1998) Vitrification of GV-porcine oocytes with intact intracellular lipids: effect of the cryoprotectant saturation/dilution stepping, elevated temperature and cytoskeleton inhibitor. Cryobiology 36: 250–253
10. Isachenko E, Isachenko V, Rahimi G, Nawroth F (2003) Cryopreservation of human ovarian tissue by direct plunging into liquid nitrogen. Eur J Obstes Gynecol 108:186–193
11. Isachenko V, Isachenko E, Katkov II et al. (2004) Cryoprotectant-free cryopreservation of human spermatozoa by vitrification and freezing in vapor: effect on motility, DNA integrity, and fertilization ability. Biol Reprod 71:1167–1173
12. Isachenko V, Montag M, Isachenko E et al. (2005a) Aseptic technology of vitrification of human pronuclear oocytes using open-pulled straws. Hum Reprod 20:492–496
13. Isachenko V, Isachenko E, Montag M et al. (2005b) Clean technique for cryoprotectant-free vitrification of human spermatozoa. Reprod Biomedicine Online 10:350–354
14. Isachenko V, Montag M, Isachenko E et al. (2006)Aseptic vitrification of human germinal vesicle oocytes using dimethyl sulfoxide as a croprotectant. Fertil Steril, 85:741–747
15. Jelinkova L, Selman HA, Arav A et al. (2002) Twin pregnant alter vitrification of 2-pronuclei human Embryos. Fertil Steril 77:412–414
16. Katayama KP, Stele J, Kuwayama M et al. (2003) High survival rate of vitrified human oocytes results in clinical pregnancy. Fertil Steril 80: 223-224
17. Kuwayama M (2001) Vitrification of human oocytes and embryos. IVF update. Tokyo medical view Co: 230–234 (Japanese)
18. Lane M, Gardner DK (2001) Vitrification of mouse oocytes using a nylon loop. Mol Reprod Dev 58: 342–347
19. Martino A, Sponginess N, Leibo SP (1996) Development into blastocysts of bovine oocytes cryopreserved by ultrarapid cooling. Biol Reprod 54: 1059–1069
20. Montag M, van der Ven K, Dorn C et al. (2005) Birth following double cryopreservation of human oocytes at metaphase II and pronuclear stages. Fertil Steril in press
21. Mukaida T, Nakamura S, Tomiyama T et al. (2003) Vitrification of human blastocysts using cry loops: clinical outcome of 223 cycles. Hum Reprod 18: 384–391
22. Orief Y, Schultze-Mosgau A, Dafopoulos K, Al-Hasani S (2005) Vitrification: will it replace the conventional gamete cryopreservation techniques? Middle East Fertility Society Journal 10:171–184
23. Porcu E, Fabbri R, Damiano G et al. (2000) Cclinical experience and application of oocyte cryopreservation. Mol Cell Endocrinol 169:33–37
24. Rall WF, Fahy GM (1985) Ice-free cryopreservation of mouse embryos at –196°C by vitrification. Nature 313: 573–575
25. Rall WF (1992) Cryopreservation of oocytes and embryos: methods and applications. Anima Reprod Sic 28: 237–245
26. Schroeder AK, Banz C, Katalinic A, Al-Hasani S, Weiss JM, Diedrich K, Ludwig M (2002) Counselling on cryopreservation of pronucleated oocytes. Reprod Biomed Online 6: 69–74
27. Selman HA, El-Danasouri I (2002) Pregnancies derived from vitrified human zygotes. Fertil Steril 77: 422–423
28. Tender RS, Zuckerman MA, Goldtone AH et al. (1995) Hepatitis-B transmission from contaminated Cryopreservation tank. Lancet 346: 137–140
29. Trounson A, Mohr L (1983) Human pregnancy following cryopreservation, thawing and transfer of an eight-cell embryo. Nature 305:707–709
30. Vajta G, Kuwayama M, Holm P at al. (1998) Open pulled straw (OPS) vitrification: a new way to reduce cryoinjuries of bovine ova and embryos. Mol Reprod Dev 51:53-58
31. Vanderzwalmen P, Bertin G, Debauche C et al. (2003) Vitrification of human blastocyst with hemi-straw carrier: application of assisted hatching after thawing. Hum Reprod 18: 1504–1511
32. Wu J, Zhang L, Wang X (2001) In vitro maturation, fertilization and embryo development after ultrarapid freezing of immature human oocytes. Reproduction 121: 389–393

Zur Bedeutung der Pelviskopie in der Reproduktionsmedizin

L. Mettler, J. Kleinstein, J. Keckstein

Einleitung

Der nur in Deutschland übliche Begriff der Pelviskopie, die weltweit und auch bei uns heute Laparoskopie genannt wird, stammt von Kurt Semm, der im Unterschied zur internistischen Laparoskopie bzgl. Abklärung der Leber die Abklärung des Kleinbeckens als Pelviskopie bezeichnete [19, 20, 21]. Die ersten Indikationsgebiete für die operative Pelviskopie waren die Sterilisierung, die Diagnostik von Tuben-, Uterus- und Ovarveränderungen sowie gleichzeitig die operative Therapie bei Kinderwunschpatientinnen [22]. Als die einzige diagnostische Möglichkeit bei Eileiterschwangerschaft, bei verschlossenen und verengten Tuben, zur Ovarialzysten- und Myomdiagnostik, bei Verwachsungslösungen, bei Follikelpunktionen oder Abklärung der funktionellen Möglichkeit einer Befruchtung stand und steht die Pelviskopie im Zentrum der Reproduktionsmedizin [23, 24, 25]. Eine definitive Abklärung von Eileiterschwangerschaft, Endometriose sowie die Abschätzung einer Myomenukleation und Ovarialzystenausschälung ist auch heute noch nur durch Einsatz der operativen Pelviskopie neben der natürlich immer möglichen Laparotomie realisierbar. Die Eizellgewinnung zur In-vitro-Fertilisation, zur intrazytoplasmatischen Spermieninjektion und zum Embryotransfer war zunächst nur über die laparoskopische Follikelpunktion möglich [26] und wurde seit 1986 transvaginal durchgeführt [27]. Den heutigen Einsatz der Endoskopie im Rahmen der Reproduktionsmedizin beschreiben wir in 3 Kapiteln:

1) Stellenwert der Laparoskopie zur Behandlung der Endometriose (Jörg Keckstein),
2) Eileiterschwangerschaft, Tuben- und Ovarialchirurgie (Jürgen Kleinstein),
3) Myomenukleation and Adhäsiolyse (Liselotte Mettler).

9.1 Stellenwert der Laparoskopie zur Behandlung der Endometriose

J. Keckstein

Bedeutung der Endometriose für die Reproduktion

Endometriose ist eine proliferative Erkrankung, die durch ektopes Vorhandensein von Endometrium, vornehmlich im kleinen Becken, aber auch in anderen Körperregionen, gekennzeichnet ist. Die Genese dieser Erkrankung ist bisher nicht geklärt, wobei 3 wichtige Erklärungsmodelle immer wieder diskutiert werden. Die von Sampson publizierte These, dass Endometrium durch ein retrogrades Abfließen von Menstruationsblut transplantiert wird, entspricht vornehmlich einer rein mechanistischen Sichtweise. Dem gegenüber steht die Annahme, dass es sich bei der Endometriose um eine Proliferation von multipotenten Zellen außerhalb des Uterus handelt. Eine ähnliche Theorie ist die primäre Fehllage bzw. Fehldifferenzierung der Urnierenanlagen. Zusätzlich gibt es multiple weitere Erklärungsversuche unter Einbeziehung des immunologischen Systems sowie Umweltfaktoren etc.

Endometriose verändert die Anatomie sowie die Funktion der Genitalorgane:
- Ektop gelegenes Endometrium, das durch die endokrine Beeinflussung entsprechende Aktivitäten aufweist, führt zu entsprechenden Funktionsstörungen der betroffenen Organe bzw. Gewebestrukturen.
- Proliferative Prozesse, Neoangiogenese, Entzündungsprozesse mit entsprechender Freisetzung von Prostaglandinen, Interleukinen und Vorhandensein von nerve growth factors etc. verursachen einen entsprechenden Umbau der anatomischen Strukturen.
- Die Ausbildung fibrotischer Gewebereaktionen mit Adhäsionsbildung und Organdestruktion ist die Folge.

Genitale Strukturen, wie der Bandapparat des Uterus, die Ovarien, Tuben, aber auch die Myometriumstruktur des Uterus selbst, sind davon betroffen. Extragenitale Strukturen wie das Rektosigmoid, Zökum, Appendix, terminales Ileum, Ureter, Blase sind nicht selten mit eingeschlossen.

Die Ausbildung von Adhäsionen durch Entzündungsprozesse und proliferative Vorgänge der Endometriose verändern die gesamten anatomischen Verhältnisse im Becken.

Alle beschriebenen pathophysiologischen Vorgänge führen unweigerlich zu einer Veränderung der Fertilität.

Endoskopie, das Verfahren der ersten Wahl zur Diagnostik der Endometriose

Zur Diagnosestellung der Endometriose sind eine ausführliche Anamnese, klinische Untersuchung (bimanuell und rektovaginal), die Vaginalsonographie und ggf. bildgebende Verfahren wie CT, MRT, Röntgen-Kontrast-Untersuchungen notwendig.

Die endgültige Sicherung der Diagnose kann allerdings nur durch eine histologische Begutachtung gesichert werden. Hierzu müssen Gewebeproben aus den entsprechenden Organen entnommen werden.

Die diagnostische Laparoskopie ist schon seit Jahrzehnten als etabliertes Verfahren zur Diagnosesicherung von Endometriose anerkannt. Die Vorteile dieses Verfahrens sind offensichtlich:
- Der minimal-invasive Zugangsweg bietet für die Patientin, neben dem kosmetischen Aspekt, natürlich entsprechende Vorteile wie z. B. eine kürzere Rekonvaleszenzzeit und geringere Morbidität.
- Die Möglichkeit, durch optische Linsensysteme bzw. digitale Aufbereitung des Videosignals das zu begutachtende Areal vergrößert bzw. exakter darzustellen, erhöht die Auffindungsrate der Endometriose, insbesondere beim Vorliegen atypischer Läsionen (nicht pigmentiert). Durch den zusätzlichen Einsatz entsprechender Farbstoffe bzw. Fluoreszenztechniken wird versucht, eine noch höhere Auffindungsrate zu erzielen.
- Das minimal-invasive Operationsverfahren erfordert allerdings eine exakte Kenntnis der verschiedenen Erscheinungsbilder der Endometriose.
- Das Vorhandensein von Adhäsionen verwehrt nicht selten den Einblick auf die Endometrioseläsionen. Ausgedehnte Operationen mit Darmadhäsiolysis, Freilegen des Extraperitonealraums, Mobilisation von fixierten Organen (retroovariell, retrouterin) etc. sind dann erforderlich.

Diagnostische und operative Laparoskopie

Die diagnostische Laparoskopie hilft somit, das Ausmaß der Endometriose zu visualisieren und die Diagnose durch entsprechende Gewebeproben zu untermauern. Gleichzeitig können bei entsprechendem Ausmaß der Erkrankung die Therapiechancen weiterer operativer Maßnahmen bzw. reproduktionsmedizinischer Untersuchungen bzw. Therapien abgeschätzt werden.

Wie bereits beschrieben, kann die Diagnostik der Endometriose bereits eine intraabdominale operative Maßnahme nach sich ziehen. Neben der diagnostischen Laparoskopie zur Gewinnung histologischer Präparate wird die Tubenfunktionsdiagnostik mit der Chromopertubation durchgeführt. Gegebenenfalls werden gleichzeitig auch hysteroskopische Verfahren, evtl. mit Tubensondierung unter laparoskopischer Sicht, vorgenommen.

Die operative Laparoskopie – Das Verfahren der ersten Wahl zur chirurgischen Therapie der Endometriose

Die operative Therapie der Endometriose ist effektiv und bei ausgedehnten Befunden meist der hormonellen Therapie überlegen.

Dabei musste jedoch bisher oft eine Laparotomie mit entsprechender Morbidität in Kauf genommen werden.

Enorme Entwicklungen auf dem Gebiet der minimal-invasiven Chirurgie in den letzten 15 Jahren führten dazu, dass auch ausgedehnte Befunde auf endoskopischem Weg entfernt werden können. Gegebenenfalls erfolgt dies durch eine interdisziplinäre Zusammenarbeit mit Chirurgen, Urologen etc. Zusätzlich ist eine Kombination laparoskopischer Operationen mit konventionell abdominalen bzw. vaginalen Verfahren möglich.

Instrumente

Stärkere Lichtquellen, Optiken mit größerer Auflösung, leistungsstarke Insufflatoren sowie ein differenziertes Operationsinstrumentarium erleichtern die Operation wesentlich. Instrumente bzw. Geräte zur thermischen Destruktion von Endometriosegewebe bzw. zur Unterstützung chirurgischer Maßnahmen (monopolare, bipolare, tripolare HF-Chirurgie, Lasersysteme) dienen einer vollständigen Endometriosetherapie.

Operationstechniken

Die endoskopische Endometriosechirurgie stellt an den Operateur große Ansprüche. Starke Veränderungen der anatomischen Strukturen durch Entzündungsprozesse, die Unübersichtlichkeit bei Adhäsionen sowie das Fehlen der Palpationsmöglichkeit erfordern exakte Kenntnisse der Anatomie und der endoskopischen Operationstechniken.

Das endoskopische Nähen sollte ebenso beherrscht werden wie die Präparation in extraperitonealen Strukturen. Zusätzlich ist die Kombination von konventionellen Operationstechniken, wie z. B. vaginal/abdominal, mit den laparoskopischen Operationstechniken in entsprechenden Situationen vorteilhaft.

Interdisziplinäre Chirurgie

Endometriose hat die Eigenschaft, sich nicht nur auf das innere Genitale zu beschränken, sondern auch extragenitale Strukturen im Becken oder auch außerhalb des kleinen Beckens zu beeinträchtigen bzw. zu verändern. Interdisziplinäre Operationstechniken bzw. Konzepte zur Therapie von Darm-, Harnleiter- und Blasenendometriose etc. werden seit mehreren Jahren auch auf endoskopischem Gebiet erfolgreich angewendet.

Peritoneale Endometriose

Peritoneale Endometrioseherde (fokal oder diffus) können durch endoskopische Verfahren destruiert bzw. reseziert werden. Das minimal-invasive Verfahren verhindert dabei auch die Ausbildung fertilitätseinschränkender Adhäsionen bei entsprechend technischen Voraussetzungen. Gerade bei diffusen Endometrioseherden hat sich hier die Anwendung des CO_2-Lasers sehr bewährt. Dieser kann ebenfalls durch entsprechende technische Vorrichtungen über das Operationslaparoskop in das Abdomen eingespiegelt werden. Der Laserstrahl mit einer geringen Koagulationstiefe ermöglicht die totale Entfernung fibrotischer Strukturen bzw. ausgedehnter Endometrioseherde.

Endometriose an den Tuben und Ovarien

Ausgedehnte Adhäsionen peri- bzw. retroovariell können laparoskopisch entfernt werden. Ovarialendometriomen werden durch die Zystenexstirpation mit Rekonstruktion des Ovars therapiert oder können aber durch thermische Verfahren (bipolare Koagulation oder Laservaporisation) beseitigt werden.

Eröffnen, Drainieren und Spülen großer Endometriome ist endoskopisch ebenso leicht durchzuführen wie die Resektion bzw. Vaporisation des »Endometriosezystenbalgs«. Bei ausgedehnten Ovarialendometrioseherden bzw. retroovariellen

Herden mit entsprechender Ausbildung von Adhäsionen können die Ovarien passager lateralisiert (Ovariopexie, ◘ Abb. 9.1) werden. Damit werden fertilitätseinschränkende Adhäsionen im retroovariellen Ovarbereich bzw. peritubar reduziert. Eigenen Erfahrungen konnten zeigen, dass die konsekutive Ovariopexie bei ausgedehnter Endometriosechirurgie die Fertilitätsrate steigert. In ausgewählten Fällen kann durch eine Second-look-Laparoskopie eine etwaige Adhäsionsbildung reduziert werden bzw. die Ovarrepositionierung erfolgen. Bei größtmöglicher Schonung der gesunden Ovaranteile scheint die laparoskopische Technik zusätzlich das Outcome der ART zu verbessern.

Adenomyosis uteri und laparoskopische Verfahren
Immer mehr Beachtung findet das Krankheitsbild der Adenomyosis. Wissenschaftliche Untersuchungen zeigen, dass die Adenomyosis die primäre Lokalisation des ektop gelegenen Endometriums darstellt und möglicherweise auch für weitere Ausbreitung der Endometriose verantwortlich sein kann. Adenomyosis ist als wesentlicher Sterilitätsfaktor zu sehen.

Endoskopischen Verfahren dienen primär dazu, die Adenomyose darzustellen bzw. zu diagnostizieren. Unter laparoskopischer Sicht kann durch Hochgeschwindigkeitsstanzbiopsien ein histologisches Präparat aus der Uteruswand gewonnen werden. Fokale Endometrioseherde können isoliert aus dem Uterus heraus präpariert werden, um anschließend den Uterus wieder zu rekonstruieren.

Extragenitale Endometrioseherde
Extragenitale Endometrioseherde beeinträchtigen die Genitalfunktion bzw. die tuboovariellen Einheiten durch ausgeprägte Adhäsionsbildung

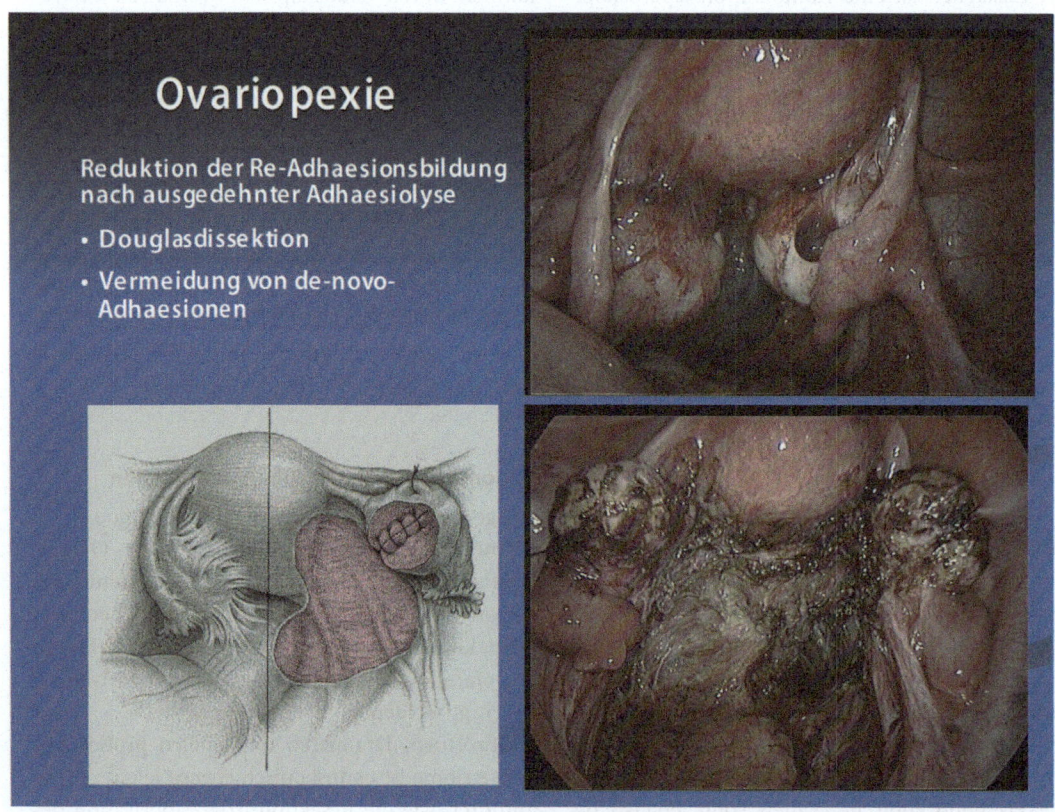

◘ **Abb. 9.1** Ausgedehnte Douglas-Endometriose unter Beteiligung beider Ovarien. Nach ausgiebiger Endometrioseresektion per Laparoskopie werden beide Ovarien am Lig. rotundum fixiert (Ovariopexie)

und Fibrosierung der umgebenden anatomischen Strukturen.

Moderne Techniken der minimal-invasiven Chirurgie dienen dazu, diese Herde zu identifizieren und in toto zu resezieren.

Tiefinfiltrierende Endometriose (TIE)

Der Begriff tief infiltrierende Endometriose beschreibt ausgedehnte Herde in der Tiefe des Becken unter Einbeziehung des Septum rectovaginale, ggf. auch des Uterus, der Vagina, des Darms, des Ureters, der Blase und deren Haltestrukturen (Abb. 9.2).

Das Ausmaß der Endometriose reicht von einem isolierten Herd bis hin zu einem Konglomerattumor und einem frozen pelvis. Die Ausprägung der Symptome entspricht allerdings nicht immer der Ausdehnung der Erkrankung.

Beteiligung des Septum rectovaginale

Die Infiltration der Ligg. sacrouterina und des Septum rectovaginale ist durch eine ausgeprägte Dysmenorrhö und Dyspareunie gekennzeichnet.

Die vollständige Entfernung dieser Herde auf endoskopischem Weg führt zu einer signifikanten Reduktion der Symptome. Der endoskopische Zugang in die Tiefe des Becken ist gerade beim organerhaltendem Operationskonzept dem Zugang per Laparotomie überlegen.

Bei Beteiligung der Vagina kann zwar eine Kombination von Endoskopie mit vaginaler Chirurgie vorteilhaft sein, die intraabdominalen Herde sind jedoch nur endoskopisch vollständig zu entfernen

Darmendometriose

Eine Infiltration der rektosigmoidalen Vorderwand, des Zökums, der Appendix bzw. des terminalen Ileums durch Endometriose kann laparoskopisch therapiert werden (Abb. 9.3). Die isolierte Exzision der Endometrioseherde aus der Darmwand, aber auch die Segmentresektion mit anteriorer Anastomose kann durch die neuen technischen Verfahren unter Anwendung von Klammersystemen problemlos endoskopisch durchgeführt werden. Eigenen Erfahrungen bei nahezu 400 Operationen zeigen, dass das minimal-invasive Verfahren dem konventionellen Operationsverfahren überlegen ist. Allerdings können auch endoskopische Techniken mit konventionellen kombiniert werden. So ist nach laparoskopischer Mobilisation der betroffenen Darmabschnitte in der Tiefe des Beckens eine Minilaparotomie zur Resektion des Darmsegments möglich, um dann von einer laparoskopisch kontrollierten Anastomosenanlage gefolgt zu werden.

Endometriose an Harnleiter und Blase

Endometriose an der Beckenwand bzw. den Adnexen beeinträchtigt sowohl Funktion als auch Integrität von Ureter und Harnblase (Abb. 9.4 und 9.5). Die laparoskopische Ureterolyse bei Stauungszeichen ist in 98% der Fälle ausreichend. Bei intrinsischer Ureterendometriose sind die Segmentresektion mit Ureteroureterostomie oder die Neoimplantation des Harnleiters erforderlich, was ebenfalls endoskopisch vorgenommen werden kann. Die Teilresektion von endometriosebefallener Blasenwand und anschließendem Verschluss durch Einzelknopfnähte oder fortlaufende Naht gehört ebenso zum Repertoire von fortgeschrittenen Endometriosechirurgen.

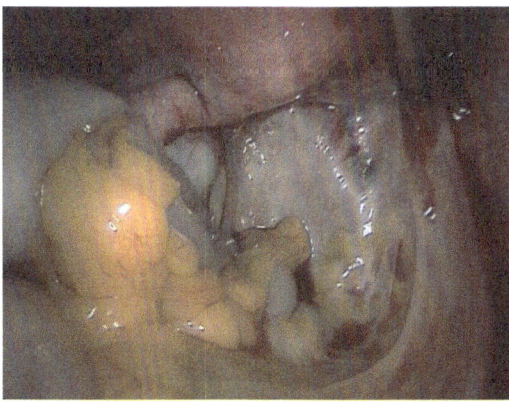

Abb. 9.2 Bild einer tief infiltrierenden Endometriose (frozen pelvis). Breitbasige Adhäsionen zwischen Rektosigmoid und Uterushinterwand versperren den Einblick in das kleine Becken bzw. die Ovarien. Die Darstellung der Endometrioseherde kann nur durch eine ausgedehnte Adhäsiolyse erfolgen

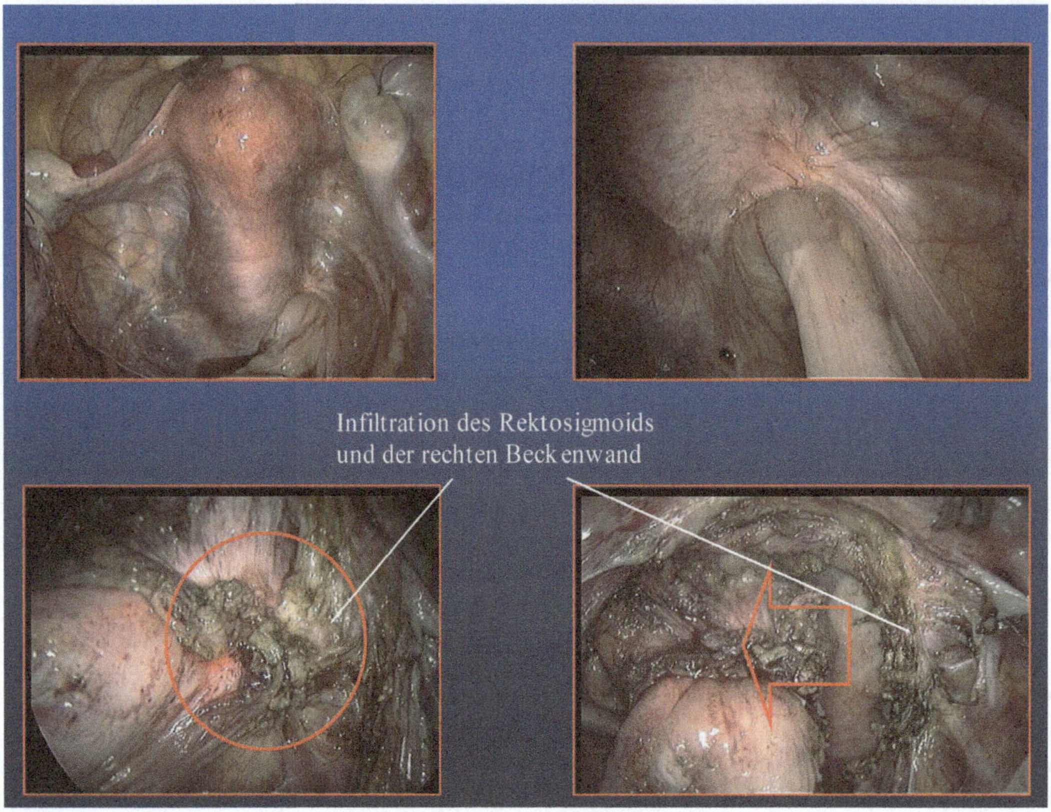

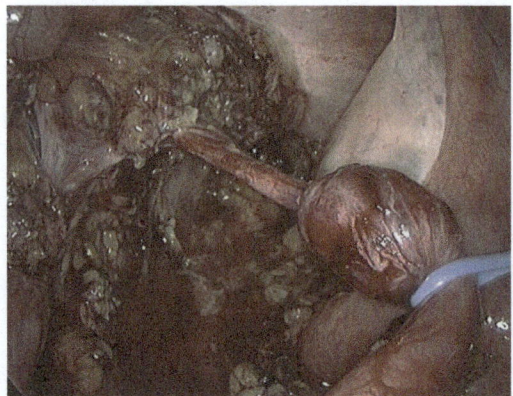

◘ **Abb. 9.3** Tief infiltrierende Endometriose im Extraperitonealraum. Die interperitonealen Herde sind minimal – Stadium AFS I. Nach Freilegung des Extraperitonealraums stellt sich ein großer Knoten zwischen Rektosigmoid und Beckenwand dar. Beide werden endoskopisch entfernt

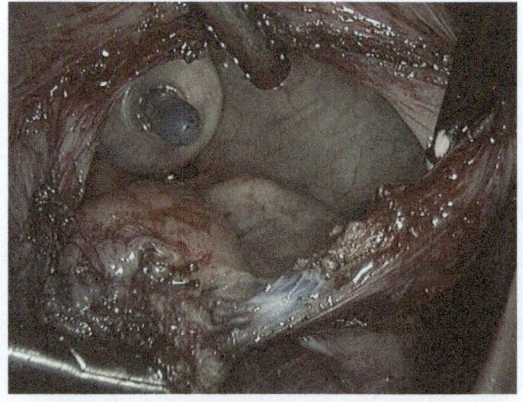

◘ **Abb. 9.4** Ausgeprägte Harnleiterkompression bei Infiltration des Lig. cardinale links. Darstellung der endoskopischen Ureterolyse und Resektion des Lig. cardinale

◘ **Abb. 9.5** Blasenwandendometriose. Laparoskopische Resektion. Eröffnung der Blase und Resektion des Knotens

Radikalität der Operation

Bei entsprechender Symptomabklärung lassen sich in 80% der Fälle mit differenzierten chirurgischen Maßnahmen die Symptome entsprechend beheben. Eine sofortige radikale Entfernung der Organe ist nur bei ausgedehnten Befunden indiziert, jedoch bei Kinderwunsch nicht nötig. Mehrfacheingriffe auf endoskopischem Weg bedeuten auch für die Patientin, im Gegensatz zur Laparotomie, eine deutliche Verringerung von Morbidität und Mortalität. Ausgedehnten Operationen können relativ rasch reproduktionsmedizinische Maßnahmen wie IVF und ICSI folgen. Das Risiko der Symptomverschlechterung durch eine Stimulationstherapie wird durch ein vorausgegangene Operation reduziert.

Ergebnisse der endoskopischen Endometriosechirurgie

Endoskopische Operationsverfahren können bei entsprechender Ausbildung und Anwendung von mikrochirurgischen Operationstechniken die Lebensqualität der Patientin einerseits wesentlich steigern und andererseits zu einer Verbesserung der Fertilitätschancen führen. Bei tief infiltrierender Endometriose kann eine Radikaloperation in über 85% der Fälle die ausgedehnte Schmerzsymptomatik beseitigen. Dies verändert auch die Sexualität der Patientin enorm (Abb. 9.6 und 9.7).

Eigene Zahlen beweisen, dass die minimalinvasive Chirurgie, trotz radikaler Eingriffe, die

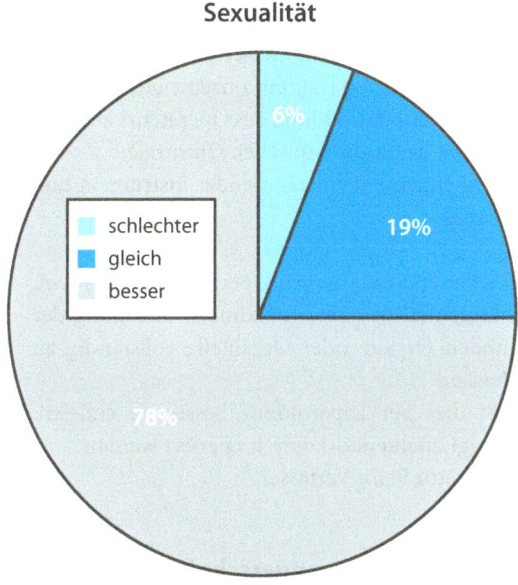

Abb. 9.6 Sexualität nach radikaler Endometriosechirurgie bei ausgedehnter Douglas-Endometriose unter Beteiligung des Darms

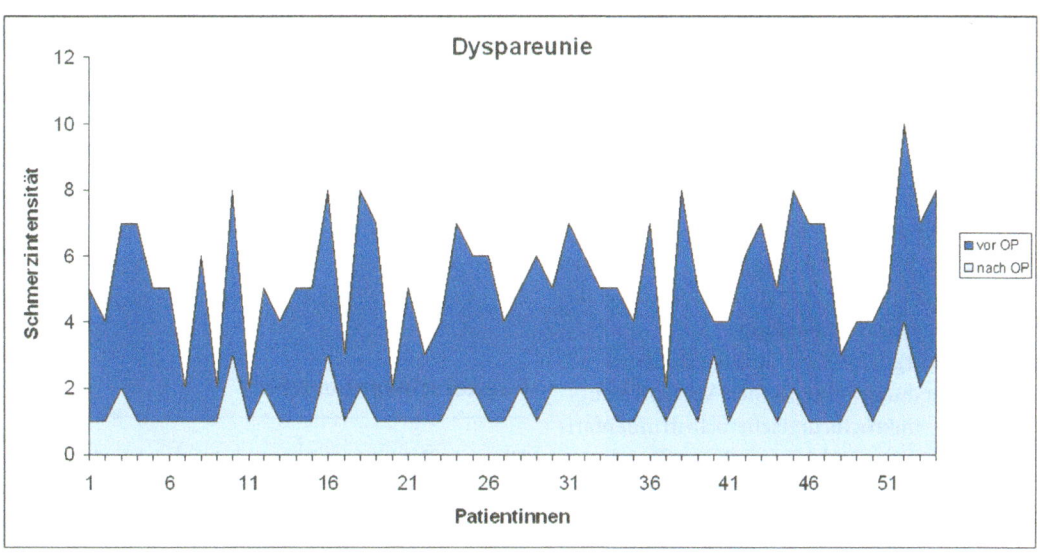

Abb. 9.7 Reduktion der Schmerzen bei ausgeprägter Douglas-Endometriose unter Darmbeteiligung bei 54 Patientinnen

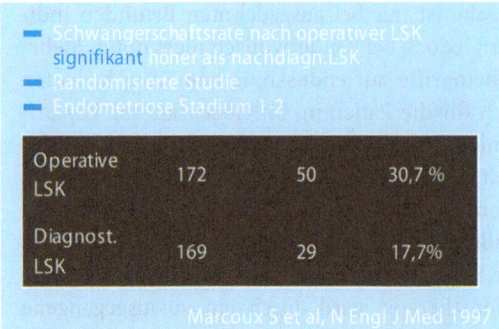

Abb. 9.8 Schwangerschaftsraten nach operativer Laparoskopie. Randomisierte Studie mit 341 Patientinnen

Fertilitätsrate bis zu 60% steigert. Hierbei sind auch postoperativ bald angewendete reproduktionsmedizinische Maßnahmen, wie z. B. IVF und ICSI, miteinbezogen (Abb. 9.8).

Endometriose ist eine proliferative und immer wiederkehrende Erkrankung, insbesondere bei organerhaltenden Operationen. Rezidivoperationen waren bei radikaler Operation in unserem Kollektiv nur in 5% der Fälle notwendig. Dies bedeutet, dass ggf. ein Zweit- und ein Dritteingriff notwendig werden können, die bei Anwendung von endoskopischen Verfahren, für die Patientin von Vorteil sind.

Schwere Komplikationen sind trotz ausgiebiger Operationen selten.

Zusammenfassung

Die Vorteile der laparoskopischen Therapie der Endometriose sind:
- minimal-invasiver Zugang mit maximaler Einsicht in das gesamte Abdomen,
- der fehlende Austrocknungseffekt, wie er bei der Laparotomie zu erwarten ist, reduziert das Risiko der Adhäsionsbildung,
- mikrochirurgische Operationstechniken, wie die Anwendung von optischen Vergrößerungssystemen, mikrochirurgischem Instrumentarium etc. reduzieren das Trauma am Organ,
- die bessere Einsicht in die Tiefe des Beckens, insbesondere bei tief infiltrierender Endometriose, ist gegenüber der konventionellen Therapie per Laparotomie vorteilhaft,
- eine Rezidivoperation per Laparoskopie geht mit einer geringeren Morbidität einher,
- hohe Schwangerschaftsraten bestätigen die Effektivität dieser Verfahren bei der Sterilitätstherapie.

Die Qualität der endoskopischen Therapie wird bedingt durch:
- Kenntnisse auf dem Gebiet der Endometriose (Diagnostik, Operationskonzepte etc.),
- gründliche Ausbildung des Operateurs auf dem Gebiet der endoskopischen Chirurgie,
- Vorhandensein entsprechender Instrument und Geräte.

Ziel jeder endoskopischen Operation sollte es sein, die Endometriose unter maximaler Schonung der gesunden Organe oder Organteile vollständig zu entfernen.

Ist dies per Laparotomie besser zu erzielen, sollte ggf. nichtendoskopisch operiert werden.

Literatur beim Verfasser.

9.2 Eileiterschwangerschaft, Tuben- und Ovarialchirurgie

J. Kleinstein

Unbestritten stellt die Laparoskopie den Goldstandard in der invasiven Diagnostik der Infertilität der Frau dar [12]. In Analogie dazu begann 1970 die operative Laparoskopie als sog. minimal-invasive Chirurgie in die Adnexchirurgie Einzug zu halten, um sich in der Dekade ab 1980 gegenüber der Laparotomie durchzusetzen [3, 5]. Voraussetzungen dafür waren u. a. die Verbesserungen im Instrumentarium und der Bildgebung und die hohe Akzeptanz der Laparoskopie bei Ärzten und Patienten.

Eileiterschwangerschaft

Die erste Publikation über eine erfolgreiche laparoskopische Exzision einer Extrauteringravidität (EUG) datiert aus dem Jahre 1973 [16]. Bis heute ist die Laparoskopie Goldstandard in der endgültigen Diagnostik und Therapie der EUG geblieben, obwohl bereits 1994 R.D. Kempers [10] prophezeite, dass die Möglichkeit der frühzeitigen Diagnose der EUG der medikamentösen Therapie den Weg ebnen und die laparoskopische Operation überflüssig werden lassen wird. Tatsächlich können durch einen diagnostischen Algorithmus unter Berücksichtigung der klinischen Untersuchung, der β-hCG-Bestimmung und dem transvaginalen Ultraschall EUGs mit einer Sensitivität von 100% und einer Spezifität von 99% diagnostiziert werden [1]. Dennoch hat unter allen therapeutischen Optionen – Zuwarten, Methotrexat, Laparoskopie, Laparotomie – zumindestens für die hämodynamisch stabile Patientin die operative Laparoskopie »First-line-Charakter«.

Operationstechnik
Die Technik der operativen Korrektur der EUG via Laparoskopie wird ganz entscheidend durch die Lokalisation der EUG bestimmt. Prinzipiell können ektope Graviditäten einen ampullären, isthmischen, interstitiellen, ovariellen, zervikalen und seltenen abdominalen Sitz haben. Abhängig von der Lokalisation können sich Komplikationen wie ein Tubarabort oder eine Ruptur eingestellt haben. Bezüglich der anzuwendenden Operationstechnik können die Salpingotomie, Segmentresektion, Koagulation, Aspiration, Ausdrücken (milking out) und die Salpingektomie unterschieden werden. Eine Zuordnung der Operationstechnik zum jeweiligen Sitz der EUG gibt ◘ Tabelle 9.1 wider [9]. Demnach bieten sich bei der häufigsten Lokalisation der EUG, dem ampullären Sitz, die Salpingotomie, die Segmentresektion und bei rezidivierenden EUGs und erfülltem Kinderwunsch die Salpingektomie an.

Dazu bedarf es neben der videoadaptierten Optik in der Nabelgrube zweier suprapubischer Arbeitstrokare. Der Auftakt des Eingriffs stellt die Injektion eines synthetischen Vasopressins (Glycylpressin 1 mg, Fa. Ferring, Kiel, Haemopressin 1 mg, Curatis Pharma, Hannover) in einer Dosierung von 1 mg in 5 ml Lösungsmittel in die ektope Gravidität selbst und evtl. in die benachbarte Mesosalpinx dar. Aspirationsversuche sichern dabei die streng extravasale Injektion ab. Die lineare Salpingotomie erfolgt am besten mit der monopolaren Elektrode oder der Schere im antimesenterialen Bereich der EUG. Unter diesem Vorgehen kommt es idealerweise zur Spontanexpulsion des ektopen Schwangerschaftsmaterials, das vollständig extrahiert werden kann. Das Ausspülen und Absaugen des Wundbetts sichert die vollständige Entfernung des Materials ab. Eine Blutstillung ist selten notwendig. Bezüglich der Notwendigkeit der Nahtversorgung oder dem Verzicht darauf gibt es eine anhaltende Diskussion. Befürworter der Naht beanspruchen eine Sicherung der Blutstillung. Anhänger des Nahtverzichts behaupten, dass die Naht überflüssig sei, weil es aufgrund eines »memory effects« zur Primärheilung kommt und die Naht Fistelbildungen begünstigt [13].

◘ **Tabelle 9.1** Geeignete Operationstechniken in Abhängigkeit der EUG-Lokalisation. (Mod. nach Keckstein 2000 [9])

Lokalisation	Besonderheit	Operationstechnik
Ampulläre EUG	Häufigste Form (Komplikation Abort)	Salpingotomie Segmentresektion Salpingektomie
Isthmische EUG	Zweithäufigste Form (Komplikation Ruptur)	Salpingotomie Segmentresektion Salpingektomie
Interstillielle EUG	Rupturgefahr	Teilresektion aus dem Uterus Methotrexat
Ovarialgravidität	Selten	Teilresektion des Ovars Ovarektomie
Zervikale Gravidität	Selten (Blutungsrisiko)	Operative Hysteroskopie Methotrexat Uterine arterielle Embolisation Hysterektomie
Abdominale Gravidität	Sehr selten (hohes Blutungsrisiko)	Primäre Laparotomie

Alternative Techniken zur linearen Salpingotomie wie die Tubensegmentresektion oder die Salpingektomie haben ihre Indikationen bei der langstreckigen Hämatosalpinx oder Ruptur, der Anamnese der Patientin mit rezidivierenden EUGs oder vorausgegangenen tubenchirurgischen Maßnahmen der gleichen Adnexseite. Das Prinzip der Resektion – partiell oder komplett – ist einheitlich. Mit bipolarer Koagulation und Scherenschlag wird das Tubensegment oder die gesamte Tube aus seiner Verankerung in der Mesosalpinx und dem intakten Tubenabschnitten bzw. der Uteruskante abgesetzt. Dabei wird die Blutversorgung der Mesosalpinx durch eine extrem tubennahe Koagulation geschont. Der nicht seltene Fall des Tubaraborts bedarf der vollständigen Entfernung des Schwangerschaftsmaterials aus dem Fimbrientrichter, Douglas- und Bauchraum unter wiederholtem Spülen und Absaugen. Größere Partikel können mit der Löffelzange extrahiert werden. Das sog. »milking out« muss kritisch gesehen werden. Jedenfalls führt es am häufigsten zum Verbleib von Throphoblastresten und zur Traumatisierung der Mukosa. Entsprechend ungünstig ist die postoperative Tubenfunktion zu beurteilen [11].

Die seltenen Lokalisationen der EUG erfordern differenzierte Strategien, je nach Größe des Befundes und der Blutungsgefahr. So bedarf es bei der interstitiellen Gravidität der Resektion mit Nahtversorgung oder alternativ der Methotrexattherapie. Bei der Ovarialgravidität kommen analoge Operationsschnitte zum Einsatz. Die sehr seltene zervikale Sterilität kann nach Fallberichten hysteroskopisch, medikamentös durch Methotrexat, Embolisation der A. uterina oder schlussendlich durch eine Hysterektomie erfolgreich behandelt werden. Die Abdominalgravidität ist extrem selten. Sie kann sich primär aus einer peritonealen Implantation oder auch sekundär aus einer nicht erkannten rupturierten Tubargravidität entwickeln. Wegen der extremen Blutungsgefahr ist weiterhin das operative Vorgehen via Laparotomie ratsam.

Abschluss jeder laparoskopischen Intervention bei einer EUG sollte die sorgfältige Entfernung von Blut- und Throphoblastresten sein. Diese Maßnahme und die Instillation eines künstlichen Aszites präventieren postoperative Verwachsungen mit Funktionseinschränkungen und Schmerzen.

Fertilitätsaussichten

Die reproduktive Prognose einer Frau mit einer frühzeitig erkannten und operierten Eileiterschwangerschaft ist nicht ungünstig. Allerdings hat eine Zukunftsanalyse der Fertilitätsaussichten für Frauen nach einer EUG zeigen können, dass die operative Technik die Prognose weniger beeinflusst als bisher angenommen [4]. So resultierte bei allen Patientinnen nach 12 Monaten eine postoperative, intrauterine kumulative Schwangerschaftsrate von 56%, nach 24 Monaten von 67%. EUG-Rezidive kumulierten zu 13% nach einem Jahr und 19% nach Ablauf von 2 Jahren. Die Wahrscheinlichkeit einer nachfolgenden intrauterinen Schwangerschaft wird durch das Alter von >35 Jahren, Infertilität in der Anamnese sowie vorausgegangenen EUGs, Adnexitiden und Tubenchirurgie signifikant bzw. trendmäßig reduziert. Dagegen haben ipsilaterale und kontralaterale Adhäsionen sowie der Typ der Operation – tubenerhaltend, Salpingektomie – keinen Einfluss auf die zukünftigen Fertilitätsaussichten. Allerdings war für die tubenerhaltende Operation eine trendmäßige höhere Wahrscheinlichkeit einer intrauterinen Gravidität im Vergleich zur Salpingektopie zu verzeichnen (RR 1,22 vs. 1,0, p=0,25).

Eileiterchirurgie

Die Hochzeit der mikrochirurgischen Eileiterchirurgie via Laparotomie begann 1970 und dauerte etwa eine Dekade an. Zwei Innovationen führten dazu, dass die Mikrochirurgie am inneren Genitale nur noch von wenigen Spezialisten propagiert und durchgeführt wird. Zum einen waren es die ständigen Verbesserungen der Technik der minimal-invasiven Chirurgie, die zu einem überwiegenden Trend Richtung laparoskopischer Korrektur der tubaren Sterilität führten. Zum anderen waren es die Erfolge der assistierten Reproduktionstechniken (ART), die die Tubenchirurgie scheinbar überflüssig werden ließen. Mit der ART schienen alle Fertilitätsprobleme überwindbar, die tubare Sterilität mittels konventioneller IVF-ET, die Subfertilität des Mannes mittels intrazytoplasmatischer Spermieninjektion (ICSI). Dass Fertilitätsprobleme nicht so einfach lösbar sind, ist nach einem Vierteljahrhundert Umgang mit der ART offensichtlich.

Alle klassischen, mikrochirurgischen Eingriffe wie die Salpingostomie, Salpingoovariolyse, Tubenanastomose können mit vergleichbarem Erfolg auch laparoskopisch durchgeführt werden. Fertilitätschirurgische Maßnahmen an den Adnexen – via Laparoskopie oder Laparotomie – unterscheiden sich nicht im Ziel, nämlich den Eileiterschaden mikrochirurgisch zu beheben. Unterschiedlich ist nur der Zugang [6].

Technik

Bezüglich der angewendeten laparoskopischen Operationstechnik werden je nach vorliegender Tubenpathologie folgende Ziele verfolgt.

Salpingoovariolyse

Mobilität von Tube und Ovar zueinander und eine verwachsungsfreie Ovaroberfläche.

Proximale Tubenanastomose

Aufgrund der tiefgehenden Pathologie einer Salpingiosis isthmica nodosa, Endometriose oder Fibrose ist die Präparation im intramuralen Tubenverlauf auf laparoskopischem Wege oft schwierig und eine adäquate, spannungsfreie Anastomisierung nicht immer gewährleistet. Hier bringt die primäre Mikrochirurgie bessere Ergebnisse.

Fimbrioplastik

Ausgehend von einer phimotischen Öffnung des Fimbrientrichters wird die vollständige Eröffnung des Fimbrienapparats unter Erhalt der Mukosa angestrebt. Evertierungsnähte sichern die Eröffnung mit der Fadenstärke 4×0 oder 6×0.

Salpingostomie

Hier bedarf es zunächst der schichtgerechten Abpräparation der Ampulla von der Ovaroberfläche. Ausgehend von einer punktförmigen Inzision im narbigen Bereich des peripheren Verschlusses wird linear die Tube eröffnet. Neben dem Grad der Mukosaschädigung und der Wandfibrose stellt der Erhalt der Fimbriae ovaricae einen essenziellen Faktor für den Erfolg der Salpingostomie dar.

Refertilisierung

Ziel ist die Wiederherstellung der Tubenpassage nach vorausgegangener Sterilisation. In Spezialistenhand werden mittlerweile Schwangerschaftsraten von 60–87% nach laparoskopischer Refertilisierung mitgeteilt [17]. Die Determinanten des Erfolgs einer Refertilisierung sind nicht die operative Technik oder der Typ der Sterilisation, sondern das Alter der Patientin, der BMI und die Latenzzeit zwischen Sterilisation und Refertilisierung. So reduzieren sich die Erfolgsaussichten ab dem Alter von 35 Jahren, einem BMI von >26 kg/m^2 und einer Latenz von >15 Jahren [7].

Trotz der Erfolge der laparoskopischen Refertilisierung sind konstant hohe Schwangerschaftsraten nur mittels der Mikrochirurgie via Laparotomie zu erwarten, insbesondere, wenn kornuale-ampulläre und ampulloampulläre Anastomosen gefordert sind.

Fertilitätschirurgie vs. ART

Just zu dem Zeitpunkt der Wachablösung der Laparotomie durch die Laparoskopie wird durch den rasanten Fortschritt der assistierten Reproduktionstechniken (ART) die Frage diskutiert, ob es überhaupt noch der Fertilitätschirurgie – via Laparoskopie oder Laparotomie – noch bedarf [2]. Ob primär operiert oder eine ART erfolgen soll, kann anhand des Verhältnisses von intrauterinen Graviditäten (IUG) zu extrauterinen Graviditäten (EUG) beurteilt werden (◘ Tabelle 9.2). Demnach schneiden reine Adhäsiolysen an offenen Eileitern – Salpingolysen – am besten ab, indem eine relativ hohe IUG- einer normalen EUG-Rate gegenüber steht. Eine sehr gute Bilanz besteht bei der Refertilisierung. Die hohe Rate an IUG ist mit einer akzeptablen EUG-Rate assoziiert. Kumulative Schwangerschaftsraten nach ART erreichen altersabhängig 60%, pro Zyklus sind es 28% mit einer IUG- zu EUG-Ratio von 14. Die Gruppe der Eingriffe mit ungünstiger Prognose umfasst die Fimbrioplastiken, proximalen Anastomosen und Salpingostomien. Diesen Eingriffen haftet eine hohe EUG-Rate an. Besonders negativ ist die IUG-/EUG-Ratio von 1,6 bei Salpingostomien.

Als Resümee der Analyse kann den Salpingolysen und Refertilisierungen der Vorzug vor der ART

Tabelle 9.2 Ratio intrauteriner Graviditäten (IUG) zu extrauterinen Graviditäten (EUG) nach Fertilitätschirurgie bzw. ART

Maßnahme	IUG (%)	EUG (%)	Ratio
Salpingolyse	33	2	16,5
Refertilisierung	89	6	14,8
IVF-ET/Zyklus	28	2	14,0
IVF-ET/Patient	60	5	12,0
Fimbrioplastik	49	13	3,8
Anastomose	58	20	2,9
Salpingostomie	27	16	1,6

gegeben werden. Fimbrioplastiken und proximale Anastomosen stellen keine primären, fertilitätschirurgischen Maßnahmen dar. Salpingostomien sind ein Sonderfall, weil sie primär vor ART wegen der negativen Einflüsse auf Implantation und frühe Embryonalentwicklung korrigiert werden sollten [8, 18]. Alle differenzialtherapeutischen Überlegungen sind hinfällig, wenn die Subfertilität des Mannes die Hauptindikation zur ART darstellt.

Ovarialchirurgie

Im Rahmen der Fertilitätschirurgie spielen zystische Befunde im Ovar, das clomifenresistente PCO-Syndrom und die Ovariopexie eine Rolle. So unterschiedlich diese Pathologien sind, Ziele sind Organerhaltung und Wiederherstellung der Funktion.

Ovarialzyste

Die Funktionsstörungen, die durch Ovarialzysten verursacht werden, reichen von der Druckschädigung des »gesunden« Ovarialgewebes, der Durchblutungsstörung (Extremfall Stieldrehung) bis hin zu endokrinen Störungen mit erhöhter Progesteronsekretion bei Follikelzysten bzw. Progesteronminderesekretion bei Corpus-luteum-Zysten. Bei jedem Adnextumor sollten Kriterien für Malignität nicht missachtet werden. Dazu zählen Tumordurchmesser >8 cm, irreguläre Grenzen, Septierungen, Nebeneinander von Zysten und soliden Strukturen, papilläre Formationen, Fixierungen, Aszites und CA-125-Erhöhungen.

Ovarialzystektomie

Selbst nach Ausschluss von Malignitätskriterien sollten weitestgehend onkochirurgische Kautelen bei der laparoskopischen Ovarialzystektomie Berücksichtigung finden. Insbesondere sollte die Laparoskopie zunächst dazu benutzt werden, Hinweise auf Malignität wie eine Ovarialfixierung, Oberflächenunregelmäßigkeiten, Peritoneal- und Netzauflagerungen sowie Aszites nicht zu übersehen. Nach sicherem prä- und intraoperativem Ausschluss von Malignitätskriterien ist die Punktion der Zysten im gefäßfreien Areal erlaubt. Der seröse, blutige, schokoladen- oder talgartige Zysteninhalt lenkt den Verdacht auf einen gutartigen Befund im Sinne einer Funktionszyste, Corpus-luteum-Zyste, Endometriom oder Dermoid. Unter diesen Umständen ist es erlaubt, die Zystenwand im gefäßfreien Bereich zu inzidieren, die Zysteninnenwand zu inspizieren und bei Glattwandigkeit den Zystenbalg schrittweise zu enukleieren. Die schichtgerechte Nahtversorgung mit intrakorporaler Nahttechnik unter Verwendung von 4×0-Fäden sichert die Blutstillung und stellt eine Prävention gegenüber Verwachsungen dar.

Die Diskussion dauert an, welche Technik – Punktion, Fenestration, Inzision mit Zystektomie, Inzision und Koagulation – die besten Ergebnisse bzgl. der Fertilität zeitigt. Bei der Endometriosezyste ist gesichert, dass die Endometriomexzision im Vergleich zu Drainage, Fenestration oder Koagulation doppelt so hohe Schwangerschaftsraten nach sich zieht. Gesichert ist auch, dass die Zystektomie eine »gewebesparende« Prozedur darstellt. Zwar zeigten 36% der exstirpierten Zysten Anhängsel von Ovarialgewebe, aber in keinem Fall handelte es sich dabei um funktionelles Gewebe mit follikulären Strukturen [14].

Clomifenresistentes PCO-Syndrom

Das laparoskopische Ovardrilling (LOD) war lange eine ultimative Maßnahme bei clomifenresistentem PCO-Syndrom. Diese Maßnahme ist zu überdenken, seitdem Metformin Einzug in die Therapie des

PCO-S mit Insulinresistenz Einzug gehalten hat. LOD und Metformin zeichnen für Ovulationsraten von 75% und kumulative Schwangerschaftsraten von 50% verantwortlich, sodass aufgrund dieser Äquivalenz Metformin wegen der einfachen Handhabung dem Vorzug gegeben werden sollte [15].

Ovariopexie

Die operative Verlagerung der Ovarien aus den Fossae ovaricae kann auf laparoskopischem Weg ideal durchgeführt werden. Die Indikationen dazu verfolgen die Fertilitätserhaltung der Ovarien bei Strahlentherapie, bei Adhäsionen und der Neigung zur Stieldrehung. Dabei können die Ovarien seitlich an die Beckenwand (laterale ovarielle Transposition) oder auch als mediale ovarielle Transposition in die Mitte des Beckens hinter dem Uterus verlagert werden. Beide Maßnahmen sollten die Blutversorgung der Ovarien nicht beeinträchtigen. Die Ovarfixierung bei Neigung zur Adnextorsion hat die Kürzung der Ligg. ovarii propria zum Ziel. Die passagere Elevation von Eileiter und Ovar mittels Schlingen, die durch das parietale Peritoneum der vorderen Bauchwand laufen, dienen der Trennung der Adnexorgane voneinander und der Distanzierung aus Adhäsionsgebieten des Beckens. Nach einem Intervall von mindestens einer oder mehreren Wochen werden die Elevationsfäden (z. B. Prolene 3×0) laparoskopisch durchtrennt und gezogen.

Die Lit.-Zitate 1–18 stehen am Ende des Gesamtbeitrags im Lit.-Verzeichnis.

9.3 Myomenukleation, Adhäsionen und Adhäsionsprophylaxe

L. Mettler

Myomenukleation

Der direkte Einfluss auf Implantationsstörungen und Austragung einer Schwangerschaft bei submukösen Myomen erscheint logisch. In diesem Kapitel wird jedoch die hysteroskopische Myomenukleation, die auf Lindemann [49] zurückgeht, bei submukösen Myomen nicht besprochen. Umstritten bleibt der Einfluss intramuraler und subseröser Myome auf die Konzeptionseinschränkung, Abortrate und Störungen einer Schwangerschaft. Unserer Meinung nach ist die Myomenukleation im Rahmen der Reproduktionsmedizin jedoch eine indizierte Therapie. Da Myome die häufigste gutartige Erkrankung in der Gynäkologie darstellen, hat sich die endoskopische Myomenukleation als organerhaltende Methode schnell etabliert [21, 28, 29, 30]. Myome finden sich an typischen Stellen der Uteruswand: 50% als gestielte, 37% als subserös-intramurale, 11% als submuköse und 2% als zervikale intramurale Myome. Natürlich treten auch intraligamentäre Myome auf.

Material and Methoden

Die Enukleation intramuraler und partiell subseröser Myome erfolgt nach präoperativer Abklärung durch vaginalen Ultraschall, Hysteroskopie, ausnahmsweise auch durch die MRT und diagnostische Pelviskopie, dann in der gleichen Narkose mit der Enukleation. Die Enukleation partiell subseröser, partiell intramuraler Myome erfolgt immer in typischen Schritten: Ziehen eines Endokoagulationsstreifens (bzw. Ultraschall, monopolare Nadel, Ligasure usw.), Spaltung der Kapsel, Herausschälung des Myoms, Traktion des Myoms in der richtigen Schicht, sorgfältige Koagulation der Spiralgefäße, Herausdrehen des Myoms aus seinem Bett, bipolare Koagulation von spritzenden Gefäßen unter ständigem Spülen und Saugen und letztlich Adaptation der Muskulatur, je nach Tiefe des Myoms, ein- oder zweischichtig durch Endonähte mit extra- oder intrakorporaler Knotung.

Da die Wunde zwischen den Nähten heilt, versprechen wir uns von der schichtgerechten Adaptation der Muskulatur und der Wundränder mehr als von einem vielschichtigen Verschluss mit Serosanaht. Die Morcellierung des Myoms erfolgt mit einem elektrischen Morcellator mit Entfernung von Myomzylindern je nach eingesetzten Stanzen von 10, 15, 20 und 24 mm Dicke. Dazu stehen Wellenschliffmorcellatoren der Firmen Storz, Wisap, Ethicon und andere zur Verfügung. Eine Homogenisierung des Myomgewebes zu Puder mit anschließendem Absaugen und »molekulargenetischer Histologie« ist in Entwicklung.

Das gestielte Myom kann durch Koagulation des Stiels durch Klammernahtresektion am Stiel und durch Anbringen von 1–2 Roeder-Schlingen um den Stiel leicht abgesetzt werden. Die Kapsel des intraligamentären Myoms wird gespalten und das Myom wird in gleicher Weise wie das subserös-intramurale Myom entfernt.

Zwischen 1995 und 2000 wurden an der Universitätsfrauenklinik Kiel 605 Patientinnen mit endoskopischer Myomenukleation behandelt. Diese Patientinnen haben wir 2001 angeschrieben und ihnen einen Fragebogen zugesandt. In diesem wurde nach den direkten Komplikationen, der Notwendigkeit einer weiteren chirurgischen Intervention, der Verbesserung der Symptome, Schwangerschaftsrate und der postoperativen Integration in das Berufs- und Arbeitsleben gefragt [24, 30].

Ergebnisse

Von den 605 angeschriebenen Patientinnen mit Myomenukleation an der UFK Kiel waren 577 Patientinnen erreichbar. Diese erhielten in 542 Fällen eine Pelviskopie und in 35 Fällen eine Laparotomie.

Von den 160 Patientinnen mit Kinderwunsch wurden 58% schwanger. Nach pelviskopischer Myomenukleation traten keine besonders schweren Komplikationen auf, insbesondere keine Uterusruptur. Bei 31 Patientinnen war das Cavum uteri eröffnet worden. Die Schwangerschaftsrate lag bei mehr al 50%. Die Rate an Fehlgeburten war alterssprechend normal. Anzahl und Größe der entfernten Myome korrelierten nicht mit dem Schwangerschaftsverlauf. Eine primäre Sectio war überwiegend nicht erforderlich. Die einzelnen Entbindungsarten nach der Myomenukleation sind in ◘ Abb. 9.9 aufgeschlüsselt. Die Myomgröße von 379 per pelviskopiam und per laparotomiam operierten Patientinnen ist in ◘ Abb. 9.10 spezifiziert. Die Durchmesser der größeren Myome betrugen 10,5 cm.

Von den 216 angeschriebenen Patientinnen kamen 198 Fragebögen zurück und ergaben die in ◘ Abb. 9.11a, b und 9.12a, b dargestellten Ergebnisse in Bezug auf Symptome, Lokalisation und Art der Myome. Neben der Myomenukleation kam als Therapie die Hysterektomie per laparoskopiam oder per laparotomiam in Frage. In 5% der Fälle (n=11) wurde wegen der Komplexität des Myoms zur Laparotomie übergegangen. Die angewendeten chirurgischen Methoden sind in ◘ Abb. 9.13 wiedergegeben.

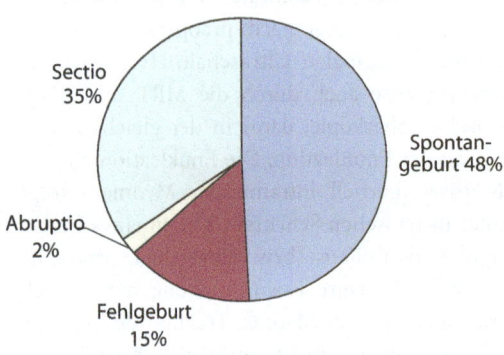

◘ **Abb. 9.9** Entbindungsarten nach Myomenukleation per pelviskopiam

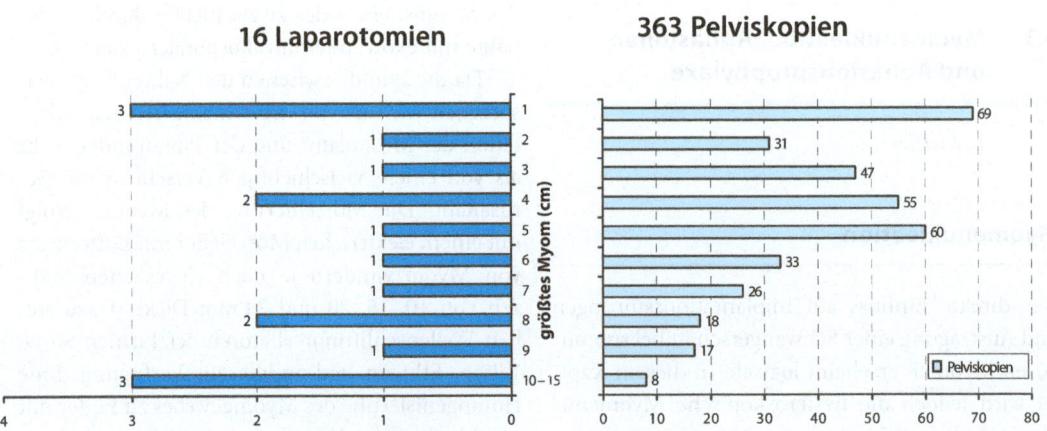

◘ **Abb. 9.10** Myomgrößen von 363 per pelviskopiam und 16 per laparotomiam erfolgten Myomenukleationen

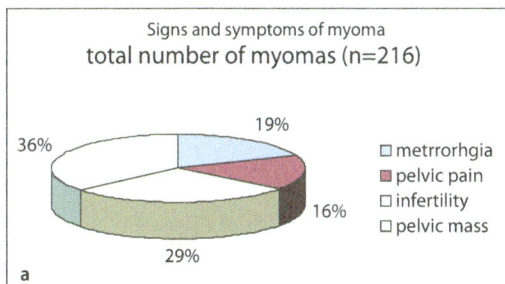

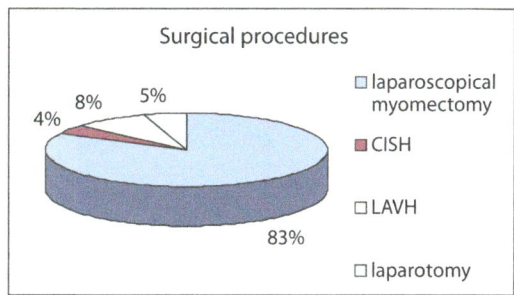

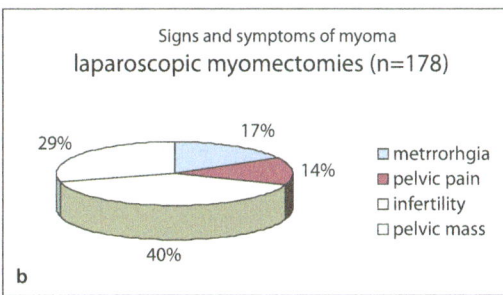

Abb. 9.11 a Symptome der Myome, **b** Symptome der laparoskopisch enukleierten Myome

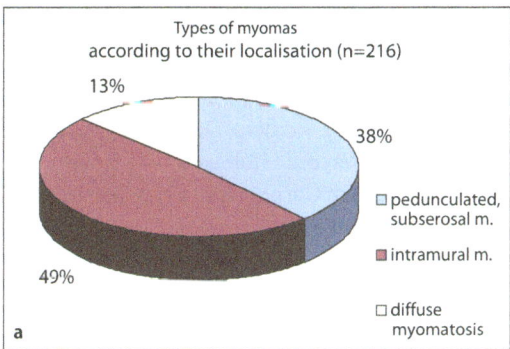

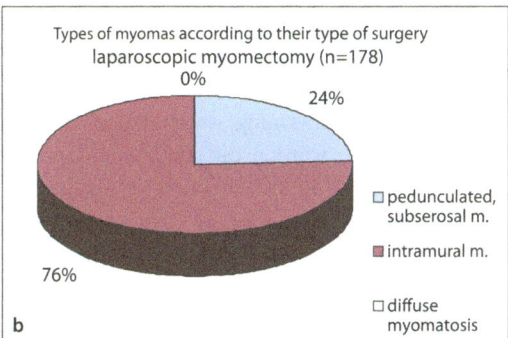

Abb. 9.12 a Art der Myome in Bezug auf die Lokalisation, **b** Art der laparoskopisch enukleierten Myome

Abb. 9.13 Chirurgische Methoden zur Entfernung der Myome

Diskussion

Abbildung 9.14 spiegelt alle weiteren Möglichkeiten der Myombehandlung neben der geschilderten laparoskopischen Art wider. Unserer Meinung nach steht jedoch weiterhin die endoskopische Myomenukleation als therapeutischer Eingriff an erster Stelle. Meist ist die Lokalisation der Myome bzw. das Cavum uterii durch präoperative Ultraschalldiagnostik bekannt und das Myom kann daher entsprechend im Myometrium gesucht werden. Subseröse Myome lassen sich leichter als intramurale ausschälen. Meist liegen die Myome partiell subserös und partiell intramural.

Ein Vergleich der an der Kieler Universitätsfrauenklinik erfolgten reproduktionschirurgischen Myomenukleationen und Adhäsiolysen erlaubt folgende Rückschlüsse. Obwohl die Rolle der Leiomyome im Rahmen der Sterilitätsbehandlung noch umstritten ist, werden große Myome, auch wenn sie symptomlos sind, bei Patientinnen mit Kinderwunsch entfernt. Die Wundheilung nach Myomenukleation per laparoskopiam ist jedenfalls wesentlich schneller als per laparotomiam. Ein Vergleich unserer Ergebnisse zur Auswertung von Myomenukleationen mit Bezug auf Schwangerschaften mit anderen Autoren wie Andrei [31], Miskry [32] sowie Shushan [33] ergab vergleichbare Ergebnisse.

Wenn es um das Wachstum intramuraler und subseröser Myome, die mit 2–4 cm Größe diagnostiziert werden, geht, können Myome auf lange Sicht natürlich die Ursachen vorzeitiger Wehentätigkeit und Fehlgeburten sein und müssen somit am Ende der Schwangerschaft, sei es Fehlgeburt

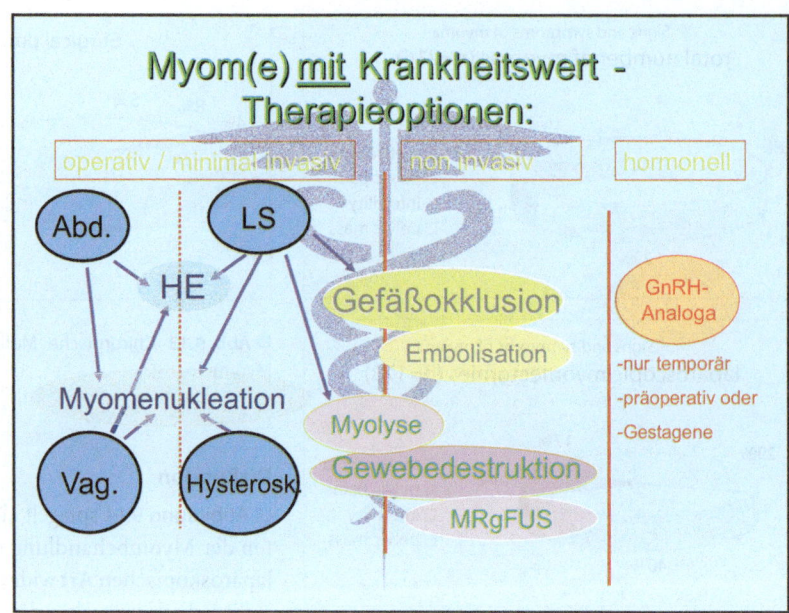

Abb. 9.14 Myom(e) mit Krankheitswert – Therapieoptionen

oder Geburt, entfernt werden. Es erscheint uns daher logisch, bei Patientinnen mit Kinderwunsch, bei denen eine operative Pelviskopie erfolgt, in einem 360°-Rundblick den Unterleib zu untersuchen und, wenn Myome festgestellt werden, diese zu enukleieren. Als alleinige Indikation zur Myomenukleation sehen wir neben den submukösen Myomen solche von einem Durchmesser von über 3 cm an, wenn sie intramural oder partiell intramural-partiell suberös lokalisiert sind.

Adhäsionen und Adhäsionsprophylaxe

Eine Kumulation zwischen dem Grad der Adhäsionen und der reduzierten Fertilitätsrate wurde von Caspi et al. [34] und Lower et al. [35] berichtet. Caspi et al. beschrieben eine Schwangerschaftsrate von unter 50% nach Adhäsiolyse bei Frauen, die fibrös vaskularisierte Adhäsionen im Bereich der Ovarien und Tuben haben, im Vergleich zu Frauen mit weniger schweren Adhäsionen und höheren Schwangerschaftsraten. Ähnliche Ergebnisse liegen von Milingos et al. [36] und DeCherney [37] vor. Letzterer behauptet, dass eine Schwangerschaft nur bei 1/3 aller Patientinnen mit Adhäsionen erreicht

wird und die Bekämpfung sekundärer Infektionen im kleinen Becken von größter Bedeutung ist.

Neuere Entwicklungen führen zu effektiveren Verwachsungsbarrieren, die das Gewebe schützen und die sich im Körper auflösen, wenn sie nicht mehr benötigt werden. Derzeit zugelassene Produkte sind Interceed® (Johnson und Johnson), Seprafilm® (Gencym Corportion), SprayGel® (Confluent Surgical) und Adept® (Shire).

Material and Methoden

Adhäsionsprophylaxe mit SprayGel®

Einundfünfzig Patientinnen wurden in die Doppelblindstudie eingeschlossen [38, 39]. Zum Zeitpunkt der Myomentfernung durch Laparotomie oder Laparoskopie wurden die Zahl der Myome und der Grad der bereits bestehenden Verwachsungen, Lokalisation der Myome, die Größe sowie die Länge der Inzisionswunde und die Zahl der Inzisionen festgehalten. Nach Myomenukleation wurden die Wunden durch muskeladaptierende Nähte verschlossen. Die Wunden mussten mindestens 3 cm lang und die verschiedenen Fadenenden nicht länger als 3 mm sein. Nach der Myomektomie wurde jede Patientin intraoperativ durch Randomisierung der Kontrollgruppe oder der Applikationsgruppe von SprayGel® zugeteilt (im Verhältnis 1:1).

Bei Patientinnen, die in die Behandlungsgruppe randomisiert wurden, erfolgte im Anschluss an die Nähte das Besprühen des gesamten Uterus, speziell des Operationsfeldes am Uterus mit SprayGel®. Unmittelbar darauf folgte die Spülung des gesamten Bauchraums mit Ringer-Lösung (◘ Abb. 9.15).

SprayGel® besteht aus 2 synthetisch-flüssigen Vorstufen, die, wenn sie gemischt werden, sich schnell zu einem absorbierbaren Hydrogel vereinigen. Die flüssigen Vorstufenlösungen bestehen aus 90%igem Wasser und enthalten terminal- oder endmodifiziertes Polyethylenglykol (PEG), das in einer schnellen elektrophilen nukleophilen Reaktion reagiert, wenn es gemischt wird (ohne messbare Hitzeproduktion). Da sich die Vorstufen nach dem Mischen während des Aufbrühens schnell verhärten, bildet sich mechanisch an der Gewebeoberfläche ein Film. In einer der Vorstufen wird Methylenblau mitgemischt, um die applizierte Gelfläche farbig darzustellen. Fünf bis 7 Tage nach Applikation brechen die Hydrogelschranken durch Hydrolyse auf und das wasserlösliche Polyethylenglykol (PEG) wird absorbiert und aus dem Körper entfernt. Das synthetische PEG verhindert die Möglichkeit einer viralen Transmission und bakteriellen Komplikation.

Untersucht wurden die gesamte Anzahl der Adhäsionen, der Schweregrad der Adhäsionen (der mittlere Grad der Adhäsionen) und die gesamte Ausdehnung der Adhäsionen in cm².

Sämtliche Patienten wurden einer 2. Pelviskopie innerhalb der folgenden 16 Wochen unterzogen, um den Grad der erneut entstandenen Adhäsionen abzuklären. Zahl, Grad und Ausdehnung der Adhäsionen wurden während der 2. Pelviskopie vor jeder weiteren Adhäsiolyse festgehalten.

Fünf Patientinnen wurden nicht randomisiert, 3 Patientinnen wurden zum Zeitpunkt der Randomisierung ausgeschlossen, eine randomisierte Patientin wurde nicht eingeschlossen, weil die Dokumentation unvollständig war. Von den verbleibenden 45 Patientinnen wurden 24 in die Behandlungsgruppe mit SprayGel® eingeschlossen und 21 Patientinnen in die Kontrollgruppe.

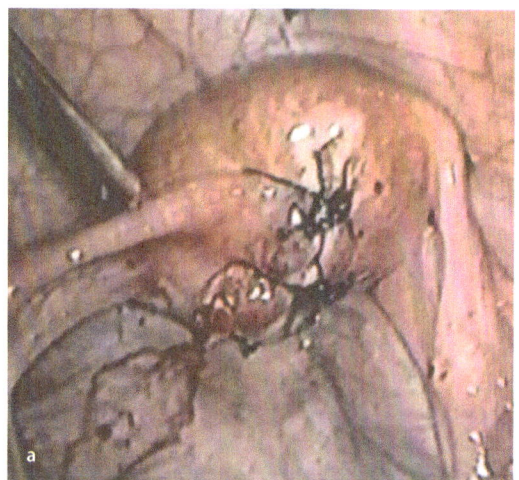
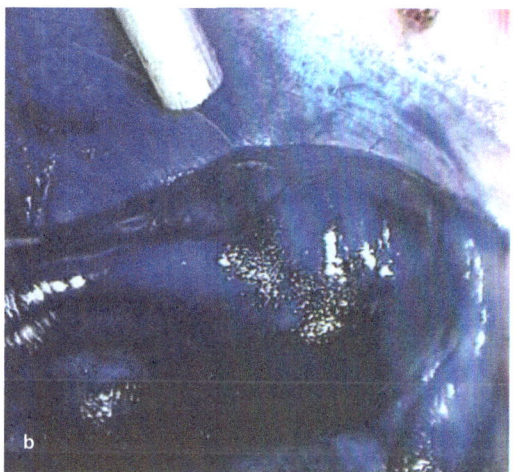
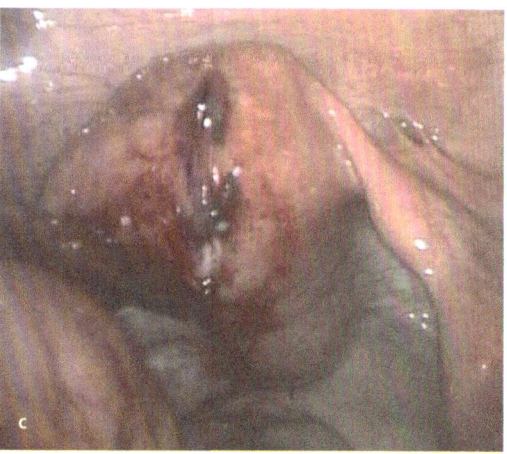

◘ **Abb. 9.15a–c** SprayGel®-Applikation bei Myomenukleation. **a** Zustand nach Myomenukleation, **b** SprayGel®-Applikation, **c** Situs bei der Kontrollpelviskopie 6 Wochen später

Adhäsionsprophylaxe mit Adept®

Adept® ist eine 4%ige Icodextrin-Lösung, die in präklinischen Studien bereits erfolgreich zur Adhäsionsprophylaxe eingesetzt wurde. Es ist in Europa offiziell zugelassen. Als 7,5%ige Lösung von Icodextrin wird diese Substanz seit langem zu Nierendialyse verwendet und bietet sichere Daten auch in höheren Konzentrationen. In einer ersten randomisierten kontrollierten Studie wurde gezeigt, dass Adept® sowohl als Spülmittel als auch als Adhäsionsprophylaktikum appliziert erden. Etwa 1000 ml können nach Beendigung der Operation belassen werden. Es beeinflusst die Operation nicht und bildet einen interessanten Schutz vor Adhäsionen [40–45]. In der ARIEL-Studie werden bereits Daten zu Icodextrin erhoben [46].

jedem Zweiteingriff ergab sich kein Anhalt für verbliebenes SprayGel®. Die Barrieresubstanz war völlig absorbiert. Es traten keinerlei Nebenwirkungen bei der Applikation von SprayGel® auf.

Adept®

Bei unserer ersten Anwendung von Adept® zeigte sich die Flüssigkeit als eine interessante finanzielle Alternative (ein Beutel Adept® 1000 ml kostet weniger als 79 Euro). Weitere statistische Daten über den Effekt von Adept liegen noch nicht vor. Zusammen mit 12 europäischen Zentren wurde gerade eine randomisierte Doppelblindstudie zur Erfassung der Wirkung von Adept® beendet. GENEVA – The Gynaecological Endoscopic Evaluation of Adept® – ist bisher nicht ausgewertet.

Ergebnisse

SprayGel®

Die demographischen Resultate der Behandlungs- und Kontrollgruppe waren ähnlich, die meisten entfernten Myome lagen intramural. Zwischen beiden Behandlungsgruppen fanden sich keine statistisch signifikanten Unterschiede in Bezug auf die zu entfernenden Myome und die uterinen Inzisionen. Zum Zeitpunkt der initialen Behandlung wiesen die Patientinnen der Behandlungsgruppe mit SprayGel® einen größeren Anteil präexistenter Adhäsionen (18,9%), einen höheren Schweregrad (22%) und eine größere Ausdehnung (16%) im Vergleich zur Kontrollgruppe auf. Die SprayGel®-Applikation war in allen Fällen komplikationslos und erfolgte mit einem speziell dazu entwickelten Sprüher.

Die Gesamtzahl der Adhäsionen war mit 27% in der Behandlungsgruppe weniger häufig als in der Kontrollgruppe. Der mittlere Adhäsionsgrad war statistisch gesehen signifikant geringer in der Behandlungsgruppe (47% weniger bei p=0,003) verglichen mit der Kontrollgruppe.

Im Vergleich der 1. zur 2. Pelviskopie ergaben die Werte beim 2. Eingriff eine Abnahme des Schweregrades der Adhäsionen von 22% gegen einen Anstieg in der Kontrollgruppe von 39% (p=0,001; Abb. 9.16) und den Trend zur Verkleinerung der gesamten Verwachsungsfläche gegen den Anstieg von 37% in der Kontrollgruppe (Abb. 9.17). Bei

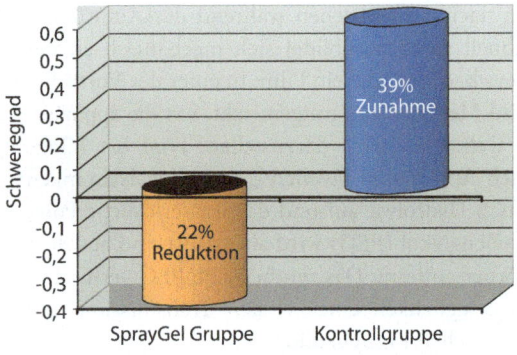

Abb. 9.16 Schweregrad der Adhäsionen bei der Kontrollpelviskopie in der Kontroll- und Behandlungsgruppe

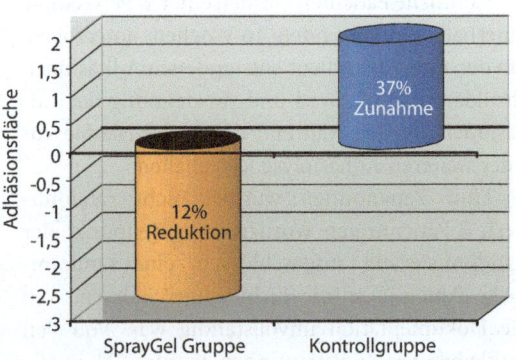

Abb. 9.17 Verwachsungsfläche bei der Kontrollpelviskopie in der Kontroll- und Behandlungsgruppe

Diskussion

Da Verwachsungen eine unausweichliche Folge aller chirurgischen Eingriffe sind, ist es wichtig, dass jeder operative Eingriff mit größter Sorgfalt ohne zusätzliche Risikofaktoren eingesetzt wird. Da Chirurgen trotz aller Umsicht Verwachsungen nicht vermeiden können, muss in der Produktentwicklung an Präparate gedacht werden, die einen besonders schonenden Umfang mit dem Gewebe garantieren und als Barriere zur Verwachsungsprävention eingesetzt werden können. Es ist unwahrscheinlich, dass eines der genannten Produkte völlig und immer Adhäsionen in allen Situationen vermeiden kann. Es erscheint daher sinnvoll, Produkte einzusetzen, die sich in verschiedenen chirurgischen Situationen bewährt haben und bei einer großen Anzahl von Patienten hilfreich sind. Auf die Notwendigkeit einer Adhäsionsprophylaxe bei bestem chirurgischem Können wird v. a. in der Reproduktionsmedizin und auf gynäkologich-endoskopischen Kongressen wiederholt hingewiesen.

Die Adhäsionsprophylaxe mit SprayGel® konnte eindeutig zeigen, dass die postchirurgischen Adhäsionen nach pelviskopischer und laparoskopischer Myomenukleation im Vergleich zur Kontrollgruppe nach Anwendung von SprayGel® signifikant geringer waren und mit geringerer Ausdehnung auftraten. Somit zeigt sich ein Erfolg in Bezug auf weiterfolgende chirurgische Eingriffe und Kosten für das Gesundheitswesen. Bei der Applikation des löslichen Gels SprayGel® mit seinen beiden Komponenten, die an Ort und Stelle zu einer bioabsorbierbarem Hydrogel formieren, ergeben sich keine Komplikationen. Der Zusatz des Farbstoffs erleichtert das Auftragen auf die betroffene Fläche. Da das Material synthetisch ist, gibt es keine Übertragung von Bakterien, Viren oder Infektionen. Der gebogene Sprayer erleichtert es, das 5-mm-Instrument an sämtliche Stellen zu bringen. SprayGel® zeigt sich bei der Prophylaxe postoperativer Adhäsionen bei laparoskopischen und laparotomischen Myomenukleationen erfolgreich.

Trotz Kenntnis der biochemischen Ursachen von Adhäsionen, trotz Applikation verschiedener Präventivmechanismen für die Adhäsionsbildung, ist das Spektrum von Adhäsionsfolgen wie chronische Unterleibsbeschwerden, Sterilität und Infertilität, Darmverschluss und Infektion weiterhin ansteigend. Zu erwähnen ist hier auch, dass postoperative Adhäsionen oft eine Ursache von Abdominalbeschwerden sind, die zur Wiederaufnahme operierter Patienten in ein Krankenhaus führen. Aus der Palette antiadhäsiver Maßnahmen heben sich das an der Verletzungsstelle aufzusprühende SprayGel® sowie die 4%ige Icodextrinlösung Adept® deutlich positiv ab.

Ausblick gynäkologische Endoskopie

Die laparoskopische und hysteroskopische Chirurgie hat sich nach langer Entwicklung [20, 22, 25, 47–53] als operative Methode der Wahl für die Reproduktionschirurgie etabliert. Sie bietet der Patientin einen minimal-invasiven effektiven Eingriff zur Diagnostik und Therapie ihrer Beschwerden.

Zukunftsvisionen sind computer- und robotergesteuerte Chirurgie unter der Anwendung von Mikroinstrumenten, um das Trauma für die Patientin zu minimieren und die präzise Operation zu intensivieren.

Die Lit.-Zitate von Teil 3 stehen unter den Ziffern 19–53 im Gesamtlit.-verzeichnis am Ende des Beitrags.

Literatur

1. Barnhart K, Mennuti MT, Benjamin J, Jacobson S, Goodman D, Coutifaris C (1994) Prompt diagnosis of ectopic pregnancy in an emergency department setting. Obstet Gynecol 84: 1010–1015.
2. Coppermann AB, DeCherney AH (2006) Turn, turn, turn. Fertil Steril 85: 12–13.
3. DeCherney AH (1985) "The leader of the band is tired". Fertil Steril 44: 299–302.
4. Ego A, Subtil D, Cosson M, Legoueff F, Houfflin-Debarge V, Querleu D (2001) Survival analysis of fertility after ectopic pregnancy. Fertil Steril 75: 560–566.
5. Gomel V (1989) Operative laparoscopy: time for acceptance. Fertil Steril 52: 1–11.
6. Gomel V (1995) From microsurgery to laparoscopic surgery: a progress. Fertil Steril 63: 464–468.
7. Hanafi MM (2003) Factors affecting the pregnancy rate after microsurgical reversal of tubal ligation. Fertil Steril 80: 434–440.

8. Johnson NP, Mak W, Sowter MC (2006) Surgical treatment for tubal disease in women due to undergo in vitro fertilisation (Cochrane Review). The Cochrane Library, Issue 2. The Cochrane Collaboration. Published by John Wiley & Sons Ltd.
9. Keckstein J (2000) Ektope Gravidität. In: Keckstein J, Hucke J (Hrsg) Die endoskopischen Operationen in der Gynäkologie. Urban & Fischer, München, S 115–125.
10. Kempers RD (1994) Where are we going. Fertil Steril 62: 686–689
11. Kleinstein J (1993) Laparoskopische Operationen der EUG. In: Künzel W, Kirschbaum M (Hrsg) Giessener Gynäkologische Fortbildung 1993. Springer, Berlin Heidelberg New York, S 45–50.
12. Kodaman PH, Arici A, Seli E (2004) Evidence-based diagnosis and management of tubal factor infertility. Curr
13. Mc Comb P, Gomel V (1984) Linear ampullary salpingostomy heals better by secondary versus primary closure. Fertil Steril 41: 45–48.
14. Muzii L, Bianchi A, Crocé C, Manci N, Panici PB (2002) Laparoscopic excision of ovarian cysts: is the stripping technique a tissue-sparing procedure? Fertil Steril 77: 609–614
15. Pirwany I, Tulandi T (2003) Laparoscopic treatment of polycystic ovaries: is it to relinquish the procedure? Fertil Steril 80: 241–251
16. Shapiro HJ, Adler DH (1973) Excision of an ectopic pregnancy through the laparoscope. Am J Obstet Gynecol 117: 290–292.
17. Yoon TK, Sung HR, Kang HG, Cha SH, Lee CN, Cha KY (1999) Laparoscopic tubal anastomosis: fertility outcome in 202 cases. Fertil Steril 72: 1121–1126
18. Zeyneloglu HB (2001) Hydrosalpinx and assisted reproduction: option and rationale for treatment. Curr Opin Obstet Gynecol 13: 281–286
19. Semm K (1972) Die moderne Endoskopie in der Frauenheilkunde. Frauenarzt 13: 300–307.
20. Semm K (1976c) Pelviskopie und Hysteroskopie. Farbatlas und Lehrbuch. Schattauer, Stuttgart, New York
21. Semm K, Mettler L (1980) Technical progress in pelvic surgery via operative laparoscopy. Am J Obstet Gynecol 138: 121–127.
22. Mettler L, Giesel H, Semm K (1979) Treatment of female infertility due to tubal obstruction by operative laparoscopy. Fertil Steril 32, No. 4: 384–388.
23. Mettler L, Gauwerky J, Hucke J, Keckstein J, Korel M, Schmidt EH (1997) Standortbestimmung des Einsatzes endoskopischer Techniken in der Kinderwunschbehandlung. Arch Gynecol Obstet 260: 1–4, 260–265.
24. Mettler L, Lehmann-Willenbrock E, Brandenburg K, Jonat W (2000) Chirurgische Eingriffe bei weiblicher Sterilität und Infertilität, Reproduktionsmedizin 16: 194–201.
25. Mettler L (2002) Endoskopische Abdominalchirurgie in der Gynäkologie. Schattauer, Stuttgart, New York.
26. Steptoe PC, Edwards RG (1976) Reimplantation of a human embryo with subsequent tubal pregnancy. Lancet 1(7965): 880–2
27. Popp LW (1986) Gynäkologische Endosonographie. Ingo Klemke Verlag, Quickborn.
28. Dubuisson JB, Chapron C (1992) Myomectomy percoelioscozpique. Technique, indications et résultats. Chirurgie endoscopique 4: 12–15.
29. Mettler L, Alvarez-Rodas E, Semm K (1995) Myomectomy by laparoscopy: a report of 482 cases. Gynaecol Endos 4: 259–264.
30. Mettler L, Schollmeyer T, Lehmann-Willenbrock E, Dowaji J, Zavala A (2004) Treatment of myomas by laparoscopic and laparotomic myomectomy and laparoscopic hysterectomy. Min Invas Ther & Allied Technol 13(1): 58–64.
31. Andrej BJ (1999) Uterine myomas. Pelviscopic treatment. Clin Exp Obstet Gynecol 26: 44–46.
32. Miskry T (1999) Laparoscopic myomectomy. Semin Laparosc Surg 6: 73–79.
33. Shushan A (1999) How long does laparoscopic surgery really take? Lessons learned from 1000 operative laparoscopies. Hum Reprod 14: 39–43.
34. Caspi E, Halperin Y, Bukovsky I (1979) The importance of periadnexal adhesions in tubal reconstructive surgery for infertility. Fertil Steril 31: 296–300.
35. Lower AM, Hawthorn RJ, Ellis H, O'Brien F, Buchan S, Crowe AM (2000) The impact of adhesions on hospital readmissions over ten years after 8849 open gynaecological operations: an assessment from the Surgical and Clinical Adhesions Research Study. Bjog 107: 855–862.
36. Milingos S, Kallipolitis G, Loutradis D, Liapi A, Mavrommatis K, Drakakis P, Tourikis J, Creatsas G, Michalas S (2000) Adhesions: laparoscopic surgery versus laparotomy. Ann N Y Acad Sci 900: 272–285.
37. DeCherney AH (1991) Postoperative adhesion development after operative laparoscopy: evaluation at early second-look procedures. Operative Laparoscopy Study Group. Fertil Steril 55: 700–704.
38. Mettler L, Lehmann-Willenbrock E, Schollmeyer T, Jonat W (2003) Adhäsionen: Fortschritte im Bereich der Adhäsionsprophylaxe und Therapie bei Laparotomie und Laparoskopie. Geburtsh Frauenheilk 63: 1215–1244
39. Mettler L, Audebert A, Lehmann-Willenbrock E, Schive-Peterhansl K, Jacobs VR (2004) A randomized, prospective, controlled, multicenter clinical trial of a sprayable, site-specific adhesion barrier system in patients undergoing myomectomy. Fertil Steril 82(2): 398–404.
40. Wiseman DM, Trout JR, Diamond MP (1998) The rates of adhesion development and the effects of crystalloid solutions on adhesion development in pelvic surgery. Fertil Steril 70: 702–711.
41. Peers E, Gokal R (1977) Icodextrin: overview of clinical experience. Perit Dial Int 17: 22–26.
42. Hosie K, Gilbert JA, Kerr D et al. (2001) Fluid dynamics in man of an intraperitoneal drug delivery solution: 4% Icodextrin. Drug Deliv 8: 9–12.
43. Verco SJS, Peers EM, Brown CB et al. (2000) Development of a novel glucose polymer solution (icodextrin) for adhesion prevention: pre-clinical studies. Hum Reprod 15: 1764–1772.
44. Di Zerega GS, Verco SJS, Young P, Kettel M, Koback W, Martin D, Sanfilippo J, Peers EM, Schrimgeour A, Brown CB (2001) A randomised, controlled pilot study of the

safety and efficacy of 4% icodextrin solution (Adept®) in the reduction of adhesions following laparoscopic gynaecological surgery. Hum Reprod 16: 1982–1988.

45. Lundorff P, van Geldorp H, Tronstad SE, Lalos O, Larsson B, Johns DB, di Zerega GS (2001) Reduction of post-surgical adhesions with ferric hyaluronate gel: a European study. Hum Reprod 16: 1982–1988.
46. Peters A, Bakkum E, Hellebrekers B (2002) Debate: do adhesions cause pain? A debate for and against. Adhesions – news and views 2: 24–38.
47. Palmer R (1946) La coelioscopie gynécologique. Rapport due Prof. Macquot. Acad De Chir 72: 363–368.
48. Frangenheim H (1958) Die Bedeutung der Laparoskopie für die gynäkologische Diagnostik. Forstschr Med 76: 451–462.
49. Lindemann HJ (1971) Eine neue Untersuchungsmethode für die Hysteroskopie. Endosc 3: 194–201.
50. Semm K (1984) Operationslehre für endoskopische Abdominal-Chirurgie. Schattauer, Stuttgart, New York
51. Mettler L (2006) Manual for Laparoscopic and Hysteroscopic Gynecological surgery. Jaypee Brothers Medical Publishers (P), New Delhi
52. Keckstein J, Hucke J (2000) Die endoskopischen Operationen in der Gynäkologie. Urban & Fischer bei Elsevier, München
53. Kleinstein J (2001) Endokrinologische Funktionsdiagnostik, 4. Aufl. In: Diedrich K (Hrsg) Endokrinologie und Reproduktionsmedizin 1. Urban & Fischer, München Jena, S 120–135

Zur Bedeutung der Endometriose in der Reproduktionsmedizin

A.E. Schindler, K. Bühler, K.-W. Schweppe

Teil 1

Einleitung

Endometriose ist als Vorhandensein von endometrialem Gewebe (Drüsen und Stroma) außerhalb des Uteruskavums definiert.

Die Endometriose ist eine der häufigsten gutartigen Erkrankungen der Frau im reproduktionsfähigen Alter und tritt bei einer von 7 menstruierenden Frauen auf. Die geschätzte Prävalenz wird mit 10–15% angegeben [1]. Endometriose ist ein Hauptverursacher von Unterbauchschmerzen und Unfruchtbarkeit [2].

Zur Entstehung gibt es eine Reihe von Theorien [1]. Dies ist alleine schon dadurch bedingt, dass keine der aufgestellten Theorien alle Befundsstellen von Endometriose erklären kann. Hinzu kommen Hinweise auf eine erbliche Komponente der Entstehung. Es besteht eine 6- bis 9fach erhöhte Prävalenz bei Töchtern und Schwestern von Endometriosepatientinnen [3].

Weiterer Untersuchungen bedürfen die Befunde, dass spontane und induzierte Aborte, besonders bei jüngeren Frauen, das Risiko einer Endometriose zu erhöhen scheinen [4].

Ein kausaler Zusammenhang zwischen dem Vorhandensein von Endometriose und Störungen der Fertilität ergibt sich nach D'Hooghe et al. [5] in folgenden Bereichen:

1. Erhöhte Prävalenz von Endometriose bei subfertilen Frauen, verglichen mit Kontrollen.
2. Reduzierte monatliche Fertilitätsrate bei Affen mit leichter bzw. schwerer Endometriose (spontan oder induziert), verglichen mit minimaler oder fehlender Endometriose.
3. Eine reduzierte monatliche Fertilitätsrate bei infertilen Frauen mit minimaler bis leichter Endometriose, verglichen mit Frauen mit nicht geklärter Infertilität.
4. Eine negative Korrelation zwischen r-AFS der Endometriose und der monatliche Fertilitätsrate und der globalen Schwangerschaftsrate.
5. Eine reduzierte monatliche Fertilitätsrate und kumulative Schwangerschaftsrate bei homologer Insemination bei Frauen mit minimaler oder leichter Endometriose, verglichen mit Frauen mit normalem kleinen Becken.
6. Reduzierte monatliche Fertilitätsrate bei Insemination mit Spermien des Ehemannes bei Frauen mit minimaler und leichter Endometriose, verglichen mit Frauen, die ein normales Becken aufwiesen.
7. Eine reduzierte Implantationsrate pro Embryo nach IVF bei Frauen mit mäßiger und schwerer Endometriose, verglichen mit Frauen mit normalem Becken.
8. Erhöhte monatliche Fertlitätsrate und kumulative Schwangerschaftsrate nach chirurgischer Entfernung von minimaler und leichter Endometriose.

In mehr als 50% der Fälle wurden bei der diagnostischen Laparoskopie bei Sterilitätspatienten Endometrioseherde verifiziert. Hinzu kommt, dass das Risiko von Sterilität/ Infertilität bei Frauen mit Endometriose 20fach höher ist als ohne Nachweis von Endometriose. Diese Problematik steigt mit dem Umfang der vorhandenen Endometriose an; d.h. die spontane Schwangerschaftsrate nimmt mit steigendem Endometriosestadium ab [5]. So hat z. B. eine Metaanalyse von 22 Studien von 1983–1997 zeigen können, dass eine vorhandene Endometriose die Reproduktion beeinträchtigt, was dazu führt, dass bei Frauen mit Endometriose bei IVF-ET die Schwangerschaftsrate um die Hälfte niedriger ist, verglichen mit IVF-ET Behandlungen aufgrund anderer Indikationen [7].

Im Tiermodell konnte gezeigt werden, dass bei Baboons mit minimaler Endometriose eine monatliche spontane Schwangerschaftsrate von 18% erreicht wurde, verglichen mit 24% bei Tieren ohne Endometriose.

Die Schwangerschaftsrate vermindert sich mit höherem Endometriosestadium [5]. Beim Menschen wird Endometriose 6- bis 8-mal häufiger bei infertilen als bei fertilen Frauen gefunden. 30–50% der Frauen mit Endometriose sind unfruchtbar [8]. In einer großen Metaanalyse von 5214 IUI-Zyklen und auch einer prospektiven, randomisierten Studie konnte gezeigt werden, dass die Schwangerschaftsrate bei minimaler oder milder Endometriose reduziert war [9, 10].

Der Einfluss der Endometriose auf die Fruchtbarkeit stellt sich folgendermaßen dar:
1. Normale Paare haben eine Fruchtbarkeit von 0,15–0,20/Monat und außerdem eine Abnahme mit dem Alter.
2. Für unbehandelte Frauen mit Endometriose und Fertilitätsstörungen liegt die Fruchtbarkeit bei 0, 02–0,10/Monat [8].

Im Jahre 2000 kam Lessey [11] zu dem Schluss, die Erfahrungen in Reproduktionszentren weisen darauf hin, dass eine medikamentöse Behandlung der Endometriose vor IVF/ICSI die Erfolgsrate erhöht.

So haben z. B. Dicker et al. [12] bereits 1992 darauf hingewiesen, dass eine Langzeit-GnRH-Agonisten-Vorbehandlung bei IVF-ET zu einem besseren Ergebnis bei präklinischen Aborten und bei schwerer Endometriose-assoziierter Sterilität sich hochsignifikant (p <0,0001) auswirkt.

Nakamura et al. [13] und Marcus u. Edwards [14] konnten zeigen, dass mit eine längeren GnRH-Agonisten Vorbehandlung (2–7 Monate) wesentlich bessere Schwangerschaftsraten mit IVF-ET zu erzielen sind (42,8 vs. 17,7 bzw. 67 vs. 27%). Eine 6-monatige GnRH-Agonisten-Behandlung nach einer Operation der Endometriose und vor Maßnahmen der assistierten Reproduktion (IVF/ICSI) erhöht die klinische Schwangerschaftsrate, wie dies u. a. in randomisierten Studien gezeigt werden konnte [15, 16]. Auch von anderer Seite wurde festgestellt, dass bei mit mäßiger und schwerer Endometriose assoziierte Fertilitätsstörungen die Kombination von operativer Laparoskopie zusammen mit einer GnRH-Agonisten-Behandlung die Therapie der Wahl ist [17].

Erst kürzlich wurde die Abhängigkeit des Erfolgs der reproduktionsmedizinischen Maßnahmen vom Ausprägungsgrad der Endometriose nochmals deutlich herausgestellt [6]. Die Vielfalt der Einflussnahme von Endometriose direkt oder indirekt auf die Fertilität wird exemplarisch durch folgende Beispiele zusätzlich verdeutlicht:
1. Abnormales, intraabdominales Milieu, global als »entzündliches« Milieu bezeichnet, das mit Immobilisation und Phagozytose der Spermien einhergeht [18, 19].
2. Ungünstige Beeinflussung der Sperma-Endosalpings-Interaktion. Bei Frauen mit Endometriose werden signifikant mehr Spermien an das Tubenepithel gebunden und damit die Zahl der frei beweglichen Spermien reduziert [20].
3. Hohe Adhäsionsneigung, was durch eine GnRH-Agonisten-Behandlung reduziert werden kann [21].

Deshalb sollen in dieser Arbeit die verschiedensten Faktoren bei Endometriose untersucht werden, die die ungünstigen Ergebnisse bzgl. Fertilität verursachen (Tabelle 10.1).

Ohne Zweifel ist es so, dass eine komplette Entfernung der Endometriose zur Verbesserung der Fertilität führt.

Die Identifizierung und Bewertung von bestimmten Faktoren und ihre Funktion dürfte für

Biochemische, endokrine und genetische Faktoren

Tabelle 10.1. Übersicht möglicher Ursachen gestörter Fertilität bei Frauen mit Endometriose. (Nach [6])

Anatomische Veränderungen	Adhäsionen Gestörte Eizellaufnahme und Transport »Frozen pelvis«
Ovarielle Ebene	Gestörte Corpus-luteum-Funktion Apoptoserate der Granulosazellen Oocytenzahl und -qualität Verändertes intraovarielles Milieu
Endometriale Ebene	Pinopodien-Integrine 17β-Estradiol lokal, Aromataseaktivität Genveränderungen (z. B. HOXA 10, -11, CYP 450, GST, NAT 2, GALT-Gene) Apoptoserate Uterine Kontraktilität
Peritoneales Milieu	Anzahl/Aktivität der peritonealen Makrophagen Peritoneale Treatment-Lymphozyten NK-Zellaktivität RANTES Inflammatorische Zytokine (IL-6, IL-1, TNF-α) Veränderung der angiogenetischen Faktoren (IL-8, VEGF) Gestörte T- und B-Zell-Funktion
Spermatozoenfunktion	Spermatozoenphagozytose Spermatozoenmotilität

die zugrunde liegenden Mechanismen des Implantationsversagens bei Frauen mit Fertilitätsstörungen und Endometriose eine Rolle spielen.

Biochemische, endokrine und genetische Faktoren

Biochemische Faktoren

Endometriose verursacht im Bauchraum und in den Eileitern ein »entzündliches Milieu«. Chronische Entzündungsprozesse erhöhen die Anzahl der Makrophagen und deren Aktivität.

Frauen mit Endometriose haben besonders in der Peritonealflüssigkeit eine höhere Makrophagenproduktion als in der entsprechenden Plasmaflüssigkeit. Nicht nur die Zahl, sondern auch die Aktivität dieser Makrophagen sind von Bedeutung, die u. a. Wachstumsfaktoren sezernieren und bei der Proliferation von ektopen endometrialem Gewebe eine stimulierende Rolle ausüben. Unter anderem werden dystrophe Endometriumzellen von Makrophagen erkannt, die darauf hin den Makrophagen-Wachstumsfaktor (M-CFS) sezernieren. Die Endometrioseepithelien ihrerseits sezernieren den dazugehörigen CFS-1-Rezeptor, von dem c-FMS (chromosomales McDoogh-feline-sarkoma) proto-onkogen codiert wird. Dies bedeutet, dass die dystrophen Endometriumzellen mittels des M-CFS-1-Rezeptors den dazugehörigen Faktor binden und zur Proliferation des Gewebes nutzen [22]. Dies geht mit signifikant erhöhten Konzentrationen von Zytokinen (z. B. IL-1, IL-6, IL-8) in der Peritonealflüssigkeit einher. Dies trifft u. a. auch für TNF-α, VEGF und RANTES zu [23].

Endometriose ist außerdem durch eine eingeschränkte T-Zell-vermittelte Zytoxizität, Natural-Killer-Zell-Aktivität und B-Zell-Funktion [24] charakterisiert.

Die Konzentrationen von TNF-α und IL-8 in der Peritonealflüssigkeit sind signifikant höher bei Patienten mit Endometriose und korrelieren mit der Größe und der Zahl der Endometrioseherde. Zusätzlich stimulieren TNF-α und IL-8 das Wachstum ektoper endometrialer Stromazellen. Diese Zytokine mit ihrer angiogenetischen Aktivität spielen eine bedeutende Rolle bei der Pathogenese der Endometriose [25].

Zytokine und Wachstumsfaktoren sind in ◨ Tabelle 10.2 aufgelistet. Sowohl Zytokine als auch Wachstumsfaktoren haben Bedeutung für Mitose, Angiogenese und Differenzierung [26].

Interleukin-1 (IL-1)

IL-1 hat Bedeutung für Entzündung und Immunreaktion. Es wird v. a. von aktivierten Monozyten und Makrophagen sezerniert, aber auch von B- und T- sowie NK-Zellen. Generell werden bei Endometriose höhere Konzentrationen gemessen. Zusätzlich wird die Endometrioseentwicklung gefördert.

Es gibt 2 Formen, IL-1-α und IL-1-β, die von 2 verschiedenen Genen stammen. Wichtig scheint ein 2- bis 3facher Anstieg der IL-1-Rezeptor-Expression zu sein. Somit könnte die Hochregulierung der IL-1-Rezeptor-Expression ein weiterer Mechanismus sein, durch den das Endometriosegewebe auf das IL-1 ansprechbar wird. Außerdem fördert IL-1 die Entwicklung von Endometriose, indem es andere Zytokine und Wachstumsfaktoren hochreguliert. Auch die Angiogenese scheint von IL-1 beeinflusst zu sein. Die Wirkung von IL-1 auf die frühen Vorgänge der Reproduktion zeigte, dass hier Interferenzen bzgl. der Penetrationskapazität von Spermien in die Oozyte bei Hamster und Mensch vorliegen kann [26].

Interleukin-6 (IL-6)

IL-6-Spiegel sind signifikant höher in der Peritonealflüssigkeit bei Frauen mit Endometriose, verglichen mit Frauen ohne Endometriose [27, 28].

Interleukin-8 (IL-8)

IL-8 ist in der Peritonealflüssigkeit von Frauen mit Endometriosis erhöht. Bei aktiver Endometriose sind die Konzentrationen wesentlich höher [29].

◨ **Tabelle 10.2** Überblick über die wichtigsten Zytokine in der Peritonealflüssigkeit bei Frauen mit Endometriose. (Nach [26])

Zytokin	Quelle	Funktion
IL-1	Aktivierte Makrophagen Endometrioseimplantate	Induziert Endometriosestromazellen IL-6 und VEGF zu sezernieren Erhöht IL-8, MCP-1 und sICAM-1 Aktiviert T-Lymphozyten Differenziert B-Lymphozyten
IL-8	Mesothelialzellen Makrophagen Endometriale Zellen Fibroblasten und Endothelialzellen	Stimuliert die Adhäsion von endometrialen Zellen zu Fibronektin Stimuliert Angiogenese Stimuliert endometriale Proliferation Chemotaktischer und antiapoptotischer Faktor für Neutrophile
MCP-1	Makrophagen Endometriale Zellen	Rekrutiert und aktiviert Makrophagen
RANTES	Endometriale Stromazellen Hämatopoetische Zellen	Chemotaktisch für: Monozyten T-Zellen
TNF-α	Leukozyten: Makrophagen Neutrophile Aktivierte Lymphozyten NK-Zellen Endometriale Zellen	Fördert die Adhärenz von kultivierten Stromazellen an Mesothelialzellen Erhöht die endometriale Endothelialzell Prostaglandinproduktion Initiiert die Zytokinkaskade und die inflammatorische Reaktion Zerstört gewisse Zelllinien
VEGF	Endometriose Implantate Aktivierte Makrophagen	Stimuliert Angiogenese Monozyten-Chemotaktanz

IL-8 wirkt als autokriner Wachstumsfaktor bei Endometriose und dürfte deshalb bei der Endometriosezellanheftung und Zellinvasion eine Rolle spielen. Nach neuesten Untersuchungen sind IL-8 und sein Rezeptor bei der Pathogenese der Endometriose beteiligt [30].

Interleukin-15 (IL-15)

Auch dieses Zytokin ist in der Peritonealflüssigkeit von Frauen mit Endometriose erhöht. Jedoch besteht mit der Tiefe der Endometrioseinfiltration und Stadium der Endometriose ein umgekehrtes Verhältnis, was dafür spricht, dass IL-15 für die frühe Phase der Endometriose eine Rolle spielt [31].

Interleukin-17 (IL-17)

IL-17 ist signifikant bei Patientinnen mit minimaler Endometriose erhöht, verglichen mit denjenigen Frauen, die eine mäßige oder schwere Endometriose oder ohne Endometriose sind. Die Konzentration von IL-17 in der Peritonealflüssigkeit ist signifikant höher, wenn Endometriose und Infertilität zusammen vorliegen. Dies legt nahe, dass IL-17 eine wichtige Rolle für die Pathogenese der frühen Endometriose und Endometrioseassoziierte Infertilität hat [32].

Makrophagen

Zahl und Aktivität von Makrophagen sind bei Frauen mit Endometriose erhöht. Sie setzen Zytokine und Wachstumsfaktoren frei [26]. Phagozytose durch Makrozyten ermöglicht die Beseitigung von Zellmaterial und apoptotischen Zellen. Abnormale Spiegel von Zytokinen können die Funktion hemmen. Vielmehr scheinen die Sekretionsprodukte der peritonealen Makrophagen und zirkulierenden Monozyten bei Frauen Wachstum und Erhalt der Endometriose zu fördern. Im Experiment kann dies gezeigt werden. Das trifft auch für Monozyten zu. Monozyten infertiler Frauen unterdrücken dagegen die Endometriumzellen [26].

Lymphozyten

Lymphozyten sind die Hauptzellart, die die Immunansprechbarkeit vermittelt. Dazu gehören die B- und T- Lymphozyten. B-Zellen sezernieren Immunglobuline. Die T-Zellen sind wiederum in 2 Hauptuntergruppen zu differenzieren:

Sogenannte Helferzellen, die den B-Lymphozyten bei der Produktion von Antikörpern assistieren, während die zytotoxischen T-Zellen die Fremdstoffe bzw. Fremdzellen (z. B. Endometriosezellen) eliminieren, indem sie Makrophagen aktivieren. Diese zytotoxische Aktivität ist bei Affen und Menschen mit Endometriose vermindert [26]

Endometriose und Tumormarker CA-125

Eine Korrelation zwischen CA-125 im Serum und Endometriosestadium nach r-AFS wurde gezeigt. In den Stadien I und II sind die CA-125-Werte überwiegend im Normbereich (<35 U/ml). Die Sensitivität und Spezifität dieses Markers ist nicht ausreichend, um bei der Diagnostik der Endometriose angewendet zu werden. Bei erhöhten Werten kann aus dem Verlauf der CA-125-Werte auf die Effektivität der Therapie geschlussfolgert werden. Während der Menstruation kommt es zu einem signifikant höherem Anstieg der CA-125-Werte bei Frauen mit Endometriose. Dabei scheint die Sensitivität bei 93% und die Spezifität bei 92% zu liegen [33].

Immunologie/Endometriose/Fertilität

Die Pathogenese der Endometriose ist assoziiert mit Autoimmunreaktionen. Dies schließt ein:
1. autoendometriale Antikörper,
2. autonukleäre Antikörper,
3. Antiphospholipid-Autoantikörper.

Endometrial-Autoantikörper spielen eine wichtige Rolle bei der mit Endometriose assoziierten Infertilität [34]. Außerdem fand sich eine Assoziation von IG-Anti-laminin-1-Autoantikörpern bei infertilen Frauen mit Endometriose [35].

Endokrine Faktoren

Mäßige und schwere Endometriosen gehen mit ovarieller Dysfunktion einher [36].

Nachgewiesen wurde eine verminderte ovarielle Reaktion auf Gonadotropine und eine geringere Zahl an sich entwickelnden Follikeln und niedrigere Estradiolspiegel. Die Granulosazellen von Frauen mit Endometriose weisen eine geringere Steroidproduktion auf. Dies kann im Zusammenhang mit einer verzögerten Follikelentwicklung stehen [37].

Auslöser kann die verminderte LH-Aktivität in den Follikeln und im Serum sein. Dies ist verbunden mit niedrigen Estradiolspiegeln (p=0.057) und verminderten Progesteronwerten (p=0.05; [38]). Dies wird besonders deutlich bei stimulierten Zyklen (Estradiol p <0,001, Progesteron p <0,05), was durch erhöhtes IL-6 und damit reduzierte Aromataseaktivität bedingt sein könnte [39].

Frauen mit minimaler Endometriose hatten mehr und kleinere Follikel zum Zeitpunkt der mittzyklischen LH-Ausschüttung. Dies war vergesellschaftet mit niedrigen präpräovulatorischen Estradiolkonzentrationen und niedrigen E2-Werten bei der LH-Ausschüttung. Dies ging auch mit niedriger LH-Ausschüttung und kürzerer Follikelphase einher.

Bei menstrueller Dysfunktion sind zu unterscheiden:
— funktionelle Zyklusstörung bis zur Anovulation,
— LUF-Syndrom,
— Lutealphasendefekt.

Lutealphasendefekte

Sehr früh wurde auf die Lutealphasendefekte bei Frauen mit leichter Endometriose hingewiesen [41].

Die Pathophysiologie des Lutealphasendefekts bei Frauen mit minimaler und leichter Endometriose ist mit einer Dysfunktion der kleinen und großen Lutealzellen vergesellschaftet. Dies ist einerseits charakterisiert durch eine abnormale Follikelphase (niedriger Östradiolspiegel) und andererseits durch eine mäßige LH-abhängige Progesteronsekretion [36]. Durch Cahill et al. [42] wurde gezeigt, dass bei Frauen mit Endometriose die Granulosazellen geringer auf die LH-Stimulation ansprechen und damit auf die primäre Ovardysfunktion als signifikanten Faktor bei der Endometriose-assoziierten Subfertilität hingewiesen wird.

Dies steht in Übereinstimmung mit den erhöht gefundenen basalen und TRH-stimulierten Prolaktinspiegeln, die mit dem Endometriosestadium korrelieren [36].

LUF-Syndrom

Hierbei handelt es sich um das Unvermögen der Follikelruptur mit konsekutiver Follikelpersistenz.

Die Häufigkeit von LUF-Sydrom bei Vorliegen einer Endometriose im Vergleich zu Frauen ohne Endometriosis ist signifikant häufiger (p <0,01; 32,7 vs. 6,9%). Der Unterschied war bei leichter Endometriose nicht signifikant (13,3 vs. 5,9%; [43]).

Bei Endometriose mit ovarieller Beteiligung lag der Anteil beim LUF-Sydrom noch wesentlich höher (Endometriose mit ovarieller Beteiligung 45,9% vs. Endometriose ohne ovarielle Beteiligung 9,8%; p <0,001); beim Vergleich mit Frauen ohne Endometriose lag kein signifikanter Unterschied vor (9,5 vs. 6,9%; [41]).

Die Raten an chemischen und ausgetragenen Schwangerschaften sind bei Affen mit moderater und schwerer Endometriose geringer als bei Kontrolltieren, was primär auf ein LUF-Syndrom und pelvine Adhäsionen zurückgeführt wird [44]. Das LUF-Sydrom geht mit verzögerter Progesteronsekretion und verkürzter Lutealphase einher [45]. Brosens et al. [46] beschrieben eine signifikant verminderte Zahl an Ovulationsstigmata (p <0,005) und eine gestörte Progesteronsekretion.

Die Beeinflussung der Spermien durch Endometriose

Mehrere Publikationen haben berichtet, dass es bei Bestehen einer Endometriose bis zur Immobilisation bzw. Phagozytose von Spermien kommt (entzündliches Milieu, gesteigerte Phagozytose). Neue Untersuchungen haben nachweisen können, dass bei Endometriosepatientinnen signifikant mehr Spermien an das Tubenepithel gebunden werden und somit die Häufigkeit frei beweglicher Spermien reduziert wird [20].

Zudem ist Endometriose mit einer signifikanten Veränderung des uterotubaren Transports, verglichen mit Kontrollen, verbunden. Dies führt zusätzlich zu einer Reduzierung der Schwangerschaftsrate selbst bei Normospermie des Partners. Deshalb können IVF/ICSI-Methoden notwendig sein, selbst wenn die Eileiter offen sind und der Partner eine Normospermie hat [47].

Endometriosebedingte Entzündungsvorgänge und Fertilitätsstörungen

Neben Adhäsions- und Narbenbildung wirken sich die durch Endometriose induzierten und geförder-

ten Entzündungsabläufe auf verschiedene Bereiche aus [48]. Dazu gehören:
1. Follikulogenese und Ovulation,
2. Oozytenfunktion und -qualität,
3. Spermafunktion und Fertilisation,
4. frühe embryonale Entwicklung,
5. endometriale Rezeptivität und Implantation,
6. Schwangerschaft.

Zu 1.: In der Follikelflüssigkeit von Frauen mit Endometriose sind VEGF vermindert und Interleukin-1,-6, -8, -10, TNF-α, Monozyten, chemotaktisches Protein-1(MCP-1), Endothelin-1, natürliche Killerzellen, B-Lymphozyten und Monozyten/Makrophagen erhöht.

Damit wird die Steroidbiosynthese der Follikel des Ovars ungünstig beeinflusst, wobei die Gonadotropin-induzierte Progesteronreduktion durch Granulosazellen und die Androgensekretion durch Thekazellen durch Zytokine gehemmt wird [48].

Zu 2.: Siehe Abschn. »Ovarielle Faktoren«.

Zu 3.: Die Peritonealflüssigkeit von Frauen mit Endometriose weist eine Senkung der Spermienmotalität abhängig vom Endometriosestadium auf, eine verminderte Bindungsfähigkeit an die Zona pellucida und Verminderung der Penetrationskapazität [48] sowie eine erhöhte Bindung von Spermien an das Tubenepithel [20].

Zu 4.: Das ungünstige peritoneale Milieu scheint sich darin zu manifestieren, dass die peritoneale Flüssigkeit embryotoxisch wirkt [48].

Zu 5.: Erfolgreiche Implantation erfordert einerseits einen intakten Embryo und andererseits ein rezeptives Endometrium, wobei viele Faktoren eine Rolle spielen können (z. B. Pinopodien, Integrine, Glycodelin, Metalloproteinasen, Endometriumblutungsfaktor, Veränderungen der steroidbildenden Enzyme wie z. B. 17-β-Hydroxysteroiddehydrogenase, Aromatase [48].

Zu 6.: Eine höhere Abortrate bei Frauen mit Endometriose scheint gesichert zu sein [6].

Genetische Faktoren

Es gibt jetzt genügend klinische und experimentelle Daten, dass die Genetik eine Rolle bei der Endometriose spielt. Dies ist durch die familiäre Häufigkeit beim Menschen und beim Rhesusaffen, durch die Besonderheit der isländischen Bevölkerung mit interfamiliärer Heirat und durch die Übereinstimmung bei monozygoten Zwillingen belegt [3]. Die Kandidatengene sind identifiziert worden. Auch die Identifikation und Validierung von ausgesuchten Genen und ihren Funktionen tragen dazu bei, vorangehend unbekannte Mechanismen, die den Fertilitätsstörungen bei Frauen mit Endometriose zugrunde liegen sowie das Implantationsversagen zu erklären [49]. Weiterhin besteht die Assoziation von Genpolymorphismen und Endometriose [40].

Teil 2

Ovarielle Faktoren

Endometriose und ART

Die monatliche Fruchtbarkeitsrate eines gesunden Paares liegt zwischen 15 und 20%. Ist jedoch eine Endometriose bekannt, sinkt diese auf 2–10%. Bei 25–50% sterilen Frauen lässt sich eine Endometriose nachweisen und 30–50% aller Frauen mit Endometriose haben auch Probleme mit der Fortpflanzung [123]. Dies zeigt sich selbst dann, wenn bei Frauen mit nachgewiesener minimaler bzw. milder Endometriose therapeutische Maßnahmen wie ovarielle Stimulationen und artifizielle Insemination vorgenommen werden. Im Vergleich zu Frauen mit unerklärbarer Sterilität ergaben sich signifikant niedrigere Schwangerschaftsraten [106]. Deshalb ist es ebenfalls nicht verwunderlich, dass auch bei Techniken der extrakorporalen Fertilisation von Frauen mit nachgewiesener Endometriose niedrigere Schwangerschaftsraten gefunden werden. Dabei ist nicht nur die Implantationsrate bei Frauen mit Endometriose signifikant erniedrigt [55].

Nur wenige sehen keine Beeinträchtigung der Schwangerschaftschancen durch die Endometriose [64, 86]. Es ist jedoch generell festzuhalten, dass eine überwiegende Zahl von Arbeitsgruppen bei Frauen mit Endometriose bei der Behandlung mit extrakorporaler Befruchtung eine Einschränkung hinsichtlich vieler Faktoren sehen, unabhängig davon, ob der Vergleich zu Frauen mit tubarem oder andrologischem Faktor oder zu Frauen mit unerklärbarer Sterilität geführt wird [107, 110, 111]. Dabei ist die Schwangerschaftschance vom Ausmaß der Endometriose abhängig. In fortgeschrittenem Stadium (III und IV) liegen die Schwangerschaftsraten signifikant niedriger im Vergleich zu den Stadien I und II und insbesondere im Vergleich zu Frauen mit unerklärbarer Sterilität [94]. Dies wird auch in einer umfassenden Metaanalyse bestätigt. Barnhart et al. [56] kommen in ihrer Analyse zu folgenden Schlussfolgerungen: Die Schwangerschaftschancen bei einer In-vitro-Fertilisation (IVF) sind durch eine Endometriose signifikant eingeschränkt. Mittels Multivarianzanalyse konnten sie zeigen, dass bei nachgewiesener Endometriose insgesamt die Zahl der gewonnenen Eizellen (Stadien III/IV), die Fertilisations- (alle) und Implantationsraten deutlichst erniedrigt sind (◘ Tabelle 10.3).

Wie oben beschrieben, führen endometriotische Läsionen zu erheblichen Verschiebungen im peritonealen und follikulären Milieu. Diese und funktionelle Beeinträchtigungen im reproduktiven System sind dafür verantwortlich zu machen, dass eben auch bei Frauen mit ungestörter ovarieller Funktion und durchgängigen Tuben die Fertilität eingeschränkt ist. Leyendecker et al. [97] wiesen hysterosalpingoszintigraphisch bei Frauen mit Endometriose eine uterine Hyperperistaltik sowie eine Dysperistaltik nach. Diese ist ihrer Meinung nach für die reduzierte Fertilität bei diesen Frauen verantwortlich. In eigenen Untersuchungen [60] konnte mittels Druck- und Flowmessung gezeigt werden, dass wegen der bei Frauen mit Endometriose auffallend häufiger gefundenen hypoplastischen Tubenveränderungen bei der Hydropertubation zur Abklärung der Tubendurchgängigkeit höhere Perfusionsdrucke erforderlich sind. Aufgrund der Tubenwandstörung ist weiterhin der Flow in der Tube gestört, was ebenfalls als Zeichen einer gestörten Tubenfunktion gewertet werden muss.

Auch Karande et al. [89, 90] haben bei Frauen mit Endometriose höhere Perfusionsdrucke bei der HSG berichtet. Eine weitere funktionelle, die Fertilität bei Endometriose reduzierende Störung wird von Qiao et al. [113] berichtet. Sie konnten nachweisen, dass nach Inkubation der Spermien mit Follikelflüssigkeit von Frauen mit Endometriose im Hemizona-Bindungs-Assay die Bindungskapazität und der -index signifikant erniedrigt waren. Alle diese Beobachtungen können ebenso zur Erklärung der reduzierten Fertilität in Fällen von Endometriose bei vermeintlich ungestörten anatomischen Verhältnissen beitragen.

Es erhebt sich aber auch die Frage, inwieweit die beschriebenen Veränderungen, hormoneller, immunologischer, organischer und inflammatori-

◘ Tabelle 10.3. Vergleich der ART-Ergebnisse bei Patientinnen mit Endometriose im Vergleich zu Patientinnen mit Tubenfaktor. (Nach Barnhart et al. [56])

Alle	Endometriose (Stadium I – IV)	Tubenfaktor (Kontrolle)	OR (95%-CI)
Gewonnene Oozyten	7,79	7,30	0,82 (0,75–0,90)
Fertilisationsrate	59,50	66,09	0,81 (0,79–0,83)
Implantationsrate	12,72	18,08	0,86 (0,85–0,88)
Schwangerschaftsraten	25,38	27,71	0,56 (0,44–0,70)
Ausgeprägte Endometriose	Endometriose (Stadium III/IV)	Tubenfaktor (Kontrolle)	OR (95%-CI)
Gewonnene Oozyten	6,70	7,30	Nicht interpretierbar
Fertilisationsrate	74,47	66,09	1,54 (1,39–1,70)
Implantationsrate	10,23	18,08	nicht interpretierbar
Schwangerschaftsraten	13,84	27,71	0,46 (0,28–0,74)

scher Art dazu beitragen, dass die ovarielle Reaktionsbereitschaft, möglicherweise die Oozyten- und Embryoqualität sowie die Implantationsfähigkeit der Embryonen bei Frauen mit Endometriose reduziert und die Abortraten erhöht sind [124]. Akande et al. [51] weisen in einer retrospektiven Untersuchung mit einem Follow-up bis zu 3 Jahren nach, dass bei Frauen mit nur wenig endometriotischen Läsionen (Stadien I und II), offenen Tuben, regelmäßigen und ovulatorischen Zyklen und normalen Spermaparametern der Partner, die Wahrscheinlichkeit hinsichtlich einer natürlichen Konzeption und einer Lebendgeburt im Vergleich zu Frauen mit unerklärbarer Sterilität signifikant reduziert ist. Im Stimulationsverfahren für eine Behandlung mit extrakorporaler Fertilisation fällt auf, dass die ovarielle Reaktionsbereitschaft auf die FSH-Applikation schon im 1. Behandlungszyklus auffallend verringert ist. Bei Frauen mit Ovarendometriose musste zur adäquaten Follikelreifung im Vergleich zu Frauen mit tubarer Sterilität deutlich mehr FSH eingesetzt werden. Mit jedem folgenden Behandlungszyklus nahm dieser Unterschied noch zu. Dies führt auch dazu, dass bei der Follikelpunktion in Fällen von Endometriose im Allgemeinen besonders bei konsekutiven Zyklen weniger Oozyten aspiriert werden können [52, 65, 98, 108].

Bei der Untersuchung der Embryoentwicklung in vitro stellte sich heraus, dass bei Frauen mit Endometriose die kultivierten Embryonen weniger Blastomere aufwiesen und signifikant mehr Embryonen unter Kulturbedingungen für einen beabsichtigten Blastozystentransfer in einen Entwicklungsarrest verfielen [110]. In Studien, bei denen das Behandlungsergebnis der IVF-Therapie mittels Oozytendonation untersucht wurde, fanden sich in Abhängigkeit davon, ob die Spenderin oder die Empfängerin an Endometriose litt, höchst unterschiedliche Ergebnisse. Diaz et al. [69], Mahutte u. Arici [98] und Pellicer et al. [111] konnten nachweisen, dass es von entscheidender Wichtigkeit ist, ob die gespendete Eizelle in endometriotischem Milieu gereift ist. Ist bei der Spenderin eine Endometriose nachgewiesen, ergeben sich signifikant niedrigere Implantations- und Schwangerschaftsraten. Waren beide (Spenderin und Empfängerin) frei von nachweisbarer Endometriose, betrug die Implantationsrate 20,1%, die Schwangerschaftsrate 61,4%. War nur bei der Empfängerin eine Endometriose bekannt, lagen diese bei 20,8 bzw. 60,0%. Lag jedoch bei der Spenderin eine Endometriose vor, nicht aber bei der Empfängerin, reduzierten sich diese Zahlen auf 6,8 bzw. 28,6%. Auch Sung et al. [119] zeigten, dass Endometriose bei den Empfängerinnen die Implantationsfähigkeit der gespendeten Oozyten bzw. Embryonen nicht negativ beeinflusst. In diesem Zusammenhang muss auch erwähnt werden, dass die gezielte Ultraschalluntersuchung keinen Einfluss der Endometriose auf die Endometriumdicke oder das sonographische Erscheinungsbild nachweisen konnte [63].

Da insbesondere bei Frauen mit ovarieller Endometriose die ovarielle Reaktion eingeschränkt erscheint, ergibt sich logischer Weise die Frage, ob nicht durch eine chirurgische Entfernung der ovariellen Endometriosezysten vor den ART-Therapien deren Outcome verbessert werden könnte. Neben möglichen Auswirkungen auf die Zahl der zu gewinnenden Eizellen sind beim Belassen der Endometriomata auch folgende Risiken zu bedenken: Ruptur, u. U. mit der Gefahr einer pelvinen Abszedierung, okkulte Malignität, Schwierigkeiten bei der Follikelpunktion und mögliche Kontamination mit endometriotischem Gewebe und Progression der Endometriose [117]. Es ist aber zu beachten, ob die Entfernung und Zerstörung von Follikel enthaltendem Ovargewebe, die ovarielle Reaktionsbereitschaft auf die Gonadotropinstimulation und die Zahl der gewonnenen Eizellen noch zusätzlich negativ beeinflussen [52, 76, 80, 84, 117, 121].

Das laparoskopische Vorgehen, auch bei Endometriomata von einem Durchmesser >3 cm, wird heute als die Therapie der Wahl bei der chirurgischen Intervention angesehen. Dabei ist aber zu unterscheiden, ob eine komplette Zystektomie durchgeführt oder lediglich die innere, oberflächliche endometriotische Zystenauskleidung mittels (Laser-)Koagulation denaturiert bzw. abladiert wird. Donnez et al. [75] legen dar, dass mit der schonenden Technik der Vaporation der inneren Zystenauskleidung Zerstörung von funktionellem Ovargewebe unterbleibt. Es zeigen sich dann keine schlechteren Ergebnisse in der nachfolgenden Therapie mit extrakorporaler Fertilisation. Dies wird auch von Brosens et al. [59] bestätigt. Wie Canis et al. [61] ausführen, ist die Technik der laparoskopischen Zystektomie in geübten Händen wertvoll und führt nicht zur Reduktion der bei der folgenden IVF-Therapie gewonnen Eizellen.

Bezüglich der Strippingtechnik wird berichtet, dass sich in 54% der Fälle in der exzidierten Zystenwand eine z. T. nicht unerhebliche Menge von Ovargewebe nachweisen ließ, auch wenn morphologisch die Kortex hinsichtlich des Vorhandenseins von Primordial-, Primär- und Sekundärfollikel in vielen Fällen nicht völlig dem normalen Ovargewebe entsprach [102]. Eine Alternative zur komplexen chirurgischen Intervention mit dem Ziel der Reduktion des endometriotischen Gewebes wird in der transvaginalen Punktion und Aspiration des Zysteninhalts gesehen [108, 118, 121]. Allerdings werden von diesem Vorgehen sowohl eine sehr hohe Rezidivrate wie auch gravierende Komplikationen, z. B. ausgedehnte Adhäsionen und Ovarabzesse, berichtet [62, 83, 125, 126].

Zur Vermeidung solcher Komplikationen empfehlen Fisch et al. [80] nach der transvaginalen Aspiration eine sklerosierende Therapie mit 5%er Tetrazyklinlösung. Zusammenfassend kommen aber Garcia-Velasco et al. [81] zu dem Ergebnis, dass die laparoskopische Zystektomie von Endometriomata das Outcome einer nachfolgenden Therapie mit extrakorporaler Fertilisation nicht verbessert. Der Gonadotropinbedarf ist signifikant höher und die E2-Spiegel am Tag der hCG-Gabe liegen deutlich tiefer; ansonsten kann er bzgl. der Zahl der gewonnen, reifen Oozyten, der Implantations- und der Schwangerschaftsraten keine Unterschiede im Vergleich zu Patientinnen, bei denen die Endometriosezysten belassen wurden, feststellen.

Eine andere Möglichkeit ist in der medikamentösen Therapie zu sehen. Dies führt dann auch zur Frage, ob durch eine Vorbehandlung mit z. B. GnRH-Agonisten (GnRHa) nicht generell die Ausgangssituation vor ART bei Frauen mit Endometriose verbessert werden kann. 1991 haben Edwards et al. [77] darauf hingewiesen, dass bei chronisch amenorrhöischen Frauen die Schwangerschaftsraten im IVF-Programm höher lagen und deshalb empfohlen, vor einer IVF-Therapie eine Amenorrhö zu induzieren. Da mit dem GnRH-Agonisten Lang-Protokoll eine deutlich bessere Schwangerschaftsrate im Vergleich zur Stimulation ohne GnRHa bzw. dem Flare-up-Protokoll zu erzielen ist, hat sich dieses über die Jahre zum Standardprotokoll bei der Behandlung mit extrakorporaler Befruchtung entwickelt und wird auch in Deutschland, wie aus den Jahrbüchern des Deutschen IVF Register zu entnehmen ist, bei 60% und mehr aller durchgeführten Therapiezyklen eingesetzt [68, 70, 87, 105, 122].

Mit dem Einsatz der GnRHa soll nicht nur ein vorzeitiger LH-Anstieg verhindert, sondern mittels einer lang anhaltenden Estradioldeprivation auch die Aktivität der Endometriose reduziert werden. Die GnRHa werden deshalb im sogenannten Ultralangprotokoll, d. h. effektive Downregulation von 4 Wochen und mehr, appliziert [96]. Mit diesem Regime zeigten sich in Fällen von Endometriose signifikant bessere Ergebnisse [65, 66, 71, 92, 95, 99, 104, 115, 120]. Auch wenn wenige Studien den positiven Effekt des ultralangen GnRHa-Protokolls nicht bestätigen wollten [75], konnte doch in einer Cochrane-Untersuchung gezeigt werden, dass der Einsatz von GnRHa 3–6 Monate vor Beginn der Stimulationstherapie bei Frauen mit Endometriose die Wahrscheinlichkeit einer Schwangerschaft um das 4fache erhöht [116]. Dabei ist es unerheblich, ob zur hypophysären Desensitivierung als Depot oder als täglich zu applizierendes Präparat eingesetzt wird [53].

Es muss aber beim Einsatz der GnRHa zur chronischen Downregulation beachtet werden, dass es unter einer solchen Therapie, insbesondere zu Beginn, zur Bildung von Ovarialzysten kommen kann [79, 88, 100] Dabei ist es unerheblich, ob die GnRHa-Therapie mittluteal oder zu Zyklusbeginn gestartet wurde [85]. Sie treten in 8–15% der Fälle auf. Ob davon auch ein negativer Einfluss auf den Ausgang der ART-Therapie ausgeht, wird kontrovers diskutiert [85, 91, 109, 114]. Eine solche Zystenbildung kann mit der Einnahme, überlappend mit dem Start der GnRHa-Anwendung, von NETA oder eines oralen Kontrazeptivums wirksam verhindert werden, ohne einen negativen Einfluss auf die ART-Therapie auszuüben [57, 58, 67, 72]. Trotz dieser positiven Effekte auf den Ausgang der Behandlung mit assistierter Reproduktion in Fällen von Endometriose muss man sich aber auch der Tatsache bewusst sein, dass es unter einer solchen Therapie in Einzelfällen zur raschen Progression des Grundleidens kommen kann. Anaf et al. [54]

berichten von einer seltenen, aber schwerwiegenden Komplikation im Intestinaltrakt durch die Stimulationstherapie. Bei 4 Patientinnen war es durch die Stimulationstherapie zu einer massiven Vergrößerung einer tief infiltrierenden Endometriose mit erheblicher Darmsymptomatik gekommen.

Insbesondere dann, wenn das Endometriosegeschehen durch den Nachweis von Autoantikörpern gekennzeichnet ist, scheint die Verabreichung von Kortikosteroiden während der Behandlung den Therapieausgang günstig zu beeinflussen. Sowohl Dmowski et al. [73] als auch Kim et al. [93] berichten signifikant höhere Schwangerschaftsraten im IVF-Verfahren unter der Gabe von Kortisonpräparaten. Moon et al. [101] konnten zeigen, dass durch die Einnahme von Piroxicam, einem nichtsteroidalen Antiphlogistikum, signifikant höhere Schwangerschaftsraten bei Frauen mit Endometriose erzielt werden konnten. Dieser Effekt war auch zu erreichen, wenn ein tubarer oder andrologischer Faktor die Indikation zur ART-Therapie darstellte, nicht aber in Fällen von unerklärbarer Sterilität [101]. Durch die Anwendung von »assisted hatching« konnte bei Frauen mit Endometriose keine Steigerung der Schwangerschaftsrate erzielt werden [103].

Für den Ausgang einer Behandlung mit extrakorporaler Fertilisation bei Frauen mit Endometriose ist die Embryoqualität von entscheidender Bedeutung. Ziel jeglicher vorbereitender und begleitender Therapie muss es daher sein, die Milieubedingungen derart zu verbessern, dass die Oozytenreifung unter der Stimulationstherapie zu best möglichen Eizellen und Embryonen führt. Selbst wenn die Endometriose auch einen negativen Einfluss auf das Endometrium und somit auf die Implantatssituation besäße, können Embryonen »guter Qualität« die schlechteren Bedingungen eines beeinträchtigten Endometriums überwinden [82]. Extrakorporale Fertilisation stellt bei Frauen mit Endometriose und Fertilitätsproblematik die Behandlungsmethode mit den höchsten Chancen pro Behandlungszyklus hinsichtlich einer Schwangerschaft dar. Gerade bei älteren Frauen sollte deshalb unabhängig vom Stadium nicht zu lange mit dem Einsatz einer solchen Therapie gezögert werden. Wird zuviel Zeit mit ineffektiven Therapieversuchen vertan, werden die negativen Einflüsse des Altersfaktors mit der altersbedingten Reduktion der Fertilität die Chancen der Betroffenen zusätzlich mindern [51, 56, 74, 123]. Insbesondere bei Frauen mit ausgedehnter Endometriose und gestörter Fertilität ist in der ART-Therapie auch die kosteneffektivste Behandlungsoption zu sehen [112].

Teil 3

Organische Faktoren

Diagnostik

Zur diagnostischen Abklärung ist eine Pelviskopie obligat, die, üblicherweise zum Ausschluss mechanischer Sterilitätsfaktoren durchgeführt, die Endometriose in frühen Stadien zeigt. Bei endometrioseverdächtigen Symptomen oder auffälligem Palpations- und/oder Sonographiebefund muss die Pelviskopie am Anfang der Sterilitätsdiagnostik stehen. Eine histologische Sicherung der visuellen Diagnose ist notwendig. Die morphologische Untersuchung grenzt nicht nur mögliche pelviskopische Fehldiagnosen wie eingeblutete Funktionszysten, entzündliche Veränderungen, Hämangiome oder Serosazysten ab, sondern liefert Informationen über die endokrine Abhängigkeit der Endometrioseherde. Dies sind weitere Hilfen für die Entscheidung, ob eine operative und/oder hormonelle Behandlung indiziert ist. Das breite Spektrum der morphologischen Differenzierung ist für die unterschiedliche medikamentöse Beeinflussbarkeit verantwortlich. Elektronenmikroskopische Studien [137] und Untersuchungen über Rezeptorgehalt und -konzentration sowie die Aktivität von Enzymsystemen in den ektopen Herden zeigten, dass Endometrium und Endometriose hinsichtlich ihrer Reaktion auf Steroidhormone unterschiedliche Gewebe darstellen [132]. Morphologische Modulationen durch endogene oder exogene Hormone sind variabel in qualitativer und quantitativer Hinsicht. Dies kommt auch am makroskopischen Aspekt der Herde zum Ausdruck. Bei subtiler Betrachtung per pelviskopiam lassen sich noduläre, vesikuläre, polypöse und plaqueartige Wachstumstypen unterscheiden, die auf unterschiedliche proliferative Aktivität und endokrine Modulation hinweisen [128].

Die Hoffnungen der letzten Jahre, über immunologische Phänomene und Parameter, wie z.B. durch den ovariellen Marker CA-125, ein nichtinvasives, ausreichend sensitives und spezifisches Diagnostikum in der Hand zu haben, wurden enttäuscht. Systematische Untersuchungen zu dieser Problematik [129] ergaben, dass bisher Marker weder zur Diagnostik noch Kontrolle des Behandlungserfolgs bei Endometriose geeignet sind.

Behandlung

Im Folgenden soll versucht werden, unter Berücksichtigung der heute zur Verfügung stehenden Therapiemöglichkeiten für spezifische Erkrankungssituationen bei Sterilitätspatientinnen geeignete, angepasste Behandlungsrichtlinien zu entwickeln.

Grundlagen der chirurgischen Behandlung

Das Prinzip der konservativen, organerhaltenden Operation bei Endometriose beruht auf einer vollständigen Entfernung der Implantate und Korrektur der Sekundärschäden am inneren Genitale, um die Erkrankung zu sanieren und die Fertilität zu erhalten. Die Entwicklung entsprechender pelviskopischer Operationstechniken, geeigneter Instrumente, die Anwendung destruierender Wärme und Laserstrahl haben die endoskopische Operation hinsichtlich Sicherheit und Effektivität auf einen hohen Standard gebracht, sodass bei entsprechender Ausstattung von erfahrenen Operateuren auch fortgeschrittenere Stadien saniert werden können und die Erfolgsraten identisch sind mit den Ergebnissen der klassischen Mikrochirurgie per Laparotomie. Liegen große Ovarialendometriome, ausgedehnte Verwachsungen und Fibrosierungen mit unübersichtlicher Topographie vor, wird u. U. nach medikamentöser Vorbehandlung operiert, wobei am Ende des Eingriffs wenigstens Uterus und ein Ovar mit korrespondierender, funktionsfähiger Tube vorhanden sein müssen. Subtile Blutstillung und Vermeidung großer Peritonealdefekte sind wichtig, um Adhäsionen vorzubeugen, die auch nach endoskopischen Eingriffen auftreten. Ein künstlicher Aszites am Operationsende zur Adhäsionsprophylaxe mit oder ohne medikamentöse Zusätze ist empfehlenswert, auch wenn der sichere Nachweis durch verbesserte Schwangerschaftsraten bisher nicht erbracht werden konnte. Die präoperative medikamentöse Vorbehandlung mit Danazol oder GnRH-Agonisten, um die Ausdehnung des Befundes, die operative Traumatisierung und das Risiko von Adhäsionen zu reduzieren, wird kontrovers diskutiert. In der Literatur schwankt das Rezidivrisiko nach konservativen Operationen je nach Nachuntersuchungszeitraum zwischen 7 und 31% [138].

Sterilität bei geringgradiger Endometriose

Die vielfach beschriebenen und teils widersprüchlichen Daten zur Problematik der funktionellen Sterilität bei Endometriose sind oben beschrieben worden. Eine Metaanalyse nichtrandomisierter Studien über operative Behandlung der rASRM-Stadien I und II zeigt einen positiven Effekt der chirurgischen Interventionen auf die Fertilität. Unterschiede zwischen den verschiedenen Operationstechniken – Laserablation oder elektrochirurgisch oder Exzision – klassisch mikrochirurgisch oder endoskopisch – fanden sich nicht. Nach einer prospektiv randomisierten Multicenterstudie aus Kanada [133] verbessert die Endometrioseoperation die Schwangerschaftsraten signifikant im Vergleich zu reinen diagnostischen Laparokopie (31 vs. 18%), was aber von einer italienischen Arbeitsgruppe Parazzini [136] nicht belegt werden konnte (20 vs. 22%).

Sterilität und fortgeschrittene Endometriose

Sehr fortgeschrittene Stadien, in denen Endometriosezysten der Ovarien und ausgedehnte Verwachsungen und fibrotische Veränderungen am Genitale häufig sind, gehen mit einer erheblichen Reduktion der Fertilität einher. Bei Mitbefall der Tuben liegt oft eine mechanische Sterilität vor. Die Therapie sollte primär mikrochirurgisch erfolgen, um Anatomie und Funktion der reproduktiven Organe wiederherzustellen. Hier ist eine medikamentöse Vorbehandlung oft sinnvoll [130], da die reaktive Begleitentzündung abklingt, die Vaskularisierung abnimmt und die Implantate sich regressiv verändern. Vergleichende Studien, die dieses sinnvoll erscheinende Vorgehen stützen, fehlen und sind dringend erforderlich. Eine Nachbehandlung nach Mikrochirurgie lehnen wir ab, da auch bei unvollständig sanierter Endometriose innerhalb der ersten 12–18 Monate postoperativ Schwangerschaftsraten von 25–40% erzielt wurden.

Organische Faktoren

Es gibt zahlreiche Studien, die den Wert der Sterilitätschirurgie bei Endometriose in allen Stadien belegen. Dabei sind die Ergebnisse abhängig vom Schweregrad der Erkrankung. In frühen Stadien werden bis zu 75% Schwangerschaften erzielt, während in fortgeschrittenen Stadien auch erfahrene Operateure nur 30–40% erreichen. Es gibt keine Unterschiede hinsichtlich der Operationsmethoden – per laparotomiam oder per laparoscopiam (Abb. 10.1 und 10.2). Allerdings fehlen vergleichende prospektive Studien, sodass die Fragen nach der gezielten Indikation und dem optimalen Operationsverfahren immer noch ungeklärt sind.

Ist eine mikrochirurgische Rekonstruktion von Ovar und funktionsfähiger Tube nicht möglich, oder kommt es nach mikrochirurgischem Eingriff zum Rezidiv, ist die Indikation zur In-vitro-Fertilisation nach vorheriger Suppression mit einem GnRH-Agonisten (Lang-Protokoll) gegeben. Ob die Endometriose vorher zu sanieren oder zu inaktivieren ist oder ob sie bei den Verfahren der assistierten Reproduktion vernachlässigt werden kann, wird immer noch in der Literatur kontrovers beurteilt. Die Fertilisierungs- und Schwangerschaftsraten der IVF-ET-Behandlung bei Endometriose unterscheiden sich nicht von den Ergebnissen anderer Indika-

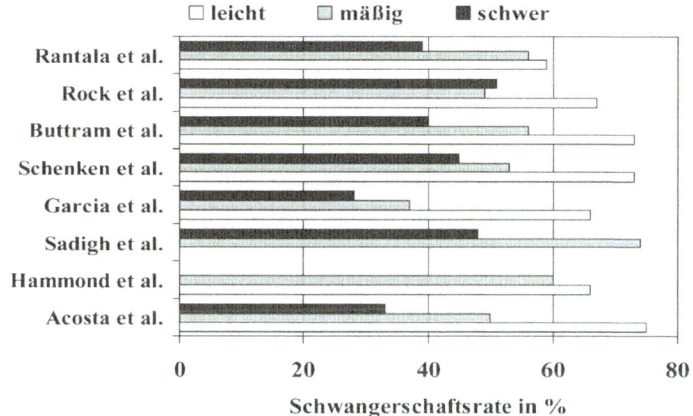

Abb. 10.1 Stadienabhängige Ergebnisse der Mikrochirurgie per Laparotomie bei endometriosebedingter Sterilität. (Lit. s. Palacios 1991 [135])

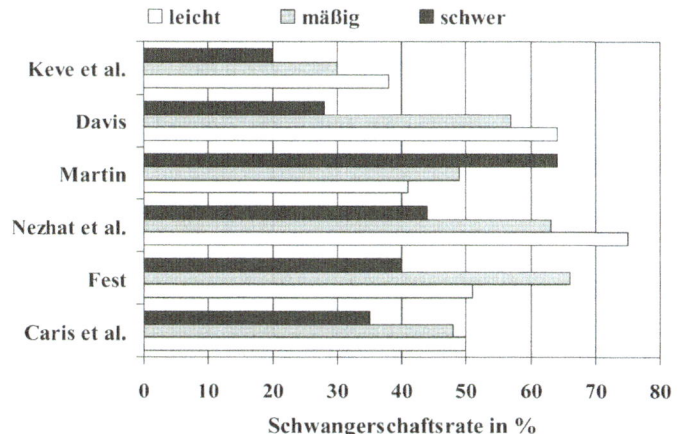

Abb. 10.2 Stadienabhängige Ergebnisse der Mikrochirurgie per Laparoskopie bei endometriosebedingter Sterilität. (Lit. s. Palacios 1991 [135])

tionen zur In-vitro-Fertilisation [131] und auch das Endometriosestadium scheint für den Erfolg bedeutungslos zu sein [134]. Im Gegensatz dazu zeigte die Übersicht von Barnhart et al. [127] eine stadienkorrelierte Verschlechterung der IVF-ET-Ergebnisse. Eine medikamentöse Vorbehandlung mit GnRH-Agonisten und Stimulation aus der ovariellen Suppression heraus kann die Schwangerschaftsraten verbessern (Einzelheiten dazu s. Abschn. ovarielle Funktion).

Fazit
Wird bei Patientinnen mit Kinderwunsch im Rahmen der Sterilitätsdiagnostik eine Endometriose laparoskopisch diagnostiziert, muss der makroskopische Verdacht histologisch gesichert werden. Eine Exzision aller Herde oder ihre Zerstörung (Vaporisation, Koagulation) ist indiziert, auch wenn keine mechanischen Sterilitätsfaktoren vorliegen. Additiv vorliegende Sterilitätsfaktoren müssen konsequent behandelt werden.

Bei fortgeschrittenen Stadien mit mechanischen Sterilitätsfaktoren ist eine mikrochirurgische Korrektur sinnvoll. Dies geschieht überwiegend laparoskopisch. Die Ergebnisse sind v. a. bei ausgedehnten Adhäsiolysen und Tubenschäden unbefriedigend. Ist am Ende der Operation nicht wenigstens eine funktionsfähige Tube mit korrespondierendem Ovar optimal rekonstruiert, sollte die Indikation zur assistierten Reproduktion großzügig gestellt werden. Das gilt erst recht, wenn nach operativer Therapie unter der Zyklusstimulation ein Endometrioserezidiv auftritt.

Auch wenn diese konsekutiven Therapieschritte überwiegend empirisch gestützt werden und nicht durch eine mehrarmige, prospektive Studie abgesichert sind, sind sie nach eigener Erfahrung in der Praxis brauchbar, um der individuellen Situation der Sterilitätspatientin mit Endometriose gerecht zu werden.

Hinweis zur nachstehenden Literaturliste

Die Ziffern 1–50 beziehen sich auf Teil 1 des Textes, die Ziffern 51–126 auf Teil 2, die Ziffern 127–138 auf Teil 3.

Literatur

1. Ebert AD (2003) Endometriose. Walther de Gruyter Verlag, Berlin
2. Koninckx PR (2003) Epidemiology of endometriosis. In: Tulandi T, Redwine D (Hrsg) Endometriosis. Advances and controversies. Marcel Dekker New York 1–18
3. Kennedy S (2003) Genetics and endometriosis. In: Tulandi T, Redwine D (Hrsg.) Endometriosis: Advances and Controversies. Marcel Dekker, New York, Basel, 55–66
4. Holt L, Scholes D, Cushing-Hangen K (2005) Spontaneous and induced abortion and endometriosis risk. Eur. J. Obstet. Gynec. Reprod. Biol. 123, (Suppl.1) S6,
5. D'Hooghe TM, DeBrock S, Hill JA, Meuleman C (2003) Endometriosis and subfertility: Is the relationship resolved? Sem. Reprod. Med. 21: 243–254
6. Manolopoulos T, Tinneberg HR (2005) Endometriose und Infertilität. Zbl. Gynäkol. 127: 325–328
7. Barnhardt DE, Dunesmoor-Su R, Coutifaris C (2002) Effect of endometriosis on in vitro fertilisation. Fert. Steril. 77: 1148–1155
8. Practice Committee Am. Soc. Reprod. Med. (2004) Endometriosis and Infertility. Fert. Steril. 82, Suppl.1, S40-S45
9. Omland AK, Tanbo T, Dale PO, Alyholm T (1999) Artificial insemination by husband in unexplained infertility associated with peritoneal endometriosis. Human Reprod. 14: 698–703
10. Hughes EG (1997) The effectiveness of ovulation of peritoneal infertility: a metaanalysis. Human Reprod 12: 1865-1872
11. Lessey BA (2000) Medical Management of endometriosis and infertility. Fert. Steril. 73: 1089-1096
12. Dicker D, Goldman JA, Levy T, Feldberg D, Askkenazi J (1992) The impact of long-term gonadotropin-releasing hormone analogue treatment in preclinical abortions in patients with severe endometriosis undergoing in vitro fertilization- embryotransfers. Fert. Steril. 57: 597–612
13. Nakamura K, Oosawa M, Kondou I, Inagaki S, Shibata H, Narita O, Suganuma N, Tomoda Y (1992) Menotropin stimulation after prolonged gonadotropin releasing hormone agonist pretreatment for in vitro fertilization in patients with endometriosis. J. Assist. Reprod. Genet 9: 113–117
14. Marcus SF, Edwards RG (1994) High rates of pregnancy after long-term downregulation of women with severe endometriosis. Am. J. Obstet. Gynecol 171: 812–817
15. Surrey ES, Silverberg KM, Surrey MW, Schoolcraft WB (2002) Effect of prolonged gonadotropin-releasing hormone against therapy on the outcome of in vitro fertilization-embryo transfer in patients with endometriosis. Fert. Steril. 78: 699–704
16. Rickes D, Nickel I, Kropf S, Kleinstein J (2002) Increased pregnancy rates under ultralong postoperative therapy with gonadotropin-releasing hormone analogues in patients with endometriosis. Fert. Steril. 78: 757–762
17. Donnez J, Chantraine F, Nisolle M (2002) The efficacy of medical and surgical treatment of endometriosis-associ-

ated infertility: arguments in favour of a medico-surgical aproach. Hum Reprod Update 8: 89–94
18. Steinleitner A, Lambert H, Roy S (1991) Immunmodulation with pentocifilline abrogates macrophage-mediated infertility in an in vivo-model. A paradigmen for a novel approach to the treatment of endometriosis- associated subfertility. Fert. Steril. 55: 26–31
19. Taketani Y, Kuo TM, Mizuno M (1992) Comparison of cytokine levels and embryotoxicity in peritoneal fluid in infertile women with treated or untreated endometriosis. Am. J. Obstet. Gynecol. 167: 265–270
20. Reeve L, Lashen H (2005) Endometriosis affects sperm-endosalpingeal interactions. Human Reprod. 20: 448–451
21. Schindler AE (2004) Gonadotropin-releasing hormone agonist for prevention of postoperative adhesions: an overview. Gynecol. Endocrinol. 19: 51–55
22. Mettler M (2000) Makrophagen-Wachstumsfaktor (M-CSF), Hypothese zur Ätiologie der Endometriose. In. Endometriose 2000 L. Mettler (Hrsg.) 153–172. PMI-Verlag, Frankfurt
23. Schindler AE (2004) Pathophysiology, diagnosis and treatment of endometriosis. Minerva Ginecol. 56, 419–435
24. Brosens IA, Brosens JJ (2000) Adenomyosis and endometriosis: Two typical types of ectopic endometrium. In: Mettler L. (Hrsg.) Endometriose 2000. PMI-Verlag, Frankfurt , 105–112
25. Harada T, Enatsu A, Mitsunari M, Nagano Y, Ito M, Tsudo T, Taniguchi F, Iwabe T, Tanikawa M, Terakawa N (1999) Role of Cytokines in Progression of Endometriosis. Gynecol Obstet Invest 47(Suppl.1):34–40
26. Seli E, Mahutte NG, Beritkanoglu M, Arici A (2003) Immunology of Endometriosis and Immunotherapy. In: Tulandi T, Redwine D (Hrsg) Endometriosis: Advances and Controversies. Marcel Dekker, New York , 99–122
27. Iwabe T, Harada T, Terakawa N (2002) Role of cytokines in endometriosis-associated infertility. Gynecol. Obstet. Invest. 53 Suppl. 1: 19–25
28. Furuya K, Murakami M, Makimura N, Matsuda H, Ikou K, Saito K, Kawakami Y, Shibazaki T, Fukui U, Mizumoto Y, Tokuoka S, Nagata I, Kikuchi I (2003) Immunological and endocrinological studies on lymphocyte subpopulation and medical treatment for infertility in patients with endometriosis. Mol. Cell. Endocrinol. 28: 202 195–199
29. Calhaz-Jorge C, Costa AP, Santos MC, Palma-Carlos ML (2003) Peritoneal fluid concentrations of intereukin-8 in patients with endometriosis depend on the severity of the disorder and are higher in the luteal phase. Human Reprod. 18: 593–597
30. Ulukus M, Ulukus EC, Seval Y, Zheng W, Arici A (2005) Expression of interleukin-8 receptors in endometriosis. Human Reprod. 20: 794–801
31. Arici A, Matailiotakis I, Goumenou A, Koumantakis G, Vassiliadis S, Selam B, Mahutte NG (2003) Increased levels of interleukin-15 in the peritoneal fluid of women with endometriosis: inverse correlation with stage and depth of invasion. Human Reprod. 18: 429–432
32. Zhang X, Xu H, Lin J, Qian Y, Deng L (2005) Peritoneal fluid concentrations of interleukin-17 correlate with the severity of endometriosis and infertility of this disorder. BJOG 112: 1153–1157

33. Kalafi H, Artne H, Demir N (2004) Use of CA125 fluctuation during the menstrual cycle as a tool in the clinic and diagnosis of endometriosis: a preliminary report. Eur. J. Obstet. Gynecol. Reprod. Biol. 16: 85–88
34. Mathur SP (2000) Autoimmunity in endometriosis: relevance to infertility. Am. J. Reprod. Immunol. 44: 89–95
35. Inagaki J, Sugiura- Ogasawara M, Nomizu M, Nakasuka M, Ikuta K, Suzuki N, Kaihara K, Kobayaski K, Yasuda T, Shoenfeld Y, Aoki K, Matsuura E (2003) An association of IgG anti-laminin-1 autoantibodies with endometriosis in infertile patients. Human Reprod. 18: 544–549
36. Cunha-Filho JS, gross JL, Lemos NA, Dias EC, Vettori S. Souza CA, Passos EP (2000) Prolactin and growth hormone secretion after thyrotropin releasing hormone infusion and dopamenergic (DA2) blockade in infertile patients with minimal/mild endometriosis. Human Reprod 17: 960–965
37. Germayer A, Gludize LC (2003) How does endometriosis cause infertility? In: Tulandi T, Redwine D (eds) Marcel Dekker, New York, , 152–165
38. Harlow CR, Cahill DJ, Maile LA, Talbot WM, Mears J, Wardle PG, Hull MG (1996) Reduced preovulatory granulosa cell steroidogenesis in women with endometriosis. JCEM 81:426–9.
39. Deura I, Harada T, Taniguchi F, Iwabe M, Izawa M, Terakawa N (2005) Reduction of estrogen production by interleukin-6 in a human granulosa cell line may have implications for endometriosis-associated infertility. Fert. Steril. 83 Suppl.1 : 1086–1092
40. Tummon IS, Maclin VM, Radwanska E, Binor Z, Dmowski WP (1988) Occult ovulatory dysfunction in women with minimal endometriosis or unexplained infertility. Fert. Steril. 50: 716–720
41. Pittaway DE, Maxon W, Daniell J., Herbert C, Wentz AC (1983) Lutealphase defect in infertility – patients with endometriosis. Fert. Steril. 39: 712-.713
42. Cahill DJ, Wardle PG, Maile LA, Harlow CR, Hule MG (1997) Ovarian dysfunctions in endometriosis associated with unexplained infertility J. Assist. Reprod, Genet. 14: 554–557
43. Kaya H, Oral B (1999) Effect of ovarian involvement on the frequency of luteinized unruptured follicle in endometriosis. Gynecol. Obstet. Invest 48:123–126.
44. Schenken RS, Asch RH, Williams RF, Hodgen GD (1984) Etiology of infertility in monkeys with endometriosis: luteinized unruptured follicles, luteal phase defects, pelvic adhesions and spontaneous abortions. Fert. Steril 41: 122–130
45. Cheesman KL, Cheesman SD, Chatterton RT jr, Cohen MR (1983) Alterations in progestogen metabolism and luteal function in infertile women with endometriosis. Fert. Steril. 40: 590–595
46. Brosens IA, Koninckx PR, Corveleyn PA (1978) A study of plasma progesterone, oestradiol-17 beta, prolactin und LH levels and of the luteal phase appearance of the ovaries in patients with endometriosis and infertility. Br. J. Obstet. Gynaecol. 85: 246–250
47. Kissler S, Hamscho N, Zangos S, Gatje R, Muller A, Rody A, Dobert N, Menzel C, Grunwald F, Siebzehnrubl E,

Kaufmann M (2005) Diminished pregnancy rates in endometriosis due to impaired uterotubal transport assessed by hysterosalpingoscintigraphy. BJOG 112: 1391–1396
48. Halis G, Arici A (2004) Endometriosis and inflammation in infertility. Ann. N. Y. Acad, Sci. 1034: 300–315
49. Kao LC, Germeyer A, Tulac S, Lobo S, Yang JP, Taylor N, Osteen K, Lessey BA, Giudice LC (2003) Expression profiling of endometrium from women with endometriosis reveals candicate genes for Disease-based implantation failure and infertility. Endocrinology 144: 2870–2881
50. Dogan S, Machicao F, Wallwiener D, Haering H (2004) Association of peroxisome proliferator-activated receptor gamma 2 pr-12-Ala polymorphism with endometriosis. Fert. Steril. 81: 1411–1413
51. Akande VA, Hunt LP, Cahill DJ, Jenkins JM (2004) Differences in time to natural conception between women with unexplained infertility and infertile women with minor endometriosis. Hum Reprod 19:96–103
52. Al-Azemi M, Bernal AL, Steele J, Gramsbergen I, Barlow D, Kennedy S (2000) Ovarian response to repeated controlled stimulation in in-vitro fertilization cycles in patients with ovarian endometriosis. Hum Reprod 15:72–5
53. Albuquerque LE, Saconato H, Maciel MC (2005) Depot versus daily administration of gonadotropin releasing hormone agonist protocols for pituitary desensitization in assisted reproduction cycles. Cochrane Database Syst Rev 200525(1): CD002808
54. Anaf V, El Nakadi I, Simon P, Englert Y, Peny MO, Fayt I, Noel JC (2000) Sigmoid endometriosis and ovarian stimulation. Hum Reprod 15: 790–794
55. Arici A, Oral E, Bukulmez O, Duleba A, Olive DL, Jones EE (1996) The effects of endometriosis on implantation: results from the Yale University in vitro fertilisation and embryo transfer program. Fertil Steril 65:603–7
56. Barnhart K, Dunsmoor-Su R, Coutifaris C. Effect of endometriosis on in vitro fertilization. Fertil Steril 200277:1148–55
57. Biljan MM, Mahutte NG, Dean N, Hemmings R, Bissonnette F, Tan SL (1998) Pretreatment with an oral contraceptive is effective in reducing the incidence of functional ovarian cyst formation during pituitary suppression by gonadotropin-releasing hormone analogues. J Assist Reprod Genet 15:599–604
58. Biljan MM, Mahutte NG, Dean N, Hemmings R, Bissonnette F, Tan SL (1998) Effects of pretreatment with an oral contraceptive on the time required to achieve pituitary suppression with gonadotropin-releasing hormone analogues and on subsequent implantation and pregnancy rates. Fertil Steril 70:1063-9
59. Brosens I, Gordts S, Campo R (2002) Surgical management of endometriomas – compromised ovarian function. Fertil Steril 78:206–7
60. Bühler K (1998) Diagnostik der Endometriose. Aus der Sicht des niedergelassenen Gynäkologen. Endometriose Kongreßheft 98:3–10
61. Canis M, Pouly JL, Tamburro S, Mage G, Wattiez A, Bruhat MA (2001) Ovarian response during IVF-embryo transfer cycles after laparoscopic ovarian cystectomy for endometriotic cysts of >3 cm in diameter. Hum Reprod 16:2583–6

62. Chan LY, So WW, Lao TT (2003) Rapid recurrence of endometrioma after transvaginal ultrasound-guided aspiration. Eur J Obstet Gynecol Reprod Biol 109(2):196–8
63. Check JH, Lurie D, O'Shaughnessy, Dietterich C (1995) Endometriosis: The relationship of endometriosis to endometrial sonographic studies prior to administration of human chorionic gonadotrophin in patients undergoing in-vitro fertilization and embryo transfer. Hum Reprod 10:938–41
64. Check JH (2003) What role does decreased ovarian reserve play in the aetiology of infertility related to endometriosis. Hum Reprod 18:653–4
65. Chedid S, Camus M, Smitz J, Van Streitergem AC, Devroey P (1995) Endometriosis: Comparison among different ovarian stimulation regimens for assisted reproductive procedures in patients with endometriosis. Hum Reprod 10:2406–11
66. Damario MA, Moy F, Moomjy M, Davis OK, Tortoriello D, Rosenwaks Z (1997) Delay of gonadotropin stimulation in patients receiving gonadotropin-releasing hormone agonist (GnRH-a) therapy permits increased clinic efficiency and may enhance in vitro fertilization (IVF) pregnancy rates. Fertil Steril 68:1004 –10
67. Damario MA, Barmat L, Liu HC, Davis OK, Rosenwaks Z (1997) Dual suppression with oral contraceptives and gonadotropin releasing-hormone agonists improves in-vitro fertilization outcome in high responder patients. Hum Reprod 12:2359–65
68. De Mouzon J, Belaisch-Allart J, Cohen J, Dubuisson JB, Guichard A, Parinaud J (1988) Dossier FIVNAT, analyse des résultats 1987 stimulations. Contracept Fertil Sex 16:599–615
69. Diaz I, Navarro J, Blasco L, Simón C, Pellicer A, Remohí J (2000) Impact of stage III-IV endometriosis on recipients of sibling oocytes: matched control study. Fertil Steril 74:31–4
70. Dicker D, Goldman GA, Ashkenazi J, Feldberg D, Voliovitz I Goldman JA (1990) The value of pre-treatment with gonadotrophin releasing hormone (GnRH) analogue in IVF-ET therapy of severe endometriosis Hum Reprod5:418–20
71. Dicker D, Goldman JA, Levy T, Feldberg D, Ashkenazi J (1992) The impact of long-term gonadotropin-releasing hormone analogue treatment on preclinical abortions in patients with severe endometriosis undergoing in vitro fertilization-embryo transfer. Fertil Steril 57:597–600
72. Ditkoff EC, Sauer MV (1996) A combination of norethindrone acetate and leuprolide acetate blocks the gonadotrophin-releasing hormone agonistic response and minimizes cyst formation during ovarian stimulation. Hum Reprod 11:1035–7
73. Dmowski WP, Rana N, Michalowska J, Friberg J, Papierniak C, el-Roeiy A (1995) The effect of endometriosis, its stage and activity, and of autoantibodies on in vitro fertilization and embryo transfer success rates. Fertil Steril 63:555–62
74. Dmowski WP, Pry M, Ding J, Rana N (2002) Cycle-specific and cumulative fecundity in patients with endometriosis who are undergoing controlled ovarian hyperstimulation-intrauterine insemination or in vitro fertilisation-embryo transfer. Fertil Steril 78:750–6

75. Donnez J, Wyns C, Nisolle M (2001) Does ovarian surgery for endometriomas impair the ovarian response to gonadotropin? Fertil Steril 76:662–5
76. Donnez J (2002) Surgical management of endometriomas – compromised ovarian function? – Reply of the author. Fertil Steril 78:207
77. Edwards RG, Marcos S, Macnamee M, Balmaceda JP, Walters DF, Asch R (1991) High fecundity of amenorrhoeic women in embryo-transfer programmes. Lancet 338:292–4
78. Fabregues F, Balasch J, Creus M, Civico S, Carmona F, Puerto B, Vanrell JA (1998) Long-term down-regulation does not improve pregnancy rates in an in vitro fertilization program. Fertil Steril 70:46–51
79. Feldberg D, Ashkenazi J, Dicker D, Yeshaya A, Goldman GA, Dicker D, Goldman JA (1989) Ovarian cyst formation: a complication of gonadotropin-releasing hormone agonist therapy. Fertil Steril 51:42-5
80. Fisch JD, Sher G (2004) Sclerotherapy with 5% tetracycline is a simple alternative to potentially complex surgical treatment of ovarian endometriomas before in vitro fertilization. Fertil Steril 82:437–41
81. Garcia-Velasco JA, Mahutte NG, Corona J, Zúñiga, Gilés J, Arici A, Pellicer A (2004) Removal of endometriomas before in vitro fertilization does not improve fertility outcomes: a matched, case– control study. Fertil Steril 81:1194–7
82. Garrido N, Navarro J, Garcia-Velasco J, Remohi J, Pellicer A, Simon C (2002) The endometrium versus embryonic quality in endometriosis-related infertility. Hum Reprod Update 8:95–103
83. Garvey TS, Kazer RR, Milad MP (1999) Severe pelvic adhesions following attempted ultrasound-guided drainage of bilateral ovarian endometriomas. Hum Reprod 14:2748–50
84. Hemmings R, Francois Bissonnette F, Bouzayen R (1998) Results of laparoscopic treatments of ovarian endometriomas: laparoscopic ovarian fenestration and coagulation. Fertil Sterilt 70:527–9
85. Herman A, Ron-El R, Golan A, Nahum H, Soffer Y, Caspi E (1990) Follicle cysts after menstrual versus midluteal administration of gonadotropin-releasing hormone analog in in vitro fertilization. Fertil Steril 53:854–8
86. Hickman TN (2002) Impact of endometriosis on implantation. Data from the Wilford Hall Medical Center IVF-ET program. J Reprod Med 47:801–8
87. Jahrbücher des Deutschen IVF Register www.deutsches-ivf-register.de
88. Jenkins JM, Anthony FW, Wood P, Rushen D, Masson GM, Thomas E (1993) The development of functional ovarian cysts during pituitary down-regulation. Hum Reprod 8:1623–7
89. Karande VC, Pratt DE, Rao R, Rabin S, Gleicher N (1995) The limited value of hysterosalpingography in assessing tubal status and fertility potential. Fertil Steril 63: 1067–71
90. Karande VC, Pratt DE, Rao R, Balin M, Gleicher N (1995) Elevated tubal perfusion pressures during selective salpingography are highly suggestive of tubal endometriosis. Fertil Steril 64:1070–3
91. Keltz MD, Jones EE, Duleba AJ, Polcz T, Kennedy K, Olive DL (1995) Baseline cyst formation after luteal phase gonadotropin-releasing hormone agonist administration is linked to poor in vitro fertilization outcome. Fertil Steril 64:568–72
92. Kim CH, Cho YK, Mok JE (1996) Simplified ultralong protocol of gonadotrophin-releasing hormone agonist for ovulation induction with intrauterine insemination in patients with endometriosis. Hum Reprod 11:398–402
93. Kim CH, Chae HD, Kang BM, Chang YS, Mok JE (1997) The immunotherapy during in vitro fertilization and embryo transfer cycles in infertile patients with endometriosis. J Obstet Gynaecol Res 23:463–7
94. Kuivasaari P, Hippeläinnen M, Anttila, Heinonen S (2005) Effect of endometriosis on IVF/ICSI outcome: stage III/IV endometriosis worsens cumulative pregnancy and liveborn rates. Hum Reprod 20:3130–5
95. Ledger WL (1999) Endometriosis and infertility: an integrated approach. Int J Gynaecol Obstet 64 Suppl1:33–40
96. Lessey BA (2000) Medical management of endometriosis and infertility. Fertil Steril 73:1089–96
97. Leyendecker G, Kunz G, Wildt L, Beil D, Deininger H (1996) Uterine hyperperistalsis and dysperistalsis as dysfunctions of the mechanism of rapid sperm transport in patients with endometriosis and infertility. Hum Reprod 11:1542–51
98. Mahutte NG, Arici A (2002) New advances in the understanding of endometriosis related infertility. J Reprod Immunol 55:73–83
99. Marcus SF, Edwards RG (1994) High rates of pregnancy after long-term down-regulation of women with severe endometriosis. Am J Obstet Gynecol 171:812–7
100. Mehta RH, Anand Kumar TC (1999) Can GnRH agonists act directly on the ovary and contribute to cyst formation? Hum Reprod 15:506–7
101. Moon HS, Park SH, Lee JO, Kim KS, Joo BS (2004) Treatment with piroxicam before embryo transfer increases the pregnancy rate after in vitro fertilization and embryo transfer. Fertil Steril 82:816–20
102. Muzii L, Bianchi, Crocc C, Manci N, Panici PB (2002) Laparoscopic excision of ovarian cysts: is the stripping technique a tissue-sparing procedure? Fertil Steril 77: 609–14
103. Nadir Ciray H, Bener F, Karagenc L, Ulug U, Bahceci M (2005) Impact of assisted hatching on ART outcome in women with endometriosis. Hum Reprod 20: 2546–9
104. Nakamura K, Oosawa M, Kondou I, Inagaki S, Shibata H, Narita O, Suganuma N, Tomoda Y (1992) Menotropin stimulation after prolonged gonadotropin releasing hormone agonist pretreatment for in vitro fertilization in patients with endometriosis. J Assist Reprod Genet 9:113–7
105. Oehninger S, Brzyski RG, Muasher SJ, Acosta AA, Jones GS (1989) In-vitro fertilization and embryo transfer in patients with endometriosis: impact of a gonadotropin releasing hormone agonist. Hum Reprod 4:541– 4
106. Omland AK, Tanbo T, Dale PO, Byholm T (1998) Effect of endometriosis on in vitro fertilization. Hum Reprod 13:2602–5

107. Omland AK, Byholm T, Fedorcsαk P, Ertzeid G, Oldereid NB, Bjercke S, Tanbo T (2005) Pregnancy outcome after IVF and ICSI in unexplained, endometriosis-associated and tubal factor infertility. Hum Reprod 722–7
108. Pabuccu R, Onalan G, Goktolga U, Kucuk T, Orhon E, Ceyhan T (2004) Aspiration of ovarian endometriomata before intracytoplasmatic sperm injection. Fertil Steril 82:705–11
109. Parinaud J, Cohen K, Oustry P, Perineau M, Monrozies X, Reme JM (1992) Influence of ovarian cysts on the results of in vitro fertilization. Fertil Steril 58:1174–7
110. Pellicer A, Oliveira N, Ruiz A, Remohi J, Simon C (1995) Exploring the mechanism(s) of endometriosis-related infertility: an analysis of embryo development and implantation in assisted reproduction. Hum Reprod 10 Suppl 2:91–7
111. Pellicer A, Navarro J, Bosch E, Garrido N, Garcia-Velasco JA, Remohi J, Simon C (2001) Endometrial quality in infertile women with endometriosis. Ann NY Acad Sci 943:122–30
112. Philips Z, Barraza-Llorens M, Posnett J (2000) Evaluation of the relative cost-effectiveness of treatments for infertility in the UK. Hum Reprod 15:95–106
113. Qiao J, Yeung WSB, Yao YQ, Ho PC (1998) The effects of follicular fluid from patients with different indications for IVF treatment on the binding of human spermatozoa to the zona pellucida. Hum Reprod 13:128–31
114. Qublan HS, Amarin Z, Tahat YA, Smadi AZ, Kilani M (2006) Ovarian cyst formation following GnRH agonist administration in IVF cycles: incidence and impact. Hum Reprod 21(3):640–4
115. Rickes D, Nickel I, Kropf S, Kleinstein J (2002) Increased pregnancy rates after ultralong postoperative therapy with gonadotropin-releasing hormone analogs in patients with endometriosis. Fertil Steril 78:757–62
116. Sallam HN, Garcia-Velasco JA, Dias S, Arici A (2006) Long-term pituitary downregulation before in vitro fertilization (IVF) for women with endometriosis. The Cochrane Database Syst Rev 25(1):CD004635.pub2
117. Somigliana E, Vercellini P, Vigano P, Ragni D, Crosignani PG (2006) Should endometriomata be treated before IVF-ICSI cycles? Hum Reprod update 12:57–64
118. Suganuma N, Wakahara Y, Ishida D, Asano M, Kitagawa T, Katsumata Y, Moriwaki T, Furuhashi M (1997) Pretreatment for ovarian endometrial cyst before in vitro fertilization. Gynecol Obstet Invest 200254 Suppl 1:36–40
119. Sung L, Mukherjee T, Takeshige M, Bustillo M, Copperman AB (1997) Endometriosis is not detrimental to embryo implantation in oocyte recipients. J Assist Reprod Genet 14(3): 152–156
120. Surrey ES, Silverberg KM, Surrey MW, Schoolcraft WB (2002) Effect of prolonged gonadotropin-releasing hormone agonist therapy on the outcome of in vitro fertilization–embryo transfer in patients with endometriosis. Fertil Steril 78:699 –704
121. Suzuki T, Izumi S, Matsubayashi D, Awaji H, Yoshikata K, Makino T (2005) Impact of ovarian endometrioma on oocytes and pregnancy outcome in in vitro fertilization. Fertil Steril 83:908–13
122. Tan SL, Maconochie N, Doyle P, Campbell S, Balen A, Bekir J, Brinsden P, Edwards RG, Jacobs HS (1994) Cumulative conception and live-birth rates after in vitro fertilisation with and without the use of long, short, and ultrashort regimens of the gonadotropin-releasing hormone agonist buserelin. Am J Obstet Gynecol 171:513–20
123. The Practice Committee of the American Society for Reproductive Medicine (2004) Endometriosis and infertility. Fertil Steril 81:1441–6
124. Yanushpolsky EH, Best CL, Jackson KV, Clarke RN, Barbieri RL, Hornstein MD (1998) Effects of endometriomas on oocyte quality, embryo quality, and pregnancy rates in in vitro fertilization cycles: a prospective, case-controlled study. J Assist Reprod Genet 15:193–7
125. Yaron Y, Peyser MR, Samuael D, Amit A, Lessing JB (1994) Infected ovarian cysts secondary to oocyte aspiration for in-vitro fertilization. Hum Reprod 9: 1759–60
126. Younis JS, Ezra Y, Laufer N, Ohel G (1997) Late manifestation of pelvic abscess following oocyte retrieval, for in vitro fertilization, in patients with severe endometriosis and ovarian endometriomata. J Assist Reprod Genet 14:343–6
127. Barnhart K, Dunsmoor-Su R, Coutifaris C (2002) Effect of endometriosis on in vitro fertilization. Fertil. Steril. 77: 1148–1155
128. Brosens IA, Cornillie FJ (1987) Peritoneal endometriosis. Morphological basis of the laparoscopic diagnosis. Contr. Gynecol. Obstet. 16:125–131
129. Cirkel U, Ochs H, Latussek B, Schneider HPG (1991) Aussagekraft der Tumormarker CA 125, CA 19–9, CA 15–3 und CEA bei Endometriose. Geburtsh. u. Frauenheilk. 51:626–631
130. Donnez J, Nisolle M, Gillerot S, Anef V, Clerck-Braun F, Casabas-Roux F (1994) Ovarian endometrial cysts: the role of gonadotropin-releasing hormone agonist. Fertil. Steril. 62:63–66
131. Gerber S, Paraschos T, Atkinson G (1995) Results of IVF in patients with endometriosis. Hum. Reprod. 10:1507–1511
132. Kauppila A, Rönnberg L, Vihko R (1986) Steroidrezeptoren in endometriotischem Gewebe. Endometriose 4:56–60
133. Marcoux S, Maheux R, Berúbe S and the Canadian Collaborative Group On Endometriosis (1997) Laparoscopic surgery in infertile women with minimal or mild endometriosis. N. Engl. J. Med. 337: 217–222
134. Olivennes F, Feldberg D, Liu H-C (1995) Endometriosis: a stage by stage analysis – the role of in vitro fertilisation. Fertil. Steril. 64:392–398
135. Palacios SJ (1991) An approach to endometriosis with infertility. Br. J. Clin. Pract. 72: 27–32
136. Parazzini F (1999) Ablation of lesions or no treatment in minimal-mild endometriosis in infertile women: a randomised trial. Hum. Reprod. 14: 1332–1334
137. Schweppe K-W (1984) Morphologie und Klinik der Endometriose. FK Schattauer, Stuttgart – New York
138. Schweppe K-W, Dmowski WP, Rolland R (1990) Endometriose – Pathophysiologie, Klinik und neue Behandlungsmöglichkeiten. Institut Mensch u. Arbeit, R. Pfützner GmbH: Aktuelles Wissen Hoechst, München

Polkörperdiagnostik zur Aneuploidie-Testung

M. Montag, K. van der Ven, H. van der Ven, F. Tetens, K. Wetzel

Auf dem Gebiet der Reproduktionsmedizin wird die Polkörperbiopsie mit anschließender Untersuchung des chromosomalen Status der Polkörper innerhalb der letzten Jahre in Deutschland zunehmend eingesetzt. Auf Basis internationaler Veröffentlichungen und auf Grund der langjährigen Erfahrung der Autoren mit der Etablierung und Durchführung der Polkörperdiagnostik (PKD) in Deutschland soll im Folgenden die Wertigkeit dieses Verfahrens dargestellt werden.

Historische Entwicklung

Die Polkörperdiagnostik ist eine Methode zur Untersuchung der genetischen bzw. chromosomalen Konstitution des 1. und 2. Polkörpers. Das Verfahren erlaubt eine indirekte Diagnose bzgl. der genetischen bzw. chromosomalen Konstitution der Eizelle. Die Polkörperdiagnostik im Rahmen einer Behandlung der assistierten Reproduktion (ART) wurde 1990 von Verlinsky et al. [15] aus Chicago vorgestellt. Zur Anwendung kam die Methode für die Aneuploidie-Testung, zur Diagnostik monogener Erkrankungen [16] und zur indirekten Detektion von Translokationen in Eizellen [13]. Die Polkörperdiagnostik wird durch das deutsche Embryonenschutzgesetz nicht geregelt und bietet insofern die Möglichkeit einer präkonzeptionellen Diagnostik, vorausgesetzt, dass diese innerhalb des engen Zeitrahmens, der durch das Embryonenschutzgesetz vorgegeben ist, durchgeführt wird.

Im Vergleich zu der 1990 von Handyside et al. [4] veröffentlichten Methode der Präimplantationsdiagnostik (PID) nach Blastomerenbiopsie am Embryo hat sich weltweit die Polkörperdiagnostik gegenüber der PID nicht durchgesetzt.

Bewertung der PKD in der politischen und ethischen Diskussion in Deutschland

Der Nationale Ethikrat hat sich in seiner Stellungnahme »Genetische Diagnostik vor und während der Schwangerschaft« vom Januar 2003 neben der PID auch mit der PKD befasst. Ein einheitliches Votum für die PID kam nicht zu Stande. Fünfzehn Mitglieder des Rates sprachen sich für eine »verantwortungsvolle, eng begrenzte Zulassung der PID« aus (Nationaler Ethikrat. Stellungnahme Genetische Diagnostik vor und während der Schwangerschaft. Berlin, Januar 2003, http://www.ethikrat.org). Allerdings wurde für die Polkörperdiagnostik eine Nachschlechterung der Möglichkeiten aus dem Embryonenschutzgesetz (ESchG) von 1990 empfohlen, dergestalt, dass die PKD denselben Begrenzungen und Vorgaben zu unterwerfen sei wie die PID.

Der Nationale Ethikrat hat dann aber im Februar 2004 eine »Öffentliche Sachverständigenanhörung zur PKD« durchgeführt (Nationaler Ethikrat. Wortprotokoll, Niederschrift über die Sachverständigenanhörung zur Polkörperdiagnostik. Berlin 19.02.2004, http://www.ethikrat.org) und im Juni 2004 eine erneute Stellungnahme zur PKD abgegeben (Nationaler Ethikrat. Stellungnahme zur PKD. Berlin 16.06.2004, http://www.ethikrat.org). Eine Notwendigkeit besonderer gesetzlicher Vorschriften wurde nicht gesehen. Die Initiative der die PKD durchführenden Einrichtungen, diese Untersuchungsmethode nur im Rahmen einer gemeinsamen wissenschaftlichen Erhebung einzusetzen, wurde begrüßt.

Biologische/genetische Grundlagen

Während der Eizellreifung kommt es zunächst zu einer Verdopplung des genetischen Materials, sodass jedes Chromosom als Zwei-Chromatiden-Chromosom vorliegt.

Bei der 1. Reifeteilung der Eizelle wird der doppelte Chromosomensatz zunächst auf einen einfachen Chromosomensatz reduziert. Ein Chromosomensatz verbleibt in der Eizelle, während der 2. Chromosomensatz unter Bildung des 1. Polkörpers ausgeschleust wird. Nach dem Eindringen des Spermiums in die Eizelle erfolgt die 2. Reifeteilung, bei der jedes Chromosom in 2 Chromatiden aufgespalten wird. Ein Chromatidensatz verbleibt in der Eizelle, während der 2. Chromatidensatz unter Bildung des 2. Polkörpers ausgeschleust wird.

Die Anzahl der Chromosomen bzw. Chromatiden im 1. Polkörper und in der Eizelle sollte normalerweise gleich sein, im 2. Polkörper sollte nur je 1 Chromatide vorhanden sein. Es können jedoch chromosomale Fehlverteilungen auftreten. Diese entstehen zu 70–80% während der 1. Reifeteilung, also bei der Bildung des 1. Polkörpers und nur in geringerem Maß während der 2. Reifeteilung, der Bildung des 2. Polkörpers. Wenn eine Chromosomenfehlverteilung auftritt, kann dies zu einer Aneuploidie in der Eizelle führen, es befinden sich dann mehr oder weniger als 3 Chromatiden in den Polkörpern. Eine Chromosomenfehlverteilung kann aber auch zu einer balancierten Situation mit euploider Eizelle führen, nämlich dann, wenn eine Fehlverteilung bei der 1. meiotischen Teilung durch eine Fehlverteilung bei der 2. meiotischen Teilung wieder ausgeglichen wird. Die Häufigkeit der Chromosomenfehlverteilungen zeigt eine deutliche Altersabhängigkeit und steigt bei Frauen nach dem 35. Lebensjahr stark an. Bei einer 40-jährigen Frau sind bereits 50–70% aller reifen Eizellen betroffen [7]. Dies ist ein Grund dafür, dass bei älteren Frauen die Chance auf den Eintritt und das Austragen einer Schwangerschaft deutlich reduziert sind, während gleichzeitig das Risiko einer Fehlgeburt ansteigt. Neuere Daten belegen, dass auch bereits bei jungen Frauen (jünger als 35 Jahre) Chromosomendefekte auftreten können.

Die Entnahme des 1. und 2. Polkörpers und die Darstellung der Chromosomen mittels einer Mehrfachprobenfluoreszenz-in-situ-Hybridisierung (FISH) bietet die Möglichkeit, chromosomale Fehlverteilungen zu erkennen. Mit diesem Verfahren kann untersucht werden, wie viele Chromatiden bestimmter Chromosomen im 1. bzw. 2. Polkörper vorhanden sind und somit auf den genetischen Status der Eizelle zurückgeschlossen werden.

Die Möglichkeit des Auftretens von Mosaiken relativiert allerdings die Aussage der PID ebenso wie die der PKD [2].

Labortechnik

Die Entnahme der Polkörper bedingt eine partielle Eröffnung der Zona pellucida. Diese ist prinzipiell über 3 Verfahren möglich:
- mechanisches Aufschneiden mit Glaskapillaren,
- chemisches Auflösen und
- thermische Eröffnung mittels eines Infrarotlaserstrahls.

Die chemische Methode ist bei menschlichen Eizellen wegen deren Empfindlichkeit gegenüber der verwendeten Lösung nicht empfehlenswert. Die mechanische Methode [1] bedingt eine lange Einarbeitungszeit und ist zeitlich sehr aufwändig und nicht präzise, da die Öffnungen nicht standardisierbar sind. Der Einsatz der Lasertechnik zur Eröffnung der Zona pellucida mit nachfolgender Polkörperbiopsie wurde von uns bereits 1998 experimentell erforscht [9]. Auf Grund der einfachen und sicheren Anwendung wird diese Technik heute weltweit zur Biopsie von Polkörpern bzw. Blastomeren bevorzugt eingesetzt. Zur Polkörperbiopsie wird die Lasertechnik in Deutschland seit dem Jahr 2000 klinisch erfolgreich angewendet [10, 11, 14].

Nach der Entnahme der Polkörper ist das weiterführende diagnostische Verfahren an der konkreten Fragestellung ausgerichtet. In Deutschland ist durch das Embryonenschutzgesetz der Zeitrahmen für die Biopsie mit anschließender Diagnostik vorgegeben und umfasst 16–20 h. Diese zeitliche Vorgabe bedingt, welche diagnostischen Möglichkeiten sinnvoll sind und den Patienten angeboten werden können.

Der Nachweis von Chromosomenfehlverteilungen, so genannte Aneuploidien, erfolgt über die Fluoreszenz-in-situ-Hybridisierung (FISH). Hierbei werden mehrere, farblich unterschiedlich markierte Chromosomensonden, in der Regel für die Chromosomen 13, 16, 18, 21 und 22, eingesetzt. Die Zahl der nachweisbaren Chromosomen wird von der Möglichkeit, verschiedene Fluoreszenzfarben getrennt auszuwerten, bestimmt. Auch wenn neuere Verfahren, z. B. die spektrale Karyotypisierung (SKY), theoretisch die Darstellung aller Chromosomen ermöglichen, ist dies aus topologischen Gründen und durch die auftretenden Chromosomenüberlappungen in den relativ kleinen Polkörpern nicht realisierbar. Ein von Montag et al. [12] adaptiertes Vorgehen erlaubt den simultanen Nachweis von 6 Sonden in einer FISH-Runde. Durch Änderungen des zeitlichen Verfahrensablaufs (Mikroinjektion abends, Biopsie mit anschließender FISH früh morgens) können 2 FISH-Runden hintereinander ausgeführt werden. Dies ermöglicht dann eine Auswertung von 10–12 Chromosomen.

Risiken

Das Risiko eines Eizelltraumas ist nur während der eigentlichen Biopsie der Polkörper gegeben. Die Erfahrungen der Autoren zeigen, dass vor dem Hintergrund der einfach und sicher durchzuführenden laserassistierten Biopsie weniger als eine von 1000 Eizellen betroffen ist und dieses Risiko demnach vernachlässigbar erscheint.

Hingegen ist bei der Embryobiopsie im Rahmen der Präimplantationsdiagnostik durchaus eine Beeinträchtigung des späteren Entwicklungspotenzials eines Embryos möglich. Nach neueren molekularbiologischen Daten ist bereits vor dem Achtzellstadium eine Polarisierung der Zellen erfolgt, sodass die Entnahme von zumeist 2 Blastomeren in diesem frühen Teilungsstadium zu einer Beeinträchtigung führen kann [5, 6].

Aus diesem Grund ist bei der alleinigen Fragestellung nach Chromsomenfehlverteilungen auf Grund des mütterlichen Alters die Polkörperdiagnostik gegenüber der Blastomerenbiopsie mit Präimplantationsdiagnostik vorzuziehen.

Problematisch kann auch eine zu frühzeitige Entnahme des 2. Polkörpers sein. Über die so genannte Interzellularbrücke können noch Spindelfasern mit beiderseits angehefteten Chromatiden von der Eizelle in den 2. Polkörper ragen. Dieser Befund ist mit konventioneller Mikroskopie nicht erkennbar, sodass eine gewaltsame Biopsie das Risiko einer (partiellen) Enukleation der Eizelle birgt. Um dieses Risiko zu minimieren und bereits vor der Biopsie Eizellen in der Telophase zu identifizieren, können mit einem neuen System zur nichtinvasiven Spindeldarstellung Eizellen mit ausgeprägt starkem Spindelapparat zwischen dem 2. Polkörper und dem Ooplasma identifiziert werden. In solchen Fällen muss von einer (dann traumatischen) Entnahme des 2. Polkörpers abgesehen werden. Dies minimiert das Risiko einer unbeabsichtigten Entfernung von an vorhandene Spindelreste fixierten Eizellchromatiden und verhindert eine iatrogen herbeigeführte Aneuploidie.

Ein grundsätzlicher Nachteil der Polkörperdiagnostik besteht darin, dass nur das mütterliche Erbgut untersucht werden kann. Es können keine Aussagen über einen möglichen väterlichen/männlichen Faktor getroffen werden, und somit ist eine männlich bedingte genetische oder chromosomale Veränderung des entstehenden Embryos nicht vorhersehbar.

Ein weiteres Risiko stellt die mit jeglicher Form der künstlichen Befruchtung verbundene ovarielle Stimulation dar. Inwieweit die Stimulation selbst zu einer Erhöhung der Chromosomenfehlverteilungsrate führt oder beispielsweise Veränderungen im Methylierungsmuster der DNA (Stichwort Imprinting) hervorrufen kann, ist derzeit allerdings noch völlig unklar.

Bisherige Ergebnisse

An dieser Stelle sollen primär die Ergebnisse der PKD zur Aneuploidie-Testung vorgestellt werden. International wird die PKD in großem Maß nur von der Arbeitsgruppe um Yuri Verlinsky in Chicago eingesetzt. Die umfangsreichste Ergebnisdokumentation dieser Gruppe beinhaltet mehr als 1000 retrospektiv ausgewertete Behandlungszyklen. Die klinische Schwangerschaftsrate aller Zyklen mit Embryotransfer von durchschnittlich 2,35 Embryonen wird bei einem mittleren mütterlichen Alter von 38,5 Jahren mit ca. 22% angegeben [8]. Daten einer Vergleichsgruppe werden nicht präsentiert, jedoch verweisen die Autoren auf die schlechte Prognose der behandelten Patientinnen.

Im Vergleich dazu berichtet das Deutsche IVF-Register (DIR) für Frauen über 35 Jahre von einer klinischen Schwangerschaftsrate von 21,3% (DIR 2003) und dies unter den im Unterschied zu USA restriktiveren Bedingungen des deutschen Embryonenschutzgesetzes. Eine Auswertung der Ergebnisse der PKD bei 460 Frauen aus einem deutschen IVF-Zentrum erbrachte ebenfalls klinische Schwangerschaftsraten, die bei fehlender Kontrollgruppe deutlich unter den Vergleichsdaten des DIR liegen [3]. Dies belegt, dass zum Nachweis des effektiven Nutzens der Aneuploidie-Testung eine zentrumsbezogene Kontrollgruppe zwingend erforderlich ist.

Unter dieser Maßgabe haben wir unsere eigenen, über einen Zeitraum von 3 Jahre prospektiv in einem DIR-kompatiblen Erfassungsprogramm dokumentierten Behandlungsdaten nach Zyklen mit bzw. ohne PKD ausgewertet. Die Ergebnisse belegen, dass für die Gruppe der Frauen im Alter von 35–39 Jahren bei mindestens 2 vorausgegangenen Behandlungsversuchen die PKD eindeutig von Vorteil ist. Bei der Gruppe mit PKD können mit signifikant weniger transferierten Embryonen signifikant höhere Implantations- und Geburtenraten erzielt werden. Eine weitere Auswertung für Patientinnen mit einem Alter über 39 Jahren zeigt, dass mit der PKD bei vergleichbarer klinischer Schwangerschaftsrate die Abortrate gesenkt werden kann, was in Kombination ebenfalls einen Anstieg der Geburtenrate bedingt. Diese Daten belegen, dass ein indikationsbewusster Umgang mit dem Einsatz der PKD durchaus angebracht ist.

Ausblick

Die Entwicklung neuer Nachweismethoden ist ein aktuelles Thema, insbesondere im Zusammenhang mit der Aneuploidie-Testung. Theoretisch wäre die Untersuchung aller Chromosomen hinsichtlich eines numerischen oder strukturellen Fehlers wünschenswert. Derzeit stehen hierfür 2 potenzielle Methoden zur Verfügung: die komparative Genom-Hybridisierung (CGH) und die Chip-Technologie. Die praktische Umsetzung dieser Methoden ist äußerst schwierig, da das ursprüngliche Standardprotokoll der CGH sich über 3 Tage erstreckt und mit den zeitlichen Anforderungen des deutschen Embryonenschutzgesetzes nicht in Einklang zu bringen ist. Das Institut für Humangenetik der Universität Bonn hat in Zusammenarbeit mit der Bonner Arbeitsgruppe ein Polkörper-adaptiertes CGH-Protokoll ausgearbeitet, das innerhalb von 18–20 h zu auswertbaren Ergebnissen führt. Hier sind weitere Optimierungsschritte geplant, um dieses Verfahren in der klinischen Routine integrieren zu können.

Der Einsatz der Chiptechnologie zur Aneuploidie-Testung muss zurzeit äußerst kritisch betrachtet werden. Die für Polkörperdiagnostik auf dem Markt angebotenen Chips können zwar sämtliche Chromosomen qualitativ nachweisen, aber sie können nicht quantifizieren. Die Mehrzahl der Chromosomen-Fehlverteilungen manifestiert sich dadurch, dass für ein bestimmtes Chromosom nach vorzeitiger Chromatidentrennung nur eine Chromatide in den 1. Polkörper ausgeschleust wurde und eine überzählige Chromatide in der Eizelle verbleibt und diese somit ein hohes Risiko für die Bildung eines Embryos mit einer Trisomie aufweist. Dieser Fehler kann mit der konventionellen FISH-Diagnostik problemlos erkannt werden. Auf Grund der oben genannten Quantifizierungsproblematik kann die Chiptechnologie diesen Fehler derzeit nicht erkennen und die Eizelle würde fälschlicherweise als »normal« eingestuft werden.

Unbestritten ist, dass in den nächsten Jahren die Weiterentwicklung der molekulargenetischen Diagnostik auch die Polkörperdiagnostik beeinflussen wird und umfassendere Untersuchungen möglich sein werden. Das große Manko der Polkörperdiagnostik wird bleiben, dass der männliche

Faktor (aneuploide Spermien, männliche Translokationen) nie und monogenetische Erkrankungen nur eingeschränkt zu untersuchen sind.

Bei Kenntnis dieser Einschränkungen ist die Polkörperdiagnostik dennoch ein Weg in die richtige Richtung als indikationsbezogene Ergänzung einer Sterilitätstherapie. Unabhängig von einer Sterilitätstherapie ist die Polkörperdiagnostik immer sinnvoll beim Vorliegen einer Translokation auf mütterlicher Seite, da Eizellen mit unbalancierten Translokationen frühzeitig erkannt werden können. Damit kann den betroffenen Frauen die psychisch belastende »Schwangerschaft auf Probe« erspart werden.

Literatur

1. Cieslak J, Ivakhnenko V, Wolf G et al. (1999) Three-dimensional partial zona dissection for preimplantation genetic diagnosis and assisted hatching. Fertil. Steril. 71, 308–313
2. Coonen E, Derhaag JG, Dumoulin JCM et al. (2004) Anaphase lagging mainly explains chromosomal mosaicism in human preimplantation embryos. Hum. Reprod. 19, 316–324
3. Grossmann B, Schwaab E, Khanaga O et al. (2004) Aneuploidiediagnostik an Polkörpern nach ICSI bei 460 Frauen mit multiplen Fehlgeburten, Implantationsversagen oder erhöhtem mütterlichen Alter. Med. Genetik 4, 408–412
4. Handyside AH, Kontoganni E, Hardy K, Winston R (1990) Pregnancies from biopsied human preimplantation embryos sexed by Y-specific DNA amplification. Nature 344, 768–770
5. Hansis C, Greifo JA, Tang YX, Krey LC (2002) Assessment of ß-HCG, ß-LH mRNA and ploidy in individual human blastomeres. Reproductive BioMedicine Online 5, 156–161
6. Gardner RL (2002) Experimental analysis of second cleavage in the mouse. Hum. Reprod. 17, 3178–3189
7. Hassold T, Chiu D (1985) Maternal-age specific rates of numerical chromosome abnormalities with spezial reference to trisomy. Hum. Genet. 70, 11–17
8. Kuliev A, Verlinsky Y (2002) Current features of Preimplantation genetic diagnosis. Reprod. BioMedicine Online 5, 296–301
9. Montag M, van der Ven K, Delacrétaz G et al. (1998) Laser assisted microdissection of zona pellucida facilitates polar body biopsy. Fertil. Steril. 69, 539–542
10. Montag M, van der Ven K, van der Ven H (2002) Erste klinische Erfahrungen mit der Polkörperdiagnostik in Deutschland. J. Fertil. Reprod. 4, 7–12
11. Montag M, van der Ven K, Dorn C, van der Ven H (2004) Outcome of laser-assisted polar body biopsy. Reprod. Biomedicine Online 9, 425–429
12. Montag M, Limbach N, Sabarstinski M et al. (2005) Polar body biopsy and aneuploidy testing by simultaneous detection of 6 chromosomes. Prenat. Diagn. 25, 867–871
13. Munné S, Sandalinas M, Escudero T et al. (2000) Outcome of preimplantation genetic diagnosis of translocations. Fertil. Steril. 73, 1209–1218
14. Van der Ven H., Montag M, van der Ven K (2002) Schwangerschaft nach Polkörperbiopsie und Fluoreszenz-in situ-Hybridisierung (FISH) der Chromosomen 13, 16, 18, 21 und 22. Geb. Fra. 62, 585–588
15. Verlinsky Y, Ginsberg N, Lifchez A et al. (1990) Analysis of the first polar body: preconception genetic diagnosis. Hum. Reprod. 5, 826–829
16. Verlinsky Y, Rechitsky S, Cieslak J et al. (1997) Preimplantation diagnosis of single gene disorders by two-step oocyte genetic analysis using first and second polar body. Biochem Mol. Med. 62, 182–187

Polkörperdiagnostik für monogene Erkrankungen als deutsche Alternative zur Präimplantationsdiagnostik

A. Hehr, C. Gross, M. Bals-Pratsch, B. Paulmann, D. Tomi, B. Seifert, U. Hehr, E. Schwinger

Einleitung

Für Anlageträgerinnen einer monogenen Erkrankung ist die Polkörperdiagnostik (PKD) in Deutschland derzeit eine Alternative zur Pränataldiagnostik mit evtl. Schwangerschaftsabbruch. Die PKD ist praktisch die früheste Form der Präimplantationsdiagnostik (PID). Voraussetzung ist eine In-vitro-Fertilisation (IVF) mit intrazytoplasmatischer Spermieninjektion (ICSI). Ziel der PID und auch PKD für monogene Erkrankungen ist die Auswahl solcher Embryonen für den Transfer, die die in der Familie nachgewiesene entsprechende Erkrankung nicht entwickeln werden. Die PKD wurde kurz nach der PID erstmalig 1991 durch Verlinsky et al. [1] beschrieben. Aufgrund länderspezifischer gesetzlicher Regelungen sind die methodischen Möglichkeiten der Präimplantationsdiagnostik in den einzelnen Ländern heute unterschiedlich. So ist in Deutschland, Österreich, der Schweiz und seit 2004 auch in Italien [2] die Diagnostik von Embryonen mittels PID verboten. In Deutschland ist der besondere Schutz humaner Embryonen seit 1991 durch das Embryonenschutzgesetz [3] geregelt.

Die Polkörperdiagnostik jedoch ermöglicht eine genetische Diagnostik der Eizelle, da der im Gesetz definierte embryonale Status erst mit der Auflösung der Kernmembranen (»Verschmelzung der Vorkerne«) beginnt. In einer kürzlich erfolgten Umfrage [2] wurde von 2 deutschen Zentren der Einsatz der Polkörperdiagnostik für monogene Erkrankungen gemeldet (Regensburg, Lübeck). Das 1. gesunde Kind in Deutschland nach PKD für eine monogene Erkrankung an dem Zentrum in Regensburg wurde im August 2004 geboren, nur kurze Zeit später dann das 2. gesunde Kind nach PKD an der Universität Lübeck. Nach eigenen Informationen sind einige weitere deutsche Zentren an der Etablierung entsprechender Diagnostiksysteme interessiert bzw. arbeiten an der Etablierung. Im Folgenden werden die Methode der PKD für monogene Erkrankungen und der aktuelle Stand der Entwicklung in Deutschland dargestellt.

Methoden

International besitzt die PKD, abgesehen von der Arbeitsgruppe Verlinsky (Chicago), im Vergleich zur Präimplantationsdiagnostik an Embryonen (PID) kaum Bedeutung, da sie bei gleichen methodischen Erfordernissen nur eine indirekte Aussage zum genetischen Status der Eizelle erlaubt. Zusätzlich sind die Indikationen für die PKD im Vergleich zur PID eingeschränkt, da der paternale Anteil des Erbguts nicht mit berücksichtigt werden kann. So können z. B. autosomal-dominant paternal vererbte Erkrankungen mit der PKD nicht abgeklärt werden. Für autosomal-rezessiv vererbte Erkrankungen ist die Zahl der zu verwerfenden Vorkernstadien im Vergleich zur PID erhöht.

Der zeitliche Rahmen bei der PID erlaubt zudem – falls erforderlich – eine Wiederholung der Blastomerenbiopsie und auch eine Wiederholung der Analyse. Im Vergleich zur Polkörperdiagnostik greift die Biopsie von ein oder 2 Blastomeren allerdings direkt in die Entwicklung des Embryos ein, wenngleich bisherige Studien keine Unterschiede bzgl. der Implantationsrate von Embryonen nach Polkörper- oder Blastomerenbiopsie nachweisen konnten [4].

Aus genetischer Sicht ist die Polkörperdiagnostik im Gegensatz zur PID ein indirektes Diagnoseverfahren. Aus den in den beiden Polkörpern aufgefundenen Allelen wird auf das in der Eizelle verbliebene Allel zurückgerechnet. Gegenwärtig wird davon ausgegangen, dass die Polkörper für die Implantation und Entwicklung des Embryos keine Bedeutung haben, sodass sich die Polkörperentnahme nicht negativ auf die weitere Entwicklung der Vorkernstadien auswirken sollte.

Für die genetische Diagnose einer maximalen Anzahl an Vorkernstadien sollten der 1. und 2. Polkörper sequenziell untersucht werden. Mit der Untersuchung des 1. Polkörpers kann bereits eine Diagnose für die Vorkernstadien ohne cross-over in der entsprechenden Region gestellt werden. Erst die Einbeziehung der Diagnose des 2. Polkörpers erlaubt jedoch auch eine genetische Beurteilung der Vorkernstadien, welche im 1. Polkörper bzgl. der untersuchten Marker heterozygot waren [5].

Aufgrund der Vorgaben durch das Embryonenschutzgesetz steht für die PKD ein zeitlicher Rahmen von ca. 22 h zwischen ICSI und Vorkernverschmelzung zur Verfügung. Damit ergibt sich für die Analyse des 2. Polkörpers ein Zeitfenster von ca. 12 h, was bei der Auswahl und Etablierung eines entsprechenden Testsystems beachtet werden muss. Andernfalls wäre eine Kryokonservierung der Vorkernstadien bis zum Abschluss der Analyse notwendig. Dieses könnte jedoch zu einer deutlich niedrigeren Schwangerschaftsrate nach Polkörperbiopsie auf Grund eines »Laserfensters« in der Zona pellucida führen.

Aufgrund des engen Zeitfensters für die PKD in Deutschland haben sich für eine sequenzielle Untersuchung von 1. und 2. Polkörper deshalb Testsysteme bewährt, die mittels Einschritt-Multiplex-PCR unter Einbeziehung polymorpher Marker eine Überprüfung der Allelseggregation allein (indirekte Diagnostik) oder in Kombination mit einem Nachweis der Mutation (direkte Diagnostik) ermöglichen. Zweistufige Systeme, die nach einer unspezifischen »whole genome amplification« eine 2. spezifische PCR mit einer größeren Ausgangsmenge an DNA ermöglichen, werden dagegen aufgrund des erhöhten Zeitaufwands lediglich eine Analyse des 1. Polkörpers im vorgegebenen zeitlichen Rahmen erlauben.

Zeitlicher Ablauf einer PKD

Voraussetzung für die PKD ist ein interdisziplinäres Betreuungskonzept für das ratsuchende Paar, das die vielschichtigen Aspekte vor, während und nach erfolgter PKD auf hohem Versorgungsniveau abdeckt. Dies beginnt mit einer ausführlichen interdisziplinären Beratung im Zentrum, die nochmals die humangenetischen Aspekte einschließlich formalem und empirischem Wiederholungsrisiko, die grundsätzlichen Möglichkeiten der Familienplanung und den konkreten Ablauf der Polkörperdiagnostik mit ihren Möglichkeiten und Grenzen umfasst, aber auch die Beratung durch einen erfahrenen Reproduktionsmediziner mit Erhebung und Besprechung der reproduktionsmedizinischen Befunde des Paares sowie objektiven Informationen zur Durchführung und den Erfolgschancen einer PKD nach intrazytoplasmatischer Spermieninjektion (ICSI).

Eine weitere Voraussetzung für die PKD ist weiterhin eine erfolgreich durchgeführte molekulargenetische Diagnostik der jeweiligen Erkrankung in der Familie, bei der die familienspezifische(n) Mutation(en) eindeutig identifiziert wurde(n). Nach eingehender humangenetischer Beratung und Aufklärung sowie reproduktionsmedizinischer Untersuchung wird für die familienspezifische Mutation sowie 2 bis 3 flankierende polymorphe Marker ein Fluoreszenz-Multiplex-PCR-Testsystem etabliert. Aufgrund der durch das Humangenomprojekt jetzt zur Verfügung stehenden Daten sollten alle benötigten Sequenzen zur Verfügung stehen. Probleme können sich aber jederzeit durch homologe Gene/Pseudogene mit sehr ähnlichen Sequenzen, Regionen mit erhöhter Rekombinationsfrequenz oder ähnliche sequenzspezifische

Eigenschaften der jeweiligen Region ergeben. Die eigentliche Etablierung der Testsysteme erfolgt an Einzelzellen von Kontrollpersonen und Einzelzellen der Ratsuchenden, gewonnen aus EDTA-Blut bzw. Fibroblastenkulturen.

Dieser sehr aufwändige Prozess nimmt einige Monate in Anspruch und umfasst neben der eigentlichen Etablierung auch eine Validierungsphase, in der u. a. die zu erwartende »Allel-drop-out-Rate« des individuellen Testsystems bestimmt wird.

Ein einmal etablierter Test kann dann u. U. auch für andere Familien einsetzbar sein, wenn die identische Mutation vorliegt und die Ratsuchende für die flankierenden polymorphen Marker informativ ist, d. h. wenn sie jeweils 2 eindeutig identifizierbare Allele aufweist.

Der enge zeitliche Rahmen von nur 22 h und die Tatsache, dass neben den Polkörpern kein weiteres Untersuchungsmaterial gewonnen oder eine Wiederholung des Testansatzes durchgeführt werden kann, erfordern die permanente Anwesenheit von qualifiziertem Personal von der Entnahme des 1. Polkörpers über Nacht bis zum anderen Morgen, um den Zeitrahmen einhalten und bei evtl. auftretenden Problemen zeitnah reagieren zu können. Nach Auswertung der Analysenergebnisse wird am nächsten Morgen für die untersuchten Eizellen ein genetischer Befund mit einer Empfehlung der für den Transfer geeigneten Embryonen erstellt und an die reproduktionsmedizinische Einrichtung weitergegeben. Diese wählt dann ihrerseits aufgrund der genetischen Empfehlung und nach Beurteilung des Entwicklungszustands die Vorkernstadien für den Transfer aus.

Fehlerquellen und Fehlerraten

Die Polkörperdiagnostik ist eine indirekte Diagnostik, die basierend auf der analysierten genetischen Information des 1. und 2. Polkörpers und unter Annahme des korrekten Ablaufs der meiotischen Teilung eine Aussage zur genetischen Information der selbst nicht untersuchten Eizelle erlaubt. Ebenso wie bei der PID ist bei der PKD das Auftreten methodisch bedingter Fehler möglich. Aufgrund der vergleichsweise geringen internationalen Fallzahlen bzgl. der PKD liegen valide Statistiken zur Rate der Fehldiagnosen an ausreichend großen Kohorten bisher nicht vor. In der bisher größten Studie der Gruppe aus Chicago wird nach PKD für 100 Kinder eine Fehlerrate von ca. 2% berichtet. Mögliche Fehlerquellen sind v. a. das Nichterkennen eines Allel drop out (ADO) oder die Interpretation eines eigentlich homozygoten 1. Polkörpers als heterozygot infolge einer Kontamination. Beide Situationen können in einer Fehldiagnose für die zugehörige Eizelle resultieren. In der Literatur wurden Allel-drop-out-Raten für Einzelzellen im Bereich von 5,9–33,3% für verschieden PCR-Produkte publiziert. Eine Kombination mehrerer Marker in einem Multiplexsystem erlaubt es, derartige ADO-Ereignisse eher zu erkennen und die daraus resultierenden Ergebnisse dementsprechend zu interpretieren [6, 7].

Neben diesen methodisch bedingten Fehlern sind Maßnahmen zu ergreifen, um Kontaminationen der PCR-Ansätze mit DNA oder Zellen anderer Personen, insbesondere aber mit Zellen der Mutter (Granulosazellen etc.) zu vermeiden. Kontaminationen mit mütterlicher DNA oder Zellen stellen bei der PKD im Vergleich zur PID ein vergleichsweise deutlich höheres Risiko dar, da in Embryonalzellen grundsätzlich immer nur ein maternales Allel gemeinsam mit einem paternalen Allel vorliegt, während im Polkörper nur mütterliche Allele vorhanden sind.

Gegenwärtiger nationaler Stand

Gegenwärtig wird die PKD für monogene Erkrankungen entsprechend einer aktuellen Erhebung [2] in Deutschland in 2 Zentren aktiv betrieben (Regensburg und Lübeck). Zwischen beiden Zentren besteht eine enge Kooperation. Die bisherigen Ergebnisse der an unseren beiden PKD-Zentren durchgeführten Zyklen sind in ◘ Tabelle 12.1 aufgeführt:

Bisher erfolgt über das Deutsche IVF-Register (DIR) trotz sehr intensiver Bemühungen von Seiten unseres Regensburger Zentrums keine systematische Registrierung von PKD-Zyklen für monogene Erkrankungen. Daten über evtl. einzelne Zyklen an weiteren Zentren liegen uns nicht vor. Die Aufnahme und prospektive Verfolgung dieser Zyklen über das DIR wären in Hinblick auf die Ko-

Tabelle 12.1 Ergebnisse der PKD-Zentren Regensburg und Lübeck

Anzahl	Zystische Fibrose (CF)	Chorea Huntington (HD)	Norrie-Erkrankung	Myotone Dystrophie	Incontinentia pigmenti	Mukopoly-saccharidose	Hämo-philie A
Patienten	5	2	1	1	1	1	1
Punktionszyklen	9	7	4	1	1	1	1
Zyklen mit Embryotransfer	7	5	3	1	1	1	1
Klinische Schwangerschaften	4	0c	1	0	1	1	0b
Geborene Kinder	4a	0	1	0	0	1	0
Klinische Schwangerschaft/Punktion	4/9	0/7	1/4	0/1	1/1	1/1	0/1
Klinische Schwangerschaft/Paar	4/5	0/2	1/1	0/1	1/1	1/1	0/1
Baby-take-home-Rate/Punktion	3/9	0/7	1/4	0/1	0/1	1/1	0/1
Baby-take-home-Rate/Paar	3/5	0/2	1/1	0/1	0/1	1/1	0/1

[a] Einmal monozygote Gemini, [b] eine biochemische Schwangerschaft, [c] 2 biochemische Schwangerschaften.

ordination dieses Untersuchungsverfahrens, aber auch zur Qualitätssicherung, sehr wünschenswert.

Zusammenfassung

Auch im engen zeitlichen Rahmen des deutschen Embryonenschutzgesetzes ist vor dem Beginn der embryonalen Existenz eine PKD für weibliche Anlageträgerinnen einer monogenen Erkrankung möglich. Der technische Aufwand ist ebenso wie die methodisch bedingte Fehlerrate nach aktuellem Kenntnisstand etwa mit der PID vergleichbar. Besondere Probleme ergeben sich momentan in Deutschland durch die strengen zeitlichen Vorgaben aufgrund des deutschen Embryonenschutzgesetzes. Das enge Zeitfenster von 22 h stellt für die ausführenden genetischen Laboratorien eine besondere Herausforderung dar, sodass sicherlich auf absehbare Zeit die Kapazitäten für Anfragen bzgl. schwerwiegender Erkrankungen nicht ausreichen werden und eine enge Zusammenarbeit zwischen den beteiligten Zentren zur Koordination der Aktivitäten auf diesem Gebiet im Interesse der ratsuchenden Paare dringend notwendig ist.

Weiterhin ist zu beachten, dass bei der PKD im Gegensatz zur PID keine Überprüfung oder Wiederholung der Diagnostik vor dem Transfer möglich ist (bei PID kann ggf. eine weitere Zelle entnommen und analysiert werden). Aufgrund der nur indirekten Diagnosemöglichkeit bei gleichzeitig eingeschränktem Indikationsspektrum wird heute in den meisten höher entwickelten Ländern mit entsprechend liberaler Gesetzeslage praktisch nur (noch) die PID eingesetzt. Die Schwangerschaftsraten nach PID für monogene Erkrankungen liegt derzeit international unter 20%/Punktionszyklus. Bei noch geringen deutschen Fallzahlen ergeben sich derzeit keine Nachteile in Hinblick auf die Schwangerschaftsrate im Vergleich zu Zyklen ohne

PKD. So haben beispielsweise nach CF-Diagnostik am Regensburger Zentrum 3 von 4 Paaren gesunde Kinder bekommen (einmal Zwillinge). In größeren Kohorten ist zu prüfen, ob die Entnahme und Analyse der Polkörper für die PKD auf die weitere Entwicklung des Embryos möglicherweise nicht sogar einen geringeren Einfluss haben könnten als die Störung der Integrität des sich entwickelnden Embryos durch die Entnahme und Analyse von Blastomeren für die PID.

Schließlich werden die anfallenden Kosten für die genetische Untersuchung der Polkörper und die Maßnahmen der assistierten Reproduktion seitens der gesetzlichen Krankenkassen derzeit nicht übernommen. Dies wird von vielen Paaren im Vergleich zur vollständigen Kostenübernahme für die konventionelle Pränataldiagnostik und den ggf. nachfolgenden Schwangerschaftsabbruch als ungerechtfertigte Benachteiligung empfunden. Eine Aufnahme in den Leistungskatalog der gesetzlichen Krankenkassen bei strenger Indikationsstellung und Qualitätskontrolle wäre sehr zu begrüßen.

Zusammenfassend stellt die Polkörperdiagnostik heute auch unter den strengen Rahmenbedingungen des deutschen Embryonenschutzgesetzes für einen Teil der Familien mit hohem Risiko für eine spezifische monogene Erkrankung bei den prospektiven Nachkommen eine realistische Alternative im Rahmen der Familienplanung dar. Die PKD stellt nicht nur erhebliche methodische Anforderungen, sondern erfordert auch eine enge und intensive interdisziplinäre Betreuung der Paare einschließlich einer umfassenden Beratung vor Behandlungsbeginn, während der gesamten Phase der »Kinderwunschbehandlung« mit PKD und auch in der nachfolgenden Schwangerschaft, die weit über die Betreuung normaler Kinderwunschpaare hinausgeht.

Literatur

1. Verlinsky Y, Ginsberg N, Lifchez A, Valle J, Moise J, Strom CM (1990) Analysis of the first polar body: preconception genetic diagnosis. Hum Reprod 5 (7): 826–9
2. Buchholz T, Vogt U, Clement-Sengewald A (2006) Polkörperdiagnostik in Deutschland – Erfahrungen und neue Entwicklungen. J Reproduktionsmedizin und Endokrinologie, in press
3. Gesetz zum Schutz von Embryonen (Embryonenschutzgesetz – EschG) (1990) BGBl.I 2747. 1990
4. Magli MC, Gianaroli L, Ferraretti AP, Toschi M, Esposito F, Fasolino MC (2004) The combination of polar body and embryo biopsy does not affect embryo viability. Hum Reprod 19(5): 1163–9
5. Strom CM, Ginsberg N, Rechitsky S, Cieslak J, Ivakhenko V, Wolf G, Lifchez A, Moise J, Valle J,Kaplan B, White M, Barton J, Kuliev A, Verlinsky Y (1998) Three births after preimplantation genetic diagnosis for cystic fibrosis with sequential first and second polar body analysis. Am J Obstet Gynecol 178(6) 1298–306
6. Fasouliotis SJ, Schenker JG (1998) Preimplantation genetic diagnosis principles and ethics. Hum Reprod 13(8):2238–45
7. Rechlitsky S, Strom C, Verlinsky O, Amet T, Ivakhnenko V, Kukharenko V, Kuliev A, Verlinsky Y (1998) Allele Dropout in Polar Bodies and Blastomeres. Journal of Assisted Reproduction and Genetics 15(5): 253–57

In-vitro-Kultur von Gameten und Embryonen

H.W. Michelmann, V. Baukloh, V. Blumenauer, I. Hoppe

Einleitung

Als im Jahre 1996 das DIR in Bad Segeberg eingerichtet wurde, war die In-vitro-Kultur von Gameten und Embryonen in den Laboratorien, die assistierte Reproduktionstechnologien (ART) durchführten, seit Jahren etabliert. Achtzehn Jahre nach der Geburt von Louise Brown gab es nicht nur die verschiedensten Kultursysteme (offen, geschlossen, Mikrotropfen etc.) sondern es konnten auch alle im Labor benötigten Materialien und Medien gebrauchsfertig gekauft werden. Die Zeit der Improvisationen, der Eigenherstellung von Medien sowie langwieriger Wasch- und Sterilisationsprozeduren von Glasgeräten gehörte der Vergangenheit an. Die Entwicklung sequenzieller Medien stand unmittelbar bevor. Durch sie sollte es möglich werden, den Ansprüchen des wachsenden Embryos gerecht zu werden, sodass eine Weiterkultur der Embryonen bis ins Stadium der expandierten Blastozyste ermöglicht wurde.

Parallel zur Etablierung von Kulturtechniken im Labor hatten sich aber in dieser Zeit die medizinischen Einflussebenen auf die menschliche Fortpflanzung verschoben. IVF und ICSI waren ursprünglich entwickelt worden, um defekte Fortpflanzungsorgane zu ersetzen oder zu umgehen. Doch diese Entwicklung führte nicht nur dazu, ungewollt kinderlosen Paaren zu helfen, sondern ergab auch negative Nebeneffekte. Dadurch, dass Gameten und Embryonen dem Menschen zugänglich geworden waren, war es, v. a. im Ausland, durch die Samen- oder Eizellspende sowie die Leihmutterschaft zu einem Austausch der an der Fortpflanzung beteiligten Personen gekommen. Hinzu kam, dass die immer stärker eingesetzte Kryokonservierung eine zeitliche und räumliche Entkopplung des Fortpflanzungsvorgangs ermöglichte.

In den letzten 10 Jahren nach 1996 entwickelten sich immer mehr Techniken, wie die Präimplantationsdiagnostik, das Klonen und die Stammzelltechnik, die den Zugriff auf die genetische Identität des Menschen ermöglichten. Das führte dazu, dass während der letzten Dekade innerhalb der Fortpflanzungsbiologie und -medizin ein deutlicher Trend hin zur Biotechnologie zu beobachten war. So wird heute in der internationalen Diskussion um die In-vitro-Kultur von Gameten und Embryonen die Frage immer lauter, ob z. B. therapeutisches Klonen als Methode der Stammzellproduktion erlaubt sein sollte und ob solche Stammzellen nach Haploidisierung in Zukunft einmal als »künstliche« Gameten in der Reproduktionsmedizin eingesetzt werden könnten.

Im Zusammenhang mit der In-vitro-Kultur gibt es eine weitere Diskussion, die in den letzten Jahren die Reproduktionsmedizin bewegt hat. Es geht um mögliche negative, epigenetische Auswirkungen der Kulturbedingungen auf die geborenen Kinder. Es stellte und stellt sich immer noch die Frage, welche Einflussfaktoren die geringe, aber signifikante Erhöhung der Missbildungsrate bei

Kindern nach IVF oder ICSI hervorrufen. Nach allen Kenntnissen, die heute aus Tierversuchen vorliegen, muss aber davon ausgegangen werden, dass solche epigenetischen Effekte weniger durch die Embryokultur als durch die hormonelle Vorbehandlung der Kinderwunschpatientinnen ausgelöst werden können. Darüber hinaus wird ein erhöhtes genetisches Hintergrundsrisiko bei Paaren mit lang dauerndem unerfülltem Kinderwunsch vermutet.

Im Folgenden werden übersichtsartig die In-vitro-Kultur von Gameten und Embryonen dargestellt, so wie sie heute als »state of the art« im reproduktionsbiologischen Labor vorgenommen wird.

Technische Durchführung der In-vitro-Kultur

Das ART-Labor spielt eine entscheidende Rolle für den Erfolg eines jeden IVF-Programms, wobei primär die Qualität der dem Labor zur Verfügung stehenden Oozyten und Spermien ausschlaggebend für das Ergebnis der Embryokultur ist.

Nur aus Oozyten mit einer adäquaten zytoplasmatischen und nukleären Reife können voll entwicklungs- und implantationsfähige Embryonen entstehen. Die Qualität der Oozyten ist in erster Linie abhängig von Patientenvoraussetzungen. Das Alter der Frau spielt hier neben individuellen Veranlagungen und insbesondere der hormonellen Reaktion auf die Ovarstimulation eine entscheidende Rolle. Eine gezielte Auswertung der DIR-Daten für den Zeitraum 1996 bis 2005 im Hinblick auf die ovarielle Reaktion, gemessen an der Zahl gewonnener Oozyten, ergab aufschlussreiche Ergebnisse (◘ Abb. 13.1). Betrachtet wurden ausschließlich ICSI-Behandlungen bei Frauen unter 40 Jahren, die nach Down-Regulation gemäß dem Langzeitprotokoll hormonell stimuliert wurden. Die Gruppeneinteilung erfolgte in Anlehnung an die gängige Klassifizierung in Low- (1–5 Eizellen), Normal- (6–10 bzw. 11–15) oder High-Responder (16–20 oder mehr Eizellen).

Der überwiegende Anteil der Zyklen resultierte in der Gewinnung von 1–10 Eizellen (76,5%). Die Fertilisationsrate sank mit zunehmender Eizellzahl leicht ab, die Transferrate war erwartungsgemäß bei den Low-Respondern am niedrigsten – abgesehen von der Gruppe mit über 20 Eizellen, bei der sicherlich der Transfer häufiger zugunsten einer Kryokonservierung der befruchteten Eizellen auf einen späteren Zeitpunkt verschoben wurde. Interessanterweise war die resultierende Schwangerschaftsrate nach Transfer im Behandlungszyklus am höchsten bei den Normal- (11–15) und leicht High-Respondern (16–20). Entsprechend war auch die Implantationsrate in diesen Gruppen am höchsten. Das überraschendste Ergebnis stellt jedoch die niedrigere Abortrate in der 3. Gruppe dar.

Daraus ergibt sich letztlich eine höhere Rate an fortlaufenden Schwangerschaften in solchen ICSI-Zyklen, bei denen 11–20 Eizellen zu gewinnen sind. Aufgrund der niedrigeren Abortrate ist eine Zahl von 11–15 Eizellen für die Patienten offenbar am vorteilhaftesten. Welche Mechanismen die bessere »Eizellqualität« in dieser Gruppe bewirken, ist bisher nicht geklärt. Es wird jedoch deutlich, dass patientenspezifische Faktoren sich nicht durch auch noch so optimierte Laborbedingungen ausgleichen lassen.

Die In-vitro-Maturation von unreifen Oozyten aus unstimulierten oder stimulierten Zyklen beginnt erst langsam sich durchzusetzen. Die Entwicklung geeigneter Systeme für die In-vitro-Reifung von humanen Oozyten erfordert ein tieferes Verständnis über jene Faktoren, die für Erlangung der Entwicklungskompetenz der Oozyten während der Follikulogenese und der Reifungsphase ausschlaggebend sind.

Der Einfluss der Spermienqualität auf die Befruchtungs- und Implantationsraten stand seit den Anfangsjahren der IVF immer im Mittelpunkt des Interesses. Seit Einführung der ICSI in den 90er Jahren kann in den meisten Fällen ein Ausbleiben der Befruchtung bei eingeschränkten Spermiogrammparametern vermieden werden. Reife und Qualität der Spermatozoen beeinflussen jedoch nicht unwesentlich die weitere Entwicklung der resultierenden Embryonen.

Für die Selektion der möglichst besten Spermien für die Verwendung bei der IVF bzw. ICSI steht eine Reihe von Aufbereitungsverfahren zur Verfügung. Klassische Methoden sind hierfür das Swim-up, die Dichtegradientenzentrifugation, die Glaswollfiltration bzw. die kombinierte Anwendung dieser Verfahren.

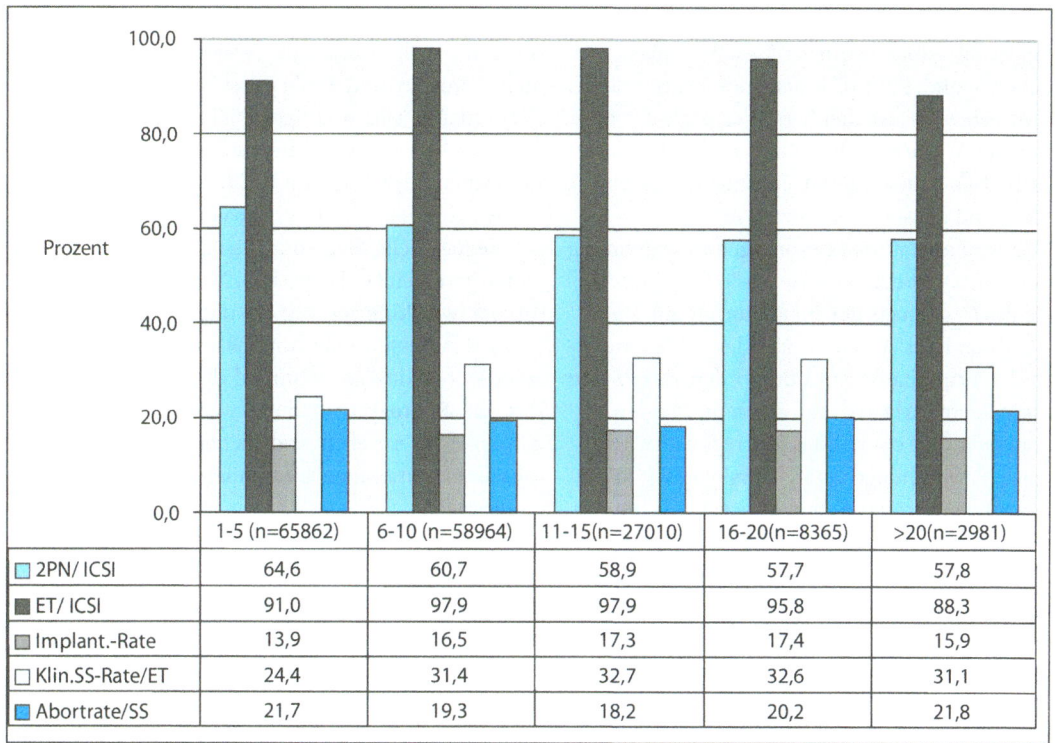

◘ **Abb. 13.1** Anzahl der gewonnenen Eizellen und Behandlungserfolg (ICSI-Patientinnen unter 40 Jahre im long-Protokoll 1996–2005, DIR-Daten)

Eine besondere Herausforderung stellt im Labor die Gewinnung einer ausreichenden Zahl von reifen, vitalen Spermien aus operativ gewonnenem Hodengewebe dar. Die Effizenz der ICSI mit diesen Spermien ist gegenüber ejakulierten Spermien wesentlich geringer, was Befruchtungsraten und resultierende Schwangerschaftsraten zeigen.

Die enzymatische oder mechanische Aufbereitung des Hodengewebes von TESE-Patienten scheinen vergleichbare Ergebnisse zu liefern [3]. Die Proben können vor oder nach der Aufbereitung mit gutem Erfolg eingefroren werden. Bei mangelnder Motilität kann eine über Stunden oder Tage dauernde Reifung der testikulären Spermien vor der ICSI von Vorteil sein.

Die Bedingungen, denen Gameten und Embryonen bei der ART ausgesetzt sind, entscheiden über die Erhaltung ihrer Entwicklungs- und Implantationsfähigkeit. Im ART- Labor sollte unter nichttoxischen, pathogenfreien sowie stabilen Umgebungsbedingungen mit geeigneter Ausrüstung und geeigneten Techniken gearbeitet werden. Suboptimale Kulturbedingungen beeinflussen nicht nur Fertilisationsrate, Embryoqualität und Blastozystenbildung, sondern manifestieren sich auch durch eine eingeschränkte Implantationsfähigkeit Im Labor wirkt eine Reihe exogener Noxen auf Gameten und Embryonen ein. Ohne Zweifel sind chemische Verschmutzungen der Luft negativ. Diese Kontaminationen können sowohl von äußeren (z. B. Auto- und Industrieabgase) als auch inneren Quellen (z. B. Reinigungs- und Desinfektionsmittel, Lagerung von Plastikmaterial) herrühren. Durch den sinnvollen Einsatz von Labormethoden lassen sich das Auftreten alkoholischer Dämpfe und volatiler organischer Komponenten einschränken. Der Einsatz von Luftfiltern bzw. das Überschichten der Kulturen mit Öl kann zusätzlich protektiv wirken.

Die Aufrechterhaltung möglichst physiologischer Bedingungen der kultivierten Gameten und

Embryonen hinsichtlich Temperatur, pH-Wert und Osmolarität erfordert ein striktes Wartungs-, Kalibrations- und Kontrollsystem der Brutschränke. Die Angaben der Medienhersteller bzgl. der optimalen pH-Werte sind unbedingt zu beachten. Medien und Öl müssen unter erhöhtem CO_2-Druck ausreichend lange vorinkubiert werden.

Einige Laboratorien bevorzugen in Anlehnung an die In-vivo-Bedingungen zusätzlich eine Senkung des O_2-Gehalts der Inkubatorluft auf 5%.

Während des Arbeitens mit den Zellen außerhalb der Brutschränke sind durch den Zusatz von Puffern, dem Arbeiten auf gut temperierten Arbeitsplatten und ein striktes Zeitregime möglichst geringe Abweichungen von physiologischen Bedingungen erreichbar. Schon kurzzeitige Temperaturschwankungen können Schäden am Zytoskelett der Oozyten und insbesondere am Spindelapparat verursachen, was zu chromosomal geschädigten Embryonen führt [2].

Die Entscheidung, ob mit offener Kultur, unter Öl oder im Mikrotropfen gearbeitet wird, sollte davon abhängen, für welche Kultivierungsmethode möglichst optimale Bedingungen geschaffen werden können.

In den ersten Jahren der IVF wurden In-vitro-Kulturen meist über 48 h angelegt. Mit zunehmendem Wissen über morphologische Prognosefaktoren bzgl. der Entwicklungskompetenz von Gameten und Embryonen und der gezielten Auswahl der besten Entwicklungsstadien zum Embryotransfer bringen im internationalen Vergleich längere Kulturdauern von 3–5 Tagen Vorteile. Diese verlängerten In-vitro-Kulturen stellen erhöhte Anforderungen an die verwendeten Kulturmedien. Obwohl gute Ergebnisse mit 5- bis 6-tägigen Kokulturen auf Feeder-Layern erzielt werden konnten, hat sich für die routinemäßige Anwendung diese aufwändige und sensible Methode nicht durchgesetzt.

Die für die Eizellgewinnung und Embryokultur verwendeten Medien müssen den Ernährungsanforderungen der entsprechenden Entwicklungsstadien genügen, einen geeigneten pH-Wert durch eine effektive Pufferung gewährleisten und eine Osmolarität von ca. 285 mOsm/kg aufweisen.

Embryonen verstoffwechseln in unterschiedlichen Entwicklungsphasen verschiedene Substrate. Daraus entwickelten sich 2 Ansätze für die Medienzusammensetzung: Während die Universalmedien physiologische Salzlösungen sind, die den Gameten und Embryonen über die gesamte Kulturdauer alle wichtigen Nährstoffe zu Verfügung stellen [5], sind die neueren, sequenziellen Medien auf den Nährstoffbedarf eines bestimmten Entwicklungsabschnitts angepasst [11].

Sequenzielle Medien enthalten zur Fertilisation einen geringen Glukosegehalt. Medien, die die Embryoentwicklung von Tag 1–3 unterstützen, enthalten Laktat, essenzielle Aminosäuren und Pyruvat, aber keine Glukose. Während der nächsten Phase bis zur Blastozystenbildung werden Medien mit Glukose, essenziellen und nichtessenziellen Aminosäuren, Vitaminen und anderen Komponenten eingesetzt.

Moderne Kulturmedien berücksichtigen die Umgebungsbedingungen, denen die Embryonen in vivo ausgesetzt sind. Durch eingehende Studien der Physiologie und des Stoffwechsels der Oozyten und Embryonen wird zunehmend verstanden, welche Faktoren intrazellulären Stress verursachen und wie dieser vermeidbar ist [13].

Aminosäuren in Universal- und sequenziellen Medien können Ammonium-Ionen in das Medium abgeben und damit die Entwicklung der Embryonen hemmen. Regelmäßiger Mediumwechsel und der Ersatz von Glutamin durch das stabile Alanyl-Glutamin lösen dieses Problem. Die Notwendigkeit sequenzieller Medien und mögliche Gefahren durch zu hohe Glukosekonzentrationen werden aktuell intensiv diskutiert.

In Deutschland besteht durch das ESchG nur die Möglichkeit einer Selektion der entwicklungsfähigsten Eizellen und Zygoten (Vorkernstadien). Deshalb kommt der Beurteilung der Embryoqualität nur beobachtender Charakter zu und ist kein Entscheidungskriterium für die Auswahl der entwicklungsfähigsten Embryonen zum Transfer. Aus diesem Grund wird in Deutschland die Embryokultur bis zum Blastozystenstadium seltener angewendet als in anderen Ländern.

Nach der Auswahl und Beurteilung der zum Transfer zu verwendenden Embryonen stellt sich die Frage, ob die Implantation der Embryonen durch zusätzliche Maßnahmen unterstützt werden kann.

Kontrovers diskutiert wird die Wirkung des assisted hatching auf die Implantationsfähigkeit des Embryos. Durch Veränderungen der Zona pellucida durch die In-vitro-Kultur und/oder den Prozess der Kryokonservierung könnte durch ein »Zona-Hardening« das problemlose »Schlüpfen« des Embryos aus seiner Hülle verhindert werden. Dieses mechanische Hindernis gilt es zu überwinden. Durch die einfache und sichere Handhabung der Diodenlaser beim assisted hatching hat sich diese Methode gegenüber dem chemischen Hatching mit saurer Tyrodelösung und der mechanische Methode durchgesetzt. Der Zeitpunkt und die Durchführung der Methode werden sehr unterschiedlich gehandhabt. Dies führt zu den sehr verschiedenen Ergebnissen und Meinungen über diese Methode.

Eine Reihe von Autoren beschreibt die positive Wirkung von assisted hatching auf Implantations- und Schwangerschaftsraten bei Patientinnen mit mehrfachem Implantationsversagen, älteren Patienten und Embryonen mit sehr dicker bzw. kompakter Zona pellucida. Auch Embryonen nach Kryokonservierung sollen davon profitieren. Andere Autoren sehen keinen Vorteil.

Versuche, das zum Embryotransfer verwendete Medium zu optimieren, wurden immer wieder unternommen. Die von einigen Herstellern hierfür angebotenen Medien sind viskös und enthalten Hyaluronsäure zur Verbesserung des Zellkontakts und der Kommunikation zwischen Embryo und Endometrium.

Ein Zusammenhang zwischen der In-vitro-Kultur von Gameten und Embryonen und epigenetischen Fehlsteuerungen wird durch das Auftreten des »Large-offspring-Syndroms« in der Tierzucht und dem Auftreten epigenetisch verursachter Erkrankungen bei ART-Kindern diskutiert [23]. Experimentelle Studien bei Mäusen haben die Vermutung erhärtet, dass einige in die ART eingebundenen Schritte – wie die ovarielle Hyperstimulation oder die Kulturmedien – den Ablauf des »genomic imprinting« negativ beeinflussen können [18]. Die epigenetische Reprogrammierung erfolgt während der Gametogenese und der Präimplantationsentwicklung des Embryos. Ein Teil dieser durch Demethylierung und Methylierung von Genen geprägten Prozesse läuft während der In-vitro-Kultur der Gameten und Embryonen ab. Die In-vitro-Maturation unreifer Oozyten könnte hiervon verstärkt betroffen sein. Deshalb muss der Frage nach dem Einfluss der Kulturbedingungen auf das genomic imprinting nachgegangen werden.

Die Mikroinjektion runder Spermatiden wurde nicht nur wegen mangelnden Erfolgs, sondern auch wegen der Gefahr von Imprintingstörungen von den meisten Arbeitsgruppen wieder eingestellt.

Methoden zur Beurteilung von Eizellen und Embryonen

Ziel einer IVF-Behandlung ist das Eintreten einer Schwangerschaft und nachfolgend die Geburt eines gesunden Kindes. Neben verschiedenen anamnestischen und klinisch-medizinischen Einflussfaktoren ist v. a. die Implantationsfähigkeit des transferierten Embryos eine wesentliche Voraussetzung für den Behandlungserfolg.

Zur Einschätzung des Implantationspotenzials von Embryonen können verschiedene invasive und nichtinvasive Methoden eingesetzt werden. Unter den nichtinvasiven Methoden werden v. a. morphologische Beurteilungskriterien, die Entwicklungsgeschwindigkeit der Embryonen sowie morphometrische Parameter zur Einschätzung der Entwicklungsfähigkeit der Embryonen genutzt. Die Analyse biochemischer Marker in der Follikelflüssigkeit oder metabolischer embryonaler Marker im Mediumüberstand aus der In-vitro-Kultur sind ebenfalls beschrieben worden, kommen aber bisher nicht routinemäßig zur Anwendung. Unter den metabolischen embryonalen Markern wurden bisher Pyruvat- und Glukoseverbrauch, Antioxidanzien sowie der Aminosäureumsatz analysiert.

Die einfachste Möglichkeit, die Entwicklungsfähigkeit und das mögliche Implantationspotenzial von Embryonen einzuschätzen, bietet die morphologische Beurteilung der verschiedenen, in vitro kultivierten Stadien von der gewonnenen Eizelle bis zum transferierten Embryo am Tag 2/3 oder 5/6. Dabei ist allerdings zu berücksichtigen, dass morphologische Kriterien immer nur eine subjektive Einschätzung sind und ihre Beurteilung eine statische Erfassung in einem dynamischen System darstellt. Deshalb ist bei der morphologischen Beurteilung zusätzlich die Entwicklungsgeschwindigkeit der Embryonen als entscheidendes Kriterium zu berücksichtigen.

Die Diskussion über den Zusammenhang zwischen Eizellqualität und Fertilisation sowie Embryoqualität wird kontrovers geführt. Unbestritten ist allerdings, dass Eizellen in vivo eine optimale zytoplasmatische und nukleäre Reifung durchlaufen müssen, um eine ungestörte Befruchtung und die Entstehung entwicklungsfähiger Embryonen zu garantieren. Bei der morphologischen Beurteilung sind Reifegrad der Eizellen sowie zytoplasmatische und extrazytoplasmatische Auffälligkeiten zu berücksichtigen. Während bei IVF-Eizellen nur Zahl und Expansion der Kumuluszellen eingeschätzt werden können, ist bei der Vorbereitung zur ICSI eine differenzierte Erfassung morphologischer Parameter möglich. Die ideale Eizelle befindet sich im Metaphase-II-Stadium mit einem intakten 1. Polkörperchen, mit klarem, moderat granuliertem Zytoplasma und einem schmalen perivitellinen Raum [10]. Prognostisch ließ sich eine Korrelation zwischen zytoplasmatischen Auffälligkeiten der Eizellen und der Schwangerschaftsrate herstellen. Als extrazytoplasmatische Merkmale können Polkörperchen, perivitelliner Spalt und Zona pellucida beurteilt werden. Entscheidende Kriterien der Eizellqualität stellen Größe, Form und Integrität des 1. Polkörpers dar [9]. Zwar bleibt die Fertilisationsrate unbeeinflusst, aber Embryoqualität und Schwangerschafts- sowie Implantationsrate zeigen eine deutliche positive Korrelation zur Integrität des 1. Polkörperchens. Sinnvoll erscheint daher ein Eizell-Grading aus den Merkmalen von Polkörperchen, perivitellinem Raum und zytoplasmatischen Einschlüssen. Abzuwarten ist, inwieweit die mikroskopische Spindeldarstellung durch das Polskop ein zusätzliches Bewertungskriterium für die Reife und Qualität der Eizellen im Hinblick auf den Behandlungserfolg bietet.

16–20 h nach Insemination bzw. ICSI wird die Befruchtung durch den Nachweis von 2 Vorkernen kontrolliert. Neben der Vorkernbeurteilung können Auftreten und Ausmaß des Halophänomens, Zahl, Form und Lage der Polkörperchen, perivitelliner Raum, zytoplasmatische Integrität und Zona pellucida beurteilt werden. International etablierte Scoringsysteme zur Beurteilung der Vorkerne basieren auf der kombinierten Beurteilung von Form, Lage und Größe der Vorkerne sowie Zahl, Größe und Symmetrie der Nukleoli. Vor allem die symmetrische Verteilung der Nukleoli in beiden Vorkernen ist als prognostisches Kriterium für die weitere Entwicklungs- und Implantationsfähigkeit der entstehenden Embryonen beschrieben [21, 24].

Die Bedeutung des Halophänomens als prognostischer Faktor wird kontrovers diskutiert. Es ist ein sehr individueller Faktor, der durch unterschiedliche subjektive Einschätzung zu einer unterschiedlichen Bewertung für das Entwicklungspotenzial von Vorkernstadien und Embryonen führt [26]. Möglicherweise ist der positive Nachweis eines Halos als morphologisches Kriterium bereits ausreichend.

Die Befruchtungskaskade ist mit der 1. Teilung abgeschlossen. Mit der Kontrolle der 1. Teilung nach Insemination bzw. ICSI wird ein zeitlicher Marker der Entwicklungsgeschwindigkeit erfasst, der international inzwischen als wesentliches Kriterium für die Entwicklungsfähigkeit des Embryos angesehen wird. Eine frühe Teilung (22–24 h) zeigt eine deutlich positive Korrelation zur Embryoqualität sowie zur Implantations- und Schwangerschaftsrate [19].

Die morphologische Beurteilung von Embryonen ist in Abhängigkeit von der Entwicklungsgeschwindigkeit bis zum Transfer am Tag 5 bzw. 6 möglich. Eine Einschätzung der prognostischen Aussagekraft einzelner morphologischer Parameter des Embryos war lange Zeit schwierig, da bei der Übertragung von 2 oder 3 Embryonen häufig Transfers mit Embryonen unterschiedlicher Qualität unternommen wurden. Eine entstehende Schwangerschaft konnte daher nicht dem einzelnen Embryo zugeordnet werden. Inzwischen hat sich durch die in manchen Ländern angewendete Methode des SET (single embryo transfer) die Datenlage wesentlich erweitert.

Seit Anfang der 90er Jahre wurden für die Embryobeurteilung am Tag 2 bzw. 3 Scoringsysteme angewendet. Vor allem der kumulative Embryoscore von Steer et al. [22], der die Embryomorphologie (Fragmentierungsgrad) und Teilungsrate (Zahl der Blastomeren) mit der Zahl der transferierten Embryonen kombinierte, fand auch in

Deutschland breite Anwendung. Embryonen guter Qualität sind charakterisiert durch 4–5 Blastomeren am Tag 2 bzw. 7–9 Blastomeren am Tag 3, einem Fragmentierungsgrad von <20% und durch das Fehlen mehrkerniger Blastomeren [25].

Der prozentuale Anteil und die Verteilung von Fragmentierungen im Embryo stellen ein gutes prognostisches Kriterium für die Entwicklungsfähigkeit des Embryos dar. Bei einem Fragmentierungsgrad von >15% sinkt die Rate der Blastozystenbildung auf 16,5 gegenüber 33,3% bei einer Fragmentierung von 0–15%. Auch die Blastomerenzahl am Tag 3 gibt eine gute Aussage über die Entwicklungsfähigkeit des Embryos. Bei einer Blastomerenzahl zwischen 7–9 beträgt die Blastozystenbildungsrate 41,9 gegenüber 13% bei weniger als 7 Blastomeren [1]. Zusätzlich kann die Blastomerengröße als Marker einer synchronen Teilung eine Aussage über das Implantationspotenzial des Embryos liefern.

Scoringsysteme zur Blastozystenbeurteilung am Tag 5 oder 6 berücksichtigen die innere Zellmasse (ICM) und das Trophektoderm, wobei v. a. Zellzahl und Kompaktheit der ICM als entscheidendes Kriterium für die Implantationsfähigkeit des Embryos angenommen werden [12]. Ein vermuteter Vorteil der Langzeitkultur bis zur Blastozystenbildung ist die Möglichkeit der Identifikation von Embryonen mit einem hohen Implantationspotenzial. Dies konnte in verschiedenen Studien allerdings nicht einheitlich bestätigt werden.

Die morphologische Beurteilung von Eizellen und Embryonen in den unterschiedlichen Entwicklungsstadien bietet während der In-vitro-Kultur die Möglichkeit zur Identifikation der Embryonen mit einem hohen Implantationspotenzial. Unter den Bedingungen des deutschen EschG ist diese Identifikation nur für Eizellen und Vorkernstadien möglich, wobei das Vorkernstadium das entscheidende Stadium zur prognostischen Beurteilung der Entwicklungsfähigkeit darstellt. Durch die Einführung des Vorkernscorings konnte in Deutschland der Anteil idealer Embryonen zum Embryotransfer und damit die Implantationsrate erhöht werden. Insgesamt bestehen allerdings Unterschiede sowohl in der Erfassung als auch Wertigkeit einzelner morphologischer Parameter für die unterschiedlichen Entwicklungsstadien [15], sodass perspektivisch eine standardisierte morphologische Beurteilung von Eizellen und Embryonen auch hinsichtlich eines Qualitätsmanagements wünschenswert wäre.

Qualitätsmanagement im ART-Labor

Durch die »Richtlinie des gemeinsamen Bundesausschusses über grundsätzliche Anforderungen an ein einrichtungsinternes Qualitätsmanagement für die an der vertragsärztlichen Versorgung teilnehmenden Ärzte, Psychotherapeuten und medizinischen Versorgungszentren« [8] wird die prinzipielle Verpflichtung zur Einführung eines Qualitätsmanagement- (QM-)Systems festgeschrieben. Grundsätzliche Anforderungen an die Etablierung eines solchen QM-Systems lassen sich aus den Formulierungen der entsprechenden Normentexte (z. B. DIN EN ISO 9001:2000) ableiten und können an den jeweiligen Bereich angepasst werden. Bestehende gesetzliche Vorgaben sowie durch die entsprechenden Fachgesellschaften formulierte Richt- und Leitlinien müssen dabei unbedingt berücksichtigt werden.

Speziell für den Bereich ART-Labor lassen sich folgende Bereiche unterscheiden:
  A. Personalqualifikation,
  B. Überwachung der Verbrauchsmaterialien,
  C. Geräteüberwachung und
  D. Methodenüberwachung

wobei die Punkte A–C unmittelbare Auswirkungen auf die Gesamtqualität der Behandlung haben können und Punkt D dem Begriff Qualitätsdarlegung zuzuordnen ist.

A. Personalqualifikation

Dass qualitativ hochwertige und zuverlässige Arbeit nur von entsprechend gut qualifiziertem Personal geleistet werden kann, bedarf keiner weiteren Erläuterung. In Deutschland existiert bislang keine anerkannte Ausbildung für Akademiker oder Laborfachkräfte, die in der ART tätig sind. Daher wurde von der AGRBM ein Anforderungskatalog zur Erlangung der »Fachanerkennung Reproduktionsbiologie des Menschen« für Absolventen eines biowissenschaftlichen Studiums erstellt, der den Urkundeninhabern die Kompetenz zur Durchführung aller gängigen ART-Methoden bestätigt. Die Jahrestreffen der AGRBM und seit 1999 auch regelmäßige Workshopangebote sichern die Möglichkeit, spezifische Fortbildungen wahrnehmen zu können.

Auch für das nichtakademische Personal muss die Qualifikation gesichert werden. Dies geschieht in erster Linie in Form der Einarbeitung durch einen bereits erfahrenen Reproduktionsbiologen, in aller Regel den benannten Laborleiter im IVF-Zentrum. Die Vertiefung des theoretischen und praktischen Wissens kann durch regelmäßige interne Fortbildungen geschehen, auch die Nutzung externer Angebote sowie die Teilnahme an Ringversuchen (z. B. QuaDeGA für Andrologie) sind wünschenswert. Für jeden neuen Mitarbeiter sollte ein individualisierter Einarbeitungsplan erstellt werden; es empfiehlt sich, den dokumentierten Einarbeitungserfolg geregelt mit dem Mitarbeiter zu besprechen. In Stellenbeschreibungen für jeden Mitarbeiter sollten Kompetenzen und Verantwortlichkeiten festgelegt sein. Die qualitativ gleich bleibende Ausführung der wesentlichen Arbeitsschritte im ART-Labor sollte in geeigneten Intervallen für jeden Mitarbeiter anhand festgelegter Kennzahlen überprüft werden. Diese Form der Qualitätsdarlegung kann durch statistische Auswertung der erzielten Ergebnisse erreicht werden oder durch Vergleichsbeurteilungen von Gameten oder Embryonen (laufende Fälle oder Bildmaterial). Auch externe Vergleiche mit Mitarbeitern gleichartiger Labore etwa in Form von Qualitätszirkeln sind geeignete Instrumente.

B. Überwachung der Verbrauchsmaterialien

Die Sicherstellung der Rückverfolgbarkeit aller behandelten Eizellen und übertragenen Embryonen sowie der verwendeten Materialien hat durch die bevorstehende Umsetzung der EU-Richtlinie 2004/23/EG mit ihren technischen Ergänzungen an essenzieller Bedeutung gewonnen. Aber auch im Rahmen der allgemeinen Risikovermeidung sind die Dokumentation des Verbleibs aller Proben sowie zuverlässige Registrierung von Artikel- und Batch-Nummern aller Plastik- und sonstigen Materialien, Kulturmedien mit sämtlichen Zusätzen sowie Kathetern obligatorisch. Diese Angaben müssen jedem behandelten Fall zuordenbar sein, was z. B. durch das Führen von Chargenbüchern erreicht werden kann. Besonders sinnvoll ist allerdings eine elektronische Erfassung, die einerseits schnellen Zugriff und andererseits kurzfristige statistische Auswertungen ermöglicht.

Bevorzugt sollte mit zertifizierten, möglichst embryogetesteten Materialien gearbeitet werden. Die vom Hersteller mitgelieferten Zertifikate gehören archiviert. Bei Verwendung selbst hergestellter Medien oder nichtzertifizierter Materialien muss eine Validierungsmethode angewendet werden. Ein häufig genutztes biologisches Testsystem hierfür ist die Überlebensrate präparierter Spermatozoen im Kulturmedium [7].

C. Geräteüberwachung

Die effiziente und für die Keimzellen und Embryonen schonende Durchführung sämtlicher ART-Methoden ist in hohem Maße vom korrekten Funktionieren der eingesetzten Geräte abhängig. Darum sollte der Auswahl dieser Geräte, ihrer Wartung und Kontrolle sowie den einzurichtenden Maßnahmen bei Geräteausfall große Aufmerksamkeit gewidmet werden. Zur minimalen Grundausstattung eines ART-Labors gehören:
- geeignete Brutschränke in einer gemäß der behandelten Fälle ausreichenden Anzahl,
- Mikroskope für jeden spezifischen Arbeitsgang (Eizellsuche, PN-Kontrolle, ICSI oder andere Mikromanipulationen, Embryotransfer, Spermadiagnostik),
- temperierte Arbeitsfläche(n),
- mindestens ein Mikromanipulator sowie
- mindestens ein Kryogerät zur kontrollierten Kryokonservierung mit entsprechendem Lagersystem.

Die Temperaturkonstanz aller beheizten Geräte muss durch regelmäßige Kontrollen, die auf Überwachungsblättern festgehalten werden, überprüft werden. Die Sollwerte, Warn- und Eingriffsgrenzen sowie die ggf. einzuleitenden Maßnahmen müssen allen Labormitarbeitern bekannt sein. Entsprechende Kontrollen sollten für begaste Geräte (Brutschränke, Kleininkubatoren) erfolgen; entweder durch Messung des CO_2-Gehalts oder des resultierenden pH-Wertes in den verwendeten Medien. Die kontinuierliche Gasversorgung der Brutschränke muss sichergestellt sein, möglichst durch eine automatische Überwachung mit Alarmsystem (Tag und Nacht). Für alle relevanten Geräte müssen Notfallpläne erarbeitet sein, die bei Geräteausfall zum Tragen kommen, sofern keine Zweitgeräte vorhanden sind.

D. Methodenüberwachung

Als Anhalt zum Aufbau eines sinnvollen Qualitätssicherungssystems können die Akkreditierungsnormen DIN EN ISO 17025 oder 15189 [17] herangezogen werden, deren Anforderungen sich zu rund 3/4 mit denen der EU-Richtlinie 2004/23/EC decken. Zur Qualitätsdarlegung (QS) gehört grundlegend die Ausarbeitung laborinterner Arbeitsanweisungen (»standard operating procedures«, SOPs), die sich an den Empfehlungen der Fachorganisationen und dem internationalen Stand der Techniken orientieren. Diese sollten auch Entscheidungshilfen für Grenzsituationen (z. B. Minimalanforderungen an Spermaparameter zur Durchführung von IVF vs. ICSI) und Vorgehensweisen bei unerwarteten Ereignissen und/oder Ergebnissen vorgeben. Alle Labormitarbeiter einer Einrichtung müssen sich an diese SOPs halten und abweichende Entscheidungen begründen und dokumentieren.

Die gängigen Erfolgsparameter eines IVF-Zentrums wie Transfer- und Schwangerschaftsrate, Abortrate und Anteil an Mehrlingsschwangerschaften sagen nur bedingt etwas über die Arbeitsqualität des Labors im Umgang mit Gameten und Embryonen aus. Für jede angebotene Methode sollten daher laborspezifische Kennzahlen als Qualitätsindikatoren herangezogen werden, die sich auch zum Vergleich mit ähnlich gearteten Einrichtungen eignen. Die abzudeckenden Bereiche umfassen:
— ART (IVF, ICSI, ggf. assisted hatching, ggf. Polkörperbiopsie),
— Andrologie (Basisspermiogramm, Präparation von Spermatozoen aus Ejakulat und Hodengewebe oder Nebenhodenaspirat) und die
— Kryokonservierung (Einfrieren und Auftauen von 2 PN-Stadien, Gameten, ggf. Keimgewebe und als Notfallmaßnahme von Embryonen).

Die Auswertungsintervalle sollten sinnvoll im Verhältnis zur Zahl der behandelten Fälle gewählt werden (z. B. monatlich oder quartalsweise), um zu starke Schwankungen der Werte zu vermeiden und statistisch sinnvolle Betrachtungen zu ermöglichen. Dennoch sollten auch Kennzahlen zur Anwendung als »Frühwarnsysteme« zur Verfügung stehen (z. B. Anteil anomaler Befruchtungen), damit noch zeitnah auf eventuelle Probleme reagiert werden kann. Als Werkzeuge des QS können herangezogen werden: kurzfristige Ergebnisse pro Qualitätsindikator der Methoden (auch z.B. jeweils bei Wechsel von Materialien); langfristige Erfolgsraten und Tendenzen pro Methode; Vergleiche mit externen gleichartigen Labors; Ringversuchsergebnisse. Die Zusammensetzung des behandelten Patientenkollektivs sollte dabei mit berücksichtigt werden. Die zurzeit zur Verfügung stehenden Einrichtungen für externes Benchmarking sind im Rahmen der Andrologie die Ringversuche der QuaDeGA sowie die vom DIR zur Verfügung gestellten Gesamtergebnisse nach ART-Behandlungen als individuelle Profile der Zentren im Vergleich zum Bundesdurchschnitt.

Ausblicke auf zukünftige Entwicklungen

Dynamische Kultursysteme

Die Methoden zur Kultur von Gameten und Embryonen haben sich in den letzten 10 Jahren nur unwesentlich geändert. Die Kultur findet im offenen System in kleinen Schalen oder in Tropfen unter Öl statt, und die Handhabung der Eizellen bzw. Embryonen basiert auf einer Pipettentechnik. Es sind statische Systeme, die in Zukunft vielleicht einmal durch dynamische Verfahren, sogenannte Micro-Fluid-Systeme (VitæCell™) ersetzt werden, die schon heute für die Embryokultur in der Haus- und Versuchstierzucht existieren [4].

Dabei werden die Embryonen in einem geschlossenen Mikrosystem in Mikrokapillaren kultiviert. Die Mediummenge ist mit 250 nl sehr viel geringer als die Menge in Mikrotropfen (5–50 μl), und ein Mediumwechsel kann stattfinden, ohne dass die Embryonen umgesetzt werden müssen. Durch die konstante Bereitstellung von frischem Medium und den Abtransport von Abbauprodukten werden, nach Angaben der Hersteller solcher Systeme, In-vivo-Bedingungen nachgeahmt. Erfahrungen aus der humanen Reproduktionsmedizin liegen bisher noch nicht vor.

Künstliche Keimzellen

Mit der Entwicklung von Systemen zur Kultur und Differenzierung embryonaler oder somatischer Stammzellen wird es in der Zukunft vielleicht möglich sein, solche Zellen als Ersatz für Gameten einzusetzen. Erste erfolgreiche Ansätze im Tierversuch sind bereits zu verzeichnen. Bei all diesen Verfahren, bei denen diploide Stammzellen haploide Gameten ersetzen sollen, macht man sich den Vorgang der Haploidisierung zu Nutze, bei der somatische Zellen mit oder ohne Einfluss des Zytoplasmas der Oozyte keine Mitose, sondern eine Meiose durchlaufen und so haploidisieren.

Chen et al. [6] injizierten diploide Kumuluszellen in reife, haploide Mäuseeizellen. Sie gingen davon aus, dass das Zytoplasma der Eizelle eine Haploidisierung des Genoms der Kumuluszelle hervorrufen wird (Semi-Klonen). Doch das Zytoplasma reifer Eizellen rief eine prämature Chromosomenkondensation und damit Spindelanomalien hervor. Es gab keinen Fall einer gelungenen Haploidisierung, und nach dem Transfer von 324 Embryonen konnten keine geborenen Nachkommen erzeugt werden.

Künstliche Samenzellen

Die Injektion somatischer Zellkerne in unreife Eizellen führt, wie oben geschildert, nicht zu einer Haploidisierung. Im Gegensatz zu den Chromosomen der Eizelle sind die Chromosomen der somatischen Zelle nicht paarweise angeordnet. Eine Verteilung dieser Chromosomen führt deshalb fast immer zu numerischen Aberrationen.

Eine weitere Möglichkeit, künstliche Spermatozoen zu produzieren, wäre der Einsatz haploider, embryonaler Stammzellen (ES) nach therapeutischem Klonen. In entkernte Eizellen werden diploide, somatische Zellen injiziert. Aus den entstandenen Embryonen werden die ES entnommen und kultiviert. Es bilden sich sog. »embroid bodies« (EB). Es handelt sich um multizelluläre Gebilde einer Größe von 1–2 mm, die im Zuge ihrer Entwicklung Differenzierungen aller 3 Keimblätter zeigen. Unter anderem treten in EB auch Vaskulogenese und Angiogenese auf, d. h. ein differenzierter EB verfügt über ein funktionelles Gefäßnetz. In etwa 20 Tagen alten EB befinden sich haploide Keimbahnvorläuferzellen. Werden diese in vitro differenzierten embryonalen Stammzellen in reife Eizellen injiziert, entwickeln sich nicht nur Embryonalstadien bis zur Blastozyste, sondern auch geborene Nachkommen nach Embryotransfer [20].

Künstliche Eizellen

Auch zur Erzeugung von Eizellen wurde der Vorgang der Haploidisierung eingesetzt. Wie beim Klonen auch, wurden diploide, somatische Zellen in enukleierte Eizellen injiziert und eine Haploidisierung induziert [14]. Doch auch in diesem Fall sind mit dem Vorgang chromosomale Verteilungsstörungen assoziiert (15% euploide Zellen). Nur <10% der Embryonen erreichten das Blastozystenstadium. Die Haploidisierung führte nicht nur zu einer falschen Chromosomenverteilung, sondern umging auch noch sämtliche Vorgänge des genetischen Imprintings.

In Stammzellkulturen können Zellen nach längerer Kulturdauer (12 Tage) folliculäre Strukturen annehmen. In diesen Follikeln befinden sich Oozyten, die nach etwa einem Monat Kulturdauer in das Medium abgegeben werden und, unbefruchtet, parthenogenetisch bis zu Blastozysten ähnlichen Strukturen heranwachsen können [16]. Solche Eizellen brauchen genetisch gar nicht perfekt zu sein. Sie können enukleiert werden und dienen so als Ausgangsmaterial für das Klonen.

Literatur

1. Alikani M, Calderon G, Tomkin G et al. (2000) Cleavage anomalies in early human embryos and survival after prolonged culture in-vitro. Hum. Reprod. 15: 2634–2643
2. Almeida PA, Bolton VN (1995) The effect of temperature fluctuations on the cytoskeletal organization and chromosomal constitution of human oocyte. Zygote 3: 357–365
3. Baukloh V (2002) Retrospective multicentre study on mechanical and enzymatic preparation of fresh and cryopreserved testicular biopsies. Hum Reprod. 17:1788–1794
4. Beebe D, Wheeler M, Zeringue H et al. (2002) Microfluidic technology for assisted reproduction. Theriogeneology 57: 125–135
5. Biggers JD (2002) Thoughts on embryo culture and conditions. RBM Online 4 (suppl 1): 30–38
6. Chen SU, Chang CY, Lu CC et al. (2004) Microtubular spindle dynamics and chromosome complements from somatic cell nuclei haploidization in mature mouse oocytes and developmental potential of the derived embryos. Hum. Reprod. 19: 1181–1188
7. Claassens OE, Wehr JB, Harrison KL (2000) Optimizing sensitivity of the human sperm motility assay for embryo toxicity testing. Hum Reprod. 15(7):1586–1591
8. Deutsches Ärzteblatt (2006) 103(3): Richtlinie des gemeinsamen Bundesausschusses über grundsätzliche Anforderungen an ein einrichtungsinternes Qualitätsmanagement für die an der vertragsärztlichen Versorgung teilnehmenden Ärzte, Psychotherapeuten und medizinischen Versorgungszentren (18.10.05)
9. Ebner T, Yaman C, Moser M et al. (2000) Prognostic value of first polar body morphology on fertilization rate and embryo quality in intracytoplasmatic sperm injection. Hum. Reprod. 15: 427–430
10. Ebner T, Moser M, Tews G (2006) Die Bedeutung der Morphologie der Oozyte hinsichtlich ihres weiteren Entwicklungspotentials. J. Reproduktionsmed. Endokrinol. 3: 17–23
11. Gardner DK, Lane M (1997) Culture and selection of viable blastocysts: feasible proposition for human IVF. Hum. Reprod. Update 3: 367–382
12. Gardner DK, Lane M, Stevens J, et al. (2000) Blastocyst score affects implantation and pregnancy outcome: towards a single blastocyst transfer. Fertil. Steril. 73: 1155–1158
13. Gardner DK, Lane M (2003) Towards a single embryo transfer. RBM Online 6: 470–481
14. Heindryckx B, Lierman S, Van der Elst J et al. (2004) Chromosome number and development of artificial mouse oocytes and zygotes. Hum. Reprod. 19: 1189–1194
15. Hoppe I, Greuner M (2005) Praxis der morphologischen Beurteilung von Eizellen, Vorkernstadien und Embryonen in deutschen IVF-Laboren. J. Reproduktionsmed. Endokrinol. 2: 320
16. Hübner K, Fuhrmann G, Christenson LK et al. (2003) Derivation of oocytes from mouse embryonic stem cells. Science 300: 1251–1256
17. Kastrop P (2003) Quality management in the ART laboratory. RBMOnline 7: 691–694
18. Li T, Vu TH et al. (2000) IVF results in de novo DNA methylation and histone methylation at an Igf2-H19 imprinting epigenetic switch. Mol. Hum. Reprod. 11: 631–640
19. Lundin K, Bergh C, Hardarson T (2001) Early embryo cleavage is a strong indicator of embryo quality in human IVF. Hum. Reprod. 16: 2652–2657
20. Nayernia K, Nolte J, Michelmann HW et al. (2006) In vitro differentiated embryonic stem cells give rise to male gametes that can generate offspring mice. Dev Cell 11: 125–132
21. Scott L, Alvero R, Leondires M et al. (2000) The morphology of human pronuclear embryo is positively related to blastocyst development and implantation. Hum. Reprod. 15: 2394–2403
22. Steer CV, Mills CL, Tan SL et al. (1992) The cumulative embryo score: a predictive embryo scoring technique to select the optimal number of embryos to transfer in an in-vitro fertilization and embryo transfer programme. Hum. Reprod. 7: 117–119
23. Swales AKE, Spears N (2005) Genomic imprinting and reproduction. Reproduction 130: 389–399
24. Tesarik J, Junca AM, Hazout A et al. (2000) Embryos with high implantation potential after intracytoplasmatic sperm injection can be recognized by a simple, non-invasive examination of pronuclear morphology. Hum. Reprod. 15: 1396–1399
25. Van Royen E, Mangelschots K, De Neubourg D et al. (1999) Characterization of a top quality embryo, a step towards single embryo transfer. Hum. Reprod. 14. 2345–2349
26. Zollner U, Zollner KP, Hartl G et al. (2002) The use of a detailed zygote score after IVF/ICSI to obtain good quality blastocysts: the German experience. Hum. Reprod. 17: 1327–1333

In-vitro-Maturation menschlicher Eizellen

M. von Wolff, T. Strowitzki, K. Diedrich, S. von Otte

Einleitung

Die erste Lebendgeburt nach einer In-vitro-Fertilisation (IVF) entstand nach Eizellentnahme in einem natürlichen Zyklus [38]. Die Verwendung von Gonadotropinen führte zu der Effizienzsteigerung der IVF, die letztlich zu der Geburt von weltweit mehr als 1 Mio. Kindern geführt hat. Allerdings birgt die Stimulation mit Gonadotropinen auch Risiken. So sind die Langzeiteffekte einer hoch dosierten Gonadotropinstimulation noch ungeklärt und die Stimulation kann bei 1–5% der Patientinnen zu einer hochgradigen Überstimulation mit erheblichen gesundheitlichen Risiken führen.

Insbesondere das Risiko der Überstimulationssyndroms und die hohen Kosten der Gonadotropine haben zu der Entwicklung von Techniken geführt, die die Entnahme unreifer Eizellen aus dem Ovar und die Maturation in vitro, die In-vitro-Maturation – IVM, ermöglichen, ohne dass eine Gonadotropinstimulation erforderlich ist.

Grundlegende Arbeiten zur IVM wurden bereits von Robert G. Edwards in den 60er Jahren publiziert. Edwards et al. [13] beschrieben 1969 erstmals die erfolgreiche Fertilisierung von Oozyten, die in vitro maturiert worden waren. Über die 1. Schwangerschaft nach IVM berichteten allerdings erst 1991 Cha et al. [6], die Oozyten aus extirpierten Ovarien maturierten. Die 1. Schwangerschaft nach einer transvaginalen Entnahme und in vitro maturierten unreifen Oozyten publizierten 1994 erstmals Trounson et al. [40].

Die zunehmenden Vorbehalte von Kinderwunschpaaren gegenüber jeglicher Hormonstimulation und deren Kosten sowie die Minimierung des Überstimulationsrisikos haben in den letzten Jahren zu einer zunehmenden Verbreitung der IVM geführt. Die Nachfrage nach solchen Techniken wurde zunächst durch die hohen Erfolgsraten der IVM genährt, aufgrund derer schon vermutet wurde, dass in Zukunft keine Gonadotropine gegeben werden müssten. Allerdings hat die Publikation der ersten großen Studien, die die begrenzte Effektivität der IVM im Vergleich zur konventionellen IVF aufzeigten, diese Einschätzung relativiert.

In Deutschland wurde die IVM zeitgleich und erfolgreich in den Universitätsfrauenkliniken Heidelberg und Lübeck eingeführt. Heidelberg hat hierbei das Indikationsspektrum auf Frauen mit polyzystischen Ovarien und auf Patientinnen im Zustand nach einer hochgradigen ovariellen Überstimulation beschränkt, wogegen Lübeck die IVM zusätzlich zu diesen Indikationen auch bei allen Patientinnen mit einer Indikation für eine IVF/ICSI-Behandlung einsetzt. Die unterschiedlichen Indikationsspektren und die Erfahrungen von 2 verschiedenen Abteilungen ermöglichen eine konstruktive Diskussion über Relevanz, Indikationsbereiche, Risiken und Perspektiven dieser neuen assistierten Reproduktionstechnik.

Entsprechend werden im Folgenden gemeinsam von den Heidelberger und Lübecker Arbeitsgruppen die Grundlagen und Technik der IVM darstellt sowie Risiken und Chancen und Perspektiven kritisch diskutiert.

Ablauf eines IVM-Zyklus

Generell gelten für die IVM die gleichen Vorrausetzungen wie für die konventionelle IVF. Somit sollten die endokrinologischen Parameter überprüft und eine Hepatitis-B-, -C- und HIV- und eine vaginale Infektion ausgeschlossen werden. Auch muss ein ausreichender Schutz vor einer Rötelninfektion sichergestellt werden.

Aufgrund der schwierigeren Punktion der kleinen unstimulierten Ovarien bei der IVM sollte vor der IVM-Behandlung eine sonographische Einschätzung dahingehend vorgenommen werden, ob die Ovarien bei der Punktion gut erreichbar sind. Da die kleinen Ovarien oft durch eine abdominelle Kompression bei der Punktion fixiert werden müssen, wird oftmals ein Body Mass Index von 35 als oberes Maximum angesehen.

Weist die Patientin keine polyzystischen Ovarien auf und hat einen regelmäßigen Menstruationszyklus, wird nach der Menstruation eine sonographische Follikulometrie durchgeführt, um bei einer Follikelgröße von maximal 12–14 mm die Follikelaspiration zu planen. Allgemein wird davon ausgegangen, dass bei der Entwicklung eines dominanten Follikels von mehr als 12–14 mm im Durchmesser die anderen Follikel atretisch werden und somit die Eizellqualität sinkt. Allerdings wird dieser Zusammenhang durch die Arbeit von Chian et al. [9], der in einer Fallserie von 3 Patienten die problemlose Aspiration und Maturation unreifer Oozyten berichtete, in Frage gestellt. Eine kurzzeitiges Priming mit FSH vor der Follikelaspiration hat bei Patientinnen ohne ein PCO-Syndrom keine Vorteile gezeigt [25], wogegen die HCG-Induktion 36 h vor der Eizellentnahme zwar nicht die Fertilisationsrate verbessert, aber zu einem höheren Prozentsatz von maturierten Oozyten nach 24 h führt [7].

Weist die Patientin polyzystische Ovarien auf und hat eine Oligomenorrhö, kann vor der IVM eine Entzugsblutung durch die 10-tägige Gabe von Gestagenen ausgelöst werden. Bei PCO-Patientinnen sprechen einige Arbeiten für die z. B. 3-tägige Gabe von FSH in einer niedrigen Dosierung von z. B: 150 IE/Tag bis 48 h vor der Follikelaspiration [26].

Follikelaspiration

Die Aspiration der Follikel kann sowohl in Allgemeinnarkose als auch Analgosedierung mit oder ohne Lokalanästhesie durchgeführt werden. Aufgrund der etwas verlängerten Punktionsdauer von 15–20 min und den damit verbundenen Schmerzen bietet sich aus unserer Erfahrung eine Allgemeinnarkose an. Dies trägt auch zur Gewinnung möglichst vieler Oozyten bei. Die Punktion ist nur unter Verwendung eines hochauflösenden Ultraschallgeräts möglich, um die kleinen Follikel ausreichend darstellen zu können und eine sichere Aspiration der subkortikal gelegenen Follikel zu gewährleisten. Punktiert werden kann mit ein- oder doppellumigen Nadeln. Wir bevorzugen in beiden Arbeitsgruppen Nadeln der Stärke 17 G. In Lübeck wird im Gegensatz zur Heidelberger Gruppe eine doppellumige Nadel verwendet, da diese starrer sind und die Option zur Spülung des Aspirationssystems zur Vermeidung von Koagelbildung erlauben. Darüber hinaus ist die Erkennung der Oozyten in den nach Spülung koagelfreien und dünnflüssigen Aspiraten einfacher. Ein Aspirationssog von 80–100 mmHg wird von den meisten Autoren verwendet, da davon ausgegangen wird, dass höhere Unterdrucke den Verlust des für die Aspiration essenziellen Kumulus fördern sollen. Prospektive Daten liegen zu dieser Hypothese aber nicht vor.

Kulturmedien

Für die Maturation der Oozyte scheinen die Granulosazellen von Bedeutung zu sein [20]. Es ist jedoch noch weitgehend unklar, wie Granulosazellen die zytoplasmatische und nukleäre Reifung beeinflussen.

Die Erfahrungen und Kenntnisse bzgl. der optimalen Zusammensetzung der Kulturmedien sind noch sehr begrenzt. Als Basismedium wird beispielsweise Hams F-10 oder TCM 199 verwendet.

Eine Anreicherung mit Glukose [8], essenziellen und nichtessenziellen Aminosäuren und Vitaminen [1] scheint die nukleäre und zytoplasmatische Maturation positiv zu beeinflussen. Da FSH für die Entwicklung präovulatorischer Follikel in vivo von Bedeutung ist, wird es üblicherweise auch dem Kulturmedium zugesetzt, obwohl dessen Bedeutung in vitro noch unklar ist [9]. Auch LH oder HCG wird dem Kulturmedium zugegeben, da es die Maturation der Oozyte in vitro fördert [19]. Allerdings ist die Bedeutung der relativen Konzentrationen dieser Gonadotropine noch nicht abschließend geklärt.

Des Weiteren wird dem Kulturmedium Serum zugesetzt. Sowohl fetales Nabelschnurserum, humanes Serumalbumin, synthetische Präparate als auch Serum von der Patientin können verwendet werden. Allerdings wird zur Reduzierung des Infektionsrisikos meist das Serum der Patientin verwendet.

Maturationsdauer, Fertilisierung und Priming des Endometriums

Die Maturation der Oozyten in vitro verläuft nicht einheitlich. Ein Teil der Oozyten reift bereits nach 24 h bis zur Metaphase II. Andere Oozyten benötigen mindestens 48 h [40]. Da sowohl eine vorzeitige als auch eine verspätete Fertilisierung der Oozyten nach einem längeren Metaphasearrest [35] von Nachteil ist, kommt der exakten Terminierung der Fertilisierung der Oozyte eine große Bedeutung zu. Generell scheinen die Oozyten, die die Metaphase bereits in kurzer Zeit erreichen, das größte Potenzial für eine adäquate Entwicklung zu haben [2]. Entsprechend werden die Oozyten üblicherweise nach ca. 24 h von den Granulosazellen mittels einer enzymatischen Verdauung befreit und mikroskopisch beurteilt. Zeigt sich der 1. Polkörper, als Zeichen für die Metaphase II, erfolgt unverzüglich die Fertilisierung. Falls die Oozyte noch unreif ist, wird sie für weitere 24 h maturiert und entsprechend zeitversetzt bei Eintritt in die Metaphase II fertilisiert.

Die Fertilisierung der Oozyte kann generell per IVF oder per ICSI erfolgen. Barnes et al. [2] beschrieben deutlich geringere Fertilisationsraten von in vitro maturierten Oozyten im Vergleich zu in vivo gereiften Oozyten. Erklärt wurde die geringere Fertilisationsrate mit einer Veränderung der Zona pellucida durch die längere Kulturdauer in vitro [28]. Aus diesem Grund wird nach einer In-vitro-Maturation meistens eine ICSI durchgeführt. Söderström-Antitila et al. [37] behandelten die Oozyten von 239 Therapiezyklen mittels einer IVF oder einer ICSI und verglichen u. a. die Fertilisations- und Implantationsraten. Auch in dieser Arbeit lag die Fertilisationsrate nach ICSI mit 69% deutlich höher als nach IVF (37%). Allerdings war die Implantationsrate nach einem ICSI mit 14% signifikant niedriger als nach einem IVF (24%), sodass bei der Anwendung der IVF möglicherweise bereits eine Vorselektion der entwicklungsfähigsten Embryonen diskutiert werden muss.

Das Endometrium bedarf bei der IVM einer zusätzlichen hormonellen Stimulation. Zum einen werden die Oozyten bereits in der mittleren Proliferationsphase entnommen und zum anderen wird kein Gelbkörper gebildet. In Heidelberg wird 3-mal täglich 2 mg 17β-Östradiol, beginnend sofort nach der Follikelaspiration, eingenommen. Einen Tag später erhalten die Patientinnen 3-mal täglich 200 mg Progesteron vaginal, um das Endometrium zu transformieren. In Lübeck wurde die orale Applikation des Östradiols in Analogie zum dortigen Kryotransferprotokoll zugunsten einer transdermalen Applikation ersetzt. Eine früher einsetzende Behandlung mit Östradiol in der Follikelphase wäre evtl. sinnvoll, um eine optimierte Proliferation und damit Synchronisation des zum Oozytenentnahmezeitpunkt noch flachen Endometriums zu erreichen. Allerdings zeigte eine solche Behandlung schlechtere Maturationsraten in vitro, sodass dieses Vorgehen wieder verlassen wurde [33].

Behandlungsergebnisse der IVM im Vgl. zur IVF/ICSI

Bei der Diskussion der Erfolgschancen der IVM im Vergleich zur konventionellen IVF/ICSI-Behandlung müssen verschiedene Aspekte berücksichtigt werden.

So ist es wenig sinnvoll, die Schwangerschaftsrate pro Transfer aus internationalen Studien zu entnehmen und auf Deutschland zu übertragen. Beispielsweise werden in Seoul, Korea, durchschnittlich 4,3±0,9 Embryonen transferiert mit einer resultierenden Schwangerschaftsraten von 32,7% [9]. Eine solch hohe Zahl von Embryonen verbietet nicht nur das Deutsche Embryonenschutzgesetz, es ist auch aus ethischer Sicht problematisch, da aufgrund des hohen Anteils höhergradiger Mehrlinge zum einen hohe Risiken für die Mutter und insbesondere für die Kinder resultieren und zum anderen oft eine Mehrlingsreduktion erforderlich ist.

Stattdessen müssen für den Vergleich der Erfolgschancen die Zahl der PN-Stadien herangezogen werden, die nach der Maturation und Fertilisierung verblieben sind. Wie ◘ Tabelle 14.1 zu entnehmen ist, wurden beispielsweise in der Studie von Child et al. [10] bei PCO-Patientinnen durchschnittlich 10,3 Oozyten aspiriert. Nach der Maturation und Fertilisierung verblieben noch durchschnittlich 6,1 PN-Stadien mit einer Implantationsrate von 9,5%. Vergleicht man diese Daten mit jenen von IVF-Zyklen, verblieben beim IVF 9,3 PN-Stadien mit einer Implantationsrate von 17,1%. Somit dürfte bei der IVF-Behandlung von PCO-Patientinnen die kumulative Schwangerschaftsrate, d. h. die zu erwartende Schwangerschaftsrate nach dem Transfer aller frischen und kryokonservierten PN-Stadien, mindestens doppelt so hoch liegen. Diese Kalkulation bezieht sich jedoch nur auf PCO-Patientinnen. Ein direkter Vergleich der Erfolgschancen bei Patientinnen ohne ein PCO fällt naturgegeben ungünstiger aus, da die Zahl der PN-Stadien bei diesen Patientinnen noch geringer ist.

Erfahrungen und Behandlungsergebnisse der IVM in Heidelberg

In Heidelberg werden IVM-Behandlungen nur bei Patientinnen mit polyzystschen Ovarien, im Zustand nach einer hochgradigen ovariellen Überstimulation nach einer IVF/ICSI-Behandlung oder vor einer zytotoxischen Therapie durchgeführt.

◘ Tabelle 14.1. Behandlungsergebnisse der IVM im Vergleich zur IVF/ICSI. Dargestellt sind neben den internationalen Studien die Ergebnisse der ersten deutschen Studien in Heidelberg [44] und Lübeck [45]

Autoren	Behandlungszyklen	Oozyten				SS-Rate (n/%)
		Aspiriert (n)	Maturiert (%)	Fertilisiert (n/%)	Implantiert (%)	
IVM bei Patientinnen mit PCO						
Cha et al. [5]	94	13,6	62	5,1 (68)	6,9	23 (27)
Child et al. [10]	107	10,3	75	6,1 (78)	9,5	23 (22)
Chian et al., [9]	254	11,9	79	5,9 (69)	11,1	61 (24)
Le Du et al. [22]	45	11,4	63	4,9 (70)	10,9	9 (23)
Von Wolff u. Strowitzki [43]	28	6,0	65	2,3 (57)	6,7	1 (3,6)
Von Wolff et al. [44]	8	13,1	54	4,0 (56)	6,7	1 (12,5)
IVM bei Patientinnen ohne PCO						
Söderström-Anttilla et al. [37]	91	6,3	67	1,3 (36)	22,6	18 (31)
Von Otte et al. [45]	81	8,0	56	2 (56,4)	5,1	7 (12,3)
Von Wolff et al. [44]	6	5,6	47	1,5 (56)	12,0	1 (16,0)
IVF/ICSI						
Child et al. [10] (IVF bei PCO-Pat.)	107	14,9	–	9,3	17,1	36 (33)
Deutsches IVF-Register (alle deutschen IVF/ICSI-Pat.)	–	–	–	–	ca. 15%	ca. 30%

Initial wurden verschiedene Therapieformen ausgetestet. Die im Folgenden dargestellte Behandlungsform hat sich letztlich am besten bewährt und wird bis auf einzelne individuelle Modifikationen überwiegend angewendet:

Die Patientinnen werden mit rekombinantem FSH über 3 Tage in einer Dosierung von 125 IE/Tag bis 48 h vor der Follikelaspiration geprimt und erhalten zusätzlich eine Induktion mit 10.000 IE HCG 36 h vor der Punktion. Für die Aspiration der Follikel werden einlumige 17-G-Nadeln (B Bevel, Cook Medical Inc, Bloomington, USA) mit einem Aspirationssog von 100 mmHg verwendet. Für die Maturation kommt kommerziell erhältliches, vorgefertigtes Medium (Medicult, Jyllinge, Denmark) unter Zusatz von FSH, HCG und Serum der Patientin zum Einsatz. Die Fertilisierung der maturierten Oozyte erfolgt grundsätzlich per ICSI. Für das Priming des Endometriums wird orales 17β-Östradiol in einer Dosis von 6 mg/Tag, beginnend sofort nach der Follikelpunktion, und vaginales Progesteron, beginnend ca. 2 Tage vor dem Transfer, in einer Dosis von 600 mg/Tag appliziert.

Die Zahl der aspirierten Oozyten, die Maturations- und Fertilisationsrate sowie die Implantationsrate sind inzwischen mit den internationalen Studien vergleichbar. Allerdings ist die Schwangerschaftsrate mit ca. 10–15% aufgrund der in Deutschland verbotenen Embryonenselektion und des Transfers von nur 1–2 Embryonen deutlich niedriger als in internationalen Studien. Inzwischen wurden 2 gesunde Kinder nach einer In-vitro-Maturation geboren, 2 weitere Patientinnen befinden sich bereits im 2. Trimenon. Eine Fehlgeburt war bisher nicht zu verzeichnen.

Erfahrungen und Behandlungsergebnisse der IVM in Lübeck

An der Universitätsfrauenklinik Schleswig-Holstein, Campus Lübeck, wurde die IVM gemäß den international publizierten Daten nicht ausschließlich bei der Indikation PCOS, sondern auch bei normoovulatorischen Frauen eingeführt [46, 47]. Nach Einholen eines Ethikvotums der lokalen Ethikkommission wurde ab Januar 2005 ein IVM-Programm zur Prüfung von Machbarkeit und Effizienz dieser Methode initiiert. Nach niedrig dosiertem Gonadotropinpriming der Ovarien (Menogon HP, 75 IE für 3–5 Tage) erfolgte eine Ovulationsinduktion mit 10.000 IE hCG bei Erreichen einer Leitfollikelgröße von 10–12 mm und einer Endometriumhöhe von mindestens 7 mm. Zwischen Zyklustag 8 und 10 wurden alle kleinantralen Follikel (5–12 mm Durchmesser) mittels einem hoch auflösendem Ultraschall unter Verwendung eines speziellen Punktionssystems (K-OPS-7035, Cook, Deutschland) aspiriert. Alle gewonnenen Kumulus-Oozytenkomplexe wurden über 24–28 h in IVM-Medium kultiviert (IVM-Medium, Medicult, Dänemark), anschließend denudiert und alle Oozyten im MII-Stadium durch ICSI fertilisiert. Eine längere Maturation wird nach den ersten Erfahrungen in Übereinstimmung mit den Erkenntnissen anderer Arbeitsgruppen nicht mehr durchgeführt. Dies führt zu einer Vereinfachung der Abläufe im Labor. Nach ausführlicher Beratung des Paares wurden, falls vorhanden, immer 3 Embryonen unter kombinierter Östrogen- und Progesterongabe zur Lutealphasensubstitution (3 Pflaster Estradot®100 alle 2 Tage, Crinone® 8%-Gel einmal/Tag) transferiert. Bestandteil der Aufklärung vor Therapiebeginn war ein neuropädiatrisches Follow-up aller nach IVM geborenen Kinder.

Nach einem einheitlichen Protokoll erfolgten insgesamt 81 Zyklen (Follikelpunktionen). Dabei handelte es sich um 77 normoovulatorische Frauen und 4 PCO-Patientinnen (gemäß Kriterien der Rotterdam-Konsensuskonferenz 2003) mit erhöhtem Risiko für ein OHSS. Sechs Patienten wurden nach dem Basisultraschall ausgeschlossen (6,9%).

Das Durchschnittsalter dieses Kollektivs betrug 34,3±4,8 Jahre. Nach initial niedriger Eizellgewinnungsrate bei den ersten 11 Patienten von 2,5±2,4 bei Verwendung unseres konventionellen Ultraschallgeräts zur Follikelpunktion stieg diese nach Wechsel auf ein hoch auflösendes Ultraschallgerät (Accuson Sequia 512) deutlich auf 8,9±6,1/Punktion an. Insgesamt wurden in diesem Kollektiv 651 Oozyten aspiriert, davon reiften 365 zum fertilisierbaren MII-Stadium (56,0%) Die regelrechte Fertilisationsrate nach ICSI (2 PN) der in vitro gereiften Oozyten betrug 80,1%. In 57 Zyklen (70,3%) erfolgte ein Embryotransfer. Insgesamt wurden in diesem Kollektiv 7 klinische

Schwangerschaften erzielt, von denen allerdings 3 als Frühabort in der 6. bis 12. SSW endeten. Aus diesem Kollektiv stammt auch die 1. Patientin in Deutschland, die nach Konzeption durch IVM entbunden wurde (Dezember 2005, gesunder Junge, 4030 g, 52 cm Länge, Kopfumfang 35 cm, APGAR 9/10/10). Drei weitere Schwangerschaften bestehen mit unauffälligem Verlauf fort. In 7 Zyklen erfolgte eine Kryokonservierung überschüssiger Pronuklei.

Zwischenzeitlich wurden weitere 4 fortbestehende Schwangerschaften nach Modifikation des IVM-Protokolls, d. h. Aspiration der antralen Follikel bei Erreichen einer Mindestleitfollikelgröße von 14 mm gezeugt. Die aktuelle Version des IVM-Protokolls sieht den Verzicht auf ein Gonadotropinpriming und eine Eizellaspiration ab einer Leitfollikelgröße von sogar 16 mm vor. Nach den vorläufigen Daten werden weder Oozytengewinnung noch In-vitro Maturation durch dieses Vorgehen kompromittiert. Darüber hinaus wurden bei 2 Patientinnen mit maligner Grunderkrankung zeitgleich im Rahmen einer laparoskopischen ovariellen Kortexentnahme zum potenziellen Fertilitätserhalt vor zytostatischer Therapie unreife Eizellen (jeweils 6 bzw. 8) ohne jegliche hormonelle Vorbehandlung (FSH- und hCG-Verzicht) zyklusphasenunabhängig aspiriert.

Vor- und Nachteile der In-vitro-Maturation im Vergleich zum konventionellen IVF/ICSI

Der unbestreitbare Vorteil der IVM liegt in der Vermeidung eines ovariellen Überstimulationssyndroms (OHSS). Das hochgradige Überstimulationssyndrom mit Aszitesbildung und der Notwendigkeit einer stationären Aufnahme liegt bei einer IVF/ICSI-Behandlung bei durchschnittlich 1% (Deutsches IVF-Register). Bei PCO-Patientinnen steigt das Risiko deutlich an (Odds ratio 6,8; [41]), und liegt somit bei mindestens 5% [17].

Ein weiterer Vorteil liegt in der Möglichkeit, kurzfristig Oozyten, z. B. vor einer zytotoxischen Therapie entnehmen zu können. Aufgrund dieser Technik ist die Konservierung von Oozyten als fertilitätserhaltende Maßnahme erst sinnvoll möglich geworden, da eine Verschiebung der zytotoxischen Therapie um 2-5 Wochen für eine konventionelle IVF-Behandlung in der Regel nicht möglich ist.

Als vorteilhaft werden auch die kürzeren Therapiezyklen und die niedrigeren Kosten pro Therapiezyklus durch den Wegfall oder die Reduzierung der Gonadotropindosis genannt.

Dieser häufig zitierte scheinbare Vorteil ist heute jedoch bei einer Kalkulation der Kosten pro erzielter Schwangerschaft nicht haltbar. Wie aus ◘ Tabelle 14.2 und dem Kapitel »Behandlungsergebnisse

◘ Tabelle 14.2. Vor- und Nachteile der In-vitro-Maturation im Vergleich zur konventionellen IVF-Behandlung

Vorteile	Kein Risiko einer ovariellen Überstimulation
	Oozytenentnahme kurzfristig vor zytotoxischen Therapien als fertilitätserhaltende Maßnahme möglich
	Kürzere Therapiezyklen
Nachteile	Heute noch höhere Kosten pro erzielter Schwangerschaft
	Keine Übernahme der Behandlungskosten durch die Krankenkassen in Deutschland
	Geringere Implantations-/Schwangerschaftsraten pro Therapiezyklus und pro Embryotransfer
	Technisch schwierigere Punktion/Lernkurve
	Ultraschallgerät mit guter Auflösung für die Follikelpunktion erforderlich
	Längere Punktionsdauer
	Erhöhter Arbeitsaufwand im Labor/Lernkurve
	Höhere Laborkosten
	Keine ausreichenden Daten zur Langzeitentwicklung der nach IVM geborenen Kinder

der IVM im Vergleich zur IVF/ICSI« ersichtlich ist, ist die Effektivität der IVM (geringere Zahl aspirierter Oozyten, geringere Implantations-/Schwangerschaftsraten; ICSI erforderlich) im Vergleich zur konventionellen IVF/ICSI heute noch geringer, sodass durch die Notwendigkeit der Durchführung mehrerer Therapiezyklen zum einen die Kosten pro erzielter Schwangerschaft höher liegen und zum anderen der Aufwand für die Patientinnen höher ist.

Nach vorläufigen Daten scheint die Fertilisation in vitro maturierter Oozyten durch IVF ebenfalls möglich zu sein, falls das Spermiogramm des Partners dies zulässt [37]. Die Verwendung dieser einfacheren Methode zur Fertilisation stellt eine weitere Vereinfachung des Verfahrens dar.

Seitens der behandelnden Ärzte liegt der Nachteil der IVM wie bei jeder neu eingeführten Methode in der zu absolvierenden Lernkurve zur Eizellgewinnung. Die Aspiration kleinantraler Follikel der Größen von 5–12 mm ist technisch anspruchsvoller und erfordert nach unseren Erfahrungen je nach Zahl der vorhandenen Follikel einen etwa 10 min größeren Zeitaufwand. Da während der Punktionszeit Operations- und Anästhesiepersonal gebunden sind, ist bei einer Kostenkalkulation dieser Faktor mit zu berücksichtigen. Des Weiteren ist ein hoch auflösendes und somit teures Ultraschallgerät erforderlich, um die kleinen Follikel ausreichend darstellen zu können.

Seitens der Biologen ist ebenfalls eine Lernkurve einzukalkulieren. Die in Lübeck zunächst noch veranschlagte Maturationsdauer von bis zu 48 h konnte auf eine Dauer von 24–28 h reduziert werden, da mit den dortigen Erfahrungen nach Ablauf dieses Intervalls nicht mehr von einer Maturation auszugehen ist. Dadurch lässt sich die früher übliche zeitaufwändige Kontrolle der Maturation in Intervallen von 24, 32 und 48 h deutlich vereinfachen und Personalkosten weiter reduzieren. Die Kosten für die z. Z. kommerziell erhältlichen IVM-Medien liegen heute höher als konventionelle IVF-Medien. Bei Entfall der Gonadotropinstimulation bzw. deren deutlicher Reduktion im Falle der PCO-Patientin, zunehmender Beschleunigung der Abläufe im Operationssaal bei wachsender Erfahrung des Operateurs sowie einer Vereinfachung der Abläufe im Labor bietet das Verfahren noch Einsparpotenzial.

Indikationen für eine IVM-Behandlung

Die zunehmenden Erfolgsraten der IVM hatten zunächst zu einer euphorischen Grundstimmung bzgl. des künftigen Einsatzes dieser Technik bis hin zu der Erwartung eines kompletten Ersatzes der konventionellen IVF durch die IVM geführt. Seitdem verlässliche Daten über die Erfolgsraten der IVM vorliegen, hat sich die Euphorie etwas gelegt und das Indikationsspektrum wird differenzierter diskutiert (Tabelle 14.3).

Grundsätzlich sollte eine IVM nur dann durchgeführt werden, wenn auch eine Indikation für eine künstliche Befruchtung, z. B. aufgrund eines Tubendefekts, eines pathologischen Spermiogramms oder einer idiopathischen Sterilität vorliegt.

Tabelle 14.3. Indikationen für eine IVM-Behandlung

Eindeutige Indikationen	Zustand nach einer hochgradigen ovariellen Überstimulation bei einer konventionellen IVF/ICSI-Behandlung
	Polyzystische Ovarien mit einem hohen Risiko einer hochgradigen ovariellen Überstimulation bei einer konventionellen IVF/ICSI-Behandlung
	Entnahme von Oozyten vor einer zytotoxischen Therapie als fertilitätskonservierende Maßnahme
Kontrovers diskutierte Indikationen	Sterilität mit einem normalen Risikoprofil für eine konventionelle IVF/ICSI-Behandlung
	Low-/Non-Responder (unzureichende Follikelbildung unter Gonadotropinstimulation)
	Medizinisches Risiko einer hochdosierten Gonadotropinstimulation
	Alter der Patientin >35 Jahre

Der Vorteil der IVM liegt in der Vermeidung eines ovariellen Überstimulationssyndroms (OHSS). Da das hochgradige OHSS eines der wenigen, aber potenziell vital bedrohlichen Komplikationen der assistierten Reproduktionstechniken ist, ist bei Patientinnen im Zustand nach einer Überstimulation und bei jungen Patientinnen mit polyzystischen Ovarien die IVM indiziert. Frauen mit einem PCOS profitieren von einer IVM in zweifacher Hinsicht, da zum einen ein OHSS vermieden wird und zum anderen bei ihnen die Erfolgschancen für eine IVM aufgrund der hohen Anzahl zu aspirierender Follikel relativ hoch ist.

Eindeutig ist die Indikation für eine IVM auch bei Patientinnen, die kurzfristig eine zytotoxische Therapie erhalten sollen. Bei diesen Patientinnen können, wenn sie sich in der ersten Zyklushälfte befinden und noch keinen dominanten Follikel gebildet haben, kurzfristig unreife Oozyten entnommen und kryokonserviert werden. Diese Behandlung ist ein Baustein eines großen Spektrums fertilitätserhaltender Maßnahmen, die vor zytotoxischen Therapien angewendet werden können [42, 43].

Nach Auffassung der Lübecker und weiterer internationaler Arbeitsgruppen stellt auch das Vorliegen einer Indikation zur assistierten Reproduktion, z. B. aufgrund eines OAT-Syndroms des Partners, bei Vorbehalten gegen eine hormonelle Stimulation eine Indikation für eine IVM-Behandlung dar. Darin unterscheidet sich der Indikationskatalog von der Heidelberger Gruppe.

Beide Arbeitsgruppen stimmen darin überein, dass die Gruppe der Low- bzw. Non-Responder, d. h. der Frauen, die unzureichend auf eine Gonadotropinstimulation ansprechen, aufgrund der niedrigen Eizellzahlen und der weiteren Reduktion durch die Maturation zum M2-Stadium, das nach übereinstimmenden Daten beider Gruppen von etwa 50–60% der gewonnenen Eizellen erreicht wird, heute noch keine Zielgruppe für die Durchführung eines IVM-Zyklus darstellen.

Ungeklärte Risiken der IVM

Erste Artikel über eine erhöhte Inzidenz des Beckwith-Wiedemann-Syndroms (BWS) bei Kindern nach einer IVF/ICSI-Behandlung [16, 24] haben zu einer Diskussion über bisher nicht erfasste Risiken durch die In-vitro-Kultur von Oozyten und Embryonen geführt. Da das BWS, ein Syndrom mit erhöhtem Geburtsgewicht, verstärktem Wachstum verschiedener Organe und einer erhöhten Inzidenz von Tumoren in der Kindheit [30], auf einen Imprintingdefekt zurückzuführen ist, besteht die Sorge, dass durch die In-vitro-Kultur von Oozyten vermehrt bisher unerkannte Defekte entstehen.

Unter Imprinting wird eine epigenetische Modifikation der Genexpression z. B. durch eine Veränderung der DNA-Methylierung verstanden. Diese führt zu einer Inaktivierung der Gene eines Allels in der frühen Keimzellentwicklung und bedingt somit eine monoallele Genexpression. Diese Inaktivierung wird im Humansystem vermutlich bereits in der frühen Entwicklung der Oozyte aufgehoben und in den ersten Tagen nach der Fertilisierung reprogrammiert [31]. Erfolgt beispielsweise kein Imprinting, d. h. keine Inaktivierung des Insulin-like-growth-Faktor-Gens, wird dieses auf beiden Allelen und somit zu stark exprimiert, wodurch sich ein BWS entwickelt.

Solche Imprintingdefekte sind aus der Tierzucht bereits seit Jahren bekannt. So haben etwa 10–30% der Kälber und Lämmer, die durch eine assistiere Reproduktionstechnik unter Verwendung der In-vitro-Maturation entstehen, ein erhöhtes Körpergewicht und Fehlbildungen [4]. Diese als »Large-offspring-Syndrom« bezeichnete Veränderung beruht vermutlich auf Imprintingdefekten. Da dieses Syndrom gehäuft bei Tieren nach einer In-vitro-Maturation beobachtet wurde, ist die Sorge bzgl. des erhöhten Risikos von Imprintingdefekten bei der Anwendung beim Menschen nicht unbegründet. Entsprechend wurden bereits erste molekulare Untersuchungen zur Methylierung humaner DNA von humanen, in vitro maturierten Oozyten durchgeführt [3], die jedoch noch nicht aussagekräftig waren.

Untersuchungen zur Fehlbildungsrate von IVM-Kindern haben keine Erhöhung gezeigt. Auch die bisher beurteilbare frühkindliche Entwicklung bis zum Alter von 2 Jahren war unauffällig [5, 27, 29]. Einschränkend muss betont werden, dass die untersuchten Fallzahlen noch klein sind. Ein

Einsatz der In-vitro-Maturation wird daher von beiden Arbeitsgruppen nur unter kontrollierten Bedingungen gefordert. Die systematische Nachuntersuchung der nach IVM geborenen Kinder sollte Voraussetzung sein, um hier weitere Klarheit auch für die Bratung zukünftiger Paare zu erhalten. Weitere Untersuchungen zur Alteration des Imprintings in vitro maturierter Oozyten sind erforderlich.

Zukunftsperspektiven

Die IVM stellt eine innovative Technik der assistierten Reproduktion dar, die erstmals die faszinierende Perspektive einer Verlagerung der Reifungsprozesse von Oozyten von der In-vivo- auf die In-vitro-Ebene eröffnet. Heute hat sie gegenüber der konventionellen IVF/ICSI aufgrund der Vermeidung des Überstimulationssyndroms, der kürzeren Therapiezyklen und dem geringeren Verbrauch von Gonadotropinen viele Vorteile. Sollte es gelingen, die Schwangerschaftsrate weiter zu verbessern und sollte sich herausstellen, dass die fetale Fehlbildungsrate nicht erhöht ist, ist die IVM sicherlich eine Technik, die in Zukunft mit der konventionellen IVF konkurrieren kann.

Die Weiterentwicklung der IVM wird möglicherweise eine noch stärkere Verlagerung auf die In-vitro-Ebene darstellen. So könnte beispielsweise die Maturation von Oozyten aus Primordialfollikeln möglich werden. Eine solche Technik, die jedoch erst bei Mäusen erfolgreich durchgeführt wurde [15], eröffnet neue Perspektiven für die assistierte Reproduktion und auch im Rahmen der Kryokonservierung von Ovarialgewebe vor evtl. geplanten Chemotherapien. Da die Schwangerschaftsrate nach der Retransplantation von Ovarialgewebe noch sehr gering ist, bestünde mit der Maturation von Oozyten aus Primordialfollikeln die Möglichkeit, Oozyten zu transferieren. Trotz erster ermutigender Fortschritte bei der Kultur von Promordialfollikeln [18, 36] dürfte es aufgrund der langen Maturationsdauer von humanen Oozyten und den damit verbundenen technischen Schwierigkeiten noch ein langer Weg bis zu einem klinischen Einsatz sein.

Literatur

1. Abdul Jalil AK, Rezaei N, Chung JT (2002) Effects of vitamins during oocyte maturation on subsequent embryonic development in vitro. Abstract presented at: 48th Annual Meeting of Canadian Fertility ands Andrology Society; Charlevoix, Quebec; TP24.
2. Barnes FL, Kausche A, Tiglias J, Wood C, Wilton L, Trounson A (1996) Production of embryos from in vitro-matured primary human oocytes. Fertil Steril 65: 1151-1156
3. Borghol N, Lornage J, Blachere T, Sophie Garret A, Lefevre A (2006) Epigenetic status of the H19 locus in human oocytes following in vitro maturation. Genomics 87: 417-426
4. Ceelen M, Vermeiden JP (2001) Health of human and livestock conceived by assisted reproduction. Twin Res 4: 412-416
5. Cha KY, Han SY, Chung HM, Choi DH, Lim JM, Lee WS, Ko JJ, Yoon TK (2000) Pregnancies and deliveries after in vitro maturation culture followed by in vitro fertilization and embryo transfer without stimulation in women with polycystic ovary syndrome. Fertil Steril 73: 978-983
6. Cha KY, Koo JJ, Ko JJ, Choi DH, Han SY, Yoon TK (1991) Pregnancy after in vitro fertilization of human follicular oocytes collected from nonstimulated cycles, their culture in vitro and their transfer in a donor oocyte program. Fertil Steril 55: 109-113
7. Chian RC, Buckett WM, Tulandi T, Tan SL (2000) Prospective randomized study of human chorionic gonadotropin priming before immature oocyte retrieval from unstimulated women with polycystic ovarian syndrome. Hum Reprod 15: 165-170
8. Chian RC, Chung JT, Downey BR, Tan SL (2002) Maturational and developmental competence of immature oocytes retrieved from bovine ovaries at different phases of folliculogenesis. Reprod Biomed Online 4: 127-132
9. Chian RC, Buckett WM, Tan SL (2003) In-vitro maturation of human oocytes. Reprod Biomed Online 8: 148-166
10. Child TJ, Phillips SJ, Abdul-Jalil AK, Gulekli B, Tan SL (2002) A comparison of in vitro maturation and in vitro fertilization for women with polycystic ovaries. Obstet Gynecol 100: 665-670
11. Costello MF, Chapman M, Conway U (2006) A systematic review and meta-analysis of randomized controlled trials on metformin co-administration during gonadotrophin ovulation induction or IVF in women with polycystic ovary syndrome. Hum Reprod 31 [Epub ahead of print]
12. Deutsches IVF-Register (2006) http://www.deutsches-ivf-register.de
13. Edwards RG, Bavister BD, Steptoe PC (1969) Early stages of fertilization in vitro of human oocytes matured in vitro. Nature 221: 632-635
14. Eisenhardt S, Schwarzmann N, Henschel V, Germeyer A, von Wolff M, Hamann A, Strowitzki T (2006) Early Effects of Metformin in Women with Polycystic Ovary Syndrome (PCOS): A Prospective Randomized Double-Blind Placebo-Controlled Trial. J Clin Endocrinol Metab 91: 946–952
15. Eppig JJ, O'Brien MJ (1996) Development in vitro of mouse oocytes from primordial follicles. Biol Reprod 54: 197-207
16. Gicquel C, Gaston V, Mandelbaum J, Siffroi JP, Flahault A, Le Bouc Y (2003) In vitro fertilization may increase the risk of

Beckwith-Wiedemann syndrome related to the abnormal imprinting of the KCN1OT gene. Am J Hum Genet 72: 1338-1341
17. Heijnen EM, Eijkemans MJ, Hughes EG, Laven JS, Macklon NS, Fauser BC (2006) A meta-analysis of outcomes of conventional IVF in women with polycystic ovary syndrome. Hum Reprod Update 12: 13–21
18. Hovatta O, Silye R, Abir R, Krausz T, Winston RM (1997) Extracellular matrix improves survival of both stored and fresh human primordial and primary ovarian follicles in long-term culture. Hum Reprod 12: 1032-1036
19. Hreinsson J, Rosenlund B, Friden B, Levkov L, Ek I, Suikkari AM, Hovatta O, Fridstrom M (2003) Recombinant LH is equally effective as recombinant hCG in promoting oocyte maturation in a clinical in-vitro maturation programme: a randomized study. Hum Reprod 18: 2131-2136
20. Hwang JL, Lin YH, Tsai YL (2000) In vitro maturation and fertilization of immature oocytes: a comparative study of fertilization techniques. J Assist Reprod Genet 17: 39–43
21. Kashyap S, Wells GA, Rosenwaks Z (2004) Insulin-sensitizing agents as primary therapy for patients with polycystic ovarian syndrome. Hum Reprod 19: 2474-2483
22. Le Du A, Kadoch IJ, Bourcigaux N, Doumerc S, Bourrier MC, Chevalier N, Fanchin R, Chian RC, Tachdjian G, Frydman R, Frydman N (2005) In vitro oocyte maturation for the treatment of infertility associated with polycystic ovarian syndrome: the French experience. Hum Reprod 20: 420-424
23. Lin YH, Hwang JL, Huang LW, Mu SC, Seow KM, Chung J, Hsieh BC, Huang SC, Chen CY, Chen PH (2003) Combination of FSH priming and hCG priming for in-vitro maturation of human oocytes. Hum Reprod 18: 1632-1636
24. Maher ER, Brueton LA, Bowdin SC, Luharia A, Cooper W, Cole TR, Macdonald F, Sampson JR, Barratt CL, Reik W, Hawkins MM (2003) Beckwith-Wiedemann syndrome and assisted reproduction technology (ART). J Med Genet 40: 62-64
25. Mikkelsen AL, Smith SD, Lindenberg S (1999) In-vitro maturation of human oocytes from regularly menstruating women may be successful without follicle stimulating hormone priming. Hum Reprod 14: 1847-18451
26. Mikkelsen AL, Lindenberg S (2001a) Benefit of FSH priming of women with PCOS to the in vitro maturation procedure and the outcome: a randomized prospective study. Reproduction 122: 587-592
27. Mikkelsen AL, Andersson AM, Skakkebaek NE, Lindenberg S (2001b) Basal concentrations of oestradiol may predict the outcome of in-vitro maturation in regularly menstruating women. Hum Reprod 16: 862-867
28. Nagy ZP, Cecile J, Liu J, Loccufier A, Devroey P, Van Steirteghem A (1996) Pregnancy and birth after intracytoplasmic sperm injection of in vitro matured germinal-vesicle stage oocytes: case report. Fertil Steril 65: 1047-1050
29. Rao GD, Tan SL (2005) In vitro maturation of oocytes. Semin Reprod Med 23: 242-247
30. Reik W, Maher ER (1997) Imprinting in clusters: lessons from Beckwith-Wiedemann syndrome. Trends Genet 13: 330-334
31. Reik W, Walter J (2001) Genomic imprinting: parental influence on the genome. Nat Rev Genet 2: 21–32
32. Rimm AA, Katayama AC, Diaz M, Katayama KP (2004) A meta-analysis of controlled studies comparing major malformation rates in IVF and ICSI infants with naturally conceived children. J Assist Reprod Genet 21: 437-4343
33. Russell JB, Knezevich KM, Fabian KF, Dickson JA () Unstimulated immature oocyte retrieval: early versus midfollicular endometrial priming () Fertil Steril 1997; 67: 616–620
34. Russell JB, Knezevich KM, Fabian KF, Dickson JA (1997) Unstimulated immature oocyte retrieval: early versus midfollicular endometrial priming. Fertil Steril 67: 616-620
35. Smith SD, Mikkelsen A, Lindenberg S (2000) Development of human oocytes matured in vitro for 28 or 36 hours. Fertil Steril 73: 541-544
36. Smitz J, Cortvrindt R (1999) Oocyte in-vitro maturation and follicle culture: current clinical achievements and future directions. Hum Reprod 14 Suppl 1: 145-161
37. Soderstrom-Anttila V, Makinen S, Tuuri T, Suikkari AM (2005) Favourable pregnancy results with insemination of in vitro matured oocytes from unstimulated patients. Hum Reprod 20: 1534-1540
38. Steptoe PC, Edwards RG (1978) Birth after the reimplantation of a human embryo. Lancet 2: 366
39. Strowitzki T, Germeyer A, Popovici R, von Wolff M (2006) The human endometrium as a fertility determining factor. Hum Reprod Update, in press
40. Trounson A, Wood C, Kausche A (1994) In vitro maturation and the fertilization and developmental competence of oocytes recovered from untreated polycystic ovarian patients. Fertil Steril 62: 353-362
41. Tummon I, Gavrilova-Jordan L, Allemand MC, Session D (2005) Polycystic ovaries and ovarian hyperstimulation syndrome: a systematic review. Acta Obstet Gynecol Scand 84: 611-616
42. Von Wolff M, Strowitzki T (2004) Kinderwunsch nach Krebs – Möglichkeiten und Grenzen der modernen Reproduktionsmedizin. Frauenarzt 12: 1122–1129
43. Von Wolff M, Strowitzki T (2005) Ovarielle Protektion und Erhalt der Fertilität im Rahmen der Therapie gynäkologischer Malignome bei bestehendem Kinderwunsch. Gynäkol Endokrinol 3: 107–114
44. Von Wolff M, Eberhardt I, Strowitzki T (2006) In vitro Maturation – Indikationen, Risiken und Chancen einer neuen assistierten Reproduktionstechnik. Zentralbl Gynakol 128: 1–9s
45. Von Otte S, Härtel C, Al Hassani S, Schöpper B, Griesinger G, Schultze-Mosgau A, Diedrich K (2006)Die Etablierung der In-vitro-Maturation als alternative Option der assistierten Reproduktion – Erfahrungen der Lübecker Arbeitsgruppe. Geburtsh Frauenheilk, submitted
46. Von Otte S, Schöpper B, Schultze-Mosgau A, Griesinger G, Al Hasani S, Diedrich K (2005) Die In-Vitro-Reifung von Oozyten (IVM) – eine neue Therapieoption der assistierten Reproduktion. Gynäkol Endokrinol 4: 238–244
47. Von Otte S, Schöpper B, Schultze-Mosgau A, Griesinger G, Al Hasani S, Diedrich K (2006a) Die In-vitro-Maturation – eine neue Chance für die assistierte Reproduktion? Frauenarzt 4: 108–115

Die Deutsche ICSI-follow-up-Studie

M. Ludwig, A.K. Ludwig, K. Diedrich, A. Katalinic

Vorbemerkung

Dieses Kapitel wurde in umfangreicherer Form bereits publiziert (Ludwig M, Katalinic A (2005) Die deutsche ICSI follow up Studie – Zusammenfassung der Ergebnisse publizierter Arbeiten und Einordnung in die aktuelle Studienlage. J Reproduktionsmed Endokrinol 2: 151–162). Wir danken dem Verlag Krause & Pachernegg für die freundliche Genehmigung des Abdrucks von Teilen dieser Arbeit. Für dieses Jahrbuch wurde der Inhalt des 2005 publizierten Artikels teilweise gekürzt und insgesamt aktualisiert.

Einleitung

Vor 7 Jahren wurde in Deutschland die multizentrische, prospektive, kontrollierte ICSI-follow-up-Studie begonnen. Ziel war die Klärung des Fehlbildungsrisikos bei nach ICSI (intrazytoplasmatische Spermieninjektion) entstandenen Schwangerschaften. Die Deutsche ICSI-follow-up-Studie ist nach wie vor die größte prospektive Studie ihrer Art, die jemals zu diesem Thema, zum Vergleich der Fehlbildungsrate in Schwangerschaften nach ICSI und spontaner Konzeption, weltweit durchgeführt wurde.

Methodik der ICSI-follow-up-Studie

Allgemeines

Bei dieser Studie handelt es sich um eine prospektive, kontrollierte Kohortenstudie im Äquivalenzstudiendesign. In der Phase der Auswertung zog das ursprünglich als Kontrollkollektiv eingeplante Mainzer Geburtenregister seine Beteiligung an der ICSI-follow-up-Studie zurück. Die Verwendung der bereits zu Verfügung gestellten Kontrollkohorte wurde untersagt. Grund hierfür war im Wesentlichen der Umstand, dass eigene Untersuchungen des Mainzer Geburtenregisters auf der Basis von ca. 65 ICSI-Kindern aus dem Geburtenregister zu anderen Ergebnissen als die ICSI-follow-up-Studie geführt hatten.

Aus diesem Umstand heraus stieß im weiteren Verlauf der Studie das Geburtenregister Magdeburg (Dr. C. Rösch, Fehlbildungsmonitoring Sachsen-Anhalt, Direktor Prof. Dr. V. Steinbiker) zur Studiengruppe.

Die Finanzierung der Studie wurde aus Drittmitteln, im Wesentlichen aus der Industrie, realisiert. Zu etwa 1/3 erfolgte die Finanzierung aus den teilnehmenden IVF-Zentren selbst.

Für die Fallzahlberechnung wurde eine Fehlbildungsrate von 7% für das Kontrollkollektiv herangezogen [23]. Für die ICSI-Kohorte wurde von einer identischen Fehlbildungsrate ausgegangen. Als klinisch relevante Differenz wurde eine 2%ige Abweichung nach oben hin festgelegt ($\pi_{ICSI} - \pi_{Kontrolle}$ <2%). Entsprechend der Fragestellung und Haupthypothese wurde eine einseitige Fragestellung definiert. Die Irrtumswahrscheinlichkeit betrug 5%, die Power 90%. Auf der Basis dieser Angaben ergab sich nach der Methodik von Blackwelder eine benötigte Fallzahl von 2789 Kindern/Gruppe [2].

In der Zeit von August 1998 bis August 2000 wurden in 59 teilnehmenden IVF-Zentren konsekutiv 3198 Paare, die nach einer ICSI-Behandlung schwanger wurden, mit der Frage zur Studienteilnahme nach Erreichen der 16. Schwangerschaftswoche, rekrutiert.

Zu Beginn der 16. Schwangerschaftswoche erfolgte bei weiterhin bestehender Schwangerschaft der eigentliche Einschluss der Paare in die Studie. Dazu wurden ein 1. telefonischer Kontakt durch die Studienzentrale in Lübeck mit den Paaren aufgenommen und die 1. Datenerhebung durchgeführt. Insgesamt konnten 2809 fortbestehende Schwangerschaften in die Studie eingeschlossen werden. Nach dem Erstkontakt erfolgte ab der 26. bis 28. Schwangerschaftswoche ein 2. Kontakt. Dieser wurde alle 2–4 Wochen durch eine erneute Kontaktaufnahme hinsichtlich der erhobenen Daten aktualisiert. Nach erfolgter Geburt wurde den Paaren ein geographisch nahe liegender humangenetisch geschulter Pädiater oder Humangenetiker zugewiesen, bei dem die Nachuntersuchung der geborenen Kinder erfolgen sollte.

Der entscheidende Punkt der ICSI-follow-up-Studie war die Gewinnung einer populationsbezogenen großen Kohorte neugeborener Kinder, die nach einem standardisierten und international anerkannten System untersucht und dokumentiert war. Als Kontrollgruppe für die ICSI-Kohorte standen individuelle Datensätze von 8016 Kindern aus den Jahren 1993–2000 aus dem Fehlbildungsmonitoring Sachsen-Anhalt (Prof. Dr. V. Steinbiker, Universität Magdeburg) populationsbezogen für die Stadt Magdeburg und ihr Umland zur Verfügung.

Große Fehlbildungen in Sinne dieser Studie sind Indikatorfehlbildungen, die als strukturelle Defekte des Körpers oder/und von Organen die Lebensfähigkeit und -qualität beeinflussen und einer medizinischen Intervention bedürfen. Kodiert wurden diese nach der Einteilung des EUROCAT (EUROCAT Report 7; 1997; International Clearinghouse of Birth Defects Monitoring Systems 1999). Beispiele großer Fehlbildungen sind Herzfehler (z. B. Ventrikelseptumdefekt) oder chromosomale Anomalien (Trisomie 21).

Kleine Fehlbildungen werden als subjektive und objektive Fehlbildungen, die keine großen Fehlbildungen sind, definiert (z. B. Ohrläppchen angewachsen oder Hämangiom). Kleine Fehlbildungen wurden in der ICSI-follow-up-Studie nicht systematisch dokumentiert und sind daher nicht weiter Gegenstand dieser Untersuchung.

Ergebnisse

Allgemein

Insgesamt waren 59 IVF Zentren bundesweit an der Rekrutierung der nach ICSI Schwangeren beteiligt (Abb. 15.1). Hinsichtlich der Namen dieser Zentren dürfen wir auf eine aktuelle deutschsprachige Publikation verweisen, in der alle diese Zentren sowie auch die Sponsoren aufgeführt sind [19].

International sind 3 Publikationen zur deutschen ICSI-follow-up-Studie erschienen. Zunächst wurden die Fehlbildungsraten in der ICSI-Kohorte zu publizierten Daten des Mainzer Modells verglichen [17]. In einer nächsten Arbeit hatten wir uns auf die Frage konzentriert, ob die Herkunft der Spermien bzw. die Spermienzahl einen Risikofaktor für den Schwangerschaftsverlauf bzw. die geborenen Kinder darstellt [18]. Schließlich konnten wir die Daten der ICSI-Kohorte gegenüber der des Fehlbildungsmonitorings Sachsen-Anhalt direkt einander gegenüberstellen [12].

Schwangerschaftsverlauf

Daten zum Ausgang der Schwangerschaften in den beiden Kohorten hinsichtlich der aufgetretenen Schwangerschaftskomplikationen sind auszugsweise in Tabelle 15.1 wiedergegeben [12]. Hier wurden pro Schwangerschaft nur solche Diagnosen berücksichtigt, die objektiv beschreibbar waren.

Die Geburtsdaten sind in der Tabelle 15.2 zusammengefasst. In einer separaten Publikation

Schwangerschaftsverlauf

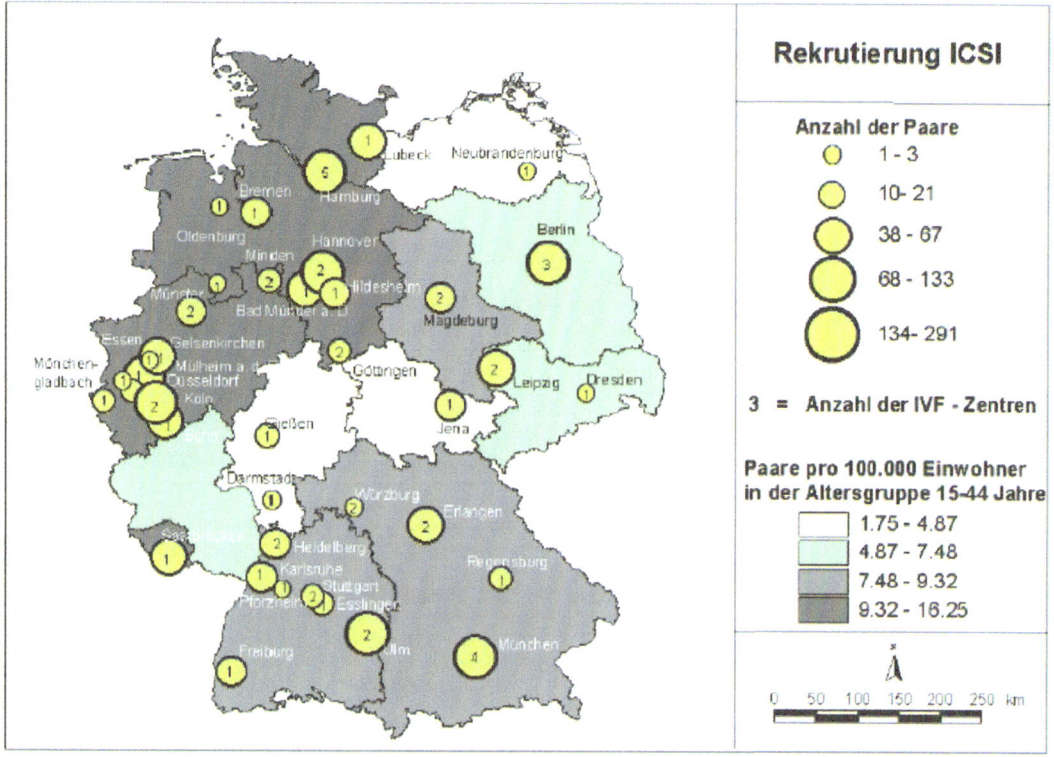

○ **Abb. 15.1** Rekrutierende IVF-Zentren. (Aus Ludwig u. Katalinic 2005 [19])

○ **Tabelle 15.1.** Schwangerschaftskomplikationen (Auswahl) im Vergleich zwischen ICSI- und Kontrollkohorte. (Nach: Katalinic et al. 2004 [12])

	Alle Kinder			Nur Einlinge		
	ICSI	Kontrollen	RR	ICSI	Kontrollen	RR
Schwangerschaften (n)	2687 (%)	7938 (%)	[95%-KI]	2055 (%)	7861 (%)	[95%-KI]
Placenta praevia	53 (2,0)	28 (0,4)	5,68 [3,59; 9,01]	47 (2,3)	28 (0,4)	6,42 [4,03; 10,22]
Abruptio placentae	62 (2,3)	89 (1,1)	2,08 [1,50; 2,89]	42 (2,0)	89 (1,1)	1,81 [1,26; 2,60]
Schwangerschaftsinduzierter Hypertonus und/oder Präeklampsie	134 (5,0)	249 (3,1)	1,45 [1,18; 1,78]	83 (4,0)	244 (3,1)	1,30 [1,02; 1,66]
Frühgeburt (<37+0 Schwangerschaftswochen)	636 (23,7)	568 (7,2)	4,00 [3,53; 4,52]	248 (12,1)	524 (6,7)	1,80 [1,56; 2,08]

RR relatives Risiko, *KI* Konfidenzintervall.

Tabelle 15.2. Geburtsdaten Einlinge, Zwillinge und Drillinge. Die Daten werden als Mittelwerte ± Standardabweichung angegeben, wenn nicht anders beschrieben. (Nach Katalinic et al. 2004 [12])

	ICSI-Kohorte	Kontrollkohorte	P
Einlinge			
Kinder	2,055	7,861	–
Männlich : weiblich	50,1:49,1%	51,5:48,5%	NS
Schwangerschaftsalter (Wochen)	38,4±3,4	39,2±2,3	<0,01
Geburtsgewicht (g)	3214±714	3368±580	<0,01
Geburtsgewicht <2500 g (%)	10,9%	5,3%	<0,01
Geburtsgewicht <1500 g (%)	3,2%	1,1%	<0,01
Große Fehlbildungen (%)	8,9%	6,0%	<0,01
Zwillinge			
Kinder	1,158	152	ä-
Männlich : weiblich	49,5:50,5%	58,6:41,4%	0,036
Schwangerschaftsalter (Wochen)	35,2±3,5	35,0±3,6	NS.
Geburtsgewicht (g)	2,320±636	2,299±738	NS.
Geburtsgewicht <2500 g (%)	56,7	52,3	NS.
Geburtsgewicht <1500 g (%)	10,0%	13,9%	NS.
Große Fehlbildungen (%)	8,5%	11,2%	NS.
Drillinge			
Kinder	153	3	–
Männlich : weiblich	57,2:42,8%	33,3:66,7%	NS.
Schwangerschaftsalter (Wochen)	31,3±3,5	32±0	NS.
Geburtsgewicht (g)	1541±519	1207±235	NS.
Geburtsgewicht <2500 g (%)	96,8%	100%	NS.
Geburtsgewicht <1500 g (%)	46,2%	100%	NS.
Große Fehlbildungen (%)	8,2%	0%	NS.

konnten wir herausarbeiten, dass die Herkunft der Spermien auf den Schwangerschaftsverlauf und hier insbesondere auf das Risiko der Präeklampsie – im Gegensatz zu retrospektiven Daten anderer Arbeitsgruppen – keinen Einfluss hatte (Tabelle 15.3; [18]). Auch die Geburtsdaten waren nicht abhängig von der Herkunft der Spermien, separat betrachtet für Einlinge, Zwillinge und Drillinge [18].

Fehlbildungsrate

Es wurden bei der Untersuchung der Kinder signifikant häufiger sonographische Untersuchungen in der Studiengruppe durchgeführt. Dies galt sowohl für die Untersuchung der Hüften (95,4 vs. 87,6%), die Nieren und den Urogenitaltrakt (95,6 vs. 84,2%) sowie den Schädel (69,0 vs. 36,1%; je-

■ **Tabelle 15.3.** Schwangerschaftskomplikationen in Abhängigkeit von der Herkunft der Spermien. Dargestellt sind neben den Absolutzahlen die Prozentualangaben sowie das relative Risiko (RR) mit 95%-Konfidenzintervall (KI) im Vergleich zur Gruppe der nach ejakulierten Spermien entstandenen Schwangerschaften. (Nach Ludwig u. Katalinic 2003 [18])

Schwangerschaften	N	Ejakulierte Spermien 2339	Testikuläre Spermien 187	Gesamt 2545
Placenta praevia	N	44	5	49
	% (95%-KI)	1,9% [4,0–5,5]	4,8% [2,5–8,2]	4,7% [4,0–5,4]
	RR (95%-KI)	–	1,02 [0,54–1,94]	–
Abruptio placentae	N	40	1	42
	% (95%-KI)	1-7% [1-3-2-2]	0-5% [0-0-2-5]	1-7% [1-3-2-1]
	RR (95%-KI)	–	0-31 [0-04-2-21]	–
Schwangerschaftsinduzierter Hypertonus und/oder Präeklampsie	N	113	9	123
	% (95%-KI)	4,8% [4,1–5,6]	4,8% [2,5–8,2]	4,8% [4,2–5,6]
	RR (95%-KI)	–	1,00 [0,53–1,89]	–
Frühgeburt (<37+0 Schwangerschaftswochen)	N	560	37	602
	% (95%-KI)	23,9% [22,5–25,4]	19,8% [15,1–25,2]	23,7% [22,3–25,1]
	RR (95%-KI)	–	0,83 [0,62–1,11]	–

weils p <0,01). Die Untersuchung der Kinder in der Studiengruppe war – bedingt durch die Notwendigkeit einer Reise zum Untersuchungsort – später als in der Kontrollgruppe (Median 38 Tage vs. 2. bis 7. Lebenstag).

Im Vergleich zu publizierten Daten des Mainzer Modells lag die Rate großer Fehlbildungen im Kollektiv der nach ICSI geborenen Kinder um den Faktor 1,25 (95%-KI 1,11–1,40) höher [17]. Eine weitere Adjustierung war nicht möglich, da die erforderlichen Originaldaten des Mainzer Modells für komplexe (multivariate) Berechnungen nicht zur Verfügung standen.

Differenziertere Auswertungen wurden daher mit den Daten des Fehlbildungsmonitorings Sachsen-Anhalt (Magdeburg) durchgeführt [12]. Dabei betrug die Rate großer Fehlbildungen 8,7% (295/3372) für die ICSI-Kohorte und 6,1% (488/8016) für die populationsbezogene Kontrollgruppe (RR 1,44, 95%-KI 1,25–1,65; p <0,01). Interessanterweise konnte das erhöhte Risiko in einer Subgruppenanalyse nur für Einlinge bestätigt werden (8,9 vs. 6,0%; RR 1,49, 95%-KI 1,26–1,75), nicht aber für Zwillinge (8,5 vs. 11,2%; RR 0,76, 95%-KI 0,18–3,17) oder Drillinge (8,2 vs. 0%). Insbesondere letzteres ist auf die sehr kleine Kohortengröße zurückzuführen. Hinsichtlich spezieller Organsysteme und der einzelnen Fehlbildungen sei auf die Originalpublikation verwiesen [12]. Diesbezüglich zeigten sich keine besonderen Muster. Wir konnten aufgrund der erheblichen Unterschiede in der invasiven Pränataldiagnostik in den beiden Kohorten (26,2% in der ICSI-Kohorte und 7,7% in der Kontrollkohorte) hinsichtlich der Prävalenz von Chromosomenanomalien der Feten keine Aussage machen. Eine Über- oder Unterschätzung wäre bei der offensichtlichen Präselektion der betroffenen Gruppen nicht auszuschließen gewesen.

Das Risiko für große Fehlbildungen nach ICSI wurde für die klinisch relevanten Risikofaktoren adjustiert, die einen Effekt in der univariaten Analyse gezeigt hatten. Dies waren das mütterliche Alter, Fehlbildungen der Eltern sowie die Anamnese eines totgeborenen Kindes/Feten bzw. eines Kindes mit großer Fehlbildung vor der Aufnahme in diese Studie. Nach Adjustierung mittels multivariater logistischer Regressionsanalyse ergab sich ein Risiko für eine große Fehlbildung in einer Schwangerschaft nach ICSI gegen über der natürlichen Konzeption von 1,25 (95%-KI 1,02–1,50; p=0.03). Die absolute Risikodifferenz reduzierte unter Berücksichtigung der oben genannten Risikofaktoren von 2,66 (unadjustiert) auf 1,36% (95%-KI 0,36–2,42).

Die ursprüngliche Studienannahme der Äquivalenz von Fehlbildungen nach ICSI und natürlicher Konzeption (klinisch relevante Differenz kleiner gleich 2%) musste mit diesem Ergebnis abgelehnt werden, da die obere Konfidenzgrenze der adjustierten absoluten Risikodifferenz mit 2,42% die 2%-Grenze deutlich überschritten hatte. Somit ist im ICSI-Kollektiv von einer signifikant erhöhten Fehlbildungsrate auszugehen.

Die Zahl der Spermien im Ejakulat hatte keinen Einfluss auf die Rate großer Fehlbildungen (◘ Abb. 15.2). Ebenso fand sich kein Zusammenhang zwischen der Indikation zur ICSI – obstruktive, nichtobstruktive Azoospermie, Fertilisationsversagen nach IVF, schwere Oligo-Astheno-Teratozoospermie – bzw. der Herkunft der Spermien mit der Rate großer Fehlbildungen [18].

Es gab keinen Zeittrend hinsichtlich der Fehlbildungsrate in beiden Kohorten. Ferner gab es keinen signifikanten Unterschied zwischen der Fehlbildungsrate solcher Kinder in den alten und neuen Bundesländern.

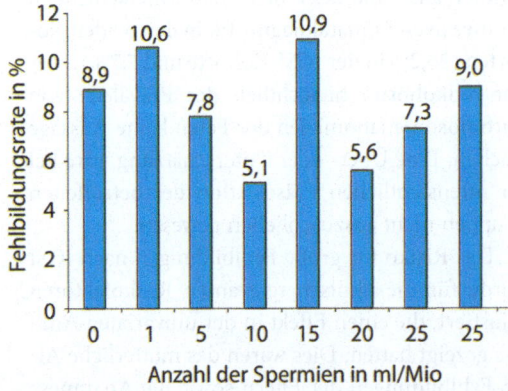

◘ **Abb. 15.2** Fehlbildungsrate in Abhängigkeit von der Zahl der Spermien im Ejakulat. Es lagen für diese Analyse Daten von 3199 Kindern aus 2407 Schwangerschaften vor

Kritische Beurteilung der ICSI-follow-up-Studie

Das optimale Design einer solchen Studie in Form eines prospektiv randomisierten Ansatzes wird aufgrund des unüberwindlichen logistischen Aufwands und ethischer Überlegungen nie umsetzbar sein [4, 13, 15]. Wir haben bei den Überlegungen zu dieser Studie versucht, so viele Schwächen wie möglich zu vermeiden. Die Ergebnisse sind somit sicherlich valider als alle anderen zu dieser Fragestellung publizierten Daten. Sie werden bestätigt durch mittlerweile vorliegende Metaanalyse zu Fragen der Fehlbildungsrate [7, 14, 24] sowie des Schwangerschaftsverlaufs nach assistierter Reproduktion [8, 11].

Der Einschluss einer lokalen im Gegensatz zu einer deutschlandweiten Kontrollgruppe war definitiv nicht anders möglich, da ein bundesweites Fehlbildungsregister vergleichbarer Qualität nicht existierte. Dies bedingt auch, dass wir 2 unterschiedliche Zeiträume beim Vergleich der beiden Kohorten betrachten mussten. Da jedoch über die Zeit keine Veränderung in der Fehlbildungsrate vorlag (s. oben) und auch zwischen Ost- und Westdeutschland keine relevanten Unterschiede in der Fehlbildungsrate bestanden, sollte dies nicht zu einer wesentlichen Verzerrung (Bias) geführt haben.

Optimal wäre sicherlich ein verblindetes Studiendesign gewesen. Dies war aus nachvollziehbaren Gründen nicht möglich. Das standardisierte Vorgehen bei der Untersuchung beider Kohorten sollte aber auch hier einen Bias vermieden haben, da nach einem festgelegten Prozedere jedes Kind von geschulten Pädiatern/Humangenetikern untersucht wurde. Die vermehrt eingesetzten apparativen Untersuchungen in der Kontrollkohorte könnten eher eine Überrapportierung von Fehlbildungen denn einen Verlust an Informationen bedingt haben. Allerdings hätte sich – selbst wenn jedes nicht-untersuchte Kind in der ICSI-Kohorte eine Fehlbildung gehabt hätte, die Fehlbildungsrate dadurch maximal von 8,7 auf 9,2% verändert [12]. Die Aussage der Studie wäre im Wesentlichen dieselbe geblieben.

Der spätere Untersuchungszeitpunkt der Kinder aus der ICSI-Kohorte (Median 38. Lebenstag vs. 2. bis 7. Lebenstag) wird eher den Bericht von mehr denn von weniger Fehlbildungen in der ICSI-Kohorte bedingt haben.

Schließlich wurde kritisiert, dass wir nur eine begrenzte Stichprobe der in dem Untersuchungszeitraum entstandenen Schwangerschaften nach ICSI einschließen konnten. Nach den Berechnungen unter Zuhilfenahme des Deutschen IVF-Registers betrachtet die ICSI-follow-up-Studie eine Stichprobe von etwa 44% des Gesamtkollektivs in Deutschland während des Zeitraums der Studie. Eine Vorabselektion der einzuschließenden Schwangerschaften war nicht möglich, da die Schwangerschaften bereits lange vor der 16. Schwangerschaftswoche an die Studienzentrale gemeldet worden waren und erst mit dem Erreichen dieses Zeitpunkts in die Studie eingeschlossen wurden. Ferner haben diejenigen Zentren, die an der Rekrutierung beteiligt waren, die Schwangerschaften konsekutiv in die Studie eingeschlossen, wenn eine Einverständniserklärung vorlag. Auch dies sollte eine Selektion vermieden haben. Schließlich zeigt ein Vergleich mit den Daten des Deutschen IVF-Registers eine ähnliche Altersverteilung in der eingeschlossenen ICSI-Kohorte im Vergleich zu den Registerdaten (◘ Abb. 15.3).

Zusammengefasst ist auch rückblickend das Studiendesign unter den gegebenen Rahmenbedingungen und bei den zur Verfügung stehenden Mitteln optimal gewesen. Die Aussagen der Studie gelten weltweit als valide und werden, wie gesagt, durch andere Daten mittlerweile in vollem Umfang bestätigt.

Einordnung in den Zusammenhang anderer Studien

Optimal zur Beurteilung der aktuellen Situation ist die Einordnung der Studienergebnisse in die mittlerweile vorliegenden Metaanalysen [7, 8, 11, 14, 24]. Hansen et al. [7] beschreiben eine Odds Ratio für große Fehlbildungen von 1,32 (95%-KI 1,20–1,45) in ihrer Metaanalyse im Vergleich von Schwangerschaften nach IVF oder ICSI zu solchen, die spontan konzipiert worden sind. Rimm et al. [24] beschrieben für ICSI eine Odds Ratio von 1,33 (95%-KI 0,90–1,95) und für IVF von 1,51 (95%-KI 0,85–2,7). Zwischen IVF und ICSI bestand kein Unterschied. Auch Lie et al. [14] konnten bestäti-

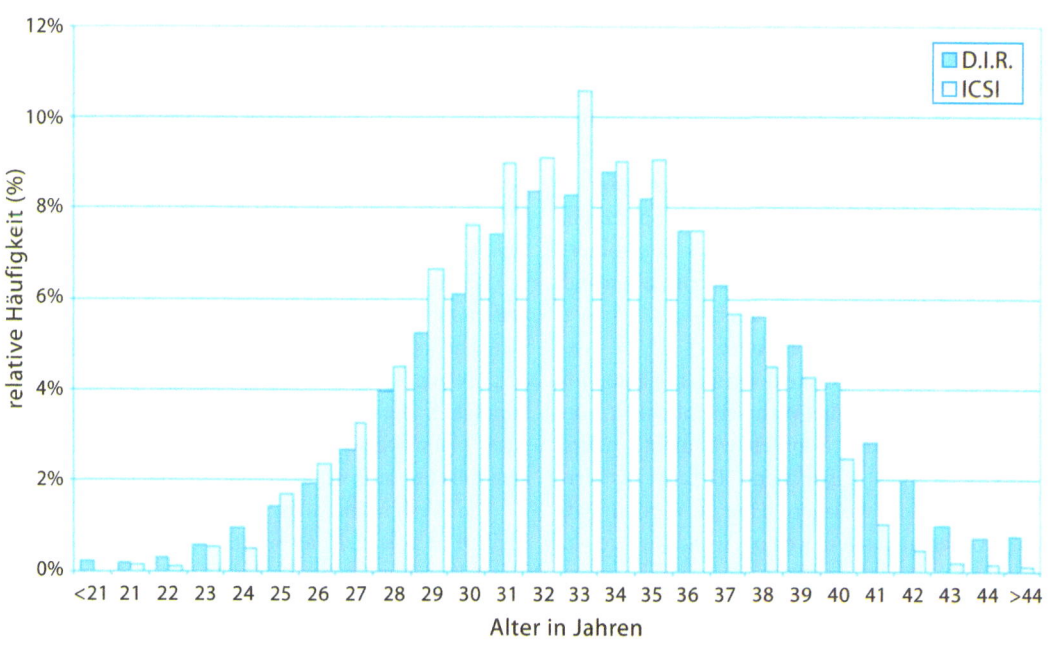

◘ Abb. 15.3 Altersvergleich zwischen ICSI-Kohorte und den DIR-Daten (ICSI) des Jahres 2000 hinsichtlich des mütterlichen Alters. Es findet sich eine gute Vergleichbarkeit der Gruppen, was die Repräsentativität der ICSI-Kohorte zusätzlich belegt

gen, dass zwischen Schwangerschaften nach IVF und ICSI kein Unterschied in der Fehlbildungsrate bestand (RR 1,2, 95%-KI 0,97–1,28).

Daten zu Schwangerschaften nach intrauteriner Insemination und Fehlbildungsraten wären wünschenswert. Zu Inseminationsbehandlungen im Vergleich zu Schwangerschaften nach IVF existiert bisher eine größere Studie. Diese Publikation zeigt keine Unterschiede hinsichtlich der Schwangerschaftsverläufe zwischen Schwangerschaften nach IVF, ICSI und intrauteriner Insemination [21]. Verlässliche Daten zu Fehlbildungsraten stehen, wie gesagt, aus.

Der Schwangerschaftsverlauf nach assistierter Reproduktion (IVF, ICSI) verläuft komplizierter als ein solcher nach spontaner Konzeption [8, 11]. Die Metaanalysen haben dabei auf ganz ähnliche Risiken in vergleichbarer Größenordnung hingewiesen, wie bereits in unseren Publikationen gezeigt. Es ist allgemein akzeptiert, dass Paare über solche Risiken aufgeklärt werden müssen [16].

Hinsichtlich des Einflusses der Schwere der männlichen Subfertilität gibt es nur wenige weitere Publikationen, die dieser Frage weiter nachgegangen sind [1, 25, 26]. Zusammengenommen konnten auch diese Arbeitsgruppen keinen relevanten Unterschied zwischen Schwangerschaften aus ejakulierten Spermien und solchen aus operativ gewonnenen finden. Wang et al. [25] allerdings beschreiben an einem retrospektiven kleinen Kollektiv von Patienten eine erhöhte Präeklampsierate bei Verwendung operativ gewonnener Spermien. Diesbezüglich sind unsere prospektiv kontrolliert gewonnenen Daten aber schon alleine aufgrund des viel größeren Kollektivs valider.

Die Beobachtungen von Aytoz et al. [1], wonach mit zunehmender Rate der Auffälligkeiten im Spermiogramm auch die Wahrscheinlichkeit von Totgeburten zunimmt, konnten wir nicht prüfen, da uns dazu nicht ausreichend Details aus den Spermiogrammen vorlagen. Hierzu werden ggf. andere Untersuchungen weiter Aufschluss geben müssen.

Auch die Frage nach Erkrankungen, die auf Imprintingfehlern beruhen, ist bislang nicht endgültig geklärt [5, 10, 20]. Die Vermutung liegt jedoch nahe, dass es sich hierbei – ähnlich wie bei den Daten zu Schwangerschaftsverlauf und Fehlbildungen – um ein Epiphänomen eines höheren Hintergrundrisikos subfertiler Paare handelt (s. u.).

Subfertilität per se als Risikofaktor für Schwangerschaft, Geburtsverlauf und die kindliche Gesundheit

Verschiedene Publikationen der letzten 15 Jahre haben zeigen können, dass alleine die Dauer bis zum Eintritt einer Schwangerschaft ein Risiko für Schwangerschaftsverlauf, Geburtsverlauf und die kindliche Gesundheit darstellt. Es war dabei egal, ob die Schwangerschaft spontan eintrat oder nach irgendeiner Maßnahme der ovariellen Stimulation oder assistierten Reproduktion.

So berichtet eine Arbeitsgruppe aus Großbritannien über Patientinnen mit idiopathischer Sterilität, bei denen das Risiko für eine Abruptio placentae, eine Präeklampsie und eine Sectio caesarea gegenüber fertilen Paaren erhöht war – unabhängig vom Weg, über den schließlich eine Schwangerschaft eingetreten war [22]. Bereits 1991 konnte bei Kindern aus Schwangerschaften mit mehr als einem Jahr *time-to-pregnancy* (Zeit bis zum Schwangerschaftseintritt) ein erhöhtes Risiko für ein niedriges Geburtsgewicht sowie eine intrauterine Wachstumsretardierung berichtet werden [27]. Ähnliche Daten zur Frühgeburtlichkeit existieren aus Dänemark [9]. Ebenso war das Risiko für eine Präeklampsie signifikant abhängig von der *time-to-pregnancy* [3].

Hinsichtlich der Fehlbildungsrate wurden 1991 Daten subfertiler Paare mit spontan konzipierten Schwangerschaften nach längerer *time-to-pregnancy* publiziert [6]. Diese Autoren konnten die Abhängigkeit der Frühgeburtlichkeit und des niedrigen Geburtsgewichts von der *time-to-pregnancy* ebenfalls bestätigen.

Die Verbindung der Subfertilität mit diesen Risiken ist also mehr als wahrscheinlich. Inwieweit die Behandlung selbst in der Lage ist, diese Risiken zu erhöhen, bleibt zu diskutieren [20]. Hierzu müssen weitere Studien v. a. zu Schwangerschaften nach intrauteriner Insemination – also ohne In-vitro-Kultur – abgewartet werden.

Fazit

Die deutsche ICSI-follow-up-Studie ist weltweit die umfangreichste Studie, die bisher zum Vergleich der Fehlbildungsraten nach ICSI und nach spontan konzipierten Schwangerschaften durchgeführt worden ist.

Aufgrund dieser Daten sowie der zwischenzeitlich publizierten Metaanalysen muss man von einer um den Faktor 1,24 erhöhten Fehlbildungsrate ausgehen. Dieses Risiko besteht jedoch in derselben Weise, wenn Schwangerschaften nach IVF eintreten. In der Schwangerschaft nach ICSI muss mit mehr Komplikationen gerechnet werden, die Kinder werden häufiger zu früh geboren und zeigen eine höhere Rate an zu niedrigem Geburtsgewicht. Die Schwere der männlichen Subfertilität hat offensichtlich keinen Einfluss auf die Risiken während Schwangerschaftsverlauf, Geburtsverlauf und die Gesundheit der geborenen Kinder. Ebenso hat die Verwendung operativ gewonnener Spermien diesbezüglich keine Bedeutung.

Es ist offen, inwieweit weniger die Techniken der assistierten Reproduktion als vielmehr die Subfertilität des Paares selbst zu diesen Ergebnissen beiträgt. Die Beweise häufen sich, dass allerdings genau von einem solchen Hintergrundrisiko auszugehen ist.

Danksagung. Unser Dank gilt an dieser Stelle noch einmal den Sponsoren der Studie. Hauptsponsor der ICSI-follow-up-Studie war die Firma Serono GmbH. Zusätzliche Sponsoren waren die Firmen Organon GmbH, ASTA Medica AG, Ferring Arzneimittel GmbH, Gück Zellkulturbedarf GmbH, Takeda Pharma GmbH, Gynemed Medizinprodukte GmbH & Co. KG, MTG Medical Technology Vertriebs-GmbH, und OCTAX Microscience GmBH. Eine persönliche finanzielle Unterstützung für Herrn Dr. Ludwig wurde von der Rockstroh Stiftung der Deutschen Gesellschaft für Gynäkologie und Geburtshilfe geleistet.

Ohne den ganz erheblichen finanziellen Beitrag der deutschen IVF-Zentren sowie dem persönlichen Einsatz der rekrutierenden Ärzte, der Untersucher und v. a. der Eltern hätte die Studie nicht durchgeführt werden können.

Literatur

1. Aytoz A, Camus M, Tournaye H, Bonduelle M, Van Steirteghem A, Devroey P (1998) Outcome of pregnancies after intracytoplasmic sperm injection and the effect of sperm origin and quality on this outcome. Fertil Steril 70, 500–505.
2. Balckwelder WC (1982) Proving the null hypothesis in clinical trials. Controlled Clin Trials 2, 245–353.
3. Basso O, Weinberg CR, Baird DD, Wilcox AJ, Olsen J (2003) Subfecundity as a correlate of preeclampsia: a study within the Danish National Birth Cohort. Am J Epidemiol. 157, 195–202.
4. Buck Louis GM, Schisterman EF, Dukic VM, Schieve LA (2005) Research hurdles complicating the analysis of infertility treatment and child health. Hum Reprod 20, 12–18.
5. Edwards RG, Ludwig M (2003) Are major defects in children conceived in vitro due to innate problems in patients or to induced genetic damage? Reprod Biomed Online 7, 131–138.
6. Ghazi HA, Spielberger C, Kallen B (1991) Delivery outcome after infertility – a registry study. Fertil Steril 55, 726–732.
7. Hansen M, Bower C, Milne E, de Klerk N, Kurinczuk J (2004) Assisted reproductive technologies and the risk of birth defects – a systematic review. Hum Reprod 20, 328–388.
8. Helmerhorst FM, Perquin DA, Donker D, Keirse MJ (2004) Perinatal outcome of singletons and twins after assisted conception: a systematic review of controlled studies. BMJ 328, 261.
9. Henriksen TB, Baird DD, Olsen J, Hedegaard M, Secher NJ, Wilcox AJ (1997) Time to pregnancy and preterm delivery. Obstet Gynecol 89, 594–599.
10. Horsthemke B, Ludwig M (2005) Assisted reproduction – the epigenetic perspective. Hum Reprod Update, in press.
11. Jackson RA, Gibson KA, Wu YW, Croughan MS (2004) Perinatal outcomes in singletons following in vitro fertilization: a meta-analysis. Obstet Gynecol 103, 551–563.
12. Katalinic A, Rösch C, Ludwig M (2004) Pregnancy course and outcome after intracytoplasmic sperm injection (ICSI) – a controlled, prospective cohort study. Fertil Steril 81, 1604–1616.
13. Kurinczuk JJ, Bower C (1997) Birth defects in infants conceived by intracytoplasmic sperm injection: an alternative interpretation. BMJ 315, 1260–1265.
14. Lie RT, Lyngstadaas A, Orstavik KH, Bakketeig LS, Jacobsen G, Tanbo T (2004) Birth defects in children conceived by ICSI compared with children conceived by other IVF-methods; a meta-analysis. Int J Epidemiol.
15. Ludwig M (2004) Development of children born after IVF and ICSI. Reprod Biomed Online 9, 10–12.
16. Ludwig M, Geisthövel F, Rabe T (2004) Empfehlungen für die Aufklärung von Kinderwunschpaaren. J Reprod Endokrinol 1, 295–298.
17. Ludwig M, Katalinic A (2002) Malformation rate in fetuses and children conceived after intracytoplasmic sperm injection (ICSI): results of a prospective cohort study. Reprod Biomed Online 5, 171–178.

18. Ludwig M, Katalinic A (2003) Pregnancy course and health of children born after ICSI depending on parameters of male factor infertility. Hum Reprod 18, 351–357.
19. Ludwig M, Katalinic A (2005) Die deutsche ICSI follow up Studie – Zusammenfassung der Ergebnisse publizierter Arbeiten und Einordnung in die aktuelle Studienlage. J Reproduktionsmed Endokrinol 2; 151 – 162
20. Ludwig M, Katalinic A, Groß S, Sutcliffe AG, Varon R, Horsthemke B (2005) Increased prevalence of imprinting defects in patients with Angelman syndrome born to subfertile couples. J Med Genet 42, 289–291.
21. Ombelet W, Martens G, De Sutter P, Gerris J, Bosmans E, Ruyssinck G, Defoort P, Molenberghs G, Gyselaers W (2006) Perinatal outcome of 12 021 singleton and 3108 twin births after non-IVF-assisted reproduction: a cohort study. Hum Reprod 21; 1025 – 1032
22. Pandian Z, Bhattacharya S, Templeton A (2001) Review of unexplained infertility and obstetric outcome: a 10 year review. Hum Reprod 16, 2593–2597.
23. Queißer-Luft A, Spranger J (1997) Fehlbildungen bei Neugeborenen: Mainzer Modell. Kinderarzt 3764, 1–6.
24. Rimm AA, Katayama AC, Diaz M, Katayama KP (2004) A meta-analysis of controlled studies comparing major malformation rates in IVF and ICSI infants with naturally conceived children. J Assist Reprod Genet 21, 437–443.
25. Wang JX, Knottnerus A-M, Schuit G, Norman RJ, Chan A, Dekker GA (2002) Surgically obtained sperm, and risk of gestational hypertension and pre-eclampsia. Lancet 359, 673–674.
26. Wennerholm UB, Bergh C, Hamberger L, Westlander G, Wikland M, Wood M (2000) Obstetric outcome of pregnancies following ICSI, classified according to sperm origin and quality. Hum Reprod 15, 1189–1194.
27. Williams MA, Goldman MB, Mittendorf R Monson RR (1991) Subfertility and the risk of low birth weight. Fertil Steril 56, 668–671.

Psychologie des Kinderwunschpaares

I. Kowalcek, A. Rohde, H. Kentenich

Einleitung

Die Anzahl kinderloser Paare wird in Deutschland auf mehr als 1,5 Mio. geschätzt. Eine Schwierigkeit besteht darin, zwischen gewollter und ungewollter Kinderlosigkeit zu unterscheiden [2]. Kinderlosigkeit im Spiegel unterschiedlicher Datenquellen war auch Thema eines Workshops »Ein Leben ohne Kinder? Kinderlosigkeit in Deutschland« des Max-Planck-Instituts für demographische Forschung des Rostocker Zentrums zur Erforschung des demographischen Wandels am 6. und 7. Oktober 2005. Gewollte Kinderlosigkeit wird im Wesentlichen durch den Wertewandel, die Individualisierung, die Unvereinbarkeit von Kind und Beruf, den fehlenden Partner sowie den Aufschub und endgültigen Verzicht determiniert [18].

Im letzten Jahrhundert hat sich eine Wandlung vollzogen von der ehemals schicksalhaften Natur- und Glaubensabhängigkeit der Erfüllung und der Nichterfüllung des Kinderwunsches hin zu einem weitgehend bewussten und planbaren individuellen Lebensziel »Wunschkind«. Elternschaft impliziert aus theoretischer Sicht eine bewusste Handlungsabsicht. Neben den bewussten psychischen Determinanten des generativen Verhaltens werden auch unbewusste Anteile wirksam. Häufig wird selbstverständlich von einem nach Plan einsetzbaren generativen Potenzial ausgegangen. Das Erleben der erwartungswidrigen Nichterfüllung des zum Plan gewordenen Wunsches nach einem eigenen Kind bedeutet für die Betroffenen eine große psychische Belastung und führt nicht selten zu reaktiven psychischen Problemen.

Die diagnostischen Maßnahmen sowie therapeutischen Möglichkeiten der assistierten Reproduktion haben in den letzten 25 Jahren wesentlich an Bedeutung gewonnen und stehen im Mittelpunkt des öffentlichen Interesses. Die Reproduktionsmedizin schafft eine Faktizität des Gegebenen. Entsprechend scheint es naheliegend, die zur Verfügung stehenden reproduktionsmedizinischen Techniken anzunehmen. Im Diskurs um die Anwendung und Entwicklungen reproduktiver Techniken treten die Erlebensaspekte der Betroffenen in den Hintergrund, insbesondere die mit der Behandlung verbundenen Belastungen werden zu Beginn oft unterschätzt. Die obligatorische psychosomatische Beratung wird eher im Sinne des »Abhakens« absolviert, nur selten erfolgt sie durch tatsächlich gut ausgebildete Psychosomatiker oder Psychotherapeuten. Die »reproduktive Unfähigkeit« tritt in den Vordergrund, und Kinderlosigkeit wird als »Noch-nicht-Zustand« wahrgenommen.

Dies hat auch damit zu tun, dass der Blick der betroffenen ungewollt kinderlosen Paare primär auf medizinische Lösungsversuche gerichtet ist; Erfolglosigkeit der Behandlung wird zu Beginn zwar als theoretische Möglichkeit wahrgenommen, jedoch für sich selbst kaum als realistischer Ausgang in die Überlegungen mit einbezogen. Eine

Patientin: »Ich freue mich über die auf dem Ultraschall sichtbaren Eibläschen und hoffe, dass die Therapie positiv verläuft«. Von psychosomatischer Seite wird zwar formuliert: »Praktische Sterilitätstherapie hat ihre Grundlage im ärztlichen Gespräch. Im Vordergrund steht die Erfassung des psychischen Problems und danach die medizinische Diagnostik«, die reproduktionsmedizinische Realität allerdings hat kaum Zeit und Raum für solche Betrachtungen.

Psychologie und Reproduktionsmedizin

Psychologie ist die Wissenschaft von subjektiven Lebensvorgängen, die gesetzmäßig mit dem Objektiven verknüpft ist. Gegenstand der Psychologie sind die Kognition, das Erleben sowie das Verhalten des Individuums.

Die bewussten Motive für ein Kind sind vielfältig. Auf die Frage »warum wünschen Sie sich ein Kind?« trifft man auf der kognitiven Ebene der ungewollt kinderlosen Paare Gedanken an, wie »Ich wünsche mir ein Kind, weil es einfach dazu gehört«. »Ich wünsche mir einem Kind Liebe geben zu können«; »Ich wünsche mir ein Kind, weil ein Kind das Leben schöner macht«; »Ich wünsche mir ein Kind, weil ein Kind die Partnerschaft erfüllt«. Allerdings bennenen auch Paare, die ohne Schwierigkeiten schwanger geworden sind, keine anderen Beweggründe für ihren Kinderwunsch. Zunächst ist der Kinderwunsch ein ganz »normaler«, mit Dauer und Intensität der Kinderwunschbehandlung wird daraus in manchen Fällen dann ein »pathologischer«, weil fixierter Kinderwunsch ohne Alternativen.

Der Erlebensaspekt der ungewollten Kinderlosigkeit ist bestimmt durch Gefühle wie »Verletzung«, »Wut«, »Enttäuschung«, »Anspannung«, »Verärgerung«, »Trauer«.

Auf der Verhaltensebene kann das fertilitätsgestörte Paar als Versuch der Bewältigung einer mit ernsten Minderwertigkeitsgefühlen einhergehenden Identitätskrise eine reproduktionsmedizinische Behandlung beginnen. Das Paar erhält verstärkt Aufmerksamkeit und Bestätigung im Rahmen der reproduktionsmedizinischen Diagnostik und Behandlung. Ohnmachtsgefühle des Paares und Allmachtsphantasien über eine übermächtige Medizin liegen dicht beieinander. Der faktisch erfahrene Kontrollverlust über den eigenen Körper, bestimmt durch das Ausbleiben der als selbstverständlich und natürlich erwarteten Reproduktion, prägt die negativen Erlebensaspekte und geht mit einem beeinträchtigten Selbstwertgefühl einher. Die angebotenen reproduktionsmedizinischen Behandlungsmöglichkeiten versprechen die Erfüllung des Wunsches nach einem eigenen Kind. Die scheinbar mit Hilfe der Medizin wiedergewonnene Kontrolle wirkt für die Betroffenen belastungsreduzierend. Die meisten Sterilitätspatientinnen bemühen sich um eine hohe »Compliance«. Der auf die Erfüllung des unerfüllten Kinderwunsches ausgerichtete Behandlungsplan schafft zunächst Distanz des betroffenen Paares zu seinem subjektiven Leiden. In einer erlösenden Allianz zwischen dem Reproduktionsmediziner und dem betroffenen Paar wird das Leiden an dem unerfüllten Kinderwunsch erlebensferner. Die von der Reproduktionsmedizin angebotene Professionalität im Handeln, die Rationalität im Denken und die aufgezeigte Planbarkeit lassen große Hoffnung der Betroffenen auf baldige Realisierung des Wunsches nach einem eigenen Kind zu [13].

Die hohen Erwartungen von Frauen und Männern auf die Erfüllung des Kinderwunsches mit Hilfe reproduktiver Techniken zeigt ◘ Abb. 16.1 (Eintritt einer Schwangerschaft/Behandlungszyklus). 118 Frauen und 123 Männer wurden gebeten,

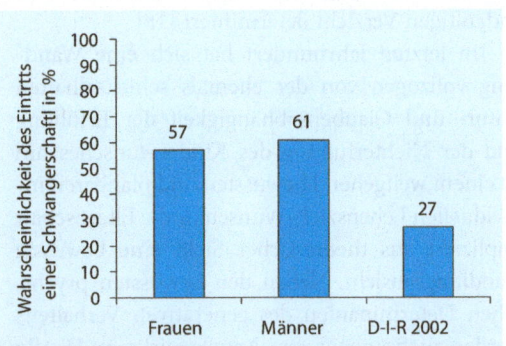

◘ **Abb. 16.1** Erwartung des Eintritts einer Schwangerschaft im Behandlungszyklus im Vergleich zur Wahrscheinlichkiet des Schwangerschaftseintritts nach dem Behandlungszyklus. (Aus [6])

ihre Erfolgserwartung während der Behandlung auf einer Skala von 0–100% anzugeben [15]. Die Gruppe der Frauen erreicht einen Mittelwert von 57% und die Männer von 61%. Im Vergleich dazu ist die durchschnittliche Schwangerschaftsrate Deutsches IVF-Register [6] von 27% pro Transfer aufgezeichnet. Eine Diskrepanz zwischen den subjektiv wahrgenommenen Erfolgschancen und den objektiven medizinischen Schwangerschaftsraten wird deutlich. Zum Zeitpunkt des Erstgesprächs in der Sterilitätssprechstunde geben die Paare große Hoffnung an, dass ihr Kinderwunsch in Erfüllung geht. Die »gefühlte Wahrscheinlichkeit« der Erfüllung des Kinderwunsches übertrifft die »mathematische Wahrscheinlichkeit« um mehr als 50%.

Psychische Bedingungen der ungewollten Kinderlosigkeit

Von Ende der 50er bis Mitte der 60er Jahre dominierten persönlichkeitspsychologische und psychodynamische Ansätze. Frühe Arbeiten gingen davon aus, dass in zu 40–50% der Fälle emotionale Faktoren für die ungewollte Kinderlosigkeit bestimmend seien [8]. Die Denkansätze bezogen sich fast ausschließlich auf psychodynamische Aspekte der Frau. Der klinische Einzelfall der »idiopathisch sterilen Patientin« stand im Mittelpunkt des Interesses, wobei oft »idiopathisch« mit »psychogen« gleichgesetzt wurde. Unter Anwendung psychodynamischer Theorien und persönlichkeitstheoretischer Konzepte wurde ein individueller sterilitätsspezifischer Konflikt abgeleitet, u. a. die Hypothese einer bei sterilen Frauen bestehenden unaufgelösten ödipalen Vaterbindung. Andere Autoren [9] ordneten Sterilität psychodynamisch als Persönlichkeitsstörung ein. Bisher konnte keines der Sterilität zugrunde liegendes psychodynamisches Bedingungsgefüge aufgezeigt werden. Im Gegenteil zeigte sich mit Weiterentwicklung der diagnostischen Möglichkeiten, dass nur in wenigen Fällen (3,5% idiopathische Sterilität?) keine Ursache für die Kinderlosigkeit zu finden war. Heute kann man davon ausgehen, dass etwa je 1/3 gynäkologisch, andrologisch bzw. kombiniert verursacht wird. Allerdings führten die frühen psychodynamischen Therapien des »pathologischen Kinderwunsches« auch zur Stigmatisierung von Kinderwunschpatienten, was möglicherweise noch heute ein Grund für die zurückhaltende Inanspruchnahme psychosomatischer/psychotherapeutischer Unterstützung ist.

Im weiteren Verlauf schlossen sich zahlreiche empirische Untersuchungen an, in denen überprüft werden sollte, ob die Diagnose Sterilität ein spezifisches psychologisches Korrelat im Sinne eines überindividuell Regelhaften aufweist. Der Versuch wurde unternommen, die Diagnosegruppe »Sterilität« als eine homogene psychologische Merkmalsgruppe darzustellen.

In den 70er Jahren fand die Stresstheorie Eingang in die psychologische Sterilitätsforschung. Entsprechend dem Kausalitätsbestreben der organischen Medizin waren psychosomatische Untersuchungen darauf ausgerichtet, einen kausalen spezifischen Zusammenhang zwischen psychischem Bedingungsgefüge und der Infertilität aufzuzeigen. Aufzeigen ließen sich Koinzidenzen, aber keine Kausalitäten. Domar [7] konnte zeigen dass sich 37% der infertilen Frauen depressiv beschrieben. In einer Kontrollgruppe fertiler Frauen äußerten demgegenüber 18% eine depressive Stimmung. Auch andere Untersuchungen zeigten ähnliche Ergebnisse, wobei von einem reaktiven Geschehen auf den unerfüllten Kinderwunsch auszugehen ist. Andere Untersuchungen zeigten (unsere eigenen ergänzen), dass sich Sterilitätspatienten hinsichtlich ihrer Persönlichkeit nicht von der Normstichprobe unterscheiden. Innerhalb der Gruppe der Sterilitätspatienten gibt es Psychopathologie bzw. Persönlichkeitsstörungen, aber primär nicht mehr als in der Allgemeinbevölkerung Es ist also weniger von psychiatrischer Komorbidität auszugehen als vielmehr von Folgeerscheinungen der Kinderlosigkeit sowie v. a. des Behandlungsprozesses. In einer neuen Studie konnten Chen et al. [5] zeigen, dass in einer Stichprobe von 112 Frauen 40,2% psychiatrische Störungen, 26,8% Stimmungs- sowie 28,6% Angststörungen aufwiesen. In psychiatrischer Behandlung waren 6,7%.

Im Zusammenhang mit der Frage, ob psychische Probleme der Grund und nicht die Folge von Sterilität und deren Behandlung seien, analysierten

Wright et al. [27] 30 Studien zum Thema Sterilität. Die mögliche Beziehung zwischen Infertilität und psychosozialer Beeinträchtigung kann unter 3 Aspekten betrachtet werden:
- psychosoziale Probleme können zu Infertilität führen;
- Infertilität führt zu psychosozialem Leid;
- Infertilität und psychosoziales Leid stehen in kausaler Beziehung zueinander und beeinflussen sich gegenseitig.

Emotionale Reaktionen auf die Nichterfüllung des Kinderwunsches

Die ungewollt kinderlosen Frauen sind durch die Nichterfüllung des Kinderwunsches stärker getroffen als ihre Partner; allerdings wird der bei den Männern entstehende Leidensdruck oftmals unterschätzt, weil diese eher »still« leiden [14]. Geschlechterunterschiede sind im Umgang mit dem unerfüllten Kinderwunsch akzentuiert: Frauen sind verbal mitteilsamer und suchen mehr Unterstützung. Männer tendierten eher zu Vermeidungsverhalten, Verleugnung und Verschweigen ihrer emotionalen Erlebnisse [21].

Grob lassen sich 6 Phasen (Tabelle 16.1) mit unterschiedlichen emotionalen Reaktionen auf den Nichteintritt der herbeigesehnten Schwangerschaft abgrenzen. Die Reaktionen und die Verarbeitung der emotionalen Reaktionen auf den Nichteintritt der herbeigesehnten Schwangerschaft sind deutlich abhängig von den zur Verfügung stehenden Ressourcen.

Tabelle 16.1. Emotionale Reaktionen auf das Ausbleiben der Schwangerschaft

1.	Schock
2.	Verleugnung
3.	Wut, Ohnmacht und Kontrollverlust
4.	Schuldgefühle
5.	Isolation
6	Trauer und Depression

Schock

Die wenigsten Paare haben sich mit der Möglichkeit auseinandergesetzt, dass der manifeste Kinderwunsch nicht problemlos erfüllt werden könnte. Jahrelange Verhütungspraxis zeigt im Gegenteil, dass die Paare von einer fertilen Paarbeziehung ausgehen.

Die unter Anwendung von Kontrazeption von dem Paar erlebte weitgehende Plan- und Machbarkeit des Ziels »keine Kinder« entfällt. Die Betroffenen können zunächst nicht fassen, dass ihr geplantes Lebensziel »Wunschkind« nicht in Erfüllung geht.

Verleugnung

Nach dem ersten Schock werden Schutzmechanismen wie Verleugnung angewendet, indem die Diagnose nicht eingestanden wird. »Es war ein bisschen komisch; ich bekam nämlich eine Überweisung meines Frauenarztes, wo drauf stand: Sterilitätsdiagnostik. So, jetzt hatte ich es schwarz auf weiß«. Eine weiterführende Diagnostik und somatische Therapievorschläge fallen bei den Betroffenen auf fruchtbaren Boden.

»Ich war überzeugt, dass ich durch diese aufwändige Behandlung einfach schwanger werden musste«. »Nach dem Motto Augen zu und durch wollte ich gar nicht zu sehr ins Grübeln geraten«.

Wut, Ohnmacht und Kontrollverlust

Die Betroffenen erleben Gefühle von Wut, Ohnmacht und Kontrollverlust als Reaktion auf die Kränkung, den scheinbar natürlichen und selbstverständlichen Wunsch nach einem eigenen Kind nicht in angemessenem Zeitraum zu realisieren zu können. Die erlebte Wut und der Ärger über eine erfolglose Behandlung werden häufig direkt gegen die behandelnden Ärzte gerichtet und schützt die Betroffenen davor, die eigene Verzweiflung, den Schmerz und die Trauer wahrzunehmen. Neue Techniken der Reproduktionsmedizin versprechen eine Rückgewinnung der Kontrolle über ihren Körper und die materielle

Erfüllung des idealisierten Wunsches nach einem eigenen Kind.

Schuldgefühle

In dem Bemühen, eine Ursache für ihre erlebte Unfruchtbarkeit zu finden, suchen Patientinnen häufig in ihrer Lebensgeschichte nach einer persönlichen Schuld, für die sie nach ihrer Vorstellung mit Sterilität »bestraft« werden. Es wird nach früheren Unterlassungen, Ausschweifungen und möglichen Verfehlungen gesucht. So wird von Patientinnen als mögliche Ursache für die Sterilität eine weit zurückliegende Abruptio genannt. Es ist nicht selten, dass Frauen ihre Kinderlosigkeit damit in Verbindung bringen, zu egoistisch eigene Lebens- und Berufsziele verfolgt zu haben (»ich habe alles in meinem Leben falsch gemacht«). Die Schuldgefühle lassen es der Patientin zum moralischen Imperativ werden, die angebotenen Behandlungstechniken der Reproduktionsmedizin anzunehmen.

Isolation

Vielfach ist ein Rückzug aus dem sozialen Umfeld zu beobachten. Dies ist auf Scham zurückzuführen und hat auch zum Ziel, weitere Kränkungen zu vermeiden. »Um uns herum entstanden laufend neue Familien, alle Frauen, mit welchen ich verkehrte, wurden nach und nach schwanger, nur ich nicht. Die Schwangerschaften in unserem Bekanntenkreis nahm ich nur noch schmerzlich zur Kenntnis, ich ertrug den Anblick einer Schwangeren kaum noch, sodass wir uns zunehmend isolierten. Jedes Familienfest wurde für uns zur Qual, dort wurden schmerzliche Fragen gestellt und wir wurden dauernd an unsere Sehnsucht nach einer eigenen Familie erinnert. Es wurde für mich zunehmend schwieriger, die Fassade aufrecht zu erhalten, aber in offenen Gesprächen stießen wir meistens auf Unverständnis für unseren Kummer«.

Das für die Umwelt unsichtbare Problem der Unfruchtbarkeit wird zu einem an Dringlichkeit zunehmendem Problem für die Betroffenen. Die Frauen klagen darüber, dass sie sich von ihren Männern in ihrer Betroffenheit nicht genügend verstanden fühlen, wenn die einsetzende Menstruation anzeigt, dass es in diesem Zyklus wieder nicht zu einer Schwangerschaft gekommen ist. Der soziale Rückzug verhindert zwar unmittelbare Kränkungen aus der Umwelt, entzieht jedoch den Betroffenen die Möglichkeit, in der Auseinandersetzung mit anderen eine Relativierung der eigenen Position vorzunehmen und eine Bestätigung in anderen Lebensbereichen zu erfahren.

Trauer

Sowohl nach der Diagnose »Sterilität« als auch nach erfolglosen Sterilitätsbehandlungen entsteht Trauer, wenn die allmonatlichen Hoffnungen auf eine Schwangerschaft mit der Menstruation hinwegfließen und sich Enttäuschung breit macht. Trauer wird ebenso erlebt, wenn eine Behandlung oder ein Teilschritt einer Behandlung erfolglos waren. Frauen trauern nach einem erfolglosen intrauterinen Transfer um ihren verlorenen Embryo. Es ist für die Betroffenen nicht gerade einfach, sich dem notwendigen Trauerprozess zu stellen, auch weil von ärztlicher Seite immer wieder neue Hoffnungen mit dem Neubeginn einer Therapie geweckt oder von ärztlicher Seite neue Therapiemöglichkeiten aufgezeigt werden, die bereitwillig angenommen werden. Eine Patientin: »Ich träume jetzt dauernd von einem Baby, die Träume sind so realistisch, dass ich am Morgen beim Aufstehen eine Weile brauche um zu merken, dass keine Kinder hier sind«. Nicht selten ist es auch Aufgabe einer psychosomatischen Begleitung, einen solchen Trauerprozess aktiv in Gang zu bringen und die Patientin zu ermutigen, um »dieses Kind, was sie nie bekommen wird«, zu trauern. Auch der Beginn eines solchen Trauerprozesses parallel zur Behandlung kann sinnvoll sein, um eine zu starke Fokussierung auf die Schwangerschaft als einzige Lösung zu verhindern.

Geht die Trauer in einen dauerhaften Zustand der Selbstentwertung über, entsteht Depression, ein dauerhafter Zustand der ängstlichen Leere, der Sinn- und Wertlosigkeit. »Mein Selbstwertgefühl wurde durch die frustrierenden, vorangegangenen

Erlebnisse derart geschwächt, dass ich sowohl in der Partnerschaft als auch beruflich ernsthafte Probleme bekam. Ich fühlte mich einsam und unverstanden, und als Versager traute ich mir immer weniger zu.«

Das Betrauern ist insofern komplizierter, als es sich nicht um den Verlust einer konkreten Person handelt, sondern eines Potenzials, um den Verlust eines phantasierten geliebten Menschen. Schwieriger ist der endgültige Abschied von einer Phantasie als der Abschied von einem konkreten Objekt. Die Phantasie als Imagination kann immer wieder belebt werden, ein konkretes Objekt ist nach einem Verlust unwiederbringbar verloren.

Frauen und Reproduktionsmedizin

Die gesellschaftlichen Anforderungen und das Rollenbild sehen neben der körperlichen Attraktivität und dem beruflichen Erfolg auch heute das Gebären sowie die Erziehung von Kindern als Lebensaufgabe erfüllter Weiblichkeit vor. Darstellungen in den Printmedien sowie die aktuelle politische Diskussion im Jahr 2006 festigen diese Rollenanforderungen.

Auch die biologische Perspektive des Erlöschens der potenziellen Fortpflanzungsfunktion mit Beginn der Menopause schafft Zeitdruck. Dies beschreibt eine 32-jährige Patientin: »Ich habe Angst, dass mir die Zeit davon läuft. Ich werde immer älter und die Chance, mein Lebensziel, eine Familie zu haben, wird immer geringer«. Es gibt Hinweise darauf, dass das Alter der Frau als wesentlicher Faktor für ungewollte Kinderlosigkeit von den Betroffenen und auch in der wissenschaftlichen Diskussion übergewertet wird. Das Bild der typischen Sterilitätspatientin in der Öffentlichkeit ist das einer älteren Frau, die vor der Familiengründung berufliche Ziele verwirklicht und nun ihre fruchtbarsten Jahre bereits überschritten hat. Dieses Bild wird unterstützt durch Berichte in der Laienpresse, aber auch durch Beiträge in der Fachliteratur, die das Alter der Frau als den limitierenden Faktor für den Erfolg einer Sterilitätstherapie hervorheben. Das Alter der behandelten Sterilitätspatientinnen liegt in der Regel über dem optimalen reproduktionsbiologischen Alter bis Ende zwanzig. Korrigiert man jedoch bei Sterilitätspatientinnen das chronologische Alter der Frau um die angegebene Dauer des unerfüllten Kinderwunsches, scheinen sich Sterilitätspatientinnen nicht von ihren Altergenossinnen hinsichtlich des aufkommenden Kinderwunsches zu unterscheiden.

Nach dem Deutschen IVF-Register (DIR) waren im Jahr 2003 gerade rund 4% der Patientinnen bei der Follikelpunktion älter als 40 Jahre. Bei 28% aller Punktionen waren die Patientinnen zwischen 36 und 40 Jahren. Diese Gruppe entspricht in ihrer Größe der Gruppe der Patientinnen, die bei der Follikelpunktion jünger als 31 Jahre waren. Die größte Gruppe ist mit einem Anteil von 40% die Gruppe der Frauen zwischen 31 und 35 Jahren. Vermutlich wird das Alter als Rudiment anfänglicher reproduktionsmedizinischer Methoden überbewertet, die erst nach langjähriger Kinderlosigkeit Anwendung fanden. Die Hervorhebung des Faktors Alter im Hinblick auf die reproduktiven Fähigkeiten der Frau führt zu Versagensängsten, Schuldsuche und depressiven Verstimmungen auf Seiten der ungewollt kinderlosen Frauen. Möglicherweise schafft die Verfügbarkeit der Reproduktionsmedizin, wie die Entwicklungen in den Vereinigten Staaten andeuten, bei älteren Frauen zunehmend Begehrlichkeiten, eine späte Mutterschaft realisieren zu wollen [16].

Psychische Auswirkungen einer somatischen Sterilitätstherapie

Seit den 80er Jahren bis heute entstand eine Reihe von Arbeiten, die sich mit den Auswirkungen der Sterilitätsbehandlung, insbesondere der neueren Reproduktionstechniken auf das Befinden der Betroffenen befassen.

Eine erste große psychosomatische Begleituntersuchung wurde bereits zu Beginn der IVF-Ära in der Arbeitsgruppe für Reproduktionsmedizin an der Freien Universität Berlin durchgeführt [25]. Befragungen in Phasen der extrakorporalen Befruchtung sowie zusätzliche Tests bei beiden Partnern zeigten die starken Belastungen durch die invasive Technik der Laborbefruchtung. Es bestanden wiederholt Ängste vor Keimzellverwechslung und Keimzellschädigung [12]. So waren in der Stimulationsphase vermehrt Ängste, Anspannungsgefühle und Libidoabfall berichtet worden. Nach dem Embryotransfer waren Ängste in Bezug auf die ausbleibende Implantation belastend. Es kam die psychische Belastung durch medizinische Risiken hinzu. Eine hohe Abortrate (ca. 25%), eine hohe Rate von Extrauteringraviditäten (ca. 4%), eine hohe Frühgeburtenrate (anfänglich über 20% durch die zahlreichen Mehrlingsschwangerschaften) sowie eine hohe Sectiofrequenz brachten Ängste für die Patientinnen und Patienten. Die psychische Belastung durch die extrakorporale Befruchtung wird größer als die organische Belastung beschrieben [26].

Um das Erleben während einer reproduktionsmedizinischen Behandlung zu erfassen und im Weiteren berücksichtigen zu können, wurde den ungewollt kinderlosen Paaren angeboten, über den Zeitraum der somatischen Therapie ein halbstandardisiertes Tagebuch zu bearbeiten. Parallel zur somatischen Therapie sowie in der Lutealphase – »Wartezeitraum« nach abgeschlossener somatischer Therapie – werden die Paare gebeten, ihre Erlebensaspekte in einem standardisierten Tagebuch festzuhalten [17]. Zu Beginn der Stimulation werden eine mäßige Beanspruchung sowie durchweg gute Stimmung angegeben. Inhaltlich wird ein Gefühl der Überforderung geäußert, und körperliche Beschwerden (Kopfschmerzen, Bauchschmerzen) treten im Verlauf der Stimulation hinzu. Auch Angst vor der »Hoffnung Kind« wird von den Patientinnen empfunden, als Ambivalenzen gegenüber dem »Wunschkind«. Bis zur Follikelpunktion nimmt die erlebte Beanspruchung im Verlauf der Stimulation zu, die emotionale Befindlichkeit wird zunehmend negativ.

Im 2. Teil, nach abgeschlossener somatischer Therapie (nach dem Embryotransfer), nimmt die erlebte Beanspruchung weiter zu und die Stimmung verschlechtert sich. Angst und Schmerzen treten deutlich hervor. »So kenne ich mich gar nicht, ich liege flach, fühle mich völlig schlecht, psychisch als auch physisch«. »Hoffentlich hat das ganze Leiden denn auch Erfolg«. »Da kann nur Gott helfen! Ohnmacht!«

Die Annahme des standardisierten Tagebuches von Seiten der Partner war zurückhaltend. Die Partner beschreiben sich als weniger belastet durch die Behandlung. Die emotionale Verarbeitung der Sterilitätstherapie liegt zunächst v. a. auf Seiten der Frau. Nach erfolgloser Therapie reagieren die Männer mit Hilflosigkeit.

Die qualitative Auswertung der Tagebuchaufzeichnungen der Patientinnen und ihrer Partner unter der Stimulationsbehandlung zeigt auf, dass im Laufe der Stimulationsbehandlung und in der Wartezeit Erlebensqualitäten im Vordergrund stehen (Tabelle 16.2 und 16.3).

Zahlreiche theoretische Modelle postulieren einen Effekt von Stress und den Ausgang einer reproduktionsmedizinischen Behandlung. In einer Metaanalyse von 13 Studien konnte Mumford [20] zeigen, dass ein geringer negativer Zusammenhang zwischen Stress und ART-Ausgang besteht. Bisher ließen die vorliegenden 13 Studien keinen signifikanten Einfluss psychosozialer Interventionen auf

Tabelle 16.2. Erlebensphasen der Frauen

1.	Phase des Alltags (vor Stimulation)
2.	Phase der Anspannung und Unsicherheit (Stimulation bis sonograph. u. endokr. Kontrolle)
3.	Phase der Erwartung und Hoffnung (Stimulation, sonograph. und endokr. Kontrolle bis Ovulationsinduktion)
4.	Phase der Unsicherheit und Angst (Follikelpunktion)
5.	Phase der Hoffnung (Fertilisierung)
6.	Phase des Erfolgs (Embryotransfer)
7.	Phase der Hoffnung (1. bis 3. Tag nach dem Embryotransfer)
8.	Phase der Unruhe und Unsicherheit (4. bis 7. Tag nach dem Embryotransfer)
9.	Phase der Angst, Unruhe und Unsicherheit (vom 8. Tag nach dem Embryotransfer bis einen Tag vor Eintreten der Blutung oder biochemischen Schwangerschaft)
10a.	Phase der Resignation und Trauer (nach Eintreten der Blutung)
10b.	Phase der Freude und Hoffnung (nach biochemischer Schwangerschaft)

Tabelle 16.3. Erlebensphasen der Männer

1.	Phase des Alltags (vor Stimulation)
2.	Phase des Alltags und Sorge um die Partnerin (Stimulation bis sonographische und endokrine Kontrolle)
3.	Phase des Alltags (Stimulation, sonograph. und endokr. Kontrolle bis Ovulationsinduktion)
4.	Phase der Belastung und Anspannung (Follikelpunktion)
5.	Phase der Belastung und Hoffnung (Fertilisierung)
6.	Phase der Ruhe und Entspannung (Embryotransfer)
7.	Phase des Alltags u. der Hoffnung (1. bis 3. Tag nach dem Embryotransfer)
8.	Phase des Alltags und der Sorge um die Partnerin (4. bis 7. Tag nach dem Embryotransfer)
9.	Phase des Alltags (vom 8. Tag nach dem Embryotransfer bis einen Tag vor Eintreten der Blutung oder der biochemischen Schwangerschaft)
10a.	Phase der Hilflosigkeit (nach Eintreten der Blutung)
10b.	Phase der Freude und Hoffnung (nach der biochemischen Schwangerschaft)

das Stresserleben aufdecken. Der Abbruch einer reproduktionsmedizinischen Behandlung von Seiten der Betroffenen wird häufig mit der psychologischen Belastung aufgrund der Behandlung sowie den geringen Erfolgschancen begründet [22]. Eine angemessene Unterstützung der Betroffenen bei der Verarbeitung des Erlebten wird gefordert (s. oben).

Reproduktionsmediziner-Paar-Beziehung nach erfolgloser Behandlung

Nach dem Ausbleiben des erwarteten Erfolgs (»schlechte Nachrichten«) wird die Reproduktionsmediziner-Paar-Beziehung instabil. Im Extremfall bildet das Paar eine Allianz gegen den Reproduktionsmediziner und sieht ihn als Ursache seines Problems. Häufig erfolgt ein Wechsel der Behandlungszentren, oder von reproduktionsmedizinischer Seite werden weitere medizinische Behandlungsmöglichkeiten angeboten.

Auszug

24-jährige Patientin, primäre idiopathische Sterilität, seit fünf Jahren Behandlung (4-mal IUI, 2-mal IVF, 3-mal ICSI, 3-mal fPN)

»*HCG heute <6 IU/ml WV gemeinsam mit dem Ehemann. Ausführliches Gespräch. Das Paar ist verzweifelt angesichts der zahlreichen Versuche. Nun erneute Stimulation im langen Protokoll. Zusätzlich Leukonorm. Zusätzlich Polkörperdiagnostik. Das Paar ist aufgeklärt, dass beide Maßnahmen als experimentell zu betrachten sind, bestehen jedoch ausdrücklich auf Durchführung derselben*«.

Die Emotionen des Paares werden wahrgenommen, aber im reproduktionsmedizinischen Diskurs ausgeblendet, die Idealisierung der reproduktionsmedizinischen Technik durch Anbieten neuester Therapieoptionen fortgeführt.

Betrachtet man die Mehrlingsproblematik in der Reproduktionsmedizin unter dem Blickwickel der Reproduktionsmediziner-Paar-Beziehung, wird deutlich, dass der Erfolgdruck auch aufgrund der überhöhten Erwartungen sowie der hohen Kosten einer assistierten Reproduktion häufig dazu führt, dass in der Hoffnung auf Erfolg mehr als 2 Embryonen transferiert werden [4]. Nach vorausgegangenen frustranen Behandlungen sind die Patientinnen in besonderem Maße bereit, Mehrlingsschwangerschaften zu wünschen (»instant family«; [1, 3]) trotz der bekannten Risiken.

Die emotionale Belastung und Anspannung aufgrund der frustranen Behandlungen wirken auf den Entscheidungsprozess. Lange Zeit wurden Mehrlingsschwangerschaften nach reproduktionsmedizinischer Behandlung als unvermeidbares Schicksal hingenommen. Jedoch blieben die medizinischen psychologischen sowie sozialen Probleme der Mehrlingsschwangerschaften nicht unbeachtet. Mittlerweile werden die Kosten und

Risiken differenzierter betrachtet. Auch die betroffenen ungewollt kinderlosen Paare scheinen die Risiken, die mit einer Mehrlingsschwangerschaft einhergehen, nach entsprechender ärztlicher Aufklärung [11] realistisch einzuschätzen. Die in frühen Untersuchungen [10, 19] beschriebene hohe Akzeptanz der Mehrlingsschwangerschaften, inbesondere bei ungewollt kinderlosen Frauen, scheint einem Risikobewusstsein gewichen zu sein.

Gesprächsgruppenangebote

Erst nach erfolgloser lang dauernder reproduktionsmedizinischer Therapie besteht eine größere Bereitschaft, psychologische Betreuungsangebote, beispielsweise Gesprächsgruppen, wahrzunehmen. Die positiven Effekte einer Gesprächsgruppe erklären Schuth et al. [23] durch folgende Prozesse:

1. Teilnehmerinnen und Teilnehmer besitzen eine hohe intrinsische Motivation, gespeist v. a. von Leidensdruck an der Sterilität, sich individuell, in der Paarbeziehung und in der Gruppe mit der Sterilität, deren psychosozialen Folgen und den eigenen, bislang insuffizienten Bewältigungsbemühungen zu konfrontieren.
2. Im schützenden Raum der Gruppe akzeptierter Gleichbetroffener können bislang abgewehrte schmerzhafte, kränkende Einstellungen zugelassen und kommuniziert werden; der zugrunde liegende Konflikt, beispielsweise die unbefriedigende Qualität der Ehe, wird dadurch potenziell einer neuen, konstruktiven Konfliktlösung nähergebracht.
3. Das individuelle Leiden an der Sterilitätskrise konnte überwiegend in ein gemeinsames Leiden transformiert werden durch offene Kommunikation und den angeleiteten Versuch empathischen Verstehens des Partners, damit die notwendige Voraussetzung geschaffen wird, in und durch die Paarbeziehung gemeinsame Lebensziele und Inhalte zu entwickeln.
4. Das hilflose Ausgeliefertsein an die Sterilität und ihre Folgen kann transformiert werden in selbstverantwortete aktive Bewältigungsbemühungen.

Teamsupervision

Eine weitere Möglichkeit der Integration psychosomatischer Aspekte in die reproduktionsmedizinische Behandlung bietet die Teamsupervision mit Reflexion spezifischer Übertragungssituationen. In regelmäßigem Abstand sollten von Seiten der Mitarbeiterinnen und Mitarbeiter die Diagnosestellung und somatischen Therapieoptionen unter Einbezug psychosomatischen Wissens überdacht werden. Der auf medizinische Lösungsversuche eingeengte Blickwinkel sollte erweitert werden, um die vielfältigen Schwierigkeiten und Konflikte zu erkennen, mit denen die ungewollt kinderlosen Paare konfrontiert sind. Vielfach ist im Vorfeld der reproduktionsmedizinischen Behandlung die notwendige Grenzziehung zwischen unrealistischem Anspruchsniveau und Erfolgserwartung der ungewollt kinderlosen Paare und den eigenen Möglichkeiten, mit dem Glauben an die Machbarkeit der Reproduktionsmedizin, ausgeblieben. Sehr früh wurde von psychosomatischer Seite von Paaren mit »überwertigem« Kinderwunsch [24] gesprochen.

Der Leidensdruck der Paare erscheint so überdimensional, dass von den Patientinnen keinerlei Risiko gescheut wird. Sie wünschen meist die sofortige invasive Behandlung und schätzen auch nur die behandelnden Ärzte/innen positiv ein, die bereit sind, »alles zu machen«. Eine grenzenlose Reproduktionsmedizin wird erwartet. Die betroffenen Paare sind gekränkt bei ausbleibendem reproduktionsmedizinischen Erfolg. Der Glaube an die Machbarkeit wird erschüttert. Die Reproduktionsmediziner auf der anderen Seite haben die Möglichkeit, durch nun oberflächlich einsetzende »Psychologisierung« und Individualisierung der Paare die Grenze zwischen den Betroffenen und sich als tätigem Mediziner wieder herzustellen. Die vorbeschriebenen Übertragungs- und Gegenübertragsmechanismen bleiben in der rein somatisch orientierten Betreuung ausgeblendet. In einer psychosomatisch orientierten Teambesprechung könnte neben der somatischen Pathologie der Patienten auch die »Beziehungspathologie« zwischen Patient und Arzt aufgezeigt werden. Die unheilvollen Übertragungen und Gegenübertragungen könnten aufgedeckt und Handlungsoptionen entwickelt werden.

Ausblick

Die Etablierung und Evaluation psychosomatischer Konzepte der Reproduktionsmedizin stellen eine wichtige Grundlage für die weitere Entwicklung in Theorie und Praxis sowie eine Qualitätssicherung dar. Die differenzielle Effektivität einer psychologischen Beratung oder Betreuung vor und während einer reproduktionsmedizinischen Behandlung ist in empirischen Untersuchungen aufzuzeigen und könnte möglicherweise im Deutschen IVF-Register (DIR) Eingang finden.

Literatur

1. Baor L, Blickstein I (2005) En route to an »instant family«: psychosocial considerations. Obstet Gynecol Clin North Am.32(1):127–39
2. Brähler E, Stöbel-Richter Y, Huinink J, Glander HJ (2001) Zur Epidemiologie gewollter und ungewollter Kinderlosigkeit in Ost- und Westdeutschland. Reproduktionsmedizin 17: 157–167
3. Bryan E (2005) Psychological aspects of prenatal diagnosis and its implications in multiple pregnancies. Prenat Diagn: 25(9):827–834
4. Carlene W, Elsner MD, Tucker MJ et al. (1997) Multiple pregnancy rate and embryo number transferred during in vitro fertilisation. Am J Obstet Gynecol 177: 350–354
5. Chen TH, Chang SP, Juang KD (2004) Prevalence of depressive and anxiety disorders in an assisted reproductive technique clinic. Hum Reprod. 19 (10): 2313–2818
6. Deutsches IVF Register (DIR). http://www.deutsches-ivf-register.de
7. Domar AD, Broome BA, Zuttermeister PC (1992) The prevalence and preditability of depression in infertile women. Fertil Steril 58: 1588–1563
8. Eisner BG (1963) Some psychological differences between fertile and infertile women. J Clin Psychol 19:391
9. Ford ESC, Forman I, Willson JR (1953) A psychodynamic approach to the study of infertility. Fertil Steril 4: 456–465
10. Gleicher N, Campbell DP, Chan CL, Karande V, Rao R, Balin M, Pratt D (1995) The desire for multiple births in couples with infertility problems contradicts present practice patterns. Hum Reprod. 10 (5): 1079–1084
11. Grobman WA, Milad MP, Stout MS, Klock SC (2001) Patient perceptions of multiple gestations: an assessment of knowledge and risk aversion. Am J of Obstet Gynecol. 4, 920–924
12. Hölze C, Wiesing U (1991) In-vitro-Fertilisation – ein umstrittenes Experiment. Springer, Berlin Heidelberg New York Tokyo
13. Kowalcek I (1996): Reproduktionsmedizin und Psychosomatik – Gegensatz, Widerspruch oder Annäherung? Gynäkologe 29, 487–495
14. Kowalcek I, Wihstutz N, Buhrow G, Diedrich K (2001) Subjective well-being in infertile couples. J Psychosom Obstet Gynecol 22: 143–148
15. Kowalcek I, Kasimzade T, Huber G (2003a) Expectations of success fertility treatment using in-vitro fertilization. Arch Gynecol Obst 268 (2): 78–81
16. Kowalcek I, Buhrow G, Huber G (2003b) Das «Alter" – Ein Beispiel für Frauenkonstruktionen in der Reproduktionsmedizin. Reproduktionsmedizin 5: 189–195
17. Kowalcek I, Wermter J, Michel-Lauter B, Diedrich K (2003c) Aktuelle Beanspruchung und geschlechtsspezifische Verarbeitung eines reproduktionsmedizinischen Behandlungszyklus bei männlicher Subfertilität. Gynäkol praxis 27: 55–69
18. Kreyenfeld M (2005) Kinderlosigkeit in Deutschland: Daten-Aspekte-Probleme. Workshop. 6.-7. Oktober 2005. Max-Plank-Institut zur Erforschung des Demographischen Wandels. http://www.demogr.mpg.de
19. Leiblum SR, Kemman E, Taska L (1990): Attitudes toward multiple birth and pregnancy concerns in infertile non-infertile women. J Psychosom Obstet Gynecol.11:197–210
20. Mumford KR (2004) The stress response, psychoeductional interventions and assisted reproduction technology treatment outcomes: a meta-analytic review. Dissertation of Philosophy. University of South Florida.
21. Phipps SAAA (1993) A phenomenological study of couples infertility: gender influence. Holistic Nurs Pract 7 (2), 44–56
22. Rajkhowa M, Mcconnell A, Thomas GE (2006) Reasons for discontinuation of IVF treatment: a questionnaire study. Hum Reprod 21: 358–363
23. Schuth W, Keck C, Vogelsang D, Breckwoldt M (1999) Psychosoziale Bewältigung der ungewollten Kinderlosigkeit – Konzept, Inhalte und Evaluation von 27 Wochenendseminaren mit 288 sterilen Paaren. Geburtsh Frauenheilk 59: 225–231
24. Stauber M (1979) Psychosomatik der sterilen Ehe. 1. Aufl. Grosse, Berlin
25. Stauber M (1993): Psychosomatik der sterilen Ehe.3. Aufl., überarb. und erw. BMV, Berlin
26. Stauber M (1992) Psychosomatische Geburtshilfe und Gynäkologie. In: Zander J, Breckwoldt M (Hrsg) Gynäkologie und Geburtshilfe, Bd I/2: Geschlechtsreife, Sterilität, Frühschwangerschaft, Alter, Psychosomatik, 2. Aufl., 11.1–11.35. Thieme, Stuttgart, New York
27. Wright J, Allard M, Lecours A, Sabourin S (1989): Psychosocial distress and infertility: a review of controlled research. Internat JFertil 34 (32): 126–142

Genetische Aspekte der männlichen Subfertilität

A.G. Schmutzler, S. von Otte, A. Caliebe, W. Küpker

Genetik und ART

In letzter Zeit besteht ein gesteigertes Interesse, die Berührungspunkte zwischen den artifiziellen reproduktiven Techniken (ART) und der Reproduktionsgenetik zu beleuchten. Dies zeigt sich schon daran, dass, von der Europäischen Gemeinschaft (EU) gefördert, im Jahre 2005 von den 2 betroffenen großen europäischen Fachgesellschaften, der European Society of Human Reproduction and Embryology (ESHRE) und der European Society of Human Genetics (ESHG) ein diesbezüglicher Prozess in Gang gesetzt wurde [36]. Dies wurde auch dadurch katalysiert, dass die Genetik in die embryologischen Labore Einzug in Form der Präimplantationsdiagnostik hielt, was zur Formulierung von Leitlinien auf diesem »Grenzgebiet« führte [30, 37].

Die Berührungspunkte betreffen sowohl die Erforschung der naturwissenschaftlichen Grundlagen als auch die Festlegung von Behandlungsstandards (Diagnostik, Therapie, Aufklärung) und die Art der Kooperation. Dementsprechend wird hier auf die allgemeingenetische Propädeutik, die reproduktionsgenetischen Grundlagen, Diagnostik, Therapie und Aufklärung eingegangen, um eine »take home message« für den Reproduktionsmediziner zu formulieren. Systematik vor Eklektik und reproduktionsmedizinische Übersicht vor humangenetischen Details sollen dem Reproduktionsmediziner Orientierung geben sowohl für die tägliche Arbeit der Sterilitätsbehandlung als auch den Einstieg in die Diskussion mit den Genetikern erleichtern. Mangels nationaler oder internationaler Richtlinien referiert diese Arbeit für die humangenetische Diagnostik im Wesentlichen die grundlegende Arbeit von Foresta et al. [6], in der die italienischen Fachgesellschaften Stellung bezogen.

Allgemeine Genetik

Veränderungen auf der Ebene der Chromosomen

Zu Aberrationen auf chromosomaler Ebene zählen numerische und strukturelle Aberrationen. Numerische Aberrationen, die zur Aneuploidie führen, können sowohl den gesamten Chromosomensatz als auch einzelne Chromosomen betreffen: Polyploidie (zu viele Chromosomensätze), Hyper- und Hypoploidie (zu wenige oder zu viele Chromosomen, z. B. Mono- oder Trisomie). Zu den strukturellen Chromosomenaberrationen zählen die unbalancierten Aberrationen wie Deletion, Duplikation, Ring- und Isochromosom sowie die balancierten Aberrationen wie Inversion und Translokation (einfach, reziprok, zentrische Fusion = Robertson-Translokation; s. [10]). Bei der Beurteilung der Aneuploidie ist zu beachten, ob es sich um somatische (diploide) Zellen oder um (haploide) Keimzellen (Spermien, Eizellen, Polkörper) handelt.

Chromosomale Aberrationen können in der Regel mit konventioneller Karyotypisierung sowie mit der Fluoreszenz-in-situ-Hybridisierung (FISH) erkannt werden, bei Interphase-Chromosomen (Polkörper) in der Regel nur mit FISH. Bestimmte Chromosomenabschnitte (z. B. das Y-Chromosom zum »sexing« bei der PGD) können auch mit PCR nachgewiesen werden.

An der schnellen und vollständigen Erkennung aller Aberrationen mit molekulargenetischen Methoden (komparative Genomhybridisierung, CGH, und Chiptechnologie) wird noch gearbeitet, d. h. diese Methode ist noch experimentell. Bei der numerischen Analyse einzelner Chromosomen von Gameten (normal: 2 Signale/Chromosom, d. h. eines/Chromatide, s. auch [29]) wird zudem unterschieden zwischen zusätzlichen oder fehlenden Chromosomen (2n + 2n oder 0n), Chromatiden (2n + n, 1n) oder der vorzeitigen Trennung von Chromatiden (n + n). Die offizielle internationale genetische Nomenklatur wird ständig weiterentwickelt.

Mikrodeletionen des langen Arms des Y-Chromosoms (Azoospermiefaktor, AZF) sind so klein, dass sie mit konventioneller Karyotypisierung nicht erkannt werden können, sondern nur mit PCR. Das heißt aber auch, dass man kennen muss, wonach man sucht: nicht alle vermuteten Azoospermiefaktoren gelten als entdeckt.

Veränderungen auf Genebene

Hierzu s. [27]. Auf den 46 Chromosomen liegen etwa 30.000 Gene, bestehend aus einigen Tausend bis über eine Million Nukleotidbasen. Drei Nukleotide (Triplett) kodieren (Codon) für eine Aminosäure. Kodierende DNA-Abschnitte werden als Exons, nichtkodierende als Introns bezeichnet. Ein Gen kodiert für eine Polypeptidkette und liegt an einem bestimmten Genlocus. Alternative Genformen am selben Locus sind Allele. Expression ist die Genwirkung, Expressivität und Penetranz deren Art und Ausmaß auf den Phänotyp.

Allele mit unterschiedlichem Phänotyp und einer Frequenz >1% werden als Polymorphismen bezeichnet. Unterschiede in einer Base sind Einzel- Nukleotid- Polymorphismen (SNP, single nucleotide polymorphism). Als Unterschiede in der Anzahl von Tandem- Wiederholungen (SSLP, short sequence length polymorphism) gibt es kurze Tandemwiederholungen (STR, short tandem repeats, Mikrosatellit) oder viele Tandemwiederholungen (VNTR, variable number tandem repeats, Minisatellit; ◘ Abb. 17.1).

Punktmutationen, d. h. Änderungen, die nur ein Basenpaar betreffen, sind der am häufigsten beobachtete Mutationstyp. Am häufigsten wird ein Austausch (Transition, Transversion) beobachtet. Weitere Mutationstypen sind Insertion, Deletion oder Duplikation von Basenpaaren. Mutationen können zu einer Codonveränderung resultierend in einer falschen Aminosäure (Missensemutation) oder zu einer Störung der Translation (Nonsensemutation) führen.

Veränderungen auf epigenetischer Ebene

Hierzu s. auch [27]. Phänotypänderung ohne Genotypänderung ist Epigenese, z. B. Imprinting, d. h. die elterliche Steuerung der Allelexpression durch Methylierung (Unterdrückung der Expression) und De-Methylierung. Beispielsweise führt ein Teilverlust des Imprintingzentrums auf Chro-

---

1. Einzelstrang–Nukleotid-Polymorphismus (**SNP**)

    Allel 1 _____ TACGAGCTA _____

    Allel 2 _____ TACGGGCTA _____

2. Kurze Sequenz-Längen-Polymorphismus (**SSLP**)
    a) Einfacher Tandem-Repeat (STR), Mikrosatellit

    Allel 1 _____ CACACA _____
    (3 Repeats)

    Allel 2 _____ CACACACACA _____
    (5 Repeats)

    b) Variable Number Tandem Repeat (**VNTR**), Minisatellit

    Allel 1 ___X___X___X_____

    Allel 2 ___X___X___X___X___X___X___X___

    Jede Repeat-Einheit (X) mit 20-200 bp.

◘ **Abb. 17.1** Polymorphismus. (Nach [27])

mosom 15 je nach Position zum Prader-Willi- oder zum Angelman-Syndrom.

Männliche Reproduktionsgenetik

Wertigkeit

Die Reproduktionsgenetik des Mannes muss, insbesondere bei einer Paarbehandlung, immer im Zusammenhang mit der der Frau gesehen werden. Zudem muss der Einfluss der Therapie selbst mit berücksichtigt werden. Hier soll jedoch der Blick auf den Mann im Vordergrund stehen. Bei etwa 15–30% aller männlichen Sterilitätspatienten werden genetische Abnormalitäten vermutet [6, 18]. Wie immer bei der Sterilitätsbehandlung ist nach der Diagnostik (genetische Tests bei Eltern, Gameten, Embryo, Fet und Kind), Therapie (ART inkl. heterologer Verfahren), Chancen (Schwangerschaft und Geburt) und Risiken für Mutter (Aborte) und Kind (Fehlbildungen, Krankheiten, Anlageträger) sowie nach der Art der Aufklärung (Beteiligte) zu fragen.

Insbesondere ist zu berücksichtigen, dass genetische Abnormalitäten nicht nur auf der somatischen Ebene des Mannes eine Rolle spielen, sondern auch auf der Keimzellebene, d. h. Abnormalitäten können auch dort unabhängig von der somatischen Ebene der Eltern neu entstehen.

Mann: Chromosomen

Hierzu ◘ Abb. 17.2. Chromosomenstörungen treten bei Sterilitäts-, insbesondere ICSI-Patienten, gehäuft auf und korrelieren negativ mit der Spermienkonzentration. Kumulative Statistiken zeigen in etwa folgende Werte: bei Azoospermie findet sich bei 15% der Betroffenen eine Chromosomenstörung, bei sehr starker Oligozoospermie (<1 Mio./ml) bei 8%, bei mittelgradiger Oligozoospermie (<10 Mio./ml) bei 7% und bei leichter Oligozoospermie bei 2% [6, 18]. Bei Männern mit einer Azoospermie finden sich am häufigsten Gonosomenveränderungen. So wird das Klinefelter-Syndrom (47,XXY) bei 12% diagnostiziert [15, 16]. Weiterhin wird das gehäufte Auftreten von Veränderungen der Autosomen, insbesondere Translokationen, beobachtet.

Ebenfalls scheinen Chromosomenstörungen gehäuft bei durch ICSI gezeugten Kindern vorzukommen, etwa bei 3%, davon kann etwa die Hälfte auf entsprechende Störungen beim Vater zurückgeführt werden [6].

Mann: Gene

Hierzu s. [6] und ◘ Abb. 17.3.

Y-Mikrodeletion

Wegen des Nachweises nicht durch die Karyotypisierung, sondern zusätzliche molekulargenetische Untersuchungen (PCR, s. oben) wird diese Chromosomenstörung hier aufgeführt. Deletionen im langen Arm (q) des Y-Chromosoms betreffen 3 Sperma-

---

Geschlechtschromosomen
47,XXY (Klinefelter Syndrom)
47,XYY und andere YY-Aneuploidien
46,XX and 45,X Männer
Strukturelle Y Chromosomaberrationen
    Deletionen
    Ringe
    Isochromosomen
    Inversionen
    Translokationen

Autosomen
Translokationen (Robertson, reziprok)
Inversionen (perizentrisch, parazentrisch)
Andere strukturelle Abnormalitäten (ESACs, extra structural aberrant chromosome; Markerchromosom)

Klinische Syndrome
    Trisomie 21
    Partielle Duplikationen und Deletionen

Chromosomale Heteromorphismen
Inv(9)
Familiäre Inversionen des Y
Yq+
Vermehrtes/vermindertes perizentromerisches konstitutives Heterochromatin
Große/verdoppelte Satelliten auf akrozentrischen Chromosomen

◘ **Abb. 17.2** Ursache der männlichen Sterilität: Chromosomenaberrationen (homogen oder Mosaik). (Nach [6])

> **Y Chromosom**
> Mikrodeletionen Yq11
>
> **X Chromosom**
> Kallmann Syndrom
> Androgen-Resistenz-Syndrom/M. Kennedy
>
> **Autosomal**
> Komplexe genetische Syndrome mit Sterilität als kleinere Manifestation (s. Abb. 4)
> Sterilität als größere Manifestation
>   CFTR
>   Beta-Untereinheit von LH, FSH und LH- und FSH-Rezeptoren

Abb. 17.3 Ursachen der männlichen Sterilität: Genmutationen. (Nach [6])

togenese-Loci (sog. Azoospermiefaktoren, AZF a, b, c). Verschiedene Kandidatengene sind kartiert worden, aber auch andere Yq-Gene wurden isoliert, mit unbekanntem Einfluss auf den AZF-Phänotyp. Dieser besteht in einer starken Oligozoospermie bis Azoospermie. Im Durchschnitt wird mit 10% Prävalenz bei subfertilen Männern gerechnet, 15% bei starker Oligozoospermie, 20% bei nichtobstruktiver Azoospermie (NOA), aber auch bei anderen Testikulopathien (Varikozele, Kryptorchismus).

Bei Patienten mit Y-Deletionen lassen sich häufig Spermien im Ejakulat oder im Hodenbiopsat (testikuläre Spermienextraktion, TESE) nachweisen. Daher sind sie einerseits einer Behandlung mit ICSI zugänglich, andererseits geben sie die Trägerschaft zu 100% an die Söhne weiter. Die Auswirkungen für die Nachkommen sind nicht klar, vermutlich wird die Infertilität bei variabler Expressivität weitergegeben [14, 18]. Aber sogar die vermehrte Zeugung von Mädchen mit einem Turner-Syndrom (45, X) wird für möglich gehalten [6, 34].

CFTR-Gen

Bis jetzt wurden mehr als 900 verschiedene Mutationen des CFTR-Gens auf Chromosom 7 gefunden. In unserer Bevölkerung sind 4% Anlageträger für eine Mutation in diesem Gen. Etwa 0,04% sind homozygote bzw. Compound-heterozygote Träger von Mutationen im CFTR-Gen. In Abhängigkeit von den Mutationen resultiert z. B. die zystische Fibrose (CF, Mukoviszidose). 95% der Männer, die von einer CF betroffen sind, sind infertil, meist mit kongenitaler ein- oder beidseitige Aplasie der Vasa deferentia (congenital bilateral/unilateral absence of the vas deferens, CBAVD, CUAVD), folglich mit Oligo- oder Azoospermie. Wegen der vorhandenen Spermienproduktion ist ICSI möglich, ggf. nach MESA oder TESE.

Isoliertes Auftreten der Aplasien (1–2% der infertilen Männer, [18]) gilt als milde oder inkomplete Form der CF, in 80% (CBAVD) bzw. in 11–75% (CUAVD) werden Mutationen gefunden, mit (CBAVD, 20%) z. T. vererbbaren Nierenfehlbildungen und (CUAVD, 30%) Oligozoospermie [18]. Das Mutationsrisiko bei Oligozoospermie oder Infertilität wird zwischen nicht erhöht bis 18% angegeben [38].

Risiken für den Nachwuchs sind die Weitergabe des Genotyps und, bei Trägerschaft der Frau, ein unklares Risiko für die Weitergabe des Phänotyps und für das Vollbild einer Mukoviszidose.

Kal-1-Gen

Das Kallmann-Syndrom (Anosmie, Hypogonadotroper Hypogonadismus, HH) kann sowohl X-chromosomal (Kal-1-Gen, 10–15% der Fälle), als auch autosomal dominant oder rezessiv vererbt werden. Isolierter HH mit oder ohne weitere Symptomatik beruht auf verschiedenen Mutationen. Da die Sterilität evtl. mit Hormonen behandelt werden kann, besteht das Risiko der Übertragung dieser Veränderung auf die Nachkommen.

Androgen-Rezeptor-Gen

Über 300 verschiedene Mutationen (mehrheitlich Punktmutationen) führen zu einem Defekt des Androgen-Rezeptorgens auf dem X-Chromosom, resultierend in einer Androgenresistenz, rezessiv vererbt, mit variablem Phänotyp: von weiblich über intersexuell bis infertil männlich [31], letztere mit starker Oligo- bis Azoospermie (z. T. zusammen mit Kryptorchismus, Hypospadie, Gynäkomastie oder schwacher Virilisierung). Die Frequenz der Mutation bei starker Oligozoospermie oder Azoospermie wird auf 2–3% geschätzt. Ein hoher Androgen-Sensitivitäts-Index (ASI, LH x Testosteron) spricht für eine Resistenz [9].

Eine der Mutationen verursacht die spinalbulbäre Muskelatrophie (SBMA, Morbus Kennedy). Es wird vermutet, dass mildere Mutationen zu isolierten Spermieneinschränkungen führen, wobei Söhne gesund, Töchter Anlageträgerinnen wären und erst in der nächsten Generation deren Söhne mit einer Wahrscheinlichkeit von 50% betroffen wären [6, 25, 28].

Alpha-Reduktase-2-Gen

Der Enzymdefekt verursacht bei Kindern männlichen Pseudohermaphroditismus, nach Virilisierung in der Pubertät kann starke Oligo- bis Azoospermie vorliegen, z. T. mit Maldeszensus und Hypospadie. Eine erfolgreiche Behandlung eines betroffenen Paares durch Insemination wurde berichtet [12].

Sonstige genetische Anomalien

Es gibt zahlreiche weitere Gendefekte, die die männliche Fruchtbarkeit beeinflussen, jedoch für eine Routinediagnostik im Rahmen der Sterilitätsabklärung nicht in Frage kommen, da sie entweder sehr selten sind oder die Datenlage noch nicht ausreicht.

Hierzu gehören Defekte von Steroidogeneseenzymen; von LH und FSH sowie ihrer Rezeptoren; pleiotrope Gene, die auch die Spermatogenese beeinflussen (myotone Dystrophie, DAX 1); komplexe Syndrome, bei denen die Unfruchtbarkeit nur ein kleineres Problem ist (Abb. 17.4). Bei 2% der infertilen Männer liegen übergeordnete genetische Erkrankungen vor [18, 24].

Myotone Dystrophie
5a-Alpha-Reduktase 2 Defekt
Steroidogenese-Enzymdefekt (21 Alpha-Hydroxilase u.a.)
Bardet-Biedl
Noonan
Prader-Willi
Cerebelläre Ataxie mit hypogonadotropem Hypogonadismus
Fanconi-Anämie
Prune-Belly
Beta-Thalassämia major
Hämochromatose

Abb. 17.4 Seltene Fälle männlicher Sterilität und Syndrome mit Sterilität als kleinere Manifestation. (Nach [6])

Ferner werden bei einheitlichen morphologischen Veränderungen der Spermien (Rundköpfe, Miniakrosomen) genetische Hintergründe vermutet [1].

Spermien

Bei normalen Männern sind bis zu 15% Chromosomenaberrationen in den Spermien normal, dies sind zu 90% strukturelle Aberrationen [32]. Dagegen werden numerische Aberrationen bei einer Reihe von Infertilitäten vermutet, und bei schwerwiegenden Testikulopathien nachgewiesen [6]. Ferner bewirken Chemo- und Radiotherapie mindestens bis zu 6 Monaten Aberrationen, nachweisbar mit FISH, jedoch nur numerisch, stichprobenmäßig, nicht automatisiert, nicht standardisiert [6].

Das männliche Alter wirkt sich nicht auf das Risiko für Chromosomenanomalien aus, jedoch besteht durch die erhöhte Teilungsrate der Spermatogonien ein Zusammenhang zu dem gehäuften Auftreten von Punktmutationen, sodass die Häufigkeit z. B. von syndromalen Erkrankungen, die durch Punktmutationen bedingt sind, erhöht ist (Beispiele: Achondrodysplasie, Apert-Syndrom, Neurofibromatose Typ 1; [5, 23]).

Diagnostik

Richtlinien

Mangels nationaler oder internationaler Regeln für den Umgang mit genetisches Test bei Sterilitätspatienten haben 12 italienische wissenschaftliche Fachgesellschaften, unterstützt von Experten weiterer 4 internationaler Gesellschaften, in einem ausgefeilten Verfahren Richtlinien aufgestellt [6], die im Folgenden für den Mann dargestellt werden. Sie werden ergänzt durch eine Stellungnahme der Arbeitsgemeinschaft Reproduktionsgenetik der deutschen Gesellschaft für Reproduktionsmedizin [18], die sich im Wesentlichen mit den 3 Aspekten Karyotyp, AZF und CF beschäftigt. Zusätzlich werden hier weitere genetische Diagnostikmöglichkeiten (PGD, PND) für Paare mit unerfülltem Kinderwunsch in einen Gesamtzusammenhang gestellt.

Hauptziel der Richtlinien ist der verantwortliche Umgang mit den vorhandenen genetischen Tests. Diesen vorausgehen müssen die Untersuchungen durch den gynäkologischen Reproduktionsmediziner (Paaranamnese, körperliche und Laboruntersuchungen der Frau, evtl. weitere Untersuchungen und Konsile, Paardiagnose mit Therapievorschlag und Aufklärung, auch über die Testmöglichkeiten), den Andrologen oder Urologen (Anamnese, körperliche und Laboruntersuchungen des Mannes, inklusive Spermiogramm) sowie den Humangenetiker (Anamnese, Aufklärung). Die Tests wurden nach Relevanz ausgesucht, d. h. nach Prävalenz und Transmissionsrisiko, und gewichtet in stark empfohlen, optional und experimentell.

In der klinischen Praxis werden männliche Fertilitätsstörungen in der Regel nach Spermiogrammeinschränkungen klassifiziert, meistens nach der Konzentration, so praktikablerweise auch hier, auch wenn diese Synonymität nicht immer vorhanden ist.

Wir benutzen, auch bei der Aufklärung der Patienten und bei der Therapieentscheidung, folgende Terminologie:
- Azoospermie (wiederholt nicht ein Spermium),
- Kryptozoospermie (nur einige wenige Spermien),
- sehr starke Oligozoospermie (<5 Mio./ml),
- starke Oligozoospermie (5–9 Mio./ml),
- mittelgradige Oligozoospermie (10–14 Mio./ml) und
- leichte Oligozoospermie (15–19 Mio./ml).

Über 10 Mio./ml sind IUI, IVF und ICSI denkbar, darunter raten wir zu ICSI. Auch die italienischen Kollegen ziehen hier, mit der gleichen Terminologie für die Entscheidung zu genetischen Tests, eine Grenze (Abb. 17.5).

Mann: Chromosomenanalyse

Hierzu Abb. 17.5. Bei Azoo- und starker Oligozoospermie (<10 Mio./ml) ist die Analyse obligatorisch, jedenfalls vor ART, auch bei IUI, nach einem Jahr Sterilität auch bei besserem oder normalem Spermiogramm, jedenfalls vor ART, da z. B. 47, XYY-Aneuploidie, einige Translokationen und strukturelle Aberrationen auch mit Normozoospermie einhergehen. Dies wird im Ergebnis auch von der Arbeitsgemeinschaft Reproduktionsgenetik (AG, s. oben [18]) so gesehen, wenn empfohlen wird, bei jeder männlich bedingten Sterilität eine Chromosomenanalyse bei beiden Partnern, durchzuführen. Ob dies in Deutschland gängige Praxis ist, darf bezweifelt werden. Dies sollte vor diesem Hintergrund aber umgesetzt werden.

Mann: Genanalysen

Y-Chromosom-Mikrodeletionen (»AZF«)

Hierzu Abb. 17.5. Bei nichtobstruktiver Azoospermie (NOA) und starker Oligozoospermie (<10 Mio./ml) wird diese Untersuchung stark empfohlen, jedenfalls vor ART. Die deutsche AG zieht die Grenze bei 5 Mio./ml und qualifiziert sie als »sinnvolle Ergänzung«.

CFTR-Gen

Bei CBAVD und CUAVD wird die Untersuchung stark empfohlen, vor ART bei beiden Partnern. Die deutsche AG empfiehlt die Suche danach bei <1 Mio./ml, verbunden mit Nierensonographie, und hält den Test wohl dann auch ohne Aplasie für optional wegen vermuteter erhöhter Heterozygotie.

Kal-1-Gen

Bei Azoospermie mit hypogonadotropem Hypogonadismus (HH) und Anosmie wird der Test empfohlen.

Androgen-Rezeptor-Gen (AR)

Bei Azoo- und starker Oligozoospermie und hohem Wert beim Androgensensitivitätstest ist der Test optional nach der Chromosomenanalyse, es sei denn, es bestehen andere Manifestationen einer Androgeninsensitivität.

5-Alpha-Reduktase-2-Gen

Der Test wird nur in ausgewählten klinischen Verdachtsfällen (Intersexualität, Hypospadie) empfohlen.

	Azoospermie	Schwere Oligozoospermie (<10 Mio/ml)	Normozoospermie, leichte und mittelschwere Oligozoospermie (>10 Mio/ml)
Chromosomenanalyse	+	+	+ (1 Jahr Sterilität; vor ART)
Yq	+ (NOA)	+	-
CFTR	+ (CBAVD)	+ (CUAVD)	-
KAL 1	+ (HH)	-	-
AR	(+) (ASI+)	(+) (ASI+)	-
Alpha-Reduktase	(+)	(+)	-

+ = stark empfohlen; (+) = optimal; - = nicht empfohlen

ASI: androgen sensitivity index; CBAVD: congenital bilateral absence of vas deferens; CUAVD: congenital unilateral absence of vas deferens; HH: hypogonadotropic hypogonadism; NOA:

Abb. 17.5 Genetische Tests beim Mann mit männlicher Sterilität. + Stark empfohlen, (+) optimal, - nicht empfohlen, *ASI* androgen sensitivity index, *CBAVD* congenital bilateral absence of vas deferens, *CUAVD* congenital unilateral absence of vas deferens, *HH* hypogonadotropic hypogonadism, *NOA* non obstructive azoospermia. (Nach [6])

Genetische Spermienanalyse

Solange keine robusten Daten vorhanden sind, ist der Test experimentell; Indikationen wären primäre starke Testikulopathien und nach Chemo- oder Radiotherapie.

PGD

Zur Terminologie, auch international diskutiert: Die englische Abkürzung, für »preimplantation genetic diagnosis« trifft den Kern besser als dessen (falsche) deutsche Übersetzung, Präimplantationsdiagnostik, PID. Letztere suggeriert, dass eine solche etwas Neues wäre, gar verboten, was beides oft behauptet wird, aber nicht stimmt. Seit Beginn der IVF wird weltweit morphologisch diagnostiziert und selektiert, Spermien, Eizellen, Zygoten und Embryonen.

Das Embryonenschutzgesetz definiert die Eizelle ab Verschmelzen der Vorkerne als Embryo. Die Selektion letzterer ist seit 1990 in Deutschland durch das »Embryonenschutzgesetz« verboten. Biologisch geht es aber dabei zunächst um Zygoten, dann um Präembryonen, da noch keine Differenzierung in Embryoblast und Trophoblast erfolgt ist. Andererseits ist in Deutschland PGD der Eizellen und Zygoten durch Polkörperdiagnostik (PKD) erlaubt, und wird auch als solche vom ESHRE-PGD-Konsortium veröffentlicht [8]. Sogar die Biopsie von Embryonen und nachfolgend die genetische Analyse von Blastomeren ist nach dem Totipotenzstadium (also sicherlich bei der Blastozyste) in Deutschland erlaubt, wenn sie z. B. dem Zweck dient, den Embryo zu erhalten. Verboten ist, aus dem Ergebnis die Konsequenz zu ziehen, den Embryo nicht zu transferieren, nicht aber z. B. die zukünftig denkbare Konsequenz, den Embryo zu behandeln; die PND hat eine ähnliche

Entwicklung durchgemacht! Auf die ethische und rechtliche Bewertung der Regelung kann hier nicht eingegangen werden.

Der Begriff PGD ist international keineswegs auf Embryobiopsie wegen Abnormalitäten bei den Eltern beschränkt. Auch wird PGD wegen Abnormalitäten bei den Eltern mit PGS (Präimplantationsscreening auf Aneuploidien) wegen vermuteter Abnormalitäten bei den Gameten und Embryonen kombiniert, und Polkörperbiopsie mit Blastomerenbiopsie (Verlinsky, Chicago), bei derselben Eizelle bzw. Embryo.

Im Rahmen der genetischen Diagnostik der männlichen Subfertilität kommt die PGD des Embryos in Betracht bei den Fällen, in denen eine genetische Abnormalität beim Mann vorliegt und das Gen oder die Chromosomenaberration bekannt ist.

Darüber hinaus wird eine Indikation für PGD gesehen bei TESE [35]. Diese Ansicht wird unterstützt durch neueste Ergebnisse, die zeigen, dass die Aneuploidierate bei Embryonen signifikant erhöht ist bei NOA und starker OAT (70 bzw. 63%, im Wesentlichen Mosaike und gonosomale Aneuploidien, gegenüber 55% bei Normozoospermie [21]).

Auch wenn die Embryonenuntersuchungen in Deutschland verboten sind, muss bei vorliegender Indikation, auch aus standesrechtlichen Gründen (Konvention von Helsinki), über die Rechtslage der PGD im Ausland aufgeklärt werden. Allerdings darf zu einer dortigen Behandlung weder Anstiftung noch Beihilfe geleistet werden.

Pränataldiagnostik

Bei allen Umständen, die auf einen genetischen Hintergrund der Sterilität hinweisen, sollte die Pränataldiagnostik (PND) eingesetzt werden. Dies gilt sowohl für bekannte chromosomale oder einzelgenetische Aberrationen des Mannes, aber auch bei vermuteten, noch nicht bekannten genetischen Ursachen. Darüber hinaus begründen auch vermutete oder nachgewiesene Aberrationen auf der Ebene der Gameten (Tumorbehandlung, OAT, NOA) oder der Therapie (ICSI, PGD) eine Indikation. Wie diese dann diagnostisch umgesetzt wird, durch Fehlbildungssonographie oder invasiv (CVS, AC) zur genetischen Analyse, muss in Einzellfall entschieden werden. Die Praxis zeigt, dass die Sterilitätspatienten verständlicherweise sehr zurückhaltend sind mit invasiver Diagnostik. Umso mehr sollte auf die Möglichkeiten der individuellen PND-Beratung und -Diagnostik inklusive nichtinvasiver Verfahren hingewiesen werden.

Geburtshilfe, Neonatologie, Pädiatrie

Bei allen Kindern mit genetischen Risikofaktoren (genetische Abnormalitäten der Eltern, Zustand nach Sterilität oder Sterilitätstherapie) sollte bei den pädiatrischen Vorsorgeuntersuchungen ein besonderes Augenmerk auf Fehlbildungen oder Fehlentwicklungen gelegt werden, um ggf. humangenetische Untersuchungen und Beratungen zu initiieren. Die Praxis zeigt, dass insbesondere die Eltern den oft beschwerlichen Weg zur Schwangerschaft gerne verdrängen, von sich aus mit Informationen zurückhaltend sind und schon im Kreissaal oft das Wissen um die Genese der Schwangerschaft nicht mehr präsent ist. Umso mehr sollten die Einträge im Mutterpass durchgeführt und beachtet werden. Eigentliches Dilemma sind jedoch die fehlenden finanziellen Ressourcen zur Durchführung von systematischen Langzeitstudien nach ART. Die EU hat dies erkannt und führt zurzeit eine Bestandsaufnahme der Situation in allen ihren Mitgliedsstaaten durch.

Therapie

ART, IUI, COH

Genetische Risiken durch ART-Therapien selbst, d. h. nicht durch die Eltern, werden insbesondere für IVF und ICSI diskutiert. Richtig ist, dass alle reproduktionsmedizinischen Therapien, wie jede medizinische Therapie, einen Eingriff in die Natur darstellen. Da bekanntlich nicht alle Gameten gleich sind, ist der erste Risikoansatz die Verminderung der natürlichen Selektion. Dass die artifizielle Selektion mehr Risiken birgt als die natürliche, ist denkbar. Doch auch das Gegenteil könnte richtig sein. Forschung und Entwicklung gehen sicherlich in die Richtung, auch bei der Selektion die Natur zu übertreffen. Beim Rind ist »sexing« (Geschlechtswahl) durch Spermiensorting erfolgreich, beim Menschen ist eine Optimierung der natürlichen Chancen möglich [33]. Eine sonstige genetische Spermienselektion zu Therapiezwecken ist noch nicht möglich, doch eine verbesserte morphologische Selektion durch 6000fache Extremvergrößerung [2] für die ICSI könnte mit der Genetik der Spermien korrelieren. Der 2. Ansatz besteht in den Risiken der Kultur in vitro. Schäden durch Spermienkultur, selbst für die intrauterine Insemination, IUI, sind theoretisch denkbar. Ein 3. denkbarer Ansatz besteht in den Risiken der sog. kontrollierten ovariellen Hyperstimulation (COH), die sich über einen Schaden der Eizellen indirekt auf die Behandlung der männlichen Infertilität auswirken könnte. Es gibt jedoch keine Daten, die ein genetisches Risiko der IUI oder COH suffizient untersucht hätten.

IVF

Bei der IVF, als Behandlung auch der männlichen Infertilität, kommen als denkbare Risikofaktoren die Kultur von Eizellen und Embryonen hinzu. Da dies in die für die epigenetische Reprogrammierung sensible Phase fällt, liegt es nahe, ein Risiko in epigenetischen Schäden in Form fehlerhaften Imprintings zu suchen. So wurde gefunden, dass in Fällen eines Beckwith-Wiedemann-Syndroms häufiger als in der Allgemeinbevölkerung zu erwarten, eine IVF durchgeführt wurde (4 vs. 1,2%; [4, 7, 22]). Das Problem ist, dass die Imprintingerkrankungen Raritäten sind, die Prävalenz der ART gering und sowohl der gefundene Unterschied als auch die untersuchten Fallzahlen nicht sehr groß sind. Allerdings konnten Imprintingschäden bei Schafen und Mäusen nachgewiesen werden [13, 39], die das fetale Wachstum betreffen. Bei Rindern ist bekannt, dass nach In-vitro-Kultur häufiger zu große Tiere geboren werden. Beim Menschen besteht ein gesteigertes Risiko für intrauterine Wachstumsretardierung, Präklampsie und Frühgeburtlichkeit [20]. Die Ursachen sind jedoch unklar und müssen

weiter untersucht werden. Insbesondere könnten sie in der Infertilität selbst liegen. Die Patienten müssen hierüber sowie über den Verdacht auch kleiner Risiken aufgeklärt werden. Bei der Diskussion um die Vorteile eine verlängerten Kultur in vitro zu Selektionszwecken, um die Schwangerschaftschance für den ersten Embryotransfer nach der Follikelpunktion mit frischen, nicht eingefrorenen Embryonen zu erhöhen, sollten diese Risiken mit beachtet werden.

ICSI, TESE, MESA

Bei der ICSI kommen als zusätzlicher Eingriff die Entfernung der Kumuluszellen sowie die intrazelluläre Manipulation (Risiken für Organellen, Spindeln, Aktivierung) hinzu. Für die Bewertung der Daten zu Zusammenhängen zwischen ICSI und Imprintingschäden in Form des Angelmann-Syndroms [3, 20, 26] gelten dieselben Argumente wie zur IVF dargestellt.

Vielfach untersucht wurden der Schwangerschaftsverlauf und die Gesundheit der Kinder nach ICSI. Die umfangreichste Studie [11] aus Deutschland fand eine gesteigerte Fehlbildungsrate (9 vs. 6%), erhöhte Frühgeburtlichkeit und erniedrigtes Geburtsgewicht. Die Risiken beruhen im Wesentlichen auf elterlichen Risikofaktoren, ein Risiko durch die Infertilität ist sehr wahrscheinlich, eines durch die Technik nicht ausschließbar.

PGD, Kryokonservierung

Risiken durch die PGD selbst sind zu vermuten: jeder zusätzliche mikromanipulatorische Eingriff kann den Erfolg schmälern. Dies kann konkret für Polkörper- und Blastomerenbiopsie beim Menschen nicht belegt werden, die Neuauflage der Brüsseler PRT-Studie zur PGS, jetzt mit Biopsie von einem statt von 2 Blastomeren, beruht jedoch auf dieser Überlegung. Sie wird gestützt durch die Beobachtung, dass z. B. die Implantation nach Kryokonservierung von der Anzahl der überlebenden Blastomeren abhängt. Ob diese Prozesse rein embryologisch-pathophysiologischer Art sind oder auch genetisch, ist nicht geklärt.

Beratung

Andrologie, Urologie

Neuerdings ist die erste Anlaufstelle des Mannes, vor dem Kontakt mit dem ART-Zentrum, erfreulicherweise der Urologe oder der Androloge. Dieser sollte auch über genetische Zusammenhänge aufklären und ggf. weitere genetisch relevante urologische Untersuchungen (CBAVD, Nierensonographie) veranlassen. Aus praktischen Gründen sollte die Anordnung genetischer Tests für das Paar erst nach der Beratung durch den gynäkologischen Reproduktionsmediziner erfolgen.

Gynäkologische Reproduktionsmedizin

Die Beratung sollte die genetischen Implikationen der Sterilitätsdiagnose sowie der vorgeschlagenen Therapie umfassen. Bei Vorschlag eines genetischen Tests, Verdacht auf genetische Hintergründe von Begleiterkrankungen und bei Therapie mit ICSI erfolgt die Überweisung zum Humangenetiker.

Humangenetik

Eine ausführliche Paarberatung erfolgt zu den genetischen Hintergründen der spezifischen Sterilität, Begleiterkrankungen, der vorgeschlagenen Therapie, den vorgeschlagenen genetischen Tests sowie den Möglichkeiten der PGD und der PND. Bei positiven Testergebnissen muss die Paarberatung zunächst beim Humangenetiker, dann beim Reproduktionsmediziner wiederholt werden. Dabei wird eingegangen auf die Schwangerschaftschancen, die Wahrscheinlichkeit der Weitergabe von Genotyp und Phänotyp, das Auftreten von Fehlgeburten, Fehlbildungen und Erkrankungen des Kindes, ggf. in der Familie, ggf. ihrer Behandlung, und die Möglichkeiten der Diagnostik durch PGD und PND.

Zusammenfassung

Männliche Reproduktionsgenetik

Bei männlichen Sterilitätspatienten werden 15–30% genetische Abnormalitäten vermutet. Gefunden wurden Chromosomenstörungen, die mit der Spermienkonzentration negativ korrelieren (2–15%). Dies gilt auch für Y-Mikrodeletionen (10–20%). Das Risiko für CFTR-Genmutationen bei männlicher Sterilität wird mit 0–18% angegeben, bei isolierten Duktusaplasien in bis zu 80%, z. T. mit vererbbaren Nierenfehlbildungen. AR-Genmutationen werden bei starker Oligozoospermie und positivem ASI auf 2–3% geschätzt, übergeordnete genetische Erkrankungen bei sterilen Männern auf 2%. Erhöhtes männliches Alter birgt ein (kleines) Risiko für genetische Syndrome, die durch Punktmutationen bedingt sind.

Diagnostik

Bei starker Oligozoospermie <10 Mio. Spermien/ml, nach einem Jahr Sterilität oder vor ART sollte eine Chromosomenanalyse bei beiden Partnern durchgeführt werden. Bei <5–10 Mio. Spermien/ml sollte auf Y-Mikrodeletion untersucht werden, bei <1 Mio./ml auf Duktusaplasie, bei positivem Befund auf CFTR-Mutation, bei HH und Anosmie auf Kal-1-Genmutation, bei starker Oligozoospermie und hohem ASI optional auf AR-Mutation, auf 5-Alpha-Reduktase-2 Genmutation bei klinischen Verdachtsfällen (Zwittrigkeit). Genetische Spermienanalysen sind noch experimentell. Über PGD sollte bei nachgewiesenen genetischen Abnormalitäten sowie bei TESE aufgeklärt werden, über PND bei allen Umständen, die auf einen genetischen Hintergrund der Sterilität hinweisen. Pädiatrische Vorsorgeuntersuchungen sollten die Sterilität berücksichtigen.

Therapie

Bei der IVF gibt es ein gesteigertes Risiko für intrauterine Wachstumsretardierung, Präklampsie und Frühgeburtlichkeit, bei der ICSI für Fehlbildungen

(9 vs. 6%), Frühgeburtlichkeit und erniedrigtes Geburtsgewicht. Die Ursachen werden in der Sterilität und in elterlichen Risiken gesehen.

Beratung

Der Androloge oder Urologe sollte über die genetischen Hintergründe seines Befundes, der gynäkologische Reproduktionsmediziner über die der Paardiagnose und -therapie beraten. Bei Anordnung von zytogenetischen und molekulargenetischen Untersuchungen sollte eine Vorstellung beim Humangenetiker erfolgen.

Danksagung. Wir danken Herrn Prof. Dr. M. Ludwig, Endokrinologikum Hamburg, und Frau Dr. M. Tobler, Kinderwunschpraxis Göttingen, für die kritische Durchsicht des Manuskripts.

Literatur

1. Baccetti B, Capitani S, Collodel G et al. (2001) Genetic sperm defects and consanguinity. Hum Reprod 16: 1365–1371.
2. Bartoov B, Berkovitz A, Eltes F, Kogosovsky A, Yagoda A, Lederman H, Artzi S, Gross M, Barak Y (2003) Pregnancy rates are higher with intracytoplasmic morphologically selected sperm injection than with conventional intracytoplasmic injection. Fertil Steril Dec;80(6):1413–9.
3. Cox GF, Burger J, Lip V et al. (2002) Intracytoplasmic sperm injection may increase the risk of imprinting defects. Am J Hum Genet 71:162–164.
4. DeBaun M, Niemitz E, Feinberg A (2003) Association of in vitro fertilisation with Beckwith–Wiedemann syndrome and epigenetic alterations of LIT1 and H19. Am J Hum Genet 72:156–160.
5. Engel W, Sancken U, Laccone F (2004) Das väterliche Alter aus humangenetischer Sicht. J Reproduktionsmed. Endokrinol 4: 263–267.
6. Foresta C, Ferlin A, Gianaroli L, Dallapiccola B (2002) Guidelines for the appropriate use of genetic tests in infertile couples. Eur J Hum Genet 10:303–312.
7. Gicquel C, Gaston V, Mandelbaum J, Siffroi JP, Flahault A, Le Bouc Y (2003) In vitro fertilization may increase the risk of Beckwith-Wiedemann syndrome related to the abnormal imprinting of the KCN1OT gene. Am J Hum Genet 72:1338–41.
8. Harper JC, Boelaert K, Geraedts J, Harton G, Kearns WG, Moutou C, Muntjewerff N, Repping S, SenGupta S, Scriven PN, Traeger-Synodinos J, Vesela K, Wilton L, Sermon KD (2006) ESHRE PGD Consortium data collection V: cycles from January to December 2002 with pregnancy follow-up to October 2003. Hum Reprod Jan;21(1):3–21. Epub 2005 Sep 19.
9. Hiort O, Holterhus PM, Horter T et al. (2000) Significance of mutations in the androgen receptor gene in males with idiopathic infertility. J Clin Endocrinol Metab 85: 2810–2815.
10. Hirsch-Kauffmann M, Schweiger M (2000) Biologie für Mediziner und Naturwissenschaftler. Thieme Verlag, Stuttgart, New York
11. Katalinic A, Rosch C, Ludwig M (2004) German ICSI Follow-Up Study Group. Pregnancy course and outcome after intracytoplasmic sperm injection: a controlled, prospective cohort study. Fertil Steril 81(6):1604–1616
12. Katz MD, Kligman I, Cai LQ et al. (1997) Paternity by intrauterine insemination with sperm from a man with 5-reductase-2 deficiency. N Engl J Med 336: 994–997.
13. Khosla S, Dean W, Brown D, Reik W, Feil R (2001) Culture of preimplantation mouse embryos affects fetal development and the expression of imprinted genes. Biol Reprod 64: 918–926.
14. Kuhnert B, Gromoll J, Kostova E et al. (2004) Case report: natural transmission of an AZFc Y-chromosomal microdeletion from father to his sons. Hum Reprod 19:886–888.
15. Ludwig M, Küpker W (1998) Genetik in der Andrologie. In: Diedrich K (Hrsg) Weibliche Sterilität. Springer-Verlag, Berlin, Heidelberg, pp. 591–621.
16. Ludwig M, Diedrich K (2000) Genetics in Assisted Reproduction – Basic Aspects and Clincial Perspectives. In: Rabe T, Diedrich K, Strowitzki T (eds.) Manual on Assisted Reproduction, 2nd edn. Springer-Verlag, Berlin, Heidelberg, pp. 529–547.
17. Ludwig M (2002) Pregnancy and Birth After Assisted Reproductive Technologies. Springer-Verlag, Berlin Heidelberg.
18. Ludwig M, Gromoll J, Hehr U, Wieacker P (2004) Empfehlung zur genetischen Diagnostik bei Kinderwunschpaaren. J Reproduktionsmed Endokrinol 1(3):190–193.
19. Ludwig M, Katalinic A, Gross S, Sutcliffe A, Varon R, Horsthemke B (2005) Increased prevalence of imprinting defects in patients with Angelman syndrome born to subfertile couples. J Med Genet 42(4):289–291.
20. Ludwig M (2005) Risk during pregnancy and birth after assisted reproductive technologies: an integral view of the problem. Semin Reprod Med 23(4):363–370.
21. Magli MC, Gianaroli L, Munne S, Cavallini G, Vitali G, Modenini F, Ferraretti AP (2006) Paternal contribution to aneuploidy in preimplantation embryos. Hum Reprod, Vol 21, Suppl 1: Abstracts Book, pp. 185.
22. Maher ER, Brueton LA, Bowdin SC, Luharia A, Cooper W, Cole TR, Macdonald F, Sampson JR, Barratt CL, Reik W, Hawkins MM (2003) Beckwith-Wiedemann syndrome and assisted reproduction technology (ART). J Med Genet 40: 62–4.
23. McIntosh GC, Olshan AF, Baird PA (1995) Paternal age and the risk of birth defects in offspring. Epidemiology 6(3):282–8.
24. Meschede D, Lemcke B, Behre HM, De Geyter C, Nieschlag E, Horst J (2000) Non-reproductive heritable disorders

in infertile couples and their first degree relatives. Hum Reprod 15:1609–1612.
25. Mifsud A, Sim CK, Boettger-Tong H et al. (2001) Trinucleotide (CAG) repeat polymorphisms in the androgen receptor gene: molecular markers of risk for male infertility. Fertil Steril 75: 275–281.
26. Orstavik KH, Eiklik K, van der Hagen CB et al. (2003) Another case of imprinting defects in a girl with Angelman syndrome who was conceived by intracytoplasmic sperm injection. Am J Hum Genet 72: 218– 219.
27. Passarge E (2004) Taschenatlas der Genetik, 2. Aufl. Thieme, Stuttgart
28. Patrizio P, Leonard DG, Chen KL, Hernandez-Ayup S, Trounson AO (2001) Larger trinucleotide repeat size in the androgen receptor gene of infertile men with extremely severe oligozoospermia. J Androl 22: 444–448
29. Plattner H, Hentschel J (2002) Zellbiologie, 2. Aufl. Thieme, Stuttgart
30. Preimplantation Genetic Diagnosis International Society (2004) The Preimplantation Genetic Diagnosis International Society (PGDIS). Guidelines for good practice in PGD. Reprod Biomed Online 9(4):430–4.
31. Quigley CA, De Bellis A, Marschke KB, El-Awady MK, Wilson E, French FS (1995) Androgen receptor defects: historical, clinical, and molecular perspective. Endocr Rev 16: 271–321
32. Rosenbusch BE (1995) Cytogenetics of human spermatozoa: what about the reproductive relevance of structural chromosome aberrations? J Assist Reprod Genet 12: 375–383
33. Schulman JD, Karabinus DS (2005) Scientific aspects of preconception gender selection. Reprod Biomed Online 10 Suppl 1:111–5.
34. Siffroi JP, Le Bourhis C, Krausz C et al. (2000) Sex chromosome mosaicism in males carrying Y chromosome long arm deletions. Hum Reprod 15: 2559–2562
35. Silber S, Escudero T, Lenahan K, Abdelhadi I, Kilani Z, Munne S (2003) Chromosomal abnormalities in embryos derived from testicular sperm extraction. Fertil Steril 79(1):30–8.
36. Soini S, Ibarreta D, Anastasiadou V, Ayme S, Braga S, Cornel M, Coviello DA, Evers-Kiebooms G, Geraedts J, Gianaroli L, Harper J, Kosztolanyi G, Lundin K, Rodrigues-Cerezo E, Sermon K, Sequeiros J, Tranebjaerg L, Kaariainen H; ESHG; ESHRE (2006) The interface between assisted reproductive technologies and genetics: technical, social, ethical and legal issues. Eur J Hum Genet 14(5):588–645.
37. Thornhill AR, deDie-Smulders CE, Geraedts JP, Harper JC, Harton GL, Lavery SA, Moutou C, Robinson MD, Schmutzler AG, Scriven PN, Sermon KD, Wilton L; ESHRE PGD Consortium, ESHRE PGD (2004) Consortium 'Best practice guidelines for clinical preimplantation genetic diagnosis (PGD) and preimplantation genetic screening (PGS)'. Hum Reprod 2005 20(1):35–48. Epub 2004 Nov 11.
38. Van der Ven K, Messer L, Van der Ven H, Jeyendran RS, Ober C (1996) Cystic fibrosis mutation screening in healthy men with reduced sperm quality. Hum Reprod 11:513–517.
39. Young LE, Fernandes K, McEvoy TG et al. (2001) Epigenetic change in IGF2R is associated with fetal overgrowth after sheep embryo culture. Nat Genet 27: 153–154

Zum Erhalt der Fertilität nach onkologischer Therapie

R.E. Felberbaum, B. Gerber, G. Emons

Einleitung

Spätestens seit den historischen Leistungen von Lance Armstrong bei der Tour de France ist das Thema nicht mehr allein in Medizinerkreisen aktuell. Ein Mann besiegt den Krebs, in diesem Fall ein metastasiertes Hodenkarzinom, unterwirft sich operativer und chemotherapeutischer Behandlung, um sich dann zu fast übermenschlichen Höchstleistungen aufzuschwingen [1]. Aber das ist es nicht allein. Zeitgleich zu den Bildern vom Mann im gelben Trikot wurden Bilder vom glücklichen Familienvater Lance Armstrong publiziert, mit Kindern, die nach Ausbruch seiner Krankheit geboren wurden. Die Techniken der assistierten Reproduktion unter Verwendung von vor der Chemotherapie eingefrorenen Spermien hatten dies ermöglicht. Die Symbolkraft dieser Bilder kann nicht hoch genug eingeschätzt werden. Familienglück nach Krebs und Chemotherapie ist möglich! (◘ Abb. 18.1).

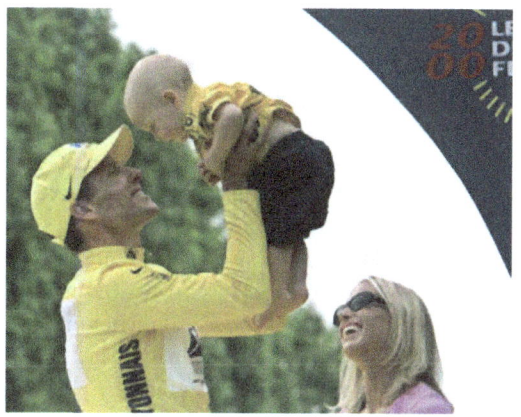

◘ **Abb. 18.1** Vaterglück nach Krebserkrankung – Lance Armstrong

Möglichkeiten der Fertilitätserhaltung beim Mann

Aufgrund der Tatsache, dass männliche Gameten einfach zu gewinnen sind, stellt sich die Situation beim männlichen Karzinompatienten relativ einfach dar. Jedem dieser Patienten, sofern der Wunsch nach weiteren Kindern noch besteht, oder aber dies aufgrund seiner Jugend ein selbstverständliches Anliegen des Patienten ist, sollte die Möglichkeit fertilitätserhaltender Vorkehrungen angeboten werden [2]. Dies gilt umso mehr, weil heute über 60 % der Karzinompatienten eine Überlebenszeit von mehr als 5 Jahren erwarten dürfen [3].

Hauptsächlich kommt die Kryokonservierung der Spermien, gewonnen durch Masturbation vor Beginn der Chemotherapie, in Betracht. Diese können dann in Verbindung mit der intrazytoplasmatischen Spermieninjektion zur Erfüllung des Kinderwunsches verwendet werden, wenn eine Schwangerschaft gewünscht ist [4, 5]. Tatsächlich wäre sogar eine Verwendung der Spermien nach Ableben des Patienten möglich. Eine solche »Postmortem-Behandlung« der Partnerin des Patienten ist jedoch sehr umstritten und mit erheblichen ethischen Vorbehalten belastet [6]. Jedenfalls führt der Krykonservierungsprozess zu keiner nennenswerten Schädigung der Spermien. Prinzipiell ist eine unbegrenzte Lagerung möglich [7].

Alternativ können auch Hodenbiopsien zum Zeitpunkt z. B. der operativen Therapie oder zumindest vor Beginn der Chemotherapie gewonnen und eingefroren werden. Dieses Kryo-TESE-Konzept ist bei azoospermen Männern bewährt und langjährig etabliert [8]. Ein solches Vorgehen wäre zwingend notwendig, wenn bei dem Patienten zum Zeitpunkt der Krebsdiagnose bereits eine deutliche Subfertilität oder sogar Azoospermie vorliegen sollte. Ebenso kann sie die letzte Möglichkeit zur Erfüllung des bestehenden Kinderwunsches nach bereits stattgehabter Zytostase sein, immer unter der Voraussetzung, dass im Hodenbiopsat noch vitale, für die ICSI verwendbare Spermatiden oder zumindest elongierte Spermatozyten gefunden werden können.

Unter Verwendung sog. Kryosperma bei normaler Fertilität der Partnerin sind nach der ICSI Schwangerschaftsraten in Abhängigkeit vom Alter der Frau zwischen 28 und 32% zu erwarten [9].

Die Möglichkeit der Kryokonservierung von Sperma vor Beginn einer Zytostase wird zumindest in den USA immer häufiger wahrgenommen, wenn auch die Zahl der Inanspruchnahme der eingefrorenen Gameten seit längerem stagniert [10].

Durch Ausschöpfung aller hier genannter fertilitätserhaltender Maßnahmen beim Mann kann eine Gesamtschwangerschaftsrate von über 50% den betroffenen Paaren in Aussicht gestellt werden. Dies ist für die Beratungssituation von entscheidender Bedeutung.

Einfluss zytostatischer Behandlungen auf die weibliche Fertilität

Das vorzeitige Erlöschen der Ovarialfunktion (premature ovarian failure syndrome, POF-Syndrom) ist eine bekannte und gesicherte Nebenwirkung zytostatischer Behandlungen, wobei große Unterschiede zwischen den verwendeten Substanzen bestehen [11, 12]. Während der zytotoxische Effekt bei sich schnell teilenden Gewebezellen wie Knochenmark- oder Schleimhautzellen des Gastrointestinaltrakts reversibel ist, müssen die am Ovargewebe gesetzten Schäden als irreversibel bezeichnet werden. Histologische Untersuchungen an Ovargewebe nach zytostatischer Therapie weisen ein breites Spektrum unterschiedlicher Veränderungen, von der reduzierten Zahl der Follikel bis deren völligem Fehlen bzw. des fibrotischen Umbaus des Ovarialgewebes auf [13].

Zu den zytostatischen Substanzen mit massiv gonadal schädigender Wirkung zählen Cyclophosphamid und Chlorambucil. Sie führen zu direkten Schäden an der DNS und RNS und zur Unterbindung der notwendigen Proteinsynthese im Ovar. Ob dabei der schädigende Einfluss primär auf die Granulosazellen ausgeübt wird, ist bisher nicht eindeutig geklärt [14]. Hier konkurriert die Vorstellung, dass primär die schädigende Wirkung die proliferierenden Granulosazellen betrifft (sog. Ataya-Hypothese) mit dem Postulat, dass die alkylierenden Substanzen primär ruhende Prägranulosazellen und die von diesen umgebenen Oozyten durch Induktion apototischer Vorgänge zerstört (sog. Meirow-Hypothese; [15]).

Substanzen mit eingeschränkter gonadal schädigender Wirkung sind 5-Fluorouracil, Methotrexat, Etoposid und Anthracycline. Methotrexat, selbst in höherer Dosierung als Monotherapie appliziert, führt zu keinem POF-Syndrom.

Neben der Art des Zytostatikums ist die kumulative Dosis von entscheidender Bedeutung. Für Cyclophosphamid ist gezeigt worden, dass die Inzidenz der permanten Schädigung durch Cyclophosphamid von ca. 10 bis auf über 60% in Abhängigkeit von der kumulativen Dosis ansteigt [16]. 9300 mg Cyclophosphamid reichen bei einer Monotherapie aus, um eine vollständige Einstellung der Ovarialfunktion zu erzielen. Da Cycloposphamid zu den Standardpräparationen der adjuvanten Therapie des Mammakarzinoms gehört, steht es mit im Focus des Interesses.

Zytostase in der weiblichen Präpubertät

Es ist seit längerem bekannt, dass zytostatische Behandlungen in der Präpubertät der Frau nicht zu einem POF-Syndrom führen [17]. Selbst ultrahohe Dosierungen von z. B. Cyclophosphamid (50.000 mg) beim Mädchen führen nicht zu einem

Ausbleiben der Menarche [18]. Auch histologische Schnitte von den Ovarien solcher Patientinnen zeigen keine Reduktion der Zahl an Primordialfollikeln [14]. Gerade diese Beobachtungen gaben zu den Überlegungen Anlass, dass ggf. die Ruhigstellung der Ovarialfunktion vor Beginn einer zytotoxischen Therapie einen Schutz der vorhandenen Primordialfollikel bewirken und damit eine Prävention gegenüber einem drohenden POF-Syndrom bei Frauen während der reproduktiven Lebensphase erlauben könnte.

Die Zahl der in den Ovarien enthaltenen Primordialfollikel erreicht etwa im 6. Monat der Schwangerschaft mit ca. 6 Mio. Follikel ihr Maximum. Mit dem Zeitpunkt der Geburt, spätestens nach Vollendung des 1. Lebensjahres, ist die Bildung von Primordialfollikeln abgeschlossen. Bereits intrauterin treten Primordialfollikel aus der Ruhephase in die Wachstumsphase ein und werden atretisch. Dieses führt zu einer kontinuierlichen Abnahme der Zahl der Primordialfollikel in den Ovarien. Zum Zeitpunkt der Geburt ist die Zahl der Follikel bereits auf ca. 1,2 Mio. reduziert, beim Eintritt der Pubertät sind noch ca. 400.000 Follikel in den Ovarien vorhanden. Es erscheint einsichtig, dass eine Möglichkeit der Protektion dieses kontinuierlich im Laufe des Lebens einer Frau abnehmenden Follikelpools von unschätzbarem Wert wäre. Dabei ist es wichtig, darauf hinzuweisen, dass die Entwicklung vom Primordial- bis zum kleinen preantralen Follikel gonadotropinunabhängig verläuft. Auch bei einer Patientin mit hypogonadalem Hypogonadismus finden sich in den Ovarien kleine preantrale Follikel, die dann aber aufgrund des fehlenden gonadotropen Stimulus in ihrer weiteren Entwicklung sistieren. Prinzipiell könnte der präpubertäre Zustand des jungen Mädchens also nur die Zerstörung in der Rekrutierung befindlicher Follikel verhindern. Dies reicht jedoch als Erklärung des oben genannten Phänomens der nicht zu beobachtenden Zerstörung der Primordialfollikel beim präpubertären Mädchen nicht aus.

Möglichkeiten fertilitätserhaltender Maßnahmen bei der Frau

Tatsächlich bietet sich die Möglichkeit, weibliche Gameten oder auch Zygoten vor Beginn einer zytotoxischen Therapie einzufrieren. Voraussetzung ist eine kontrollierte ovarielle Hyperstimulation (COH) mit nachfolgender Follikelaspiration bzw. Eizellgewinnung. Durch die Integration der GnRH-Antagonisten in die Protokolle zur COH ist es zwar gelungen, die Zeitspanne für eine solche Maßnahme auf ca. 10 Tage zu reduzieren, allerdings muss auch hier zunächst das Einsetzen der Menstruation oder einer induzierten Blutung abgewartet werden [19]. Dieser Zeitverlust ist in einigen Fällen, wie z. B. der Behandlung hoch maligner Lymphome, jedoch nicht zu rechtfertigen.

Problematisch ist das Vorgehen auch deswegen, weil die Kryokonservierung nichtfertilisierter bzw. nichtimprägnierter Eizellen nach wie vor mit sehr schlechten Überlebensraten der Eizellen nach dem Auftauvorgang belastet ist. Veränderungen der technischen Durchführung des Einfrierverfahrens mit ultraschnellem Einfrieren der Oozyten (sog. Vitrifikation) scheint hier bessere Ergebnisse zu bringen. Von einem voll etablierten Routineverfahren kann aber nicht gesprochen werden.

Deutlich bessere Ergebnisse können jedoch durch das Einfrieren von Eizellen im Vorkernstadium oder aber durch das Einfrieren von Embryonen erzielt werden. Beide Verfahren sind in der humanen Reproduktionsmedizin fest etabliert [20]. Voraussetzung hierfür ist jedoch das Vorhandensein eines Partners, was bei jüngeren Patientinnen naturgemäß nicht immer der Fall ist. In Deutschland verboten, in manchen Ländern des Auslands jedoch durchaus erlaubt, ermöglicht ein solches Vorgehen unter Inanspruchnahme der Leihmutterschaft sogar dann eine genetische Mutterschaft, wenn aufgrund der Krebserkrankung die Patientin einen Uterusverlust erlitten hat. Auch dieses Vorgehen ist wiederum sehr umstritten. Es ist für den Deutschen Mediziner wirklich irritierend, zu beobachten, mit welcher Selbstverständlichkeit in anderen Ländern, z. B. den USA, solche Optionen genannt werden, selbst in Fällen onkologischer gynäkologischer Erkrankungen mit höchst dubioser Prognose wie z. B. dem Ovarialkarzinom. Selbst die Möglichkeit des »Post-mortem-Transfers« der kryokonservierten Embryonen auf eine Leihmutter wird als Möglichkeit diskutiert.

Im Falle des Mammakarzinoms kann zu der Frage, inwieweit die z. T. exzessiv erhöhten Estradiolspiegel während der ovariellen Stimulation einen Einfluss auf den weiteren Krankheitsverlauf nehmen, keine Stellung bezogen werden, da keinerlei solide Daten vorhanden sind. Dies müsste im Einzelfall mit der Patientin auch so besprochen werden. Sicher sollte der operative Teil der Behandlung vor Beginn der zytotoxischen Behandlung stattfinden. Vorschläge, die Stimulation mit Tamoxifen, also gewissermaßen mit einem spezifischen Therapeutikum durchzuführen, erscheinen nicht zielführend. Die durchschnittliche Ausbeute von 1,2 Eizellen/Follikelpunktion reicht keinesfalls, um einer Karzinompatientin eine realistische Perspektive zur Erfüllung ihres Kinderwunsches in der Zukunft zu eröffnen [21].

Kryokonservierung von ovariellem Gewebe

Das Konzept der Kryokonservierung von ovariellem Gewebe vor Beginn einer Chemotherapie, um dieses dann zu einem späteren Zeitpunkt aufzutauen und für eine Follikelreifung in vitro zu verwenden, ist bestechend. Es bedarf keiner großen zeitlichen Verzögerung, umgeht die Notwendigkeit der COH und deren mögliche Nebenwirkungen und erlaubte die Gewinnung einer großen Zahl von Eizellen. Leider ist die In-vitro-Maturation von Follikeln bisher nur im Mausmodell gelungen. Hier allerdings gelang die In-vitro-Reifung der Primordialfollikel über alle Stadien der antralen Follikel bis zum sprungreifen Follikel. Tatsächlich stellt die Arbeit von Smitz u. Cortvrindt [22] die Erstbeschreibung einer Ovulation in vitro dar. Das System ist mittlerweile im Mausmodell zur Überprüfung z. B. embryo- oder gonadotoxischer Wirkungen neuer pharmakologischer Substanzen fest etabliert.

Embryonale Entwicklung nach heterotoper Transplantation von kryokonserviertem ovariellem Gewebe

Bei der operativen Gewinnung von ovariellem Kortexgewebe, das dann kryokonserviert wird, ergeben sich verschiedene Formen der Rücksetzung nach Abschluss der onkologischen Therapie und bestehendem Kinderwunsch. Die Xenotransplantation auf ein Wirtstier verbietet sich verständlicherweise aufgrund der unkalkulierbaren Risiken viraler tierischer Infektionen. Daneben besteht die Möglichkeit der orthotopen, also im Bereich der Adnexe durchgeführten oder der heterotopen Transplantation, z. B. unter die Haut des Unterarms oder des -bauchs.

Im März 2004 publizierten Oktay et al. [23] die Kasuistik einer 30-jährigen Patientin mit einer Brustkrebserkrankung, der vor Beginn einer Chemotherapie ovarielles Gewebe entnommen worden war, um dieses zu kryokonservieren. In der Beschreibung wird das Tumorleiden als fortgeschritten beschrieben (Stadium IIb), Angaben zum Lymphknotenstatus und v. a. zum Rezeptorstatus des Tumors finden sich allerdings nicht. Ein Ovar wurde bei der Patientin laparoskopisch entfernt. Kortikale Stücke dieses Ovars wurden dann in einem »Slow-freezing-Protokoll« unter Verwendung von Dimetylsulfoxid als Kryoprotektivum eingefroren.

Im Anschluss an die Chemotherapie, über deren Art wiederum keine Angaben erfolgten, trat bei der Patientin eine sekundäre Amenorrhö mit entsprechenden postmenopausalen Hormonkonzentrationen ein.

Sechs Jahre später wurden 15 kortikale Stücke aufgetaut und nach entsprechender histologischer Untersuchung unter die Haut der Bauchdecke implantiert. 85 Tage nach der heterotopen Transplantation konnte eine ovarielle Aktivität im Sinne der Estradiolbiosynthese eindeutig festgestellt werden. Im Anschluss erfolgte eine hoch dosierte Stimulation mit Gonadotropinen nach vorheriger Suppression der Adenohypophyse mit GnRH-Analoga. Bei entsprechendem Follikelwachstum konnte mit rec. HCG die finale Oozytenreifung induziert und die Follikelaspiration durchgeführt werden. Insgesamt erfolgten 8 Stimulationszyklen. Von den 20 gewonnen Eizellen befanden sich 8 vital in der Metaphase II. Diese wurden mit dem Samen des Ehemanns durch ICSI behandelt, insgesamt 2 Eizellen konnten erfolgreich fertilisiert werden. Ein Embryo war morphologisch auffällig und arretierte in seinem Wachstum im Zwei-Zell-Stadium. Eine FISH-Analyse dieses Embryos zeigt eine

Aneuploidie für die Chromosomen 15, 16, 13, 18 und 21. Ein 2. Embryo von morphologisch unauffälligem Aspekt wurde ohne vorherige Präimplantationsdiagnostik der Patientin transferiert. Dieses Vorgehen muss als riskant und ethisch in höchstem Maße angreifbar bezeichnet werden. Es trat keine Schwangerschaft ein.

Auch wenn das Endergebnis dieser experimentellen Behandlung als nur mäßig erfolgreich bezeichnet werden kann, öffnet sie dennoch einen sehr erfolgversprechenden Weg für die Zukunft.

Im Jahr 2004 haben Donnez et al. [23] von der Geburt eines gesunden Kindes nach orthotoper Retransplantation von kryokonserviertem Ovargewebe in die Fossa ovarica nach spontaner Konzeption bei einer Patientin nach Chemotherapie wegen eines Morbus Hodgkin berichtet. Das Medieninteresse war enorm. Allerdings wurde in diesem Fall das Ovar, dem das kryokonservierte Gewebe entstammt, nicht vollständig entfernt. Es kann also kein stringenter Beweis geführt werden, dass die zur Konzeption führende Eizelle tatsächlich das Produkt einer im transplantierten Ovargewebe stattgehabten Ovulation ist. Es bleibt die Frage, ob es sich um eine spontane Wiederaufnahme der Ovarialfunktion gehandelt hat oder tatsächlich um eine Ovulation aus dem orthotop transplantierten Gewebe. Gleiches gilt für die von Meirow et al. [25] berichtete Spontangravidität nach orthotoper Transplantation. Hier wurden die wieder aufgetauten Kortexchips in Perforationen des Ovars selbst transplantiert. Ob eine der Methoden der anderen überlegen ist, kann zum jetzigen Zeitpunkt überhaupt nicht beurteilt werden. Auch erscheint es unredlich, wenn diese Verfahren als bereits fest etablierte Vorgehensweisen mit realistischen Chancen auf Erfüllung des bestehenden Kinderwunsches der Krebspatientin präsentiert werden [21].

Im Januar 2006 publizierten Donnez et al. [26] eine weitere Kasuistik einer erfolgeichen Reetablierung des Menstruationsverhaltens nach orthotoper Transplantation. Wiederum war das betroffene Ovar belassen worden.

Trotz aller oben genannten Einwände und des ohne Zweifel zum jetzigen Zeitpunkt angebrachten Skeptizismus gegenüber den bisher präsentierten Resultaten sind in der Zukunft bahnbrechende Fortschritte zu erwarten. Es erscheint daher indiziert und sinnvoll, ovarielles Kortexgewebe bei jungen Frauen vor zytotoxischer Therapie zu asservieren. Dabei muss die histopathologische Untersuchung gefordert werden, um metastatische Kontaminationen der Transplantate zu verhindern. Die Etablierung einer solchen Eierstockgewebebank sollte zentral für die gesamte Bundesrepublik initiiert werden. Einzelne Projekte sind bereits in Planung [27].

Schädliche Wirkungen des Krykonservierungsprozesses

Die Tatsache, dass die bisherigen Ergebnisse nach Kryokonservierung von ovariellem Gewebe oder auch nichtfertilisierter Eizellen zum jetzigen Zeitpunkt noch unbefriedigend sind, liegt in möglichen schädigenden Wirkungen des Kryokonservierungsprozesses begründet. Diese können Schädigungen des Spindelapparats, chromosomale Aberrationen, Zerstörungen des zellulären Mikroskeletts, Veränderungen an der Zona pellucida (sog. Zona hardening) oder auch osmotische Schäden an der Zellmembran der Eizelle sein [14].

Protektion statt Kryokonservierung und Retransplantation

Aus dem bisher Gesagten erscheint verständlich, dass eine Möglichkeit der Protektion, die nachfolgende operative Eingriffe und aufwändige Therapiemaßnahmen mit durchaus noch als zweifelhaft zu bezeichnendem Outcome vermeiden würde, von großer Attraktivität wäre. Aufgrund der Beobachtung, dass ruhende Ovarien in der Prämenarche unempfindlich gegenüber Zytostatika zu sein scheinen, wurden verschiedene Verfahren zur Ruhigstellung der Ovarien vor Beginn einer Chemotherapie erprobt. Orale Kontrazeptiva und auch Medroxyprogesteronacetat erwiesen sich als nicht wirksam [28, 29]. Allein die Ergebnisse zu Verwendung von GnRH-Agonisten vor und während zytotoxischer Behandlung zeigten positive Resultate [30].

So konnte in einer retrospektiven Studie an 100 prämenopausalen Patientinnen mit frühen Stadien der Brustkrebserkrankung durch die Etablierung eines iatrogenen hypogonadotropen Hypogonadismus durch Verwendung eines GnRH-Agonisten vor Beginn der zytotoxischen Therapie bei allen Patientinnen unter 40 Jahren eine durch die Chemotherapie bedingte Amenorrhö verhindert werden. Bei den über 40 Jahre alten Patientinnen betrug die Amenorrhörate nur 44% [31].

Aufgrund der bereits beschriebenen Kontroverse um die Möglichkeit oder Unmöglichkeit der Protektion der Primordialfollikel durch Entzug der gonadotropen Stimulation (Ataya- vs. Meirow-Hypothese) müssen hier die Ergebnisse der zur Zeit laufenden prospektiven randomisierten Studien abgewartet werden. Die sog. ZORO-Studie (Zoladex Rescue of Ovarian Function) ist dabei konkret für prämenopausale Patientinnen mit frühem, sexualsteroidrezeptornegativem Mammakarzinom ausgelegt.

Zusammenfassung

Aufgrund der durch moderne Behandlungskonzepte deutlich verbesserten Prognose maligner Erkrankungen bei jungen Menschen bedeutet die Krebsdiagnose nicht mehr zwangsläufig das Ende aller Hoffnungen auf Gründung einer eigenen Familie. Die Möglichkeiten fertilitätserhaltender Maßnahmen rücken dadurch vermehrt in den Focus des Interesses. Während dies beim Mann durch Kryokonservierung der Gameten relativ einfach ist, konkurrieren bei der Frau zur Zeit Konzepte der Kryokonservierung von Ovargewebe oder nichtfertilisierter Eizellen mit denen einer pharmakologischen Protektion. Gerade letztere erschiene sehr attraktiv, da sie nach Abschluss der Malignombehandlung keine weiteren operativen oder aufwändigen labortechnischen Maßnahmen nach sich ziehen würden. Sollten sich die präliminären, aber erfolgversprechenden Ergebnisse zur protektiven Wirkung einer Suppression der Ovarialfunktion durch GnRH-Agonisten in weiteren Studien erhärten, wird diese Begleitbehandlung zur Gonadenprotektion ohne Zweifel zum festen Standard bei prämenopausalen Frauen mit prinzipiellem Kinderwunsch und der Notwendigkeit einer Chemotherapie werden.

Literatur

1. Armstrong L, Jenkins S (2004) Jede Sekunde zählt. Bertelsmann, Gütersloh
2. Agarwal A, Ranganathan P, Kattal N, Pasqualotto F, Hallak J, Khayal S, Mascha E (2004) Fertilityter cancer: a prospective review of assisted reproductive outcome with banked sperm specimens. Fertil. Steril. 81:342–348
3. American Cancer Society (2002) Cancer facts and figures. American Cancer Society Statistics 2002, pp 5–18 (http://www.cancer.org/docroot/STT/content/STT_1X_cancerfacts_Figures_2002.asp)
4. Shekarritz M, Tolentino MV et al. (1995) Cryopresevation and semen quality in patients with Hodgkin's disease. Cancer; 75:2732–2736
5. Agarwal A, Tolentino MV et al. (1995) Effect of cryopresevation on semen quality in patients with testicular cancer. Urology 46:382–389
6. Agarwal A (2000) Semen banking in patients with cancer: 20 years experience. Int. J. Androl. 23: 16–19
7. Agarwal A, Tolentino MV et al. (1995) Effect of cryopresevation on semen quality in patients with testicular cancer. Urology 46:382–389
8. Wurfel W, Krusmann G, Fiedler K et al. (1998) Intracytoplasmic injection of cryopreseved testicular spermatozoa (Cryo-TESE): a retrospective study of the first 250 treatment cycles. Zentrbl. Gyn. 120:386–390
9. Tryde Schmidt KL, Larsen E et al. (2004) Assisted reproduction in male cancer survivors : fertility treatment and outcome in 67 couples. Hum. Reprod. 19(12):2806–10.
10. Agarwal A, Ranganathan P, Kattal N, Pasqualotto F, Hallak J, Khayal S, Mascha E (2004) Fertilityter cancer: a prospective review of assisted reproductive outcome with banked sperm specimens. Fertil. Steril. 81:342–348
11. Meirow D, Nugent D et al. (2001) The effects of radiotherapy and chemotherapy on female reproduction. Hum Reprod Update 7:535–543
12. Rivkees SA, Crawford JD (1988) The relationship of gonadal activity and chemotherapy – induced gonadal damage: JAMA 259:2123–2125
13. Warne GL, Fairley KF et al. (1973) Cyclophosphamide induced ovarian failure. N. Eng. J. Med. 289:1159–1162
14. Falcone T, Attaran M et al. (2004) Ovarian function preservation in the cancer patient. Fertil. Steril. 81:243–257
15. Ataya KM, Palmer KC, Blacker CM, Moghissi KS, Mohammad SH (1988) Inhibition of rat ovarian [3H]thymidine uptake by luteinizing hormone-releasing hormone agonists: a possible mechanism for preventing damage by cytotoxic agents. Cancer Res. 1988 Dec 15;48(24 Pt 1):7252–6.
16. Goldhirsch A, Gelber RD et al. (1990) The magnitude of endocrine effects of adjuvant chemotherapy for premenopausal breast cancer patients. The International Breast Cancer Study Group. Ann. Oncol.; 1:183–188
17. Chiarelli AM, Marrett LD et al. (1999) Early menopause and infertility in females after treatment for childhood cancer diagnosed in 1964–1988 in Ontario, Canada. Am. J. Epidemiol; 150: 245–254

18. Nicosia SV, Matus-Ridley M et al. (1985)Gonadal effects of cancer therapy in girls. Cancer; 55:2364 – 2372
19. Anderson RA, Kinniburgh D, Baird DT (1999) Preliminary experience of the use of a gonadotrophin-releasing hormone antagonist in ovulation induction/in-vitro fertilization prior to cancer treatment. Hum Reprod. 1999 14(10):2665–8.
20. Deutsches IVF-Register, Jahrbuch (2002) Deutsches IVF-Register, Ärztekammer Schleswig-Holstein, Bad – Segeberg, Bismarckallee 8–12
21. Oktay K (2006) Current approaches to preservation of fertility in patients with cancer. American Society of clinical oncology, 2006 educational book, 309 – 312
22. Smitz J, Cortvrindt R (1999) Oocyte in-vitro maturation and follicle culture: current clinical achievements and future directions. Hum. Reprod. 14:Suppl. 1: 145 – 161
23. Oktay K, Buyuk E et al. (2004) Embryo development after heterotopic transplantation of cryopreseved ovarian tissue. Lancet 363: 837–840
24. Donnez J, Dolmans MM et al. (2004) Livebirth after orthotopic transplantation of cryopreserved ovarian tissue. Lancet 16: 1405–1410
25. Meirow D, Levron J, Eldar-Geva T, Hardan I, Fridman E, Zalel Y, Schiff E, Dor J (2005) Pregnancy after transplantation of cryopreserved ovarian tissue in a patient with ovarian failure after chemotherapy. N Engl J Med. 21;353(3):318–21. Epub 2005 Jun 27.
26. Donnez J, Dolmans MM et al. (2006) Restoration of ovarian function after orthotopic (intraovarian and periovarian) transplantation of cryopreserved ovarian tissue in a woman treated by bone marrow transplantation for sickle cell anaemis: case report. Hum. Reprod. 21:183 – 188
27. Beckmann MW, Binder H, Dittrich R, Friese K, Gerber B, Gitsch G, Jonat W, Kiechle M, Kreienberg R, v. Otte S, Wallwiener D, Wilhelm M, Würfel W, Ortmann O (2006) Konzeptpapier zur Ovarprotektion an deutschen reproduktionsmedizinischen Universitätszentren. Geb Frau 66: 241–251
28. Chapman RM, Suttcliffe SB et al. (1981) Protection of ovarian function by oral contraceptives in women receiving chemotherapy for Hodgkin´s disease. Blood 58:849 – 851
29. Whitehead E, Shalet SM et al. (1983) The effect of combination chemotherapy on ovarian function in women treated for Hodgkin´s disease. Cancer 52:988–993
30. Blumenfeld Z (2003) Gynaecological concerns for young women exposed to gonadotoxic chemotherapy. Curr. Opin. Obstet. Gynecol. 15:359–370
31. Recchia F, Saggio G, Amiconi G, Di Blasio A, Cesta A, Candeloro G, Rea S (2005) Gonadotropin-releasing hormone analogues added to adjuvant chemotherapy protect ovarian function and improve clinical outcomes in young women with early breast carcinoma. Cancer 106(3):514–23

The importance of treatment innovations in ART

K. Gordon, E. Hoomans

Assisted reproductive technology (ART) has come a long way since Edwards and Steptoe's first successful use of in vitro fertilization (IVF). The high success rates currently enjoyed with the various ART treatments are the direct result of past technical and pharmacologic improvements. Major technical innovations included transvaginal ultrasound for monitoring and egg retrieval, embryo cryopreservation, intracytoplasmic sperm injection (ICSI), pre-implantation genetic diagnosis (PGD) and standardization of laboratory and culture technique. Similarly, the pharmaceutical agents and treatment protocols used for ovarian stimulation have also continued to evolve.

The gonadotropins were discovered early in the 20th century. In the past, gonadotropins were extracted from various biological sources, including human cadaver pituitaries and urine. Some commercial gonadotropin products are still extracted from human urine. However, the urinary products continue to be variable in composition and (despite claims to the contrary) still contain significant non-gonadotropin material.

The first recombinant gonadotropins became available about 10 years ago. Recombinant FSH, hCG, and LH are now widely available, manufactured using genetically modified CHO cells under closely controlled conditions.

The first gonadotropins came freeze dried in ampoules that had to be cracked open, reconstituted with diluent and drawn up into syringes for injection. Vials of freeze dried gonadotropin were somewhat better in that they eliminated the risk of glass shards, but still needed reconstitution. Next came liquid preparations in vials and now finally liquid preparations in Pen devices that allow the patients to dial their doses and self administer.

When a new patient begins an ART cycle, one of the most important decisions to be made is selecting the initial dosage of FSH. Many attempts have been made to come up with a comprehensive list of predictive factors that can be used to select the best dose for a particular patient. Recently, it has been shown that the use of an individualized dose regimen in a well-defined 'standard' patient population increased the proportion of appropriate ovarian responses and decreased the need for dose adjustments during controlled ovarian stimulation. However, what is sometimes overlooked is the ability to reliably and consistently deliver the desired dose once the dose has been chosen. A reusable pen device modeled on the insulin pens used by diabetic patients has been introduced to facilitate self-administration of follitropin beta for women undertaking ART procedures. This pen device allows the doctor the flexibility to prescribe doses of follitropin beta between 50 and 450 IU and to adjust these doses in increments of 25 IU to achieve the desired follicular response. To date, several clinical trials involving the follitropin beta pen device have been conducted, initially in Europe (where the pen device was first introduced in 2000) and subsequently in the United States (where it was launched in 2004). A randomized, single-center, crossover study revealed that injection site pain is significantly decreased when follitropin beta is administered by the pen device as opposed to when follitropin alfa is administered by a conventional syringe and needle. In the two US clinical registration trials, a patient comprehension questionnaire revealed that, overwhelmingly, patients selected and self-administered the correct dose with the follitropin beta pen device. In the ease-of-use questionnaire, 90% of subjects rated the overall experience of self-injecting follitropin beta with the pen device as 'very good' (the highest rating possible).

Infertility treatment can be very stressful for patients. Patients experience anxiety over reconstituting medications and quite often make mistakes. Anything that can be done to make the drug delivery easier and more comfortable for the patient will make the treatment less stressful and may also improve outcomes.

The adoption of gonadotropin-releasing hormone (GnRH) agonists improved success rates by reducing cancellations but may also have resulted in longer, more complex protocols. The recently introduced GnRH antagonists have given clinicians a new tool. We follow with interest the way in which physicians adopt these new products to make their protocols more patient-friendly while providing the opportunity to simplify stimulations, without compromising outcomes or impairing ovarian response to gonadotropins.

In the near future, we will see newly designed gonadotropins. The first example being Org 36286 (corifollitropin alfa) a new biological entity (NBE) developed for women undergoing fertility treatment by Organon in collaboration with Professor I. Boime of the Washington University School of Medicine (USA). Org 36286 represents a novel class of recombinant molecules in which the FSH beta chain is fused with the carboxy-terminal peptide of the hCG beta subunit. Therefore, Org 36286 is the archetype of a new class of gonadotropins: Sustained Follicular Stimulants (SFS) with a sustained action *in vivo*. A single injection of SFS (Org 36286) has proven very effective in stimulating follicle growth in women and could replace a week's worth of daily FSH injections.

Org 36286 is intended for use in women undergoing controlled ovarian stimulation during infertility treatments like IVF or ICSI. Currently, the LIFE clinical phase III trial program which entails the largest ever performed clinical trial in IVF is about to start. LIFE will focus on establishing Org 36286's efficacy and safety in infertile women and will take place in Europe, North America and Australia.

So far, pharmacokinetic studies with Org 36286 have documented a mean half-life ($t_{1/2}$) of 66 h and a mean time to peak concentration (Tmax) of 42 h. In an open-label, multicenter phase II study in women undergoing controlled ovarian stimulation (COS) for IVF/ICSI a dose-response relationship was examined in 233 subjects. Women received a single SC injection of Org 36286 in doses of 60, 120, and 180 µg on menstrual cycle day 2 or 3 in GnRH antagonist protocol with ganirelix acetate (Orgalutran®, NV Organon). Following the sustained follicular stimulation in the first week, a fixed dose of 150 IU rFSH (Follistim/ Puregon®; NV Organon) was given from stimulation day 8 onwards up to the day of triggering ovulation. A fixed dose regimen of daily 150 IU rFSH was applied as a reference (82 subjects). The number of follicles, serum E_2, and inhibin B levels increased with the dose of Org 36286. A dose response ($p < 0.0001$) was established for the number of oocytes retrieved. The fertilization rate, the number of embryos replaced, the implantation and ongoing pregnancy rate were comparable for all four groups studied. Treatment with Org 36286 appeared safe and was well-tolerated and non-immunogenic.

These data seem to confirm that indeed one single injection of Org 36286 is able to replace a week of daily FSH injections. Although, all three test doses of Org 36286 were able to induce multiple follicular growth; in view of the high cancellation rate, the lowest dose (60 µg) Org 36286 was demonstrated to be insufficient in the one-week regimen tested. Org 36286 should simplify treatment regimens for patients undergoing fertility treatments. It may reduce the concerns about patient compliance, incorrect injections and patients' negative feelings due to the current daily injections.

New gonadotropin analogs with mixed FSH/LH activity have been studied, and variously modified versions of FSH, LH, and hCG have been created in laboratories around the world. In the more distant future, synthetic analogs of LH and FSH may offer new opportunities. Initial prototypes that have shown biologic activity in animal models are beginning human testing.

In conclusion, developments have progressed along three paths, making today's drugs more pure, more consistent, and/or more user-friendly. In the future, who knows what we may see?

New gonadotropin analogs with mixed FSH/LH activity have been studied and variously modified versions of FSH, LH and hCG have been created in labs around the world. In the more distant future, orally active analogs of LH and FSH will be developed that remove the need for injections. Initial prototypes have already shown biologic activity in animal models and are beginning human testing.

Der Reproduktionsmediziner im Spannungsfeld zwischen ethischer Verantwortung und medizinischer Notwendigkeit

H. Kreß, W. Küpker

Vorbemerkung zum Profil des Begriffs »Verantwortung«

Verantwortung ist im 20. Jahrhundert zum Schlüsselbegriff der Ethik aufgestiegen. Inzwischen ist er nicht nur für die politische, sondern auch für die medizinische Ethik zentral. Zum Leitmotiv der Ethik wurde er durch den aufrüttelnden Vortrag »Politik als Beruf«, den der Sozialwissenschaftler Max Weber im Jahr 1919 in München angesichts der politischen Krisensituation nach dem Ende des Ersten Weltkriegs gehalten hatte. Max Weber lag daran, dass die Politik sich der Aufgabe stellt, bei konkreten Entscheidungen zwischen den angestrebten positiven Handlungsresultaten einerseits, negativen Folgen sowie unbeabsichtigten Nebenwirkungen andererseits sachgerecht abzuwägen. Auf diese Weise definierte er Verantwortungsethik als rationales, pragmatisches Handlungsfolgenkalkül [1]. Wenige Jahre später rückte der protestantische Kulturphilosoph Albert Schweitzer den Verantwortungsbegriff in den Mittelpunkt – freilich mit einem anderen Akzent. Ihm ging es um eine »Steigerung des Verantwortungsgefühls der Menschen« in dem Sinne, dass er die Verantwortung jedes Einzelnen für seine persönliche Gesinnung, sein persönliches Verhalten und für die Kultivierung oder Schärfung des eigenen Gewissens betonte. Zugleich unterstrich er die Dimension einer »überpersönlichen« kulturellen und gesellschaftlichen Verantwortung, der der Einzelne sich stellen soll. Seine Schlussfolgerung lautete: »Keiner mache sich die Last seiner Verantwortung leicht« [2].

Schweitzers Kulturphilosophie, die diese Gedankengänge enthielt, erschien unter dem Titel »Kultur und Ethik« im Jahr 1923. Im gleichen Jahr erschien ein weiteres Buch, das für das moderne Verständnis ethischer Verantwortung ebenfalls prägend wurde, nämlich die Schrift »Ich und Du« des jüdischen Religionsphilosophen Martin Buber. Es wurde zum Ausgangspunkt für die Idee zwischenmenschlich-dialogischer Verantwortung. Demgemäß ist unter ethischer Verantwortung die »Antwort« des Ich auf den jeweils begegnenden Mitmenschen zu verstehen, die sich v. a. im dialogischen Gespräch vollzieht. Erläuternd brachte Buber Kriterien zur Sprache, an denen sich gelingende zwischenmenschliche Kommunikation bemessen lässt. Hierzu gehören die »Wahrhaftigkeit«, die »Wechselseitigkeit« zwischen den Gesprächspartnern, die »Realphantasie«, d. h. das Bemühen um ein inneres Verständnis des Anderen, sowie die »Vergegenwärtigung« des Mitmenschen – womit die Frage des Ich nach der Wirkung der eigenen Person auf den Anderen aus dessen Perspektive gemeint ist – die »Annahme« oder »Akzeptation« des Mitmenschen in seiner persönlichen Identität, die »Erschließung« des Anderen sowie die persönliche und weltanschauliche Toleranz. Diese Gesichtspunkte sind in den 20er Jahren des 20. Jahrhunderts von dem Mediziner Viktor von Weizsäcker aufgegriffen worden, der sie zur Grundlage seiner damals bahnbrechenden Reflexionen über die Arzt-Patienten-Beziehung und das Patientengespräch machte [3]. In der Gegenwart lassen sie sich auch für ärztliche Beratungsgespräche fruchtbar machen, die von Reproduktionsmedizinern geführt werden.

Die klassischen Denkansätze M. Webers, A. Schweitzers oder M. Bubers repräsentieren unterschiedliche Aspekte von Verantwortung, nämlich
1. *folgenethisch* das Kalkül und die Abwägung von Handlungsresultaten,
2. *individual- oder pflichtethisch* die Schärfung der persönlichen Urteilsbildung, die Orientierung am Gewissen und die Bereitschaft zur Verantwortungsübernahme sowie
3. *personal- oder dialogethisch* die Orientierung am Mitmenschen.

Die 3 Aspekte sind freilich nicht als Gegensätze oder Alternativen, sondern als Ergänzungen zu betrachten. Über sie hinausgehend ist 4. eine *normativ-ethische* Dimension von Verantwortung zu betonen. Sie spielte z. B. in der Technikphilosophie und Medizinethik von Hans Jonas eine Rolle. Sein Werk »Das Prinzip Verantwortung« erschien 1979. In den 60er- und 70er Jahren des 20. Jahrhunderts reflektierte er Probleme der Transplantationsmedizin, das Hirntodkriterium, die Problematik künstlicher Lebensverlängerung bzw. des Therapieabbruchs und Themen der Humangenetik, so wie sie sich dem damaligen Wissensstand gemäß darstellten. Er wies darauf hin, dass in Anbetracht des modernen Technologieschubs die überlieferten Normen der Ethik nur noch begrenzte Aussagekraft besäßen. Die moderne Hochtechnologie habe zu neuartigen Handlungsmöglichkeiten und Handlungsarten geführt, die in der Vergangenheit unbekannt oder allenfalls der Gegenstand von Spekulation gewesen waren. Angesichts dessen sei eine verstärkte Verantwortung *für* Normen und Werte erforderlich. Hierdurch könne ambivalenten Folgewirkungen der Hochtechnologie entgegengewirkt und ethische Orientierung vermittelt werden [4].

Verantwortungsethik in der Reproduktionsmedizin

Die Reproduktionsmedizin, die sich nach der Geburt des ersten Retortenbabys 1978 etablierte, bildet eine vergleichsweise junge Disziplin. Weil sie das Selbstverständnis und die Lebensgestaltung von Menschen zutiefst berührt, liegt es auf der Hand, dass sie sich den unterschiedlichen Dimensionen ethischer Verantwortung stellen sollte. Formal lässt sich der Begriff ethischer Verantwortung als mehrstelliger Relationsbegriff charakterisieren: Eine handelnde Person trägt Verantwortung 1. für ihr Tun und dessen Folgen 2. angesichts der hiervon direkt betroffenen Menschen sowie 3. im Blick auf eventuell weitere Betroffene; dies findet 4. im Rahmen rechtlicher und soziokultureller Vorgaben statt und sollte 5. in Anbetracht normativer ethischer Werte geschehen. Für den reproduktionsmedizinisch tätigen Arzt bedeutet dies: Er ist verantwortlich 1. für die medizinisch sachgerechte Durchführung der künstlich assistierten Reproduktion unter Abwägung ihrer Risiken, und zwar 2. gegenüber der Patientin bzw. dem Kinderwunschpaar sowie 3. im Blick auf das Kind, das mit seiner technischen Hilfe erzeugt wird. Seine Tätigkeit vollzieht sich 4. auf der Grundlage gesetzlicher oder standesrechtlicher Vorgaben sowie auf der Basis gesellschaftlicher Wertvorstellungen und konkreter Erwartungshaltungen, die Patientinnen und Kinderwunschpaare ihm gegenüber hegen, und bedarf 5. der normativ-ethischen Prüfung.

Was den zuletzt genannten 5. Aspekt betrifft, wird die Fortpflanzungsmedizin die Rückfrage aufzuarbeiten haben, ob sie nicht – u. U. auch unbeabsichtigt – Erwartungshaltungen weckt, die überdehnt sind. Jedenfalls steht sie in der Pflicht, ihrer normativ-ethischen Verantwortung gerecht zu werden. Hierzu gehört, von vornherein illusionären Erwartungen entgegenzutreten, sie vermöge die Gesundheit von Kindern gleichsam zu »garantieren«. Sie sollte keine willkürlichen Selektionen fördern und keiner Veränderung sozialer Werthaltungen Vorschub leisten, die z. B. zur Diskriminierung Behinderter führt, sondern sich daran bemessen lassen, dass der von ihr zu verantwortende Fortschritt human- und sozialverträglich bleibt.

In der konkreten Behandlungssituation wird zweifellos die Beziehung zwischen der Ärztin oder dem Arzt und der einzelnen Patientin bzw. dem Kinderwunschpaar im Vordergrund stehen (s. Punkt 2 unter den soeben genannten Aspekten der reproduktionsmedizinischen Verantwortung). Wenn man die Tätigkeit des Reproduktionsmediziners umfassend durchdenkt, sind jedoch auch die anderen Bezugspunkte zu berücksichtigen, die oben erwähnt wurden. Die mehrschichtige Verantwortung, die Reproduktionsmediziner zu übernehmen haben, findet zunehmend Beachtung. Im Februar 2006 hat die Bundesärztekammer eine neue Musterrichtlinie zur assistierten Reproduktion beschlossen, die vom Arbeitskreis »Assistierte Reproduktion« des Wissenschaftlichen Beirats erstellt worden ist [5]. Die Präambel der Richtlinie trägt der Mehrdimensionalität reproduktionsmedizinischer Verantwortung dadurch Rechnung, dass sie festhält, der Reproduktionsmediziner solle neben den gesetzlichen Vorgaben »an ethischen Normen« Anhalt nehmen, »die das Kindeswohl, d. h. den Schutz und die Rechte des erhofften Kindes, die Frau, den Mann und die behandelnden Ärztinnen/Ärzte betreffen«. Bemerkenswert ist, dass diese Formulierung mit so großem Nachdruck das Kindeswohl nennt. Indem der Reproduktionsmediziner technische Assistenz leistet, sodass ungeachtet von Sterilität oder anderer somatischer Probleme Nachkommen erzeugt werden, übernimmt er für das Wohl der Kinder eine eigenständige Verantwortung, da diese ohne seine Intervention gar nicht zum Leben gelangt wären [6]. Die ältere Richtlinie der Bundesärztekammer aus dem Jahr 1998 hatte das Kindeswohl nur beiläufig erwähnt. Dieses Desiderat wurde in der neuen Fassung korrigiert, indem es jetzt heißt: »Die ärztliche Pflicht, zum Wohl der Patienten zu handeln und Schaden zu vermeiden, bezieht sich auf die Mutter und auf die erwünschten Kinder.« Vermeidbare oder unverhältnismäßige Risiken, denen das Kind ausgesetzt würde, sollen daher nicht in Kauf genommen werden. Gegebenenfalls wird sich für den Arzt die Frage stellen, ob der Behandlungswunsch einer Frau oder eines Paares mit der Verantwortung, die er für das Wohl des reproduktionsmedizinisch erzeugten Kindes trägt, noch in Einklang zu bringen ist. Die Präambel der neuen Musterrichtlinie legt dar, dass in bestimmten Fällen »der Kinderwunsch eines Paares und eventuelle gesundheitliche Risiken, die eine medizinisch assistierte Reproduktion für das erhoffte Kind mit sich bringen können, gegeneinander abgewogen werden« müssen.

In Bezug auf das Kindeswohl ergibt sich allerdings noch eine weitere, ganz anders gelagerte Problematik. Denn es zeichnet sich ab, dass in der Bundesrepublik Deutschland zur Zeit sogar *gesetzliche* Vorgaben in Spannung zum Kindeswohl stehen. Zur Zeit öffnet sich eine Schere zwischen reproduktionsmedizinischen Verfahren und Therapiestandards, die medizinisch wünschenswert und ethisch verantwortlich wären, auf der einen Seite, und gesetzlichen Restriktionen auf der anderen Seite. Hierauf wird im Abschn. »Reproduktionsmedizinische Verantwortung im Spannungsverhältnis zu rechtlichen Vorgaben« zurückzukommen sein. Zunächst ist die ethische Verantwortung, die der Reproduktionsmediziner selbst trägt, zu erörtern. Dies erfolgt exemplarisch in der Form, dass Sinn und Notwendigkeit ärztlicher Beratung zur Sprache gelangen.

Patientenberatung als Konkretion ethischer Verantwortung des Reproduktionsmediziners

Grundsätzliche Gesichtspunkte zur ärztlichen Beratung

Der Zeit-, Rationierungs- und Kostendruck, unter dem ärztliche Tätigkeit heute leidet, ist unverkennbar. Kontrafaktisch ist hervorzuheben, dass der Beratung von Patienten durch den Arzt ein immer größerer Stellenwert zukommt. Dies gilt ungeachtet dessen, dass Beratungsgespräche zeitaufwändig sind und auf der Grundlage der Gebührenordnung nicht adäquat honoriert werden, was dringend der Korrektur bedarf. Grundsätzlich ist ärztliche Beratung als ein Dialog zwischen Arzt und Patient zu verstehen, der auf »gleicher Augenhöhe« erfolgen sollte und sich – auch im Sinn von Grundgesetz Art. 2 Absatz 1 über das allgemeine Persönlichkeitsrecht – an den Persönlichkeits-, Freiheits- bzw. Selbstbestimmungsrechten der ratsuchenden Patienten zu orientieren hat. Die ärztliche Beratung gewinnt inzwischen in ganz unterschiedlicher Hinsicht – von der Präventivmedizin und dem Umgang mit prädiktiven Gentests [7] bis zur Abfassung vorsorglicher Patientenverfügungen [8] – immer größere Bedeutung.

Bei der Schaffung von Beratungskriterien übernahm die Humangenetik eine Vorreiterrolle. Zwischen humangenetischer und reproduktionsmedizinischer Beratung besteht der Sache nach eine beträchtliche Schnittmenge. Im Jahr 1996 hieß es in den Leitlinien des Berufsverbands Medizinische Genetik: »Die Art der in einer genetischen Beratung zu bearbeitenden Probleme erfordert eine Kommunikation im Sinne der personenzentrierten Beratung« [9]. Eine personzentrierte Beratung berücksichtigt die individuelle sowie familiäre Situation, das Sprachvermögen und den Bildungsstand von Patienten und wird ggf. für eine weiterführende Begleitung sorgen, sodass es nicht beim einmaligen Gespräch bleibt. Aus dem Alltag humangenetischer Beratung ist nämlich bekannt, dass Patienten oftmals Schwierigkeiten haben, Art und Ausmaß eines Risikos, die Natur von Erkrankungen und Chancen oder Grenzen von Prävention oder Therapien tatsächlich zu verstehen. Bei der genetischen Beratung potenzieller Eltern ist »überraschend oft« festgestellt worden, dass Informationen falsch verstanden oder rasch vergessen wurden. Darüber hinaus sind Menschen oftmals unsicher, wie gewichtig sie ein zukünftiges Krankheitsrisiko für sich selbst oder für ihre Nachkommen tatsächlich veranschlagen sollen: »Viele Menschen haben keine klare Vorstellung, was ein ‚hohes' oder ‚geringes' Risiko ausmacht. Folglich sind einige Ehepaare, denen ein geringes Risiko (z. B. 1:200) genannt wurde, der Ansicht, dass dies zum Akzeptieren viel zu hoch sei, wohingegen andere ... bei der Risikoangabe von 50% höchst beruhigt waren« [10].

Das letztere Problem lässt sich dadurch auffangen, dass der Berater keine relativen Zahlen oder Prozentangaben, sondern absolute Zahlen nennt, die von Ratsuchenden sehr viel besser nachvollzogen werden können [11]. Als maßgebend auch für ärztliche Beratungsgespräche – sei es in der Humangenetik, der Reproduktionsmedizin oder angesichts anderer Konfliktsituationen, z. B. eines Schwangerschaftskonflikts – ist seit Carl Rogers (1902–1987) die Nichtdirektivität zu nennen. Gleichzeitig ist aber zu bedenken, dass sich ein beratender Arzt, ggf. also der Reproduktionsmediziner, nicht vollständig zurücknehmen und sich nicht gänzlich auf nichtdirektive Gesprächsführung bzw. die Methode des Spiegelns beschränken kann, sodass er keinerlei eigene Gefühlsregung zeigen oder Interpretationen äußern darf. Statt dessen sollte er die eigene Position offen legen und – sofern dies von der Sache her geboten ist – moralische, soziale oder psychologische Probleme direkt und aktiv ansprechen. Hiermit wird das Konzept reiner Nichtdirektivität zugunsten einer Verantwortungspartnerschaft von Arzt und Patient überschritten [12].

Ärztliche Beratung kann dabei an den oben erwähnten Kriterien Anhalt nehmen, die die Dialogphilosophie Martin Bubers ins Spiel gebracht hat (Wahrhaftigkeit, Gegenseitigkeit, Realphantasie, Vergegenwärtigung, Akzeptation, Toleranz). Im Kern geht es darum, dass die ärztliche Gesprächsführung die Persönlichkeit, konkrete Situation, Wertvorstellungen und Biographie der Betroffenen respektiert und deren subjektive Entscheidungskompetenz stärkt (»autonomiefördernde Beratung« – auch im Blick auf eine kritische Selbstaufklärung von Patienten). Dies ist um so notwendiger, als durch die Handlungsoptionen der heutigen Medizin, auch der Reproduktions- oder Pränatalmedizin, schwerwiegende Entscheidungskonflikte aufbrechen [13]. Aus Gründen der interpersonalen sowie weltanschaulichen Toleranz sollte das ärztliche Beratungsgespräch jeden moralischen Paternalismus vermeiden und ergebnisoffen sein, um Patienten einen Weg zu bahnen, aus ihrem *eigenen* Plausibilitäts- und Werthorizont heraus eine Wahl für oder gegen bestimmte medizinische Optionen zu treffen. Inhaltlich umfasst ein solches Gespräch die medizinische Information und Aufklärung im engeren Sinn sowie darüber hinaus psychosoziale und ethische Gesichtspunkte.

Spezielle Aspekte in der Reproduktionsmedizin

Inzwischen misst auch die Bundesärztekammer in ihrer novellierten Richtlinie zur assistierten Reproduktion von 2006 der Beratung einen sehr viel höheren Rang bei, als es in der Vorgängerrichtlinie aus dem Jahr 1998 der Fall gewesen war. Unter der Überschrift »Information, Aufklärung, Beratung und Einwilligung« werden zahlreiche Einzelaspekte aufgezählt. Der Arzt soll z. B. über den Ablauf des reproduktionsmedizinischen Verfahrens sowie – ein unter dem Aspekt der ärztlichen Handlungsfolgenverantwortung ganz wesentlicher Punkt – über Komplikationen und Risiken, über das Problem der erhöhten Fehlbildungsrate, über Ungewissheiten bei neuen Verfahren oder über die Abortrate in Abhängigkeit vom Alter der Frau informieren. Darüber hinaus geht es um psychosoziale Themen. Im Beratungsgespräch ist schon im Vorhinein darzulegen, dass eine reproduktionsmedizinische Therapie psychische Belastungen mit sich bringen oder sich auf die Paarbeziehung oder die Sexualität negativ auswirken kann und dass hochgradige Enttäuschung, ja depressive Reaktionen eintreten können, sofern eine Behandlung misslang. Davon abgesehen sind Alternativen zur assistierten Reproduktion zu nennen, etwa die Adoption, die Annahme eines Pflegekindes oder der Verzicht auf eine Therapie. Zudem ist über die psychosoziale Belastung durch Mehrlinge aufzuklären. Darüber hinaus sieht die Richtlinie vor, dass der behandelnde Arzt es einem Kinderwunschpaar nahe legen möge, zusätzlich eine behandlungsunabhängige Beratung durch einen weiteren Arzt in Anspruch zu nehmen. Ferner soll die Möglichkeit anderweitiger psychosozialer Beratung erwähnt werden.

Dieser letzte Gesichtspunkt wirft freilich Probleme auf. Sozialethisch ist es an sich sehr zu befürworten, dass in einer weltanschaulich pluralistischen Gesellschaft eine Mehrzahl unterschiedlicher psychosozialer Beratungsangebote und Beratungsinstitutionen vorhanden ist. Andererseits darf nicht verkannt werden, dass die psychologische und ethische Qualität der Beratung sowie die Ergebnisoffenheit von Beratungsgesprächen nicht bei allen Anbietern in gleichem Maß gewährleistet sein dürften. Evaluationen oder Zertifizierungen von Beratungsinstitutionen sind noch nicht etabliert [14]. Es ist davon auszugehen, dass insbesondere katholische Beratungsstellen zu Fragen der Reproduktionsmedizin keine ergebnisoffene Beratung anbieten können und dürfen, da die katholische Kirche lehramtlich festgelegt hat, dass die Inanspruchnahme einer künstlichen Befruchtung – auch durch Ehepaare – auf keinen Fall statthaft ist. Sie sprach ein Verbot der IVF oder anderer reproduktionsmedizinischer Verfahren für Partner in nichtehelichen und in ehelichen Gemeinschaften aus; katholisch lehramtlich ist auch die homologe IVF »in sich unerlaubt und steht in Widerspruch zur Würde der Fortpflanzung und der ehelichen Vereinigung« [15].

Daher ist im Auge zu behalten, dass Kinderwunschpaare hierdurch nicht unter moralischen Druck geraten; in ihrer – vom Rechtsstaat verbürgten – persönlichen Entscheidungsfreiheit dürfen sie nicht beeinträchtigt werden. Sofern Reproduktionsmediziner selbst es sind, die das Beratungsgespräch führen, werden sie sich jeder moralischen Direktive zu enthalten und statt dessen die individuellen Überzeugungen zu akzeptieren haben, die ihre Patientinnen und deren Partner besitzen. Für ein Beratungsgespräch kann relevant werden, dass die persönlichen Wertvorstellungen von Menschen, die einer bestimmten Konfession oder Religion angehören, von den offiziell vertretenen Lehren ihrer jeweiligen Religion ganz erheblich abweichen. Die modernen Schübe der Individualisierung und Pluralisierung vollziehen sich auch im Binnenraum von Religionen. In besonderem Maß wird bei Angehörigen des katholischen Christentums häufig eine derartige kognitive Dissonanz zwischen den persönlichen Werten einerseits und der amtlichen kirchlichen Lehre andererseits anzutreffen sein. Für den beratenden Arzt ist es wichtig, dass stets die *eigenen* Überzeugungen der Patienten den Ausschlag geben. Weil die individuelle Selbstbestimmung ein besonders hochrangiges Grundrecht und ein ethischer Grundwert ist, besitzen die persönlichen Werteinstellungen der Menschen vor den generellen oder »offiziellen« Anschauungen einer Religion bzw. Konfession den Vorrang.

Wenn man die verschiedenen Kirchen und großen Religionen miteinander vergleicht, fällt auf, dass eigentlich nur die katholische Kirche zu Fragen des Glaubens oder der Lebensführung Vorgaben formuliert, die für ihre Gläubigen schlechthin verpflichtend sein sollen. Eine einheitlich verbindliche Lehre, die auf der Autorität eines hierarchischen Lehramtes beruht, ist nur im katholischen, nicht aber im evangelischen Christentum anzutreffen, im übrigen auch nicht im Islam mit seinen unterschiedlichen Rechtsschulen oder im Judentum. Das evangelische Christentum ist historisch aus dem Gegensatz gegen den Autoritätsanspruch des Papstes entstanden und hat daher von Anfang an die individuelle Gewissensfreiheit in so hohem Grad betont, dass es als eine »*Gewissensreligion* im ausgeprägtesten Sinne des Worts« bezeichnet worden ist [16].

Dass aus protestantischer Sicht die *persönlichen* Entscheidungen maßgebend sind, zeigt sich exemplarisch an den Voten der evangelischen Theologie oder evangelischer Kirchen zum Schwangerschaftsabbruch. Ungeachtet der ethischen Problematik der Abtreibung haben evangelische Stellungnahmen die Konfliktlage der Betroffenen und die Zulässigkeit persönlicher Entscheidungen stets anerkannt [17]. Demgegenüber erklärt die katholische Kirche den Schwangerschaftsabbruch für schlechthin verboten [18]. Katholische Kirchenrechtler stehen bereits vor Schwierigkeiten, wenn sie zumindest die Möglichkeit, aufgrund einer medizinischen Indikation einen Schwangerschaftsabbruch vorzunehmen, im Rahmen der kirchlichen Lehre legitimieren wollen [19].

Innerreligiöse oder binnenkirchliche Probleme lassen sich hier nicht näher entfalten. Im Blick auf Patientinnen und Patienten aus Migrantenfamilien, die einen islamischen Hintergrund haben, wäre zu wünschen, wenn beratende Mediziner sich ein bestimmtes Maß an Kenntnis über religiöse oder kulturelle Traditionen aneignen könnten [20]. In erster Linie ging es voranstehend v. a. aber darum aufzuzeigen, dass für die ärztliche Beratung aus Gründen der Toleranz und aufgrund der Achtung vor den Persönlichkeitsrechten sowie der individuellen Gewissensfreiheit die Wertvorstellungen maßgebend sind, zu denen Patientinnen und Patienten aus ihrer jeweils *eigenen* Sicht gelangen.

Beratungsbedarf bei Zweifelsfragen oder Wertkonflikten

Hoher Bedarf an fachkundiger Beratung besteht, sofern reproduktionsmedizinische Behandlungswünsche vorhanden sind, die in medizinischer, ethischer oder rechtlicher Hinsicht spezielle Probleme aufwerfen. Dies kann der Fall sein, wenn ein Kinderwunschpaar eine heterologe Insemination in Anspruch zu nehmen erwägt. Hierzu sind nicht nur rechtliche, sondern auch psychosoziale und ethische Unsicherheiten zu bedenken, etwa die Auswirkung einer Samenspende auf die Partnerbeziehung oder auf die spätere Selbstfindung des heranwachsenden Kindes. Vor diesem Hintergrund ist die Zulässigkeit der *anonymen* Samenspende in Großbritannien 2006 zurückgenommen worden.

Zusätzlicher ärztlicher Beratungsbedarf würde aufkommen, sofern in Deutschland die Option der pränatalen Adoption eröffnet würde oder falls einzelne, medizinisch begründbare Anwendungen der Präimplantationsdiagnostik (PGD) zulässig würden. Vorstellbar wäre, mit Hilfe einer PGD an einem extrakorporal erzeugten pränidativen Embryo genetische oder chromosomale Untersuchungen durchzuführen, um schwere Krankheiten auszuschließen, die zu befürchten ein konkreter, v. a. familiär bedingter Anlass vorliegt. Falls man bei einem Präimplantationsembryo eine solche Krankheitsanlage feststellen würde, würde er der Mutter nicht transferiert, sodass es zu seiner Verwerfung käme. Daher entzündet sich an der PGD ein normativer Wert- und Zielkonflikt zwischen dem Gesundheitsschutz des erhofften Kindes einerseits und dem Embryonenschutz andererseits. Eine ärztliche Beratung stünde ggf. vor der Aufgabe, diesen Wertkonflikt deutlich zu machen und die Frau bzw. das Kinderwunschpaar in die Lage zu versetzen, aus der eigenen Perspektive heraus hierzu eine Entscheidung zu treffen. Den Ausschlag müssten letztlich die eigenverantworteten Wertmaßstäbe des Paares geben.

In der Bundesrepublik Deutschland hat das Parlament bislang noch nicht die Initiative ergriffen, die Modalitäten einer Inanspruchnahme von PGD zu regeln. Herrschender juristischer Lehre zufolge ist sie in Deutschland nicht statthaft. Sogar Behindertenverbände, namentlich die Deutsche Gesellschaft für Muskelkranke e.V., halten eine Einführung dieser Methode – in engen Grenzen – aber für vorstellbar [21]. Sollte dies Realität werden, käme der ärztlichen Beratung eine wichtige Funktion zu. Hierauf wies schon 2002 die Deutsche Akademie für Kinderheilkunde und Jugendmedizin e.V. hin. In ihrer Stellungnahme zur Präimplantationsdiagnostik hieß es: »Kinder- und Jugendärzte empfehlen ..., vor einer evtl. Einführung der PID geeignete Maßnahmen zu ergreifen, die eine unkritische Ausweitung verhindern können (Missbrauchsschutz). Als mögliche Maßnahmen werden eine qualitätsgesicherte individuelle Beratung auf gesetzlicher Grundlage, eine Begrenzung der vorgeburtlichen Diagnostik auf schwerwiegende Erkrankungen, eine lückenlose statistische Erfassung, eine langfristige Nachuntersuchung und eine kontrollierte Zertifizierung der Labore angesehen. Ziel der PID soll die individuelle Hilfe bei familiären Notlagen unter strengen Kriterien sein.« Darüber hinaus empfehlen die Kinder- und Jugendärzte, »dass sie bei der Beratung von Eltern im Rahmen einer vorgeburtlichen Diagnostik im Einzelfall zur Beurteilung der kindlichen Prognose hinzugezogen werden« sollten [22].

Einzelheiten lassen sich hier nicht darlegen. Grundsätzlich dürfte jedoch zutage getreten sein, welch hoher Stellenwert der ärztlichen Beratung zukommt, sofern angesichts fortpflanzungsmedizinischer Behandlungsmethoden Wertkonflikte aufbrechen und Patienten in Entscheidungsschwierigkeiten geraten. Neben der sachgerechten Durchführung des Behandlungsverfahrens als solchem sollte der Reproduktionsmediziner diese menschlichen Probleme im Auge behalten und den Stellenwert einer ärztlichen Beratung möglichst hoch veranschlagen. Abschließend ist aber noch ein anderer Aspekt anzusprechen. Er betrifft die rechtlichen Rahmenbedingungen, an die der Reproduktionsmediziner gebunden ist.

Reproduktionsmedizinische Verantwortung im Spannungsverhältnis zu rechtlichen Vorgaben

Die Verantwortung des Reproduktionsmediziners erfordert es, dass er die Behandlung lege artis, dem medizinischen Wissensstand gemäß, realisiert und er sich am Patientenwohl, d. h. am Wohl der Frau und des erhofften Kindes, orientiert (vgl. oben Abschn. »Verantwortungsethik in der Reproduktionsmedizin«). Nimmt man dies ernst, bricht eine Spannung auf zwischen ärztlicher Verantwortung einerseits und den Gesetzesnormen, die in der Bundesrepublik Deutschland gelten, andererseits. Die für die Fortpflanzungsmedizin relevante gesetzliche Vorgabe ist das Embryonenschutzgesetz, das am 01.01.1991 in Kraft trat. Inzwischen lässt sich die ärztlich assistierte Reproduktion aber auf einem medizinischen Niveau durchführen, das im Vergleich zu den Verfahren der 1980er- und 1990er Jahre die gesundheitliche Belastung für die Patientin sowie gesundheitliche Gefahren für die extrakorporal erzeugten Kinder erheblich reduziert und den Therapieerfolg verbessert. Pränidative Embryonen können heute daraufhin beobachtet werden, ob sie überhaupt die Fähigkeit besitzen, sich weiter zu entwickeln. Auf der Basis einer extrakorporalen morphologischen Beobachtung und Beurteilung könnte einer Frau dann derjenige Embryo übertragen werden, der voraussichtlich geeignet ist, in einer Schwangerschaft heranzuwachsen und ausgetragen zu werden.

Das Embryonenschutzgesetz sieht jedoch vor, dass in einem Zyklus nur bis zu 3 Embryonen erzeugt werden dürfen, die der Patientin dann alle übertragen werden sollen (»Dreierregel«). Diese Dreierregel hatte ursprünglich den Sinn, die Aussichten zu erhöhen, dass es nach künstlicher Befruchtung überhaupt zur Schwangerschaft kommt. Als Nebeneffekt muss jedoch in Kauf genommen werden, dass hierdurch – auf der Basis eines ungeprüften Transfers von bis zu 3 Embryonen – auch Mehrlingsschwangerschaften bewirkt werden. Diese belasten die Schwangere und bringen v. a. für die erhofften Kinder erhebliche Gefährdungen mit sich, z. B. ein niedrigeres Geburtsgewicht, neuronale Dysfunktionen oder spätere Entwicklungsstörungen. Unter Umständen muss pränatal eine Abtötung von Feten vorgenommen werden (unselektiver Fetozid).

Derartige Mehrlingsschwangerschaften waren ein von der Reproduktionsmedizin bewirktes iatrogenes Risiko, nämlich eine unintendierte negative Nebenfolge der Sterilitätsbehandlung, die sich aus einem inzwischen veralteten medizinischen Kenntnisstand erklärt. Seit mehreren Jahren ist es möglich, diesen ungewollten Negativeffekt der Sterilitätstherapie zu vermeiden, indem mehrere Embryonen erzeugt, extrakorporal kultiviert und morphologisch beobachtet werden, damit dann ein entwicklungsfähiger Embryo bestimmt und der

Frau transferiert wird. Im europäischen Ausland wird dieses Verfahren mit Erfolg praktiziert. In der Bundesrepublik Deutschland treten häufiger als im Ausland Mehrlingsschwangerschaften auf, weil das Embryonenschutzgesetz der Nutzung der neuen Methode im Wege steht.

Zwar vertreten einige Stimmen die Position, das Verfahren lasse sich mit dem Embryonenschutzgesetz vereinbaren [23]. Diese Auslegung kann juristisch jedoch wohl nicht aufrecht erhalten werden [24]. Andererseits ist zu unterstreichen, dass das neue Verfahren medizinisch wünschenswert und verantwortungsethisch zu befürworten ist. Hierdurch entsteht ein belastendes Spannungsverhältnis zwischen ärztlicher Verantwortung und rechtlichen Vorgaben. Würde man nur einen – nämlich einen voraussichtlich entwicklungsfähigen – Embryo transferieren, käme dies dem gesundheitlichen Wohl der Frau und darüber hinaus v. a. dem Wohl des erhofften Kindes zugute; iatrogene Schäden könnten vermindert werden.

Wenn das neue Verfahren praktiziert würde, müsste man freilich hinnehmen, dass einzelne Embryonen, die vorsorglich erzeugt worden waren und nach morphologischer Beobachtung als entwicklungsfähig beurteilt wurden, überzählig bleiben könnten. Vorstellbar wäre, sie für einen späteren Behandlungszyklus zu konservieren oder sie zur pränatalen Adoption freizugeben. Notfalls müsste jedoch in Kauf genommen werden, dass einzelne überzählige Embryonen, die entwicklungsfähig sind, absterben.

Es ist zuzugestehen, dass diese Seite des neuen Verfahrens grundlegende Fragen des Embryonenschutzes und des Embryonenstatus berührt. Nun ist über den Status des pränidativen Embryos in den zurückliegenden Jahren national sowie international umfassend diskutiert worden. Die Debatte, die letztlich ergebnislos verlief, lässt sich hier nicht wiedergeben. Statt dessen sei auf den Bericht der Bioethik-Kommission Rheinland-Pfalz vom 12. Dezember 2005 hingewiesen. Die beim Mainzer Justizministerium angesiedelte Kommission legt ausführlich dar und begründet es, dass der Gesetzgeber es in einem weltanschaulich neutralen Staat und in einer pluralistischen Gesellschaft vermeiden sollte, sich einseitig auf eine einzelne, gar auf eine engeführte religiöse Position – etwa den von katholischer Seite postulierten absoluten Schutz pränidativer Embryonen – festzulegen. Statt dessen sieht sie den »Gesetzgeber in der Pflicht, einen gesamtgesellschaftlich tragbaren Handlungsrahmen zu schaffen« [25]. Eine gesetzliche Öffnung zugunsten neuer, reproduktionsmedizinisch sinnvoller Therapieansätze ist der Kommission zufolge gut begründbar. Dies gilt erst recht, wenn man sich bewusst macht, dass die morphologische Beobachtung mit nachfolgendem Single-Embryo-Transfer dem Schutz herausragender Güter dient, nämlich dem Gesundheitsschutz von Patientinnen und dem Wohl der nach IVF geborenen Kinder.

Der Gesundheitsschutz der Frau und der Kinder besitzt neben dem Embryonenschutz einen eigenen, fundamentalen Rang. Ihn angemessen zu berücksichtigen, ist verantwortungsethisch geboten und auch auf der Basis von Grund- und Menschenrechten einzufordern; denn das Recht auf Gesundheitsschutz ist in zahlreichen internationalen Dokumenten sowie im EU-Verfassungsvertragsentwurf aus dem Jahr 2003 (Art. II-35) verankert. Es kommt hinzu, dass es Reproduktionsmedizinern nicht zumutbar ist, die Klärung der strittigen Frage einer extrakorporalen Kultivierung pränidativer Embryonen »auf der Anklagebank erleben zu müssen« [26]. Daher hat die Bioethik-Kommission Rheinland-Pfalz dem Gesetzgeber empfohlen, die »strikte Verpflichtung zum Transfer aller erzeugten Embryonen ... aufzuheben. Sie ist durch eine Bestimmung zu ersetzen, die der Patientin nach ärztlicher Beratung die Entscheidung darüber überlässt, wie viele Embryonen übertragen werden sollen« [27]. Andere Institutionen und Autoren, die aus medizinischer, ethischer oder rechtswissenschaftlicher Sicht argumentieren, haben gleichlautend votiert [28, 29, 30, 31, 32]. Dies gilt jetzt auch für die novellierte Musterrichtlinie der Bundesärztekammer zur assistierten Reproduktion von 2006.

Fazit

Im Ergebnis ist festzuhalten, dass angesichts des Fortschritts der Reproduktionsmedizin bei allen Beteiligten »das Bewusstsein für ihre hohe moralische Verantwortung zu schärfen« ist [33]. Ganz unbefriedigend ist es, wenn Handlungsoptionen, die nach heutigem Erkenntnisstand medizinisch vorzugswürdig und ethisch verantwortbar erscheinen – zur Zeit konkret die morphologische Embryonenbeobachtung mit nachfolgendem Single-Embryo-Transfer – aufgrund des Stillstands der Gesetzgebung im Inland nicht praktiziert werden dürfen. Gesetzlicher Regelungsbedarf besteht ebenfalls für die PGD [34]. Der eingangs zitierte Aufruf zur »Steigerung« der Verantwortung, der der Kulturphilosophie des frühen 20. Jahrhunderts entstammt, gewinnt angesichts heutiger biomedizinischer Forschung, Entwicklung und Anwendung insofern ganz neue Bedeutung. Seine Adressaten sind Ärztinnen und Ärzte, aber auch die Patientinnen und Patienten sowie nicht zuletzt die politischen Entscheidungsträger.

Literatur

1. Weber M (1964) Soziologie. Weltgeschichtliche Analysen, Politik, 3. Aufl. Kröner, Stuttgart, S 167–185
2. Schweitzer A, Gesammelte Werke in fünf Bänden, Bd 2. C. H. Beck, München, S 391, 389
3. Kreß H (2003) Medizinische Ethik. Kohlhammer, Stuttgart, S 20ff.
4. Jonas H (1985) Technik, Medizin und Ethik. Zur Praxis des Prinzips Verantwortung. Insel, Frankfurt/M
5. Bundesärztekammer (2006) (Muster-)Richtlinie zur Durchführung der assistierten Reproduktion – Novelle 2006. Dtsch Ärztebl 103: A1392–1403
6. Kreß H (2003) Medizinische Ethik. Kohlhammer, Stuttgart, S 131ff
7. Schäfer D (1998) Wann sind genetische Beratungen sinnvoll? Über Definition, Funktion und Bedeutung genetischer Beratung. In: Kettner M (Hrsg) Beratung als Zwang. Schwangerschaftsabbruch, genetische Aufklärung und die Grenzen kommunikativer Vernunft. Campus, Frankfurt New York, S 187–221
8. May AT, Niewohner S, Bickhardt J, Kreß H (2005) Standards für die Beratung zu Patientenverfügungen. Ethik Med 17: 332–336
9. Berufsverband Medizinische Genetik e.V. (1996) Deutsche Gesellschaft für Humangenetik, Leitlinien zur Genetischen Beratung. medizinische genetik 8: H. 3, Sonderbeilage 1–2, Punkt 6
10. Harper PS (1988) Humangenetische Beratung. Springer, Berlin Heidelberg New York, S 20, 16
11. Kürzl R (2004) Evidenzbasierte Missverständnisse beim Mammakarzinom. Dtsch Ärztebl 101: A 2387–2390
12. Sass H-M (2003) Gerechtigkeit durch Verantwortungspartnerschaft. Gerechtes Handeln und Gewissen in der medizinischen Praxis. In: Dabrock P et al. (Hrsg) Kriterien der Gerechtigkeit. Gütersloher Verlagshaus, S 233–250
13. Deutsche Gesellschaft für Gynäkologie und Geburtshilfe e.V. (2004) Pränataldiagnostik – Beratung und möglicher Schwangerschaftsabbruch. Positionspapier 2004, im Internet unter http://www.dggg.de
14. Universität Bielefeld, Fakultät für Gesundheitswissenschaften (2004) Evaluation der Modellprojekte zur Patienten- und Verbraucherberatung nach §65B Sozialgesetzbuch V. Abschlussbericht der wissenschaftlichen Begleitforschung für die Spitzenverbände der GKV, Bielefeld
15. Sekretariat der Deutschen Bischofskonferenz (Hrsg) (1987) Instruktion der Kongregation für die Glaubenslehre über die Achtung vor dem beginnenden menschlichen Leben und die Würde der Fortpflanzung, 10. März 1987, Verlautbarungen des Apostolischen Stuhls 87, Bonn, S 22
16. Holl K (1932) Gesammelte Aufsätze zur Kirchengeschichte, Bd I, 6. Aufl. Mohr (Paul Siebeck), Tübingen, S 35
17. Kirchenkanzlei der Evangelischen Kirche in Deutschland (Hrsg) (1981) Erklärung des Rates der Evangelischen Kirche in Deutschland zu den Rechtsfragen des Schwangerschaftsabbruchs vom 17. März 1972. In: Die Denkschriften der Evangelischen Kirche in Deutschland, Bd 3. Gütersloher Verlagshaus Gerd Mohn, Gütersloh, S 212ff
18. Sekretariat der Deutschen Bischofskonferenz (Hrsg) (1995) Enzyklika Evangelium vitae von Papst Johannes Paul II., 25. März 1995, Verlautbarungen des Apostolischen Stuhls 120, Nr. 62. Kritisch hierzu: Kreß H (2003) Ethischer Immobilismus oder rationale Abwägungen? Das Naturrecht angesichts der Probleme des Lebensbeginns. In: Anselm R, Körtner UHJ (Hrsg) Streitfall Biomedizin. Vandenhoeck & Ruprecht, Göttingen, S 111–134
19. Potz R (2000) Abtreibung, katholisch. In: Campenhausen Axel Frhr. von et al. (Hrsg) Lexikon für Kirchen- und Staatskirchenrecht, Bd 1. Schöningh, Paderborn, S 27–29
20. Ilkilic I (2005) Begegnung und Umgang mit muslimischen Patienten. Eine Handreichung für die Gesundheitsberufe, 4. Aufl. Zentrum für Medizinische Ethik Bochum, Medizinethische Materialien, Heft 160, Bochum
21. Deutsche Gesellschaft für Muskelkranke e.V. (2005) Ethische Grundsätze der DGM (Stand: 2005; http://www.dgm.org)
22. Deutsche Akademie für Kinderheilkunde und Jugendmedizin (2003) Kommission für Ethische Fragen, Stellungnahme zur Präimplantationsdiagnostik aus pädiatrischer Sicht, 17. Juli 2003. http://www.dgkj.de/125.html
23. Frommel M (2004) Auslegungsspielräume des Embryonenschutzgesetzes. J Reproduktionsmed Endokrinol 2: 104–111
24. Neidert R (2004) Gesetzliche Statik und wissenschaftliche Dynamik in der Reproduktionsmedizin. J Reproduktionsmed Endokrinol 2: 100–103
25. Ministerium der Justiz Rheinland-Pfalz (2005) Fortpflanzungsmedizin und Embryonenschutz. Medizinische, ethische und rechtliche Gesichtspunkte zum Revisionsbedarf von Embryonenschutz- und Stammzellgesetz. Bericht der Bioethik-Kommission des Landes Rheinland-Pfalz vom 12. Dezember 2005, 2. Teil, Ethik, These 2; http://www.justiz.rlp.de, Ministerium Bioethik

26. Ministerium der Justiz Rheinland-Pfalz (2005) Fortpflanzungsmedizin und Embryonenschutz. Medizinische, ethische und rechtliche Gesichtspunkte zum Revisionsbedarf von Embryonenschutz- und Stammzellgesetz. Bericht der Bioethik-Kommission Rheinland-Pfalz, 3. Teil, Recht, These 4
27. Ministerium der Justiz Rheinland-Pfalz (2005) Fortpflanzungsmedizin und Embryonenschutz. Medizinische, ethische und rechtliche Gesichtspunkte zum Revisionsbedarf von Embryonenschutz- und Stammzellgesetz. Bericht der Bioethik-Kommission Rheinland-Pfalz, 4. Teil, Empfehlungen an den Gesetzgeber, Empfehlung 3
28. Initiative der Deutschen Gesellschaft für Gynäkologie und Geburtshilfe zur Novellierung des Embryonenschutzgesetzes vom 28. Juni 2005 (http://www.dggg.de, Publikationen und Presse Embryonenschutzgesetz/Fortpflanzungsmedizingesetz)
29. Küpker W, Diedrich K (2002) Die deutsche Fortpflanzungsmedizin in der Krise. Zwischen normativer Ethik und postmoderner Neuorientierung In: Kreß H, Racké K (Hrsg) Medizin an den Grenzen des Lebens. LIT-Verlag, Münster, S 62–79
30. Kentenich H (2002) Änderungsbedarf des Embryonenschutzgesetzes aus ärztlicher Sicht. Z Ärztl Fortb Qualitätssich 96: 379–385
31. Kreß H (2005) Ethische Argumente zur morphologischen Beobachtung früher Embryonen mit nachfolgendem Transfer eines Embryos. J Reproduktionsmed Endokrinol 2: 23–28
32. Neidert R (2006) Embryonenschutz im Zwiespalt zwischen staatlichem Gesetz und ärztlicher Lex artis. Z Rechtspol 39: 85–87
33. Ministerium der Justiz Rheinland-Pfalz (2005) Fortpflanzungsmedizin und Embryonenschutz. Medizinische, ethische und rechtliche Gesichtspunkte zum Revisionsbedarf von Embryonenschutz- und Stammzellgesetz. Bericht der Bioethik-Kommission Rheinland-Pfalz, 2. Teil, Ethik, These 9
34. Kreß H (2007) Präimplantationsdiagnostik. Ethische, soziale und rechtliche Aspekte. Bundesgesundheitsbl Gesundheitsforsch Gesundheitsschutz 50: H1 (Januar 2007)

Statistische Betrachtungen aus den letzten 10 Jahren

R. E. Felberbaum, K. Bühler, H. van der Ven, V. Blumenauer, K. Fiedler,
C. Gnoth, L. Happel, M. Kupka

Teil I: Statistikteil

D.I.R.-Datenbestand 1996 - 2005

	Jahrbücher: Anzahl der Behandlungen		Erfassungs- methode	prospektiv %	Datenbanken: Anzahl der Behandlungen		
	dokumentiert	plausibel			erfasst nur über RecDate	erfasst über die DLL	Summe
1996	33993	33993	Papier[1)]/Medis[2)]		177	4094	4271
1997	30676	30676	Medis[2)]/RecDate[3)]		2682	26983	29665
1998	46730	45459	RecDate/DIR_X.0	80,84	5435	53667	59102
1999	64617	58388	RecDate/DIR_X.0	86,89	4957	60435	65392
2000	66070	61531	RecDate/DIR_X.0	85,90	4518	60965	65483
2001	75086	73819	RecDate/DIR_X.0	84,40	5208	69996	75204
2002	88218	87044	RecDate/DIR_X.0	80,69	6179	82623	88802
2003	107.675	105854	RecDate/DIR_X.0	81,68	4290	105.209	109.499
2004	61724	59448	DLL[5)]	79,63		61865	61865
2005	-	-				50112[6)]	50112
2006	-	-				2268[6)]	2268
Summe	574.789	556212		77,82		578.217	611.664

Seit Beginn der Datenauswertung wurde die Datenerfassung auf verschiedenen Wegen durchgeführt:
1) Papier: Die Datenerfassung erfolgte mittels eines Fragebogens
2) Medis: Die erste Software zur Datenübermittlung an das Deutsche IVF-Register
3) RecDate: Software der Firma Serono, zur Dateneingabe und -übermittlung ans Deutsche IVF-Register zur Verfügung gestellt
4) DIR_X.0: DIR_3.0, DIR_4.0: Offizielle Software zur Datenerfassung und -übermittlung an das Deutsche IVF-Register; DIR_4.0 wurde 2004 abgelöst durch DIRpro
5) DLL: Aktuelles Modul zur Datenerfassung und -übermittlung ans Deutsche IVF-Register. Es wird aktuell verwendet in RecDate und in DIRpro, der offiziellen Erfassungssoftware des D.I.R.
6) Die Datensammlung für die Jahre 2005 und 2006 ist noch nicht abgeschlossen. Diese Daten gehen daher in der Regel noch nicht in die Auswertungen ein

Der aktuelle Datenbestand des D.I.R. beruht auf der Datensammlung durch die DLL. Diese sogenannte DLL-Datenbank dient als Basis für die hier dargestellten Auswertungen.

■ Abb. 21.1 D.I.R.-Datenbestand 1996–2005

Plausibilität 1996 - 2005

Datenbestand der DLL-Datenbank	1996	1997	1998	1999	2000	2001	2002	2003	2004	2005	2006	Summe gesamt	Summe 1997-2004
Behandlungen	4094	26983	53667	60435	60965	69996	82623	105209	61865	50112 *)	2268 **)	578217	521743
Plausibel n	*)	26283	53090	59710	60550	69608	82117	104637	61476	-	-		517471
Plausibel %		97,41	98,92	98,80	99,32	99,45	99,39	99,46	99,37				99,18

Die Plausibilität beschränkt sich auf die ausgewerteten Items (Stimulationszyklen: Stimulation, Follikelpunktion, gewonnene Eizellen, Eizellbehandlung, Fertilisation; Kryotransfer: Kryo-Auftau, aufgetaute PN; Transferierte Embryonen, Transfer, Klinische Schwangerschaft, EU, Abort, Geburt, Lost).

*) Für 1996 erfolgte in der ersten Jahresauswertung noch keine Plausibilitätskontrolle
**) Für 2005 und 2006 ist die Datensammlung noch nicht abgeschlossen. Diese Daten gehen daher in der Regel noch nicht in die Auswertungen ein

Abb. 21.2 Plausibilität 1996–2005

Zusammenfassung: Behandlungen 1997 - 2004

dokumentierte Behandlungszyklen (DLL-Datenbank)	n = 521.743 / 100,00 %
plausibel	n = 517.471 / 99,18 %
prospektiv (alle Behandlungen)	n = 402.696 / 77,82 %
prospektiv (IVF, ICSI, IVF/ICSI, GIFT)	n = 332.352 / 87,18 %

Abb. 21.3 Zusammenfassung: Behandlungen 1997–2004

Anzahl der Zentren bis 2004
für IVF-, ICSI-, Kryo- und GIFT-Behandlungen

	1982	1986	1990	1991	1992	1993	1994	1995	1996	1997	1998	1999	2000	2001	2002	2003	2004	2005*)
IVF	5	28	53	52	51	53	66	65	66	70	86	92	100	107	112	114	118	116
ICSI	0	0	0	0	0	0	32	47	59	70	85	92	98	108	112	116	120	116
Kryo	0	0	0	0	0	0	19	26	35	49	63	75	77	95	97	101	112	108
GIFT	0	14	36	28	27	21	23	16	14	11	4	8	7	5	6	8	2	1
Gesamt									71	75	86	92	102	108	112	116	120	116

*) Für 2005 ist die Datensammlung noch nicht abgeschlossen. Diese Daten gehen daher in der Regel noch nicht in die Auswertungen ein.

Abb. 21.4 Anzahl der Zentren bis 2004

Anzahl der Behandlungen 1982 bis 2004 (plausible Zyklen)
IVF, ICSI, IVF/ICSI, GIFT, Kryo

	1982	1987	1990	1992	1993	1994	1995	1996	1997[1]	1998	1999	2000	2001	2002	2003	2004	2005[2]
IVF	742	6008	7343	12867	12941	16175	18731	14494	8033	15894	21985	28092	26942	22750	27943	12087	9609
ICSI						5856	13598	16233	12611	25106	21834	15559	23710	36255	51145	25944	21674
IVF/ICSI									260	649	898	792	650	655	988	464	495
GIFT		989	985	1283	803	829	1047	420	104	11	41	25	19	13	22	4	2
Kryo						499	1375	2660	2916	6664	8921	10247	12056	14768	15239	17947	12688
Keine Behandlung[3]									2359	4766	6031	5835	6231	7675	9300	5030	5644
Gesamt	742	7009	8653	14770	14190	23684	34973	33993	26283	53090	59710	60550	69608	82117	10463	61476	50112

1) Die Daten ab 1997 entstammen der DLL-Datenbank.
2) Für 2005 ist die Datensammlung noch nicht abgeschlossen. Diese Daten gehen daher in der Regel noch nicht in die Auswertungen ein
3) abgebrochene Behandlungen vor durchgeführter Eizellbehandlung
Ab 1999 werden nur noch durchgeführte (abgeschlossene) Behandlungen dokumentiert.

Abb. 21.5 Anzahl der Behandlungen 1982–2004 (plausible Zyklen)

Anzahl der Behandlungen 1997 - 2004
IVF, ICSI, IVF/ICSI, GIFT, Kryo

	IVF	ICSI	IVF/ICSI	GIFT	Kryo	Keine Beh. *)	Summe
Anzahl	163.711	212.152	5356	239	88758	47255	517.471
in %	31,63	40,99	1,04	0,05	17,15	9,13	100,00

*) abgebrochene Behandlungen vor durchgeführter Eizellbehandlung

◘ **Abb. 21.6** Anzahl der Behandlungen 1997–2004

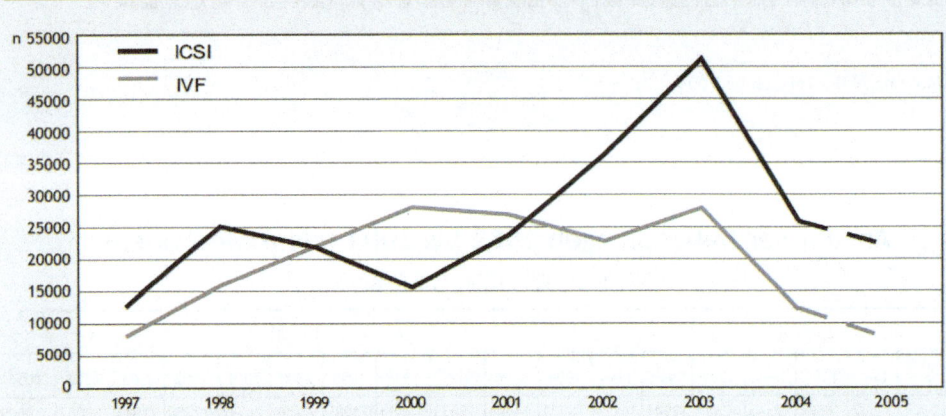

Anzahl der Follikelpunktionen 1997 - 2005
IVF, ICSI

	1996*)	1997	1998	1999	2000	2001	2002	2003	2004	2005**)
IVF	14344	8033	15894	21985	28092	26942	22750	27943	12087	9606
ICSI	16108	12611	25106	21834	15559	23710	36255	51145	25944	21674
Gesamt	30452	20644	41000	43819	44651	50652	59005	79088	38031	31280

*) Die Werte für 1996 stammen aus der Papiererfassung
**) Für 2005 ist die Datensammlung noch nicht abgeschlossen! Die Daten geben nur einen Trend wieder.

◘ **Abb. 21.7** Anzahl der Follikelpunktionen 1997–2005

Anzahl der behandelten Frauen 1998 - 2004

	Frauen	Zyklen	Zyklen/Frau
Anzahl	166.051	488.287	2,94

Basismenge: Frauen mit plausibler Altersangabe, die ihre _erste_ Behandlung zwischen 01/1998 und 12/2004 hatten.

Um die Anzahl der Zyklen pro Frau zu ermitteln, müssen _alle_ Behandlungen einer Frau dokumentiert sein. Das Jahr 1997 wurde ausgeschlossen, weil sich hier die unvollständige Dokumentation aus den Vorjahren widerspiegelt, d. h. bei Zyklen in 1997 kann nicht eindeutig festgestellt werden, ob es der erste Zyklus einer Frau war oder ein Folgezyklus.

◘ **Abb. 21.8** Anzahl der behandelten Frauen 1998–2004

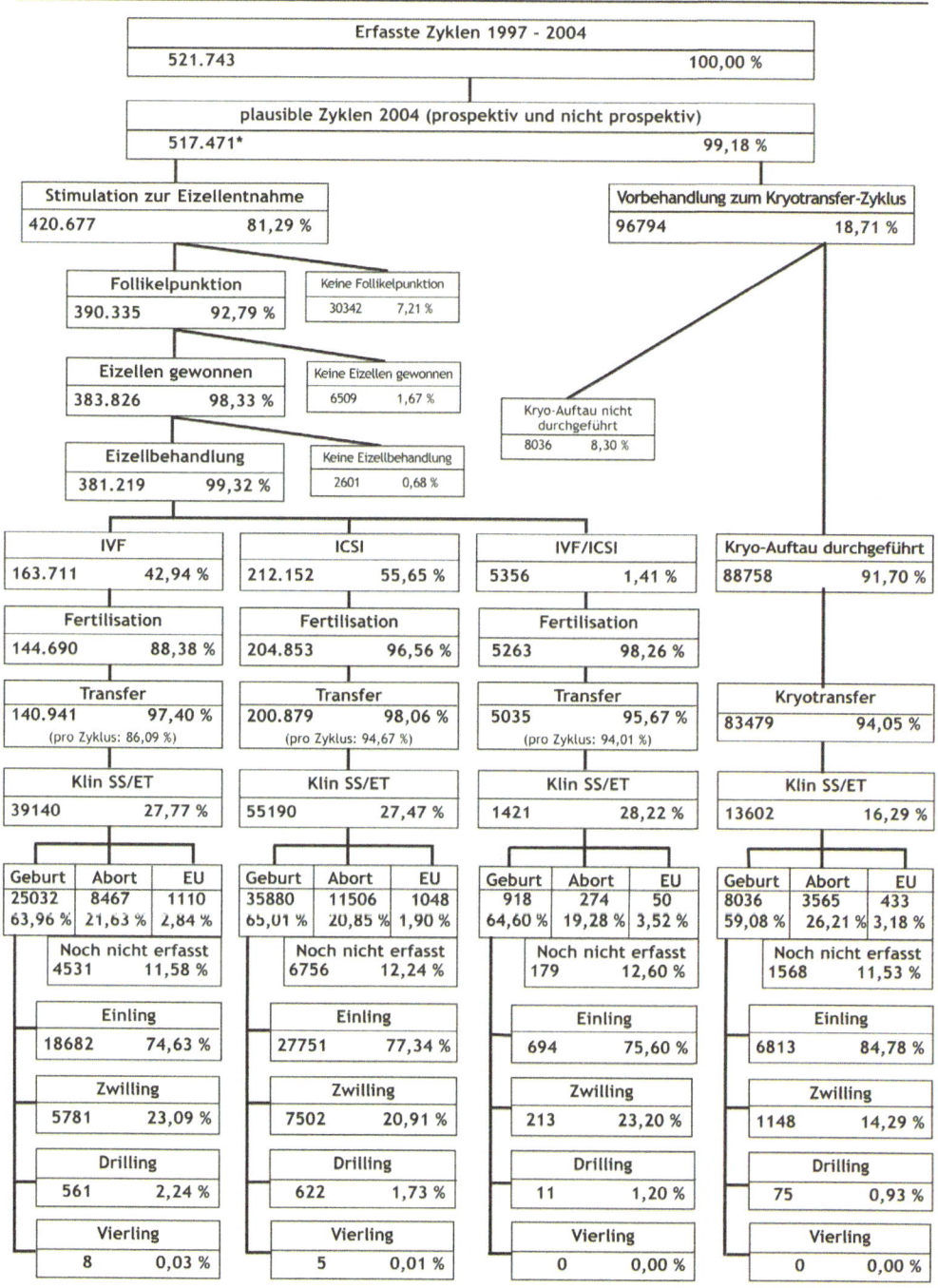

Abb. 21.9 D.I.R.-Kurzstatistik 1997–2004

Zusammenfassung der Kurzstatistik 1997 - 2004 für IVF, ICSI und IVF/ICSI
Deutsches IVF-Register Stand: 21.04.2006

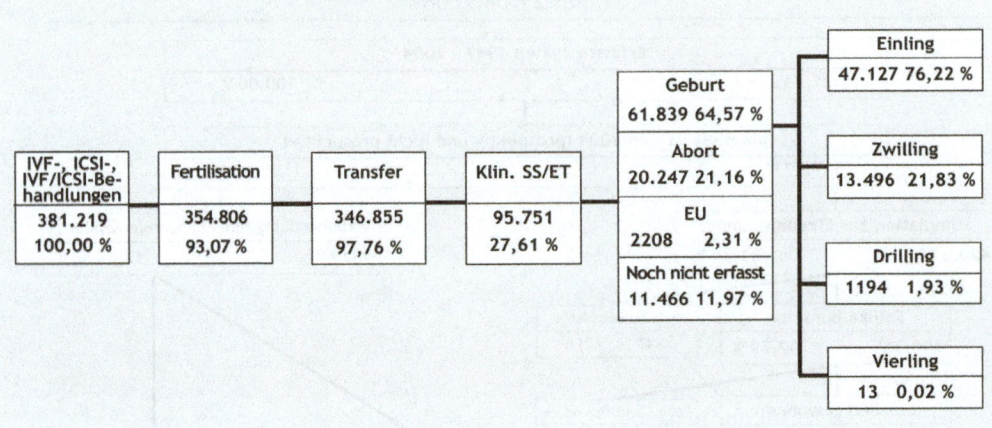

Abb. 21.10 Zusammenfassung der D.I.R.-Kurzstatistik 1997–2004

Fertilisationsrate IVF, ICSI 1997 - 2004

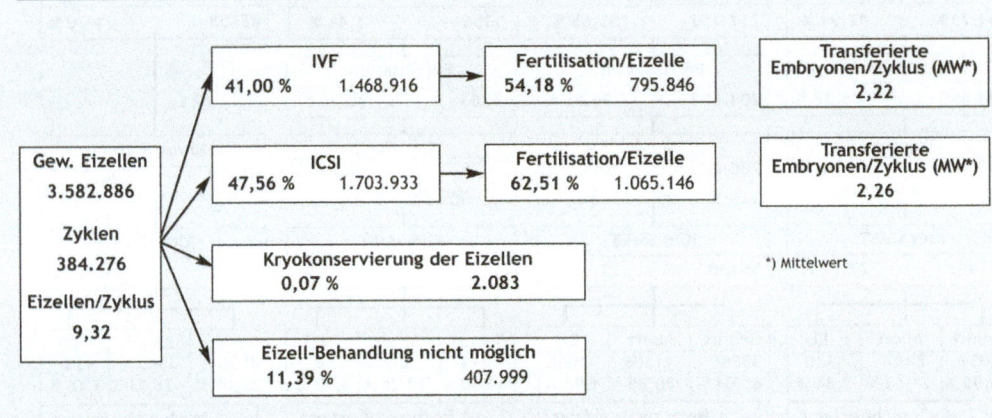

Transferierte Embryonen/Zyklus (MW*) und Kinder IVF, ICSI 1997 - 2004

		1997	1998	1999	2000	2001	2002	2003	2004	MW*
IVF	Transf. Embryo.	2,49	2,44	2,36	2,29	2,25	2,19	2,17	2,15	2,26
	Kinder/Transfer	0,21	0,22	0,23	0,23	0,24	0,22	0,23	0,16	0,22
	Kinder/Geburt	1,31	1,30	1,30	1,28	1,27	1,26	1,26	1,25	1,28
ICSI	Transf. Embryo.	2,56	2,49	2,44	2,39	2,30	2,21	2,17	2,15	2,28
	Kinder/Transfer	0,22	0,22	0,22	0,23	0,24	0,22	0,23	0,16	0,22
	Kinder/Geburt	1,29	1,29	1,25	1,26	1,23	1,23	1,23	1,22	1,24
Kryo	Transf. Embryo.	2,34	2,33	2,31	2,25	2,20	2,14	2,12	2,14	2,20
	Kinder/Transfer	0,10	0,12	0,12	0,12	0,12	0,12	0,12	0,09	0,11
	Kinder/Geburt	1,14	1,18	1,17	1,16	1,16	1,16	1,16	1,17	1,16

Abb. 21.11 Fertilisationsrate IVF, ICSI 1997–2004

Hauptindikationsverteilung 1997 - 2004, IVF und ICSI

IVF

	Tuben-pathologie n	Tuben-pathologie MW %	Idiopatisch n	Idiopatisch MW %
1997	4402	54,82	639	7,96
1998	8386	52,86	1264	7,97
1999	10416	47,38	1750	7,96
2000	11882	42,30	2315	8,24
2001	11050	41,02	2583	9,60
2002	9162	40,28	2625	11,54
2003	10623	38,02	2760	9,88
2004	4857	40,18	1162	9,61
Summe	70778	43,24	15098	9,23

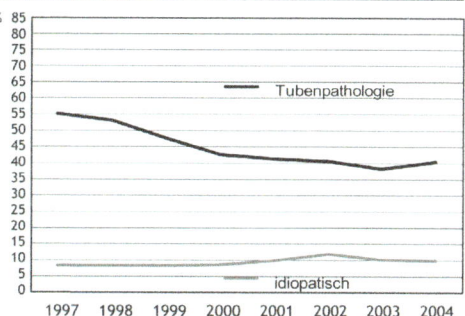

ICSI

	eingeschr. Spermiogramm n	eingeschr. Spermiogramm MW %	Idiopatisch n	Idiopatisch MW %
1997	10360	82,15	166	1,32
1998	20404	81,27	397	1,58
1999	17311	79,29	378	1,73
2000	12290	78,99	265	1,70
2001	18642	78,63	638	2,69
2002	28732	79,25	1019	2,82
2003	40093	78,40	1503	2,94
2004	19844	76,50	734	2,83
Summe	167677	79,04	5100	2,40

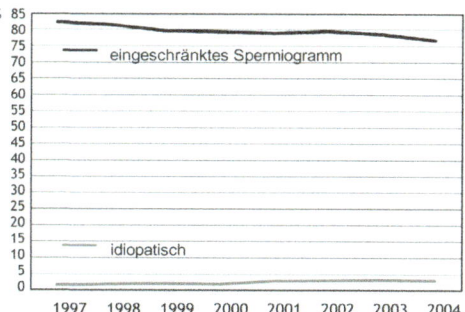

Abb. 21.12 Hauptindikationsverteilung 1997–2004, IVF und ICSI

Verteilung der Punktions- und Kryotransferzyklen 1997 - 2005

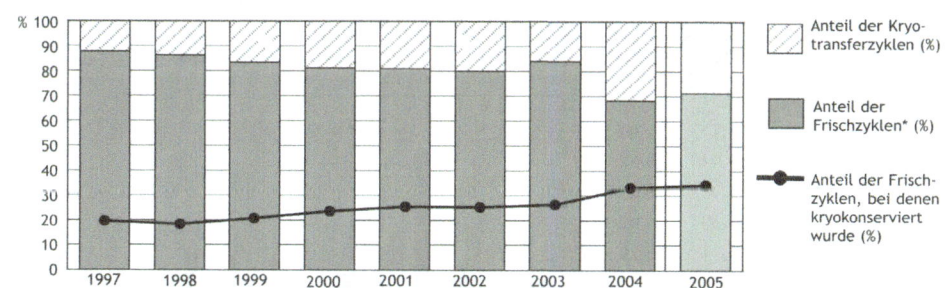

	1997 n	1997 %	1998 n	1998 %	1999 n	1999 %	2000 n	2000 %	2001 n	2001 %	2002 n	2002 %	2003 n	2003 %	2004 n	2004 %	2005**) n	2005**) %
Frischzyklen*	20901	87,76	41649	86,21	44715	83,37	44442	81,26	51297	80,97	59657	80,16	80067	84,01	38491	68,20	31518	71,30
davon mit Kryokonservierung	4103	19,63	7676	18,43	9328	20,86	10479	23,58	13117	25,57	15069	25,26	21194	26,47	12806	33,27	10806	34,29
Kryotransfer-zyklen	2916	12,24	6664	13,79	8921	16,63	10247	18,74	12056	19,03	14768	19,84	15239	15,99	17947	31,80	12688	28,70

Gesamt 1997 - 2004: 381219 = 81,09 % Frischzyklen, davon 93772 = 24,60 % mit Kryokons.;
88758 = 18,91 % Kryotransferzyklen

*) Frischzyklen: alle plausiblen IVF-, ICSI-, IVF/ICSI- und GIFT-Zyklen
**) Die Datensammlung für 2005 ist noch nicht endgültig abgeschlossen, die dargestellten Zahlen können daher nur als Trend gewertet werden.

Abb. 21.13 Verteilung der Punktions- und Kryotransferzyklen 1997–2005

Abnahme der Punktionszyklen in den einzelnen Bundesländern
im Vergleich 2004 zu 2002 (Stand 28.09.2005)

Land	Rückgang 2004 zu 2002 in %
Baden-Württemberg	20,62
Rheinland-Pfalz	26,81
Hessen	27,20
Hamburg	35,71
Nordrhein-Westfalen	36,05
Bayern	37,18
Schleswig-Holstein	38,05
Niedersachsen	39,63
Berlin	40,86
Saarland	41,65
Sachsen-Anhalt	42,09
Thüringen	43,86
Sachsen	46,59
Mecklenburg-Vorpommern	47,37
Bremen	51,10

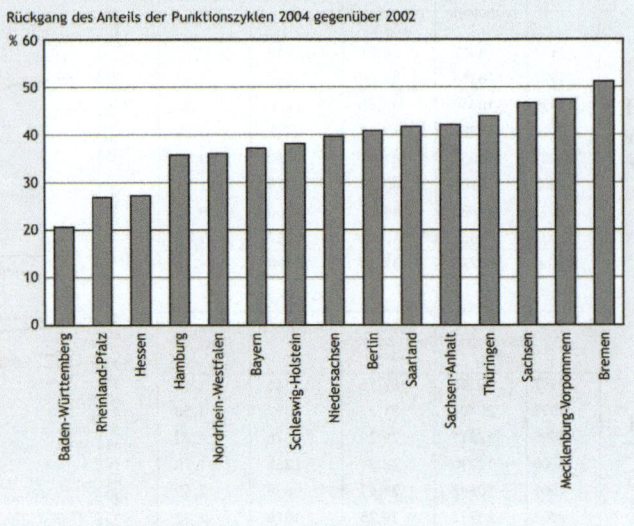

Es wurden nur Bundesländer gewertet, in denen mindestens zwei Zentren vorhanden sind.

Abb. 21.14 Abnahme der Punktionszyklen in den einzelnen Bundesländern

Punktionszyklen pro 100.000 Einwohner in den einzelnen Bundesländern
im Vergleich 2004 zu 2002

Land	2002	2004
Baden-Württemberg	63,77	51,19
Rheinland-Pfalz	16,11	12,00
Hessen	82,44	60,97
Hamburg	196,47	126,06
Nordrhein-Westfalen	77,60	49,49
Bayern	89,11	55,80
Schleswig-Holstein	36,80	22,74
Niedersachsen	77,76	46,71
Berlin	114,56	65,93
Saarland	113,53	69,16
Sachsen-Anhalt	37,38	21,44
Thüringen	49,30	27,05
Sachsen	52,39	27,81
Mecklenburg-Vorpommern	31,17	16,16
Bremen	125,01	62,73

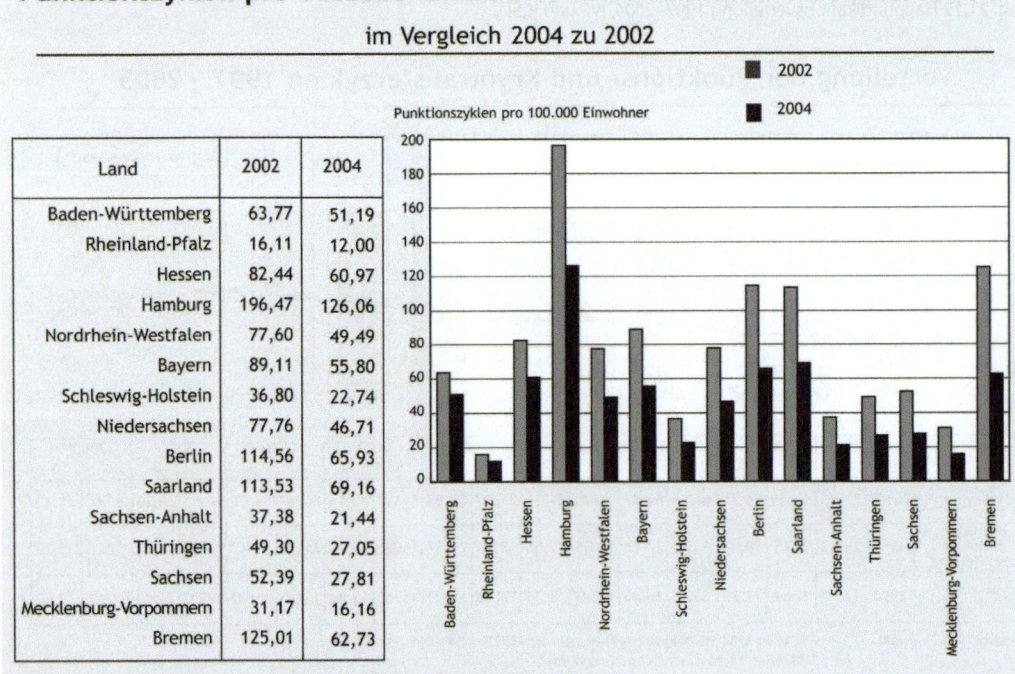

Es wurden nur Bundesländer gewertet, in denen mindestens zwei Zentren vorhanden sind.

Abb. 21.15 Punktionszyklen pro 100.000 Einwohner in den einzelnen Bundesländern

Schwangerschafts- und Abortraten IVF, ICSI, Kryo 1997 - 2004

IVF

	1997	1998	1999	2000	2001	2002	2003	2004
Embryotransfers [n]	6824	13778	18654	23437	22943	19963	24529	10813
Klin. SS [n]	1794	3587	5096	6414	6586	5459	7108	3096
Klin. SS/ET [%]	26,29	26,03	27,32	27,37	28,71	27,35	28,98	28,63
Aborte [n]	390	778	1097	1382	1454	1154	1532	680
Aborte/SS [%]	21,74	21,69	21,53	21,55	22,08	21,14	21,55	21,96

ICSI

	1997	1998	1999	2000	2001	2002	2003	2004
Embryotransfers [n]	11928	23748	20708	14762	22498	34440	48378	24417
Klin. SS [n]	3103	6257	5567	3960	6326	9424	13662	6891
Klin. SS/ET [%]	26,01	26,35	26,88	26,83	28,12	27,36	28,24	28,22
Aborte [n]	700	1405	1195	852	1300	1926	2700	1429
Aborte/SS [%]	22,56	22,45	21,47	21,52	20,55	20,44	19,76	20,74

KRYO

	1997	1998	1999	2000	2001	2002	2003	2004
Embryotransfers [n]	2686	6311	8370	9612	11280	13842	14358	17020
Klin. SS [n]	355	987	1316	1513	1922	2262	2335	2912
Klin. SS/ET [%]	13,22	15,64	15,72	15,74	17,04	16,34	16,26	17,11
Aborte [n]	93	261	318	414	536	584	631	728
Aborte/SS [%]	26,20	26,44	24,16	27,36	27,89	25,82	27,02	25,00

ICSI 2004 - Spermagewinnung TESE und Kryo-TESE

	1997	1998	1999	2000	2001	2002	2003	2004
Embryotransfers [n]	719	1560	1591	1305	1619	2237	2738	1685
Klin. SS [n]	135	342	340	269	345	480	621	419
Klin. SS/ET [%]	18,78	21,92	21,37	20,61	21,31	21,46	22,68	24,87
Aborte [n]	36	89	68	58	70	115	113	92
Aborte/SS [%]	26,67	26,02	20,00	21,56	20,29	23,96	18,20	21,96

Abb. 21.16 Schwangerschafts- und Abortraten IVF, ICSI, Kryo 1997–2004

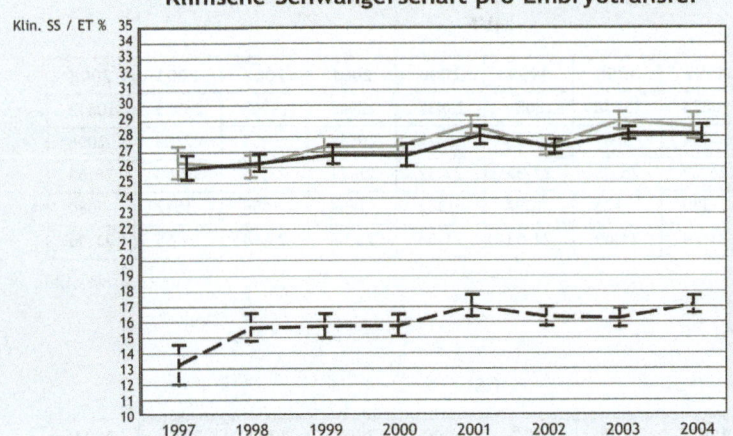
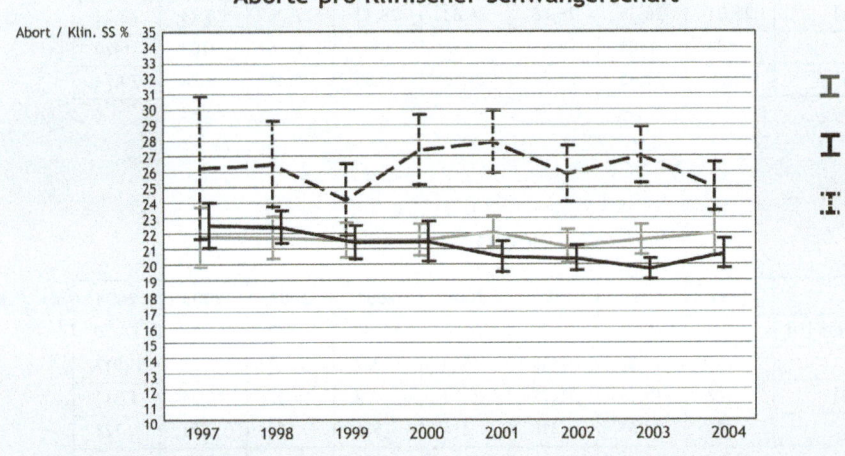
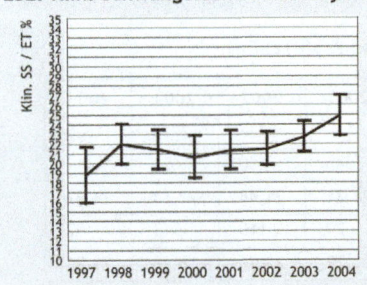
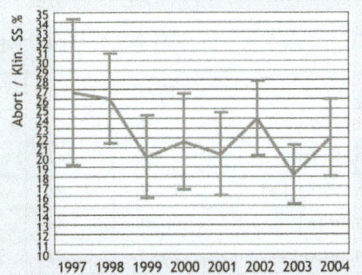

Abb. 21.17 Schwangerschafts- und Abortraten IVF, ICSI, Kryo 1997–2004

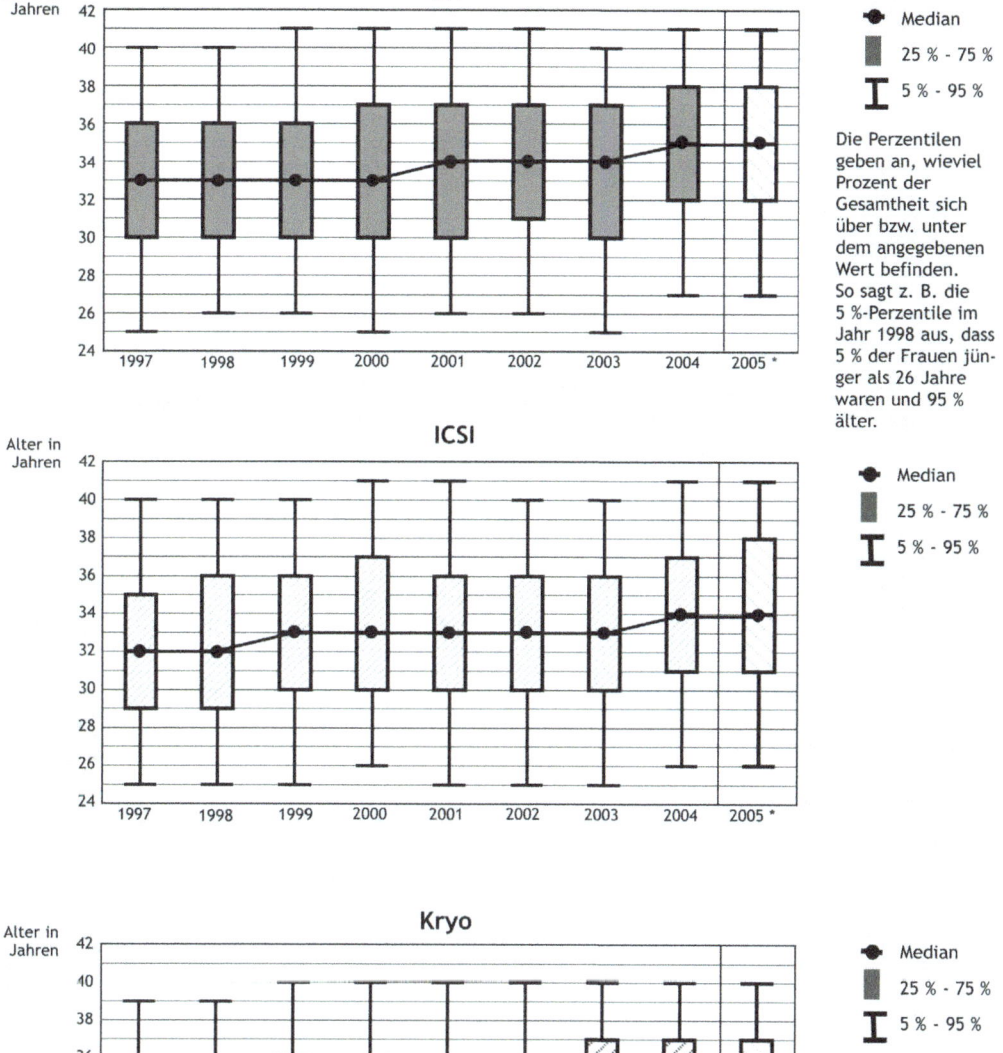

*) Für das Jahr 2005 ist die Datensammlung noch nicht endültig abgeschlossen, die Daten können daher nur als Trend betrachtet werden.

Abb. 21.18 Altersstruktur der Patientinnen bei IVF, ICSI und Kryo 1997–2005

Inzidenz von Drillingen in der Zusammenschau mit der Zahl der transferierten Embryonen 1997 - 2004

Drillingsgeburten

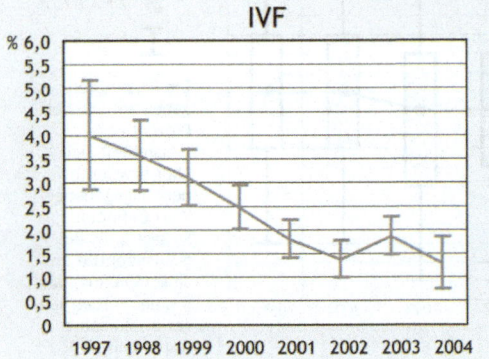
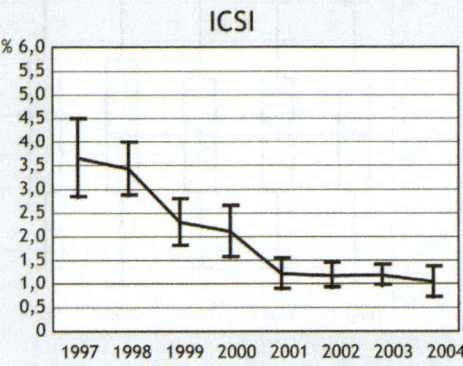

Transferierte Embryonen

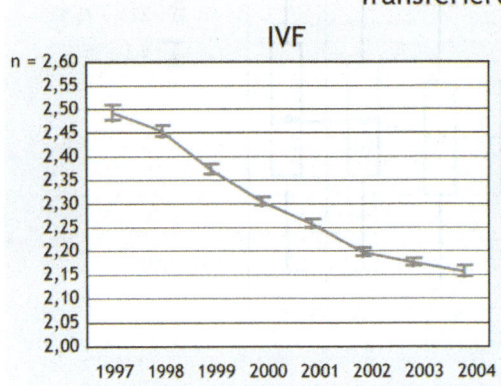
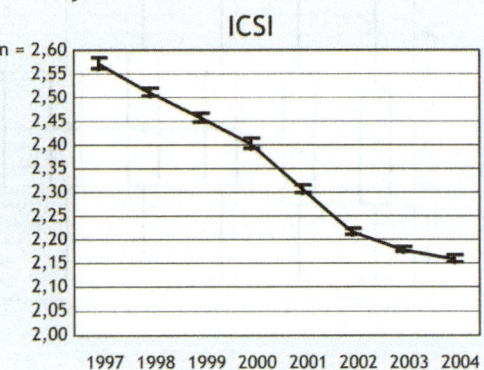

	Drillinge/Geburt %		Tranferierte Embryonen n	
	IVF	ICSI	IVF	ICSI
1997	4,00	3,66	2,49	2,57
1998	3,57	3,43	2,45	2,51
1999	3,10	2,30	2,37	2,46
2000	2,47	2,11	2,31	2,40
2001	1,80	1,22	2,26	2,31
2002	1,37	1,18	2,20	2,22
2003	1,87	1,19	2,18	2,18
2004	1,30	1,04	2,16	2,16

Abb. 21.19 Inzidenz von Drillingen in der Zusammenschau mit der Zahl der transferierten Embryonen 1997–2004

Behandlungsergebnisse in Abhängigkeit vom Alter der Frau 1997 - 2004

IVF

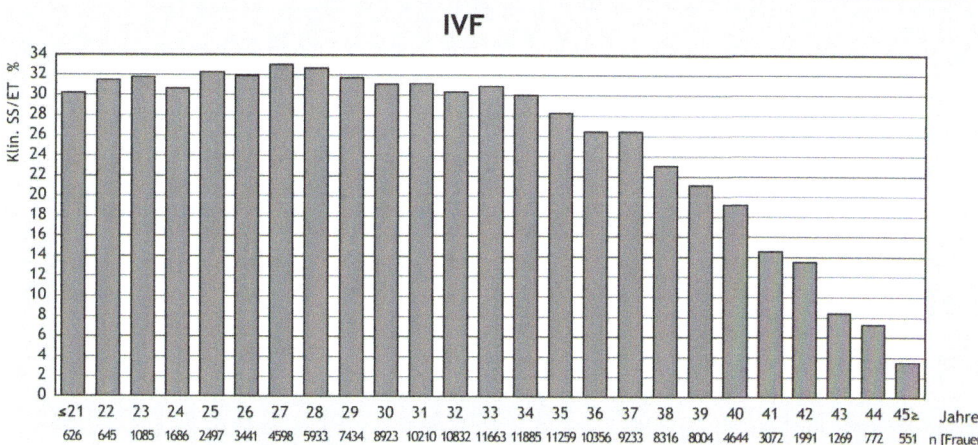

Lebensjahr der Frau	Punktion	Gew. Eizellen (MW)	Insemin. (MW)	Transf.	% d. Pkt.	Transf. Emb. (MW)	Klin. SS	Klin. SS/Pkt. %	Klin. SS/ET %	Klin.SS/ET bei 2 transf. Emb. u. mind. 2 PN im Überschuss
< 31.	43166	10,54	10,27	36868	85,41	2,23	11750	27,22	31,87	36,69
31. - 35.	64519	9,35	9,15	55849	86,56	2,27	16807	26,05	30,09	35,20
36. - 40.	46947	7,68	7,53	40553	86,38	2,34	9681	20,62	23,87	30,25
> 40.	9062	5,66	5,55	7655	84,47	2,30	898	9,91	11,73	15,80
unberechenbar	17	7,71	7,71	16	94,12	2,38	4	23,53	25,00	33,33
Gesamt	163.711	8,98	8,78	140941	86,09	2,28	39140	23,91	27,77	34,63

ICSI

Lebensjahr der Frau	Punktion	Gew. Eizellen (MW)	Injektion (MW)	Transf.	% d. Pkt.	Transf. Emb. (MW)	Klin. SS	Klin. SS/Pkt. %	Klin. SS/ET %	Klin.SS/ET bei 2 transf. Emb. u. mind. 2 PN im Überschuss
< 31.	61223	10,99	8,94	58407	95,40	2,27	18259	29,82	31,26	35,71
31. - 35.	85835	9,86	8,14	81905	95,42	2,31	24092	28,07	29,41	34,19
36. - 40.	54965	8,11	6,75	51556	93,80	2,34	11865	21,59	23,01	28,71
> 40.	10122	5,77	4,84	9004	88,95	2,21	973	9,61	10,81	13,20
unberechenbar	7	7,43	5,00	7	100,00	2,14	1	14,29	14,29	
Gesamt	212.152	9,54	7,85	200879	94,69	2,30	55190	26,01	27,47	33,73

Abb. 21.20 Behandlungsergebnisse in Abhängigkeit vom Alter der Frau 1997–2004

Klinische SS, Aborte, EUs und Totgeburten 2003 (Stand: 28.09.2005)

2003	IVF n	IVF %	ICSI n	ICSI %	IVF/ICSI n	IVF/ICSI %	Kryotransfer n	Kryotransfer %
Durchgeführte Behandl.	27887		51029		994		15229	
Klin. SS	7042	100,00	13589	100,00	288	100,00	2333	100,00
Keine Angaben	856	12,16	1663	12,24	42	14,58	204	8,74
Geburten	4481	63,63	9021	66,38	186	64,58	1438	61,64
Aborte	1504	21,36	2660	19,57	52	18,06	629	26,96
Extrauteringravidität	201	2,85	245	1,80	8	2,78	62	2,66
Kinder	5663		11124		230		1665	
tot geborene Kinder *	41	0,72	86	0,77	2	0,87	4	0,24
Fehlbildungen	66	1,17	134	1,20	5	2,17	22	1,32
Baby-take-home-rate **		16,07		17,68		18,71		9,44
		16,58 [1]		18,27 [1]		19,54 [1]		9,57 [1]
		18,29 [2]		19,84 [2]		21,39 [2]		10,35 [2]

Es wurden sowohl prospektiv als auch retrospektiv erfasste Daten verwendet.

*) Anzahl der tot geborenen Kinder bezogen auf die Anzahl der Kinder
**) Anzahl der Geburten pro Anzahl der durchgeführten Behandlungen in Prozent
[1] Zyklen mit unbekanntem Schwangerschaftsausgang wurden von der Basismenge subtrahiert
[2] Für Zyklen mit unbekanntem Schwangerschaftsausgang wurde die wahrscheinliche Geburtenrate (Geburt pro SS) ermittelt und zu den bekannten Geburten addiert

Abb. 21.21 Klinische SS, Aborte EUs und Totgeburten 2003

Mehrlingsgeburten in Abhängigkeit von der Anzahl übertragener Embryonen 1997 - 2004 - IVF, ICSI

IVF

IVF	Einling n	Einling %	Zwilling n	Zwilling %	Drilling n	Drilling %	Vierling n	Vierling %	Gesamt n
1 Embryo	1230	98,40	20	1,60	0	0,00	0	0,00	1250
2 Embryonen	10494	76,87	3096	22,68	62	0,45	0	0,00	13652
3 Embryonen	6958	68,69	2665	26,31	499	4,93	8	0,08	10130
Summe	18682	74,63	5781	23,09	561	2,24	8	0,03	25032

ICSI

ICSI	Einling n	Einling %	Zwilling n	Zwilling %	Drilling n	Drilling %	Vierling n	Vierling %	Gesamt n
1 Embryo	1333	99,03	13	0,97	0	0,00	0	0,00	1346
2 Embryonen	15422	79,53	3915	20,19	54	0,28	1	0,01	19392
3 Embryonen	10996	72,62	3574	23,60	568	3,75	4	0,03	15142
Summe	27751	77,34	7502	20,91	622	1,73	5	0,01	35880

Abb. 21.22 Klinische SS, Aborte, EUs und Totgeburten 2003

Mehrlingsgeburten in Abhängigkeit von der Anzahl übertragener Embryonen und Altersgruppen 1997 - 2004 IVF, ICSI, IVF/ICSI, Kryo

Frauen bis 24 Jahre	Einling n	%	Zwilling n	%	Drilling n	%	Vierling n	%	Gesamt n
1 Embryo	89	100,00	0	0,00	0	0,00	0	0,00	89
2 Embryonen	1214	75,83	381	23,80	6	0,37	0	0,00	1601
3 Embryonen	484	67,60	188	26,26	42	5,87	2	0,28	716
Summe	1787	74,27	569	23,56	48	2,00	2	0,08	2406

Frauen 25 - 29 Jahre	Einling n	%	Zwilling n	%	Drilling n	%	Vierling n	%	Gesamt n
1 Embryo	594	98,84	7	1,16	0	0,00	0	0,00	601
2 Embryonen	6947	76,36	2112	23,21	39	0,43	0	0,00	9098
3 Embryonen	3484	67,26	1391	26,85	303	5,85	2	0,04	5180
Summe	11025	74,10	3510	23,59	342	2,30	2	0,01	14879

Frauen 30 - 34 Jahre	Einling n	%	Zwilling n	%	Drilling n	%	Vierling n	%	Gesamt n
1 Embryo	1292	98,40	21	1,60	0	0,00	0	0,00	1313
2 Embryonen	13720	78,40	3717	21,24	62	0,35	1	0,01	17500
3 Embryonen	8555	69,96	3106	25,40	563	4,60	4	0,03	12228
Summe	23567	75,92	6844	22,05	625	2,01	5	0,02	31041

Frauen 35 - 39 Jahre	Einling n	%	Zwilling n	%	Drilling n	%	Vierling n	%	Gesamt n
1 Embryo	1038	98,11	20	1,89	0	0,00	0	0,00	1058
2 Embryonen	7160	83,75	1369	16,01	20	0,23	0	0,00	8549
3 Embryonen	7244	75,75	2094	21,90	221	2,31	4	0,04	9563
Summe	15442	80,55	3483	18,17	241	1,26	4	0,02	19170

Frauen 40 Jahre und älter	Einling n	%	Zwilling n	%	Drilling n	%	Vierling n	%	Gesamt n
1 Embryo	129	100,00	0	0,00	0	0,00	0	0,00	129
2 Embryonen	617	93,77	40	6,08	1	0,15	0	0,00	658
3 Embryonen	1059	87,30	148	12,20	6	0,49	0	0,00	1213
Summe	1805	90,25	188	9,40	7	0,35	0	0,00	2000

In drei Fällen war das Alter der Frau nicht berechenbar.

▪ **Abb. 21.23** Mehrlingsgeburten in Abhängigkeit von der Anzahl übertragener Embryonen und Altersgruppen 1997–2004, IVF, ICSI, IVF/ICSI

Klin. SS/ET in Abhängigkeit von der Anzahl übertragener Embryonen und Altersgruppen 1997 - 2004 - IVF, ICSI, IVF/ICSI

Alter in Jahren	1 Embryo ET	Klin. SS/ET %	2 Embryonen ET	Klin. SS/ET %	3 Embryonen ET	Klin. SS/ET %	Gesamt ET	Klin. SS/ET %
20 - 24	973	13,87	7142	31,99	3235	33,11	11350	30,76
25 - 29	5175	14,82	36196	33,29	21322	33,17	62693	31,73
30 - 34	12002	13,92	72042	31,35	50977	32,53	135.021	30,25
35 - 39	13438	11,32	46403	25,74	50577	28,24	110.418	25,13
40 und älter	5537	5,26	8349	12,62	13463	18,08	27349	13,82
Gesamt	37129	11,81	170141	29,34	139.585	29,69	346.855*)	27,61

*) In insgesamt 24 Fällen war das Alter der Frau nicht berechenbar.

▪ **Abb. 21.24** Klinische SS/ET in Abhängigkeit von der Anzahl übertragener Embryonen und Altersgruppen 1997–2004

Klin. SS/ET in Abhängigkeit von der Anzahl übertragener Embryonen, der Anzahl der imprägnierten Eizellen und der Altersgruppen 1997 - 2004 IVF, ICSI, IVF/ICSI

Vorkern-Eizellen im Überschuss	Alter in Jahren	1 Embryo zurückgesetzt ET	1 Embryo zurückgesetzt Klin. SS/ET %	2 Embryonen zurückgesetzt ET	2 Embryonen zurückgesetzt Klin. SS/ET %	3 Embryonen zurückgesetzt ET	3 Embryonen zurückgesetzt Klin. SS/ET %	Gesamt ET	Gesamt Klin. SS/ET %
alle verfügbaren	20 - 24	829	13,39	1559	23,80	703	29,59	3091	22,32
	25 - 29	4392	14,23	7848	24,85	4685	28,07	16925	22,98
	30 - 34	10191	13,11	18160	23,22	12544	27,64	40895	22,06
	35 - 39	11787	10,69	17576	19,48	14203	24,56	43566	18,76
	40 und älter	5176	5,33	5489	10,69	4723	15,56	15388	10,38
	Gesamt	32378	11,15	50638	20,83	36863	24,99	119.879[1]	19,5
1	20 - 24	46	10,87	899	30,70	488	29,92	1433	29,8
	25 - 29	315	14,92	4698	31,80	3240	30,86	8253	30,79
	30 - 34	718	10,72	9843	29,97	7971	31,74	18532	29,99
	35 - 39	709	11,71	6381	25,01	9040	27,50	16130	25,82
	40 und älter	175	3,43	1034	12,28	2762	17,23	3971	15,34
	Gesamt	1964	11,10	22855	28,19	23503	28,25	48322[2]	34,51
2	20 - 24	22	18,18	849	32,27	431	33,64	1302	32,49
	25 - 29	102	16,67	4337	35,62	2969	34,42	7408	34,88
	30 - 34	238	16,39	9040	33,62	7180	33,97	16458	33,52
	35 - 39	259	11,20	5247	29,12	7313	29,73	12819	29,11
	40 und älter	78	5,13	534	18,16	1890	19,95	2502	19,1
	Gesamt	699	13,30	20009	32,41	19784	31,12	40492[3]	31,45
mehr als 2	20 - 24	76	19,74	3835	35,57	1613	35,46	5524	35,32
	25 - 29	366	21,31	19313	36,57	10428	35,82	30107	36,12
	30 - 34	855	25,61	34999	35,38	23282	34,99	59136	35,08
	35 - 39	683	21,82	17199	31,37	20021	30,64	37903	30,81
	40 und älter	108	4,63	1292	18,81	4088	20,69	5488	19,93
	Gesamt	2088	22,32	76639	34,51	59435	32,70	138.162[4]	33,54
Gesamt		37129	11,81	170141	29,34	139585	26,69	346.855[5]	27,61

1) In 14 Fällen war das Alter der Frau nicht berechenbar. 2) In 3 Fällen war das Alter der Frau nicht berechenbar.
3) in 3 Fällen war das Alter der Frau nicht berechenbar. 4) In 4 Fällen war das Alter der Frau nicht berechenbar.
5) In insgesamt 24 Fällen war das Alter der Frau nicht berechenbar.

Abb. 21.25 Klinische SS/ET in Abhängigkeit von der Anzahl übertragener Embryonen, der Anzahl der imprägnierten Eizellen und der Altersgruppen 1997–2004

Klin. SS/ET in Abhängigkeit von der Anzahl übertragener Embryonen und der Anzahl der imprägnierten Eizellen 1997 - 2004
IVF, ICSI, IVF/ICSI

Vorkern-Eizellen im Überschuss	Jahr	1 Embryo zurückgesetzt ET	Klin. SS/ET %	2 Embryonen zurückgesetzt ET	Klin. SS/ET %	3 Embryonen zurückgesetzt ET	Klin. SS/ET %	Gesamt ET	Klin. SS/ET %
alle verfügbaren	1997	1697	11,14	2456	18,24	3158	26,19	7311	20,03
	1998	3536	9,62	5279	18,26	5890	25,57	14705	19,11
	1999	3862	10,51	5706	19,38	5495	24,84	15063	19,1
	2000	3883	10,79	5634	20,15	4593	23,99	14110	18,82
	2001	4279	11,19	6705	21,10	4801	25,06	15785	19,62
	2002	5096	10,71	8341	21,39	4813	24,23	18250	19,16
	2003	6657	12,65	11045	22,81	5354	22,22	23056	19,74
	2004	3368	11,52	5472	21,55	2759	25,26	11599	19,52
	Gesamt	32378	11,15	50638	20,84	36863	24,57	119.879	19,37
1	1997	102	7,84	531	25,80	1914	27,59	2547	26,43
	1998	239	8,37	1405	23,42	3770	28,97	5414	26,62
	1999	235	10,64	1819	25,07	3496	30,18	5550	27,68
	2000	186	10,75	2157	26,98	3065	29,46	5408	27,83
	2001	223	10,31	3087	30,16	2934	27,33	6244	28,12
	2002	320	14,38	4278	28,85	2960	26,45	7558	27,3
	2003	438	9,82	6565	28,73	3651	25,16	10654	26,73
	2004	221	14,93	3013	29,47	1713	27,09	4947	28,00
	Gesamt	1964	11,1	22855	28,19	23503	27,85	48322	27,33
2	1997	33	0,00	421	27,32	1657	29,81	2111	28,85
	1998	72	2,78	1024	30,96	3333	32,76	4429	31,86
	1999	75	12,00	1531	29,65	3038	32,26	4644	31,07
	2000	61	6,56	1851	30,90	2477	30,96	4389	30,6
	2001	72	23,61	2797	32,39	2503	31,84	5372	32,02
	2002	98	13,27	3839	32,64	2519	30,96	6456	31,69
	2003	200	17,00	5803	33,98	2970	27,69	8973	31,52
	2004	88	15,91	2743	32,63	1287	28,83	4118	31,09
	Gesamt	699	13,31	20009	32,40	19784	30,85	40492	31,31
mehr als 2	1997	46	10,87	1496	28,14	5491	32,69	7033	31,58
	1998	94	17,02	3778	32,50	9717	31,92	13589	31,98
	1999	116	15,52	5777	33,48	9060	33,94	14953	33,62
	2000	150	22,00	7309	33,86	7461	33,66	14920	33,64
	2001	215	26,05	10846	35,73	7585	34,07	18646	34,94
	2002	375	28,00	15249	33,84	7117	31,11	22741	32,89
	2003	615	23,90	21460	35,06	9043	29,49	31118	33,22
	2004	381	21,00	10667	35,77	3943	33,02	14991	34,67
	Gesamt	1992	23,09	76582	34,52	59417	32,4	137.991	33,44
Gesamt		37129 [1]	11,80	170.141 [2]	29,33	139.585 [3]	29,34	346.855 [4]	27,46

1) In 96 Fällen war das Alter der Frau nicht berechenbar. 2) In 57 Fällen war das Alter der Frau nicht berechenbar.
3) In 18 Fällen war das Alter der Frau nicht berechenbar. 4) In insgesamt 171 Fällen war das Alter der Frau nicht berechenbar.

▪ **Abb. 21.26** Klinische SS/ET in Abhängigkeit von der Anzahl übertragener Embryonen und der Anzahl der imprägnierten Eizellen 1997–2004

Klin. SS/ET in Abhängigkeit von der Anzahl übertragener Embryonen 1997 - 2004

IVF

Jahr	1 Embryo		2 Embryonen		3 Embryonen		Gesamt	
	ET	Klin. SS/ET %	ET	Klin. SS/ET %	ET	Klin. SS/ET %	ET	Klin. SS/ET %
1997	789	11,03	1883	25,33	4152	29,62	6824	26,29
1998	1579	10,51	4373	24,99	7826	29,75	13778	26,03
1999	2244	11,90	7216	28,26	9194	30,35	18654	27,32
2000	2923	12,04	10441	28,75	10073	30,38	23437	27,37
2001	2684	12,63	11652	30,96	8607	30,67	22943	28,71
2002	2356	13,07	11311	29,69	6296	28,48	19963	27,35
2003	2743	13,85	14733	31,62	7053	29,34	24529	28,98
2004	1297	13,96	6519	31,37	2997	29,03	10813	28,63
Gesamt	16615	12,52	68128	29,77	56198	29,86	140.941	27,77

ICSI

Jahr	1 Embryo		2 Embryonen		3 Embryonen		Gesamt	
	ET	Klin. SS/ET %	ET	Klin. SS/ET %	ET	Klin. SS/ET %	ET	Klin. SS/ET %
1997	1079	10,47	2955	21,32	7894	29,90	11928	26,01
1998	2346	8,95	6939	24,41	14463	30,10	23748	26,35
1999	1999	9,15	7258	25,16	11451	31,07	20708	26,88
2000	1302	9,14	6230	27,09	7230	29,78	14762	26,83
2001	2082	11,24	11450	29,79	8966	29,90	22498	28,12
2002	3506	11,32	20006	29,74	10928	28,17	34440	27,36
2003	5135	13,15	29519	30,61	13724	28,80	48378	28,24
2004	2744	12,06	15070	30,70	6603	29,29	24417	28,22
Gesamt	20193	11,02	99427	29,03	81259	29,62	200.879	27,47

Kryotransfer

Jahr	1 Embryo		2 Embryonen		3 Embryonen		Anzahl transf. Emb. nicht dokumentiert		Gesamt	
	ET	Klin. SS/ET %	ET	Klin. SS/ET %	ET	Klin. SS/ET %	ET	Klin. SS/ET %	ET	Klin. SS/ET %
1997	368	5,71	923	11,81	1380	16,23	15	16,67	2671	13,29
1998	863	7,88	2258	13,29	3174	19,44	16	12,50	6295	15,68
1999	1104	7,61	3452	13,90	3780	19,81	34	8,82	8336	15,79
2000	1373	7,79	4220	15,73	3987	18,43	32	21,88	9580	15,79
2001	1697	7,72	5398	16,80	5398	21,16	21	14,29	11259	17,07
2002	2139	9,02	7409	16,12	7409	20,44	28	10,71	13814	16,37
2003	2276	9,27	8192	16,58	8192	19,70	12	16,67	14346	16,28
2004	2536	10,21	9624	17,39	9624	20,31	45	2,22	16975	17,15
Gesamt	12356	8,69	41476	16,12	29444	19,77	203	10,84	83479	16,29

Abb. 21.27 Klinische SS/ET in Abhängigkeit von der Anzahl übertragener Embryonen 1997–2004

Implantationsrate in Abhängigkeit von der Embryonenqualität 1997 - 2004
IVF, ICSI, IVF/ICSI

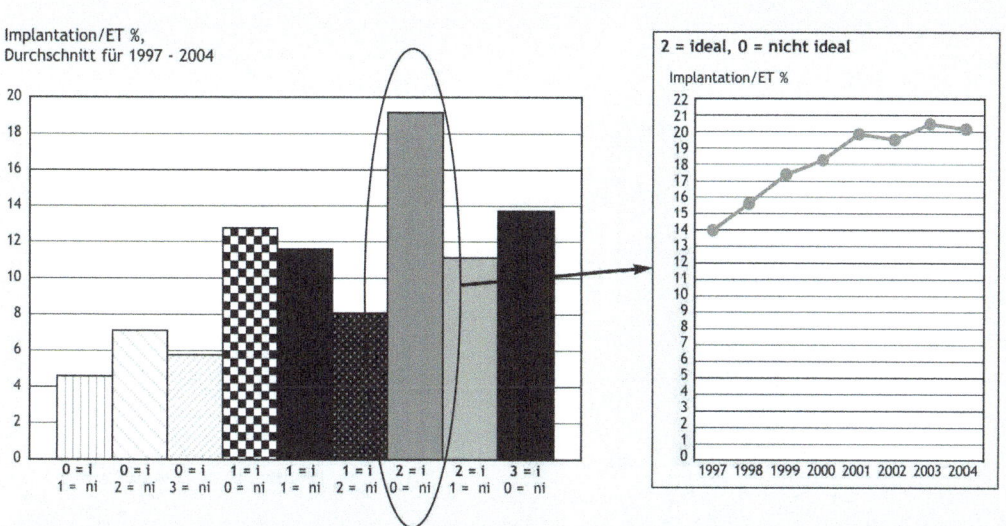

Qualität	i = ideal	0	0	0	1	1	1	2	2	3	Summe
	ni = nicht ideal	1	2	3	0	1	2	0	1	0	
1997	ET n	255	330	430	1629	515	540	4060	1092	10158	19009
	Implant./ET %	2,35	5,45	5,63	11,66	9,32	6,63	13,98	11,26	13,55	12,57
1998	ET n	525	742	930	3427	1269	1125	9479	2259	18399	38155
	Implant./ET %	4,95	5,66	6,24	9,95	8,71	8,76	15,59	10,21	13,83	12,92
1999	ET n	686	937	1026	3611	1678	1163	1224	2409	16494	40228
	Implant./ET %	6,56	5,87	7,60	10,99	10,28	8,93	17,38	12,09	14,04	13,88
2000	ET n	598	816	604	3694	1828	990	14318	2076	13928	38852
	Implant./ET %	2,68	5,70	4,17	12,26	10,23	8,64	18,26	10,50	14,17	14,46
2001	ET n	686	1199	626	4113	2582	1070	19658	2344	13783	46061
	Implant./ET %	4,52	7,51	4,66	12,96	11,62	7,34	19,83	11,74	14,01	15,56
2002	ET n	884	1849	667	5015	3801	1051	26064	2333	13364	55028
	Implant./ET %	5,43	7,54	4,38	12,98	11,65	8,65	19,51	10,91	13,01	15,41
2003	ET n	1311	2696	923	6627	5863	1469	36332	3065	15563	73849
	Implant./ET %	4,81	8,27	5,82	14,89	12,51	7,63	20,45	10,92	13,43	16,29
2004	ET n	611	1198	351	3457	2897	690	17806	1466	7197	35673
	Implant./ET %	3,27	6,51	6,23	14,00	13,08	7,16	20,15	11,55	13,38	16,13
Gesamt	ET n	5556	9767	5557	31573	20433	8098	139.941	17044	108.886	346.855
	Implant./ET %	4,59	7,09	5,74	12,78	11,62	8,08	19,14	11,13	13,72	14,98

ideal: hoher Qualitätsscore
nicht ideal: niedriger Qualitätsscore

◘ **Abb. 21.28** Implantationsrate in Abhängigkeit von der Embryonenqualität 1997–2004

Klin. SS/ET in Abhängigkeit von der Embryonenqualität 1997 - 2004
IVF, ICSI, IVF/ICSI

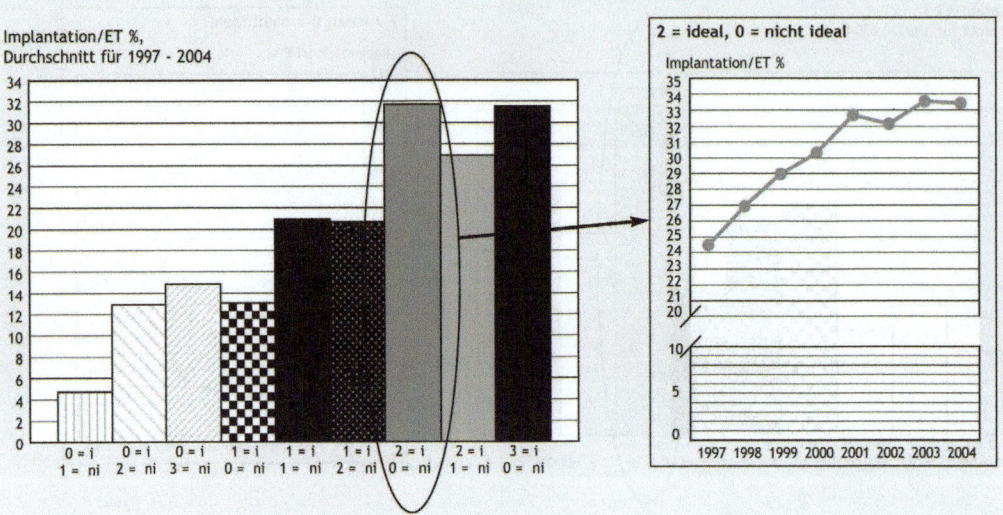

Qualität	i = ideal	0	0	0	1	1	1	2	2	3	Summe
	ni = nicht ideal	1	2	3	0	1	2	0	1	0	
1997	ET n	255	330	430	1629	515	540	4060	1092	10158	19009
	Klin. SS/ET %	2,35	10,30	14,88	12,03	18,06	17,96	24,48	29,03	31,17	26,13
1998	ET n	525	742	930	3427	1269	1125	9479	2259	18399	38155
	Klin. SS/ET %	4,95	10,11	16,02	10,27	16,39	21,69	26,95	25,37	31,66	26,23
1999	ET n	686	937	1026	3611	1678	1163	12224	2409	16494	40228
	Klin. SS/ET %	7,00	10,25	19,40	11,35	18,71	23,30	28,97	28,77	32,21	27,06
2000	ET n	598	816	604	3694	1828	990	14318	2076	13928	38852
	Klin. SS/ET %	2,68	11,52	11,26	12,51	18,16	21,82	30,30	25,87	32,04	27,09
2001	ET n	686	1199	626	4113	2582	1070	19658	2344	13783	46061
	Klin. SS/ET %	4,66	13,43	12,14	13,20	20,80	18,97	32,71	28,07	32,28	28,42
2002	ET n	884	1849	667	5015	3801	1051	26064	2333	13364	55028
	Klin. SS/ET %	5,54	14,22	10,94	13,18	20,86	21,88	32,14	26,19	30,16	27,42
2003	ET n	1311	2696	923	6627	5863	1469	36332	3065	15563	73849
	Klin. SS/ET %	4,96	14,69	15,17	15,15	22,43	19,33	33,56	25,91	31,26	28,51
2004	ET n	611	1198	351	3457	2897	690	17806	1466	7197	35673
	Klin. SS/ET %	3,44	11,94	16,24	14,32	23,71	18,70	33,42	27,83	31,14	28,4
Gesamt	ET n	5556	9767	5557	31573	20433	8098	139.941	17044	108.886	346.855
	Klin. SS/ET %	4,73	12,92	14,86	13,06	20,94	20,67	31,71	26,94	31,55	27,61

ideal: hoher Qualitätsscore
nicht ideal: niedriger Qualitätsscore

Abb. 21.29 Klinische SS/ET in Abhängigkeit von der Embryonenqualität 1997–2004

Klin. SS/ET, Implantationsrate, Geburten- und Abortrate in Abhängigkeit von der Art der Spermagewinnung 2004 (Stand: 28.09.2005) IVF, ICSI

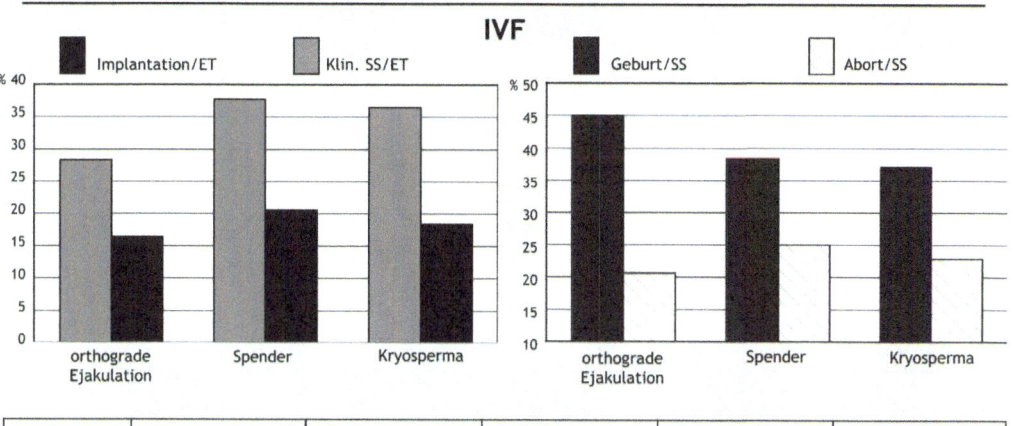

	orthograde Ejakulation			Spender			Kryo			keine Angaben			Gesamt		
	n	ET%	SS%	n	ET%	SS%	n	ET%	SS%	n	ET%	SS%	n	ET%	SS%
ET	9639			159			96			197			10091		
Klin. SS	2726	28,28		60	37,74		35	36,46		35	17,77		28565	28,30	
Implantation		16,39			20,55			18,40			11,17			16,37	
Geburt			45,05			38,33			37,14			37,14			44,71
Abort			20,65			25,00			22,86			28,57			20,87

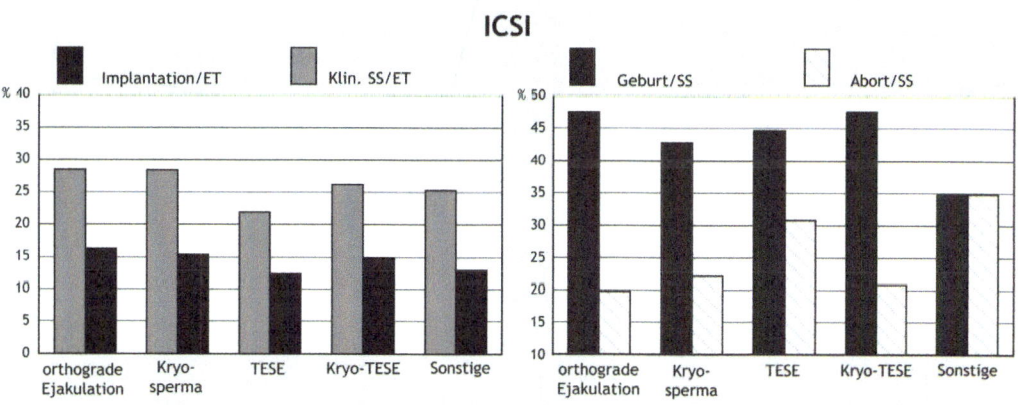

	orthograde Ejakulation			Kryosperma			TESE			Kryo-TESE			Sonstige (inkl. MESA)			keine Angaben			Gesamt		
	n	ET%	SS%	n	ET%	SS%	n	ET%	SS%	n	ET%	SS%	n	ET%	SS%	n	ET%	SS%	n	ET%	SS%
ET	19919			412			297			1270			91			479			22468		
Klin. SS	5677	28,50		117	28,40		65	21,89		332	26,14		23	25,27		118	24,63		6332	28,18	
Implantation		16,25			15,37			12,40			14,86			13,00			16,06			16,06	
Geburt			47,51			42,74			44,62			47,59			34,78			41,53			47,24
Abort			19,73			22,22			30,77			20,78			34,78			21,19			20,03

Abb. 21.30 Klinische SS/ET, Implantationsrate, Geburten- und Abortrate in Abhängigkeit von der Art der Spermagewinnung 2004 in Abhängigkeit von der Embryonenqualität 1997–2004

Prozentualer Anteil der angewendeten Gonadotropinpräparation
IVF 1997 - 2004

GnRH lang

Jahr	u-FSH %	u-FSH n	rec-FSH %	rec-FSH n	hMG %	hMG n	Kombinations behandlung. inkl. CC %	Kombinations behandlung. inkl. CC n	Gesamt n
1997	25,58	1642	26,75	1717	25,83	1658	20,39	1309	6419
1998	22,44	2810	43,72	5475	18,24	2284	15,33	1920	12522
1999	17,18	2940	50,21	8594	16,19	2771	16,15	2764	17115
2000	11,98	2487	56,33	11696	16,32	3388	15,22	3160	20763
2001	10,04	1793	58,92	10517	15,23	2719	15,50	2766	17850
2002	8,62	1218	55,94	7906	16,94	2395	17,93	2534	14134
2003	0,69	115	61,11	10247	18,81	3155	19,04	3193	16769
2004	0,25	19	55,63	4262	29,00	2222	15,02	1151	7662
Gesamt	11,50	13024	53,35	60414	18,19	20592	16,60	18797	113.234

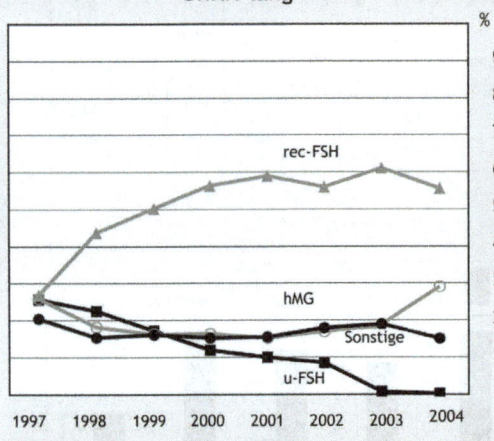
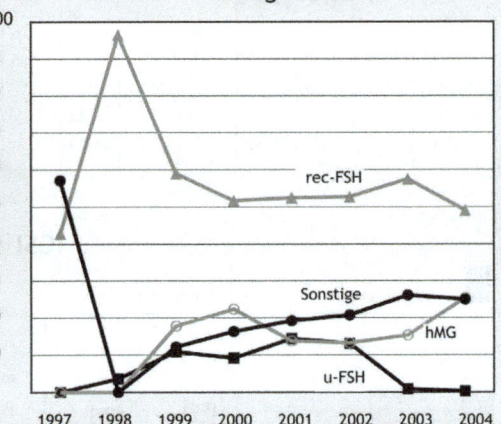

Antagonisten

Jahr	u-FSH %	u-FSH n	rec-FSH %	rec-FSH n	hMG %	hMG n	Kombinations behandlung. inkl. CC %	Kombinations behandlung. inkl. CC n	Gesamt n
1997	0,00	0	42,86	3	0,00	0	57,14	4	7
1998	3,57	1	96,43	27	0,00	0	0,00	0	28
1999	10,94	73	58,92	393	17,84	119	12,14	81	667
2000	9,21	204	51,69	1145	22,39	496	16,39	363	2215
2001	14,40	466	52,43	1697	13,81	447	19,22	622	3237
2002	13,12	430	52,68	1727	13,21	433	20,84	683	3278
2003	0,83	34	57,54	2366	15,37	632	26,14	1075	4112
2004	0,23	3	49,12	640	25,40	331	25,02	326	1303
Gesamt	8,16	1211	53,87	7998	16,56	2458	21,24	3154	14847

Abb. 21.31 Prozentualer Anteil der angewendeten Gonadotropinpräparation, IVF

Prozentualer Anteil der angewendeten Gonadotropinpräparation
ICSI 1997 - 2004

GnRH lang

Jahr	u-FSH %	u-FSH n	rec-FSH %	rec-FSH n	hMG %	hMG n	Kombinations behandlung. inkl. CC %	Kombinations behandlung. inkl. CC n	Gesamt n
1997	21,51	2194	27,06	2760	31,86	3249	17,84	1819	10199
1998	17,02	3511	41,85	8633	23,43	4833	17,35	3579	20628
1999	14,66	2573	46,93	8236	20,00	3510	18,12	3179	17548
2000	17,46	2022	36,96	4281	28,90	3348	16,57	1919	11583
2001	11,49	1838	46,06	7369	24,24	3878	17,81	2850	16000
2002	6,00	1379	54,53	12540	17,80	4094	21,16	4867	22996
2003	0,51	162	59,09	18637	16,42	5180	23,73	7484	31542
2004	0,27	46	55,21	9402	24,39	4153	20,01	3408	17029
Gesamt	9,30	13725	48,71	71858	21,86	32245	19,73	29105	147525

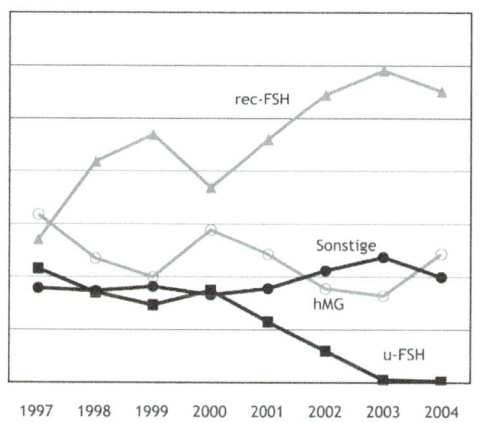

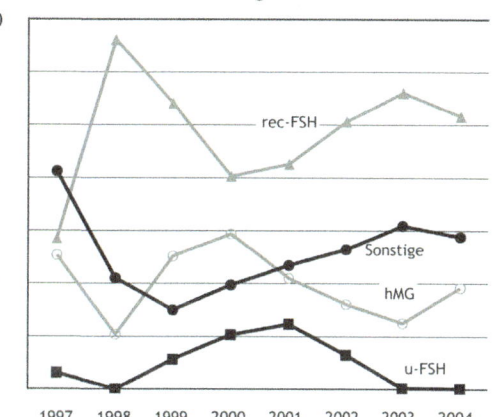

Antagonisten

Jahr	u-FSH %	u-FSH n	rec-FSH %	rec-FSH n	hMG %	hMG n	Kombinations behandlung. inkl. CC %	Kombinations behandlung. inkl. CC n	Gesamt n
1997	3,17	2	28,57	18	25,40	16	41,27	26	63
1998	0,00	0	66,13	82	10,48	13	20,97	26	124
1999	5,70	40	54,13	380	25,21	177	14,96	105	702
2000	10,36	155	40,31	603	29,41	440	19,72	295	1496
2001	12,32	367	42,58	1268	21,05	627	23,47	699	2978
2002	6,51	332	50,60	2579	16,07	819	26,53	1352	5097
2003	0,24	19	56,10	4459	12,54	997	30,95	2460	7948
2004	0,13	4	51,67	1575	19,19	585	28,81	878	3048
Gesamt	4,28	919	51,10	10964	17,12	3674	27,22	5841	21456

◘ Abb. 21.32 Prozentualer Anteil der angewendeten Gonadotropinpräparation, ICSI

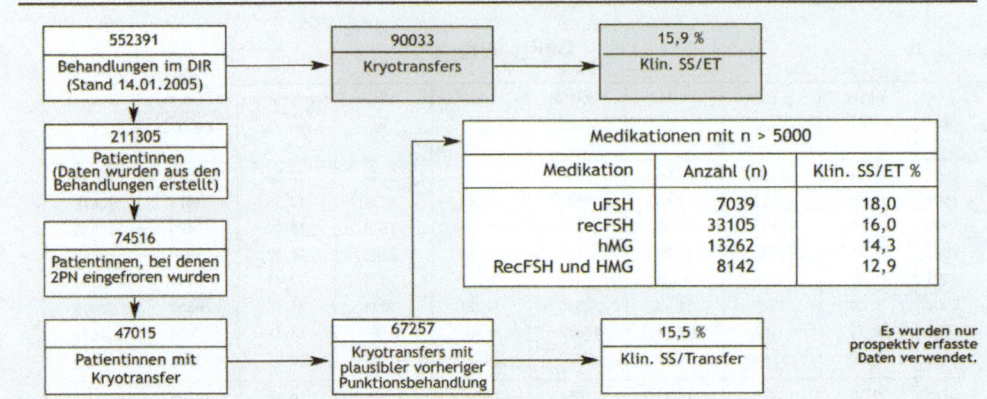

Abb. 21.33 Klinische SS/ET in Abhängigkeit der Medikation bei Kryozyklen

Klin. SS-Raten in Abhängigkeit von der Stimulation
IVF 1997 - 2004

	u-FSH	rec-FSH	hMG	Sonstige*	Keine Angaben	Summe
GnRH-kurz	1919	7399	7001	3399	63	19781
Transferrate (%)	86,19	85,15	85,20	83,88	84,13	85,05
SS/Transfer (%)	21,04	23,40	23,03	20,98	16,98	22,61
Geb./Eizellbehandlung (%)	11,57	12,53	10,94	10,86	6,35	11,57
Geb./Transfer (%)	13,42	14,71	12,84	12,94	7,55	13,60
Abort/SS (%)	20,40	22,80	26,06	22,07	55,56	23,72
Implant. (%)	11,22	12,85	12,18	11,08	8,47	12,14
GnRH-lang	13024	60414	20592	18797	407	113.234
Transferrate (%)	86,48	86,71	87,75	86,21	85,50	86,79
SS/Transfer (%)	29,37	30,03	28,52	27,10	22,13	29,16
Geb./Eizellbehandlung (%)	17,44	17,23	15,70	14,59	11,79	16,52
Geb./Transfer (%)	20,16	19,87	17,89	16,91	13,79	19,03
Abort/SS (%)	19,62	20,32	22,57	22,77	16,88	21,01
Implant. (%)	15,49	16,79	15,53	14,64	12,10	16,04
ohne Analoga	427	7626	2305	4749	742	15849
Transferrate (%)	82,20	84,96	83,95	84,10	74,53	83,99
SS/Transfer (%)	24,50	26,05	24,13	26,72	27,31	25,98
Geb./Eizellbehandlung (%)	11,94	12,31	12,23	14,42	14,15	13,01
Geb./Transfer (%)	14,53	14,49	14,57	17,15	18,99	15,49
Abort/SS (%)	26,74	22,63	25,91	23,81	15,23	23,21
Implant. (%)	14,52	14,14	13,61	15,35	15,65	14,50
Antagonisten	1211	7998	2458	3154	26	14847
Transferrate (%)	89,84	84,91	83,48	81,90	73,08	84,41
SS/Transfer (%)	26,56	26,87	23,93	23,62	15,79	25,86
Geb./Eizellbehandlung (%)	13,79	14,18	12,49	12,27	7,69	13,45
Geb./Transfer (%)	15,35	16,70	14,96	14,98	10,53	15,93
Abort/SS (%)	22,49	22,19	24,64	24,59	0,00	23,03
Implant. (%)	14,80	15,39	13,45	13,49	10,53	14,62
Summe	16581	83437	32356	30099	1238	163.711

*) z. B. CC/hMG etc.

Abb. 21.34 Klinische SS-Raten in der Abhängigkeit von der Stimulation, IVF

Klin. SS-Raten in Abhängigkeit von der Stimulation
ICSI 1997 - 2004

	u-FSH	rec-FSH	hMG	Sonstige*	Keine Angaben	Summe
GnRH-kurz	2266	9116	9237	5087	64	25770
Transferrate (%)	95,06	94,31	93,58	92,06	95,31	93,67
SS/Transfer (%)	21,77	22,57	23,21	21,48	14,75	22,49
Geb./Eizellbehandlung (%)	13,50	13,60	13,73	12,48	6,25	13,40
Geb./Transfer (%)	14,21	14,42	14,67	13,56	6,56	14,30
Abort/SS (%)	24,31	24,18	23,08	24,35	44,44	23,85
Implant. (%)	10,62	11,84	11,80	10,76	6,26	11,49
GnRH-lang	13725	71858	32245	29105	592	147.525
Transferrate (%)	96,40	95,39	95,13	94,82	93,07	95,31
SS/Transfer (%)	29,91	29,53	28,69	27,03	19,78	28,85
Geb./Eizellbehandlung (%)	20,39	18,97	17,54	15,65	11,66	18,10
Geb./Transfer (%)	21,15	19,89	18,43	16,50	12,52	19,00
Abort/SS (%)	20,44	19,87	20,75	20,92	16,51	20,30
Implant. (%)	15,16	16,20	15,00	14,30	9,84	15,44
ohne Analoga	269	8442	2817	4860	1013	17401
Transferrate (%)	94,05	93,54	90,66	89,57	87,96	91,05
SS/Transfer (%)	18,58	26,43	23,92	22,40	22,22	24,57
Geb./Eizellbehandlung (%)	13,01	13,61	12,99	12,55	13,13	13,18
Geb./Transfer (%)	13,83	14,55	14,33	14,01	14,93	14,38
Abort/SS (%)	21,28	22,18	25,20	26,15	20,20	23,53
Implant. (%)	10,07	14,20	13,03	12,90	13,33	13,54
Antagonisten	919	10964	3674	5841	58	21456
Transferrate (%)	96,41	95,07	93,39	92,60	74,14	94,11
SS/Transfer (%)	26,41	26,93	26,55	24,31	13,95	26,11
Geb./Eizellbehandlung (%)	18,93	16,86	16,41	14,54	1,72	16,20
Geb./Transfer (%	19,64	17,73	17,58	15,70	2,33	17,21
Abort/SS (%)	18,80	19,63	22,17	19,32	33,33	19,97
Implant. (%)	14,87	15,21	15,02	13,44	10,47	14,68
Summe	17179	100.380	47973	44893	1727	212.152

*) z. B. CC/hMG etc.

Abb. 21.35 Klinische SS-Raten in der Abhängigkeit von der Stimulation, ICSI

Abortraten in Abhängigkeit vom Alter und der Anzahl übertragener Embryonen 1997 - 2004 - IVF, ICSI, IVF/ICSI

Alter in Jahren	1 Embryo		2 Embryonen		3 Embryonen		Gesamt	
	Klin. SS	Abort/Klin. SS %	Klin. SS	Abort/Klin. SS %	Klin. SS	Abort/Klin. SS %	Klin. SS	Abort/Klin. SS %
bis 24	135	29,63	2285	18,73	1071	19,98	3491	19,54
25 - 29	767	23,73	12051	16,07	7072	18,48	19890	17,22
30 - 34	1671	21,78	22587	17,77	16582	19,62	40840	18,69
35 - 39	1521	30,83	11942	24,23	14283	25,15	27746	25,07
40 und älter	291	49,83	1054	35,96	2434	42,28	3779	41,10
nicht berechenbar	1	0,00	3	0,00	1	0,00	5	0,00
Gesamt	4386	27,36	49922	19,33	41443	22,67	95751	21,15

Abb. 21.36 Abortraten in Abhängigkeit von Alter und Anzahl übertragener Embryonen 1997–2004, IVF, ICSI, IVF/ICSI

Abortraten in Abhängigkeit vom Alter und der Anzahl zurückgesetzter Embryonen 1997 - 2004 - IVF, ICSI, Kryotransfer

IVF

Alter in Jahren	1 Embryo Klin. SS	1 Embryo Abort/Klin. SS %	2 Embryonen Klin. SS	2 Embryonen Abort/Klin. SS %	3 Embryonen Klin. SS	3 Embryonen Abort/Klin. SS %	Gesamt Klin. SS	Gesamt Abort/Klin. SS %
bis 24	60	28,33	804	20,40	389	20,57	1253	20,83
25 - 29	340	22,65	4684	16,03	2696	18,77	7720	17,28
30 - 34	821	21,68	9160	17,94	6421	20,20	16402	19,01
35 - 39	730	31,23	5162	23,96	6078	25,81	11970	25,35
40 und älter	129	54,26	467	34,05	1195	41,09	1791	40,20
nicht berechenbar	0		3	0,00	1	0,00	4	0,00
Gesamt	2080	27,40	20280	19,50	16780	23,50	39140	21,63

ICSI

Alter in Jahren	1 Embryo Klin. SS	1 Embryo Abort/Klin. SS %	2 Embryonen Klin. SS	2 Embryonen Abort/Klin. SS %	3 Embryonen Klin. SS	3 Embryonen Abort/Klin. SS %	Gesamt Klin. SS	Gesamt Abort/Klin. SS %
bis 24	73	30,14	1445	17,72	659	19,42	2177	18,65
25 - 29	415	25,06	7201	16,08	4269	18,44	11885	17,24
30 - 34	829	22,32	13055	17,66	9932	19,33	23816	18,52
35 - 39	782	30,56	6584	24,41	7995	24,74	15361	24,89
40 und älter	162	46,30	574	37,28	1214	43,41	1950	41,85
nicht berechenbar	1	0,00	0		0		1	0,00
Gesamt	2262	27,63	28859	19,20	24069	22,19	55190	20,85

Kryotransfer

Alter in Jahren	1 Embryo Klin. SS	1 Embryo Abort/Klin. SS %	2 Embryonen Klin. SS	2 Embryonen Abort/Klin. SS %	3 Embryonen Klin. SS	3 Embryonen Abort/Klin. SS %	Gesamt Klin. SS	Gesamt Abort/Klin. SS %
bis 24	21	33,33	175	27,43	108	26,85	304	27,63
25 - 29	194	29,38	1294	23,96	1054	24,00	2542	24,39
30 - 34	455	29,89	3010	24,55	2514	23,71	5979	24,60
35 - 39	354	32,49	1953	25,86	1844	28,31	4151	27,51
40 und älter	50	40,00	252	34,13	300	45,00	602	40,03
nicht berechenbar	0		2	100,00	0		2	100,00
Gesamt	1074	31,19	6686	25,28	5820	26,37	13580	26,22

Abb. 21.37 Abortraten in Abhängigkeit vom Alter und der Anzahl übertragener Embryonen 1997–2004, IVF, ICSI, Kryo

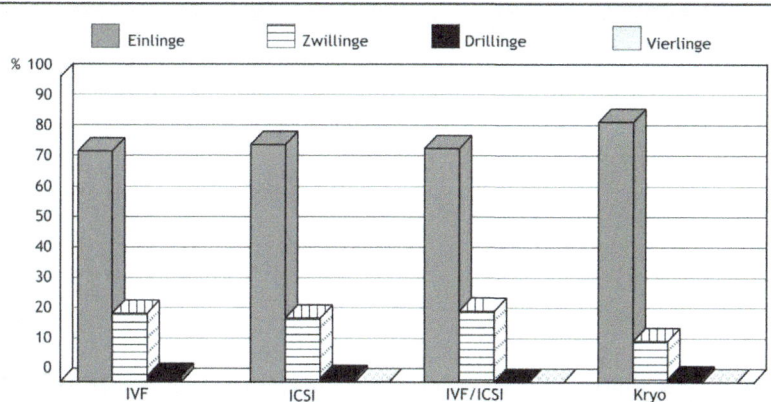

Mehrlingsgeburten 2003

	IVF			ICSI			IVF/ICSI			Kryotransfer		
	n	%	%	n	%	%	n	%	%	n	%	%
Klin. SS/ET	7108	100,00		13662	100,00		287	100,00		2335	100,00	
Geburten	4546	63,96	100	9106	66,65	100,00	188	65,51	100,00	1442	61,76	100,00
Einlinge	3437	48,35	75,6	7088	51,88	77,84	144	50,17	76,6	1230	52,68	85,3
Zwillinge	1024	14,41	22,53	1910	13,98	20,98	44	15,33	23,4	197	8,44	13,66
Drillinge	82	1,15	1,8	105	0,77	1,15	0	0	0	15	0,64	1,04
Vierlinge	3	0,04	0,07	3	0,02	0,03	0	0	0	0	0	0
Keine Angaben	825	11,61		1610	11,78		40	13,94		200	8,57	
Aborte	1532	21,55		2699	19,76		51	17,77		631	27,02	
Extrauteringrav.	205	2,88		247	1,81		8	2,79		62	2,66	

◘ **Abb. 21.38** Mehrlingsgeburten 2003

Alle Kinder mit plausiblem Geburtsgewicht und SSW - Gesamt
prospektive und retrospektive Daten 1997 - 2004

	Einlinge		Zwillinge		Drillinge		Vierlinge		Gesamt
	n	%	n	%	n	%	n	%	n%
1997	2603	58,57	1454	32,72	375	8,44	12	0,27	4444
*	(2593)	(58,84)	(1436)	(32,58)	(366)	(8,30)	(12)	(0,27)	(4407)
1998	5357	58,16	3152	34,22	702	7,62	0	0,00	9211
*	(5330)	(58,41)	(3117)	(34,16)	(678)	(7,43)	(0)	(0,00)	(9125)
1999	6116	60,46	3396	33,57	600	5,93	4	0,04	10116
*	(6079)	(60,71)	(3351)	(33,46)	(580)	(5,79)	(4)	(0,04)	(10014)
2000	6143	60,47	3504	34,49	507	4,99	4	0,04	10158
*	(6127)	(60,75)	(3459)	(34,30)	(496)	(4,92)	(4)	(0,04)	(10086)
2001	7726	62,24	4252	34,25	435	3,50	0	0,00	12413
*	(7695)	(62,37)	(4213)	(34,15)	(429)	(3,48)	(0)	(0,00)	(12337)
2002	8838	63,70	4638	33,43	390	2,81	8	0,06	13874
*	(8811)	(63,88)	(4590)	(33,28)	(385)	(2,79)	(7)	(0,05)	(13793)
2003	11994	63,08	6390	33,61	606	3,19	24	0,13	19014
*	(11968)	(63,41)	(6291)	(33,34)	(590)	(3,13)	(24)	(0,13)	(18872)
2004	6006	65,48	2922	31,84	246	2,68	0	0,00	9177
*	(5992)	(65,64)	(2898)	(31,75)	(238)	(2,61)	(0)	(0,00)	(9128)
Gesamt	54786	61,97	29708	33,60	3861	4,37	52	0,06	88407
*	(54594)	(62,21)	(29355)	(33,45)	(3762)	(4,29)	(51)	(0,06)	(87762)

*) Die Werte in Klammern geben die Lebendgeburten an

◘ **Abb. 21.39** Alle Kinder mit plausiblem Geburtsgewicht und SSW-Woche, gesamt

Alle Kinder mit plausiblem Geburtsgewicht und SSW
IVF, ICSI, Kryo - prospektive und retrospektive Daten 1997 - 2004

		Einlinge		Zwillinge		Drillinge		Vierlinge		Gesamt
		n	%	n	%	n	%	n	%	n
IVF	1997	832	56,29	508	37,37	126	8,53	12	0,81	1478
	*	(831)	(56,76)	(501)	(34,22)	(120)	(8,20)	(12)	(0,82)	(1646)
	1998	1732	56,29	1090	35,42	255	8,29	0	0,00	3077
	*	(1721)	(56,41)	(1083)	(35,50)	(247)	(8,10)	(0)	(0,00)	(3051)
	1999	2448	56,56	1570	36,28	306	7,07	4	0,09	4328
	*	(2431)	(56,73)	(1552)	(36,22)	(298)	(6,95)	(4)	(0,09)	(4285)
	2000	3176	57,56	2026	36,70	318	5,76	0	0,00	5520
	*	(3167)	(57,86)	(1995)	(36,45)	(312)	(5,70)	(0)	(0,00)	(5474)
	2001	3235	58,66	2046	37,10	234	4,24	0	0,00	5515
	*	(3224)	(58,86)	(2022)	(36,92)	(231)	(4,22)	(0)	(0,00)	(5477)
	2002	2639	60,09	1608	36,61	141	3,21	4	0,09	4392
	*	(2630)	(60,31)	(1588)	(36,41)	(139)	(3,19)	(4)	(0,09)	(4361)
	2003	3464	59,87	2064	35,67	246	4,25	12	0,21	5786
	*	(3454)	(60,16)	(2034)	(35,43)	(241)	(4,20)	(12)	(0,21)	(5741)
	2004	1374	61,73	774	34,77	78	3,50	0	0,00	2226
	*	(1373)	(61,79)	(772)	(37,74)	(77)	(3,47)	(0)	(0,00)	(2222)
	Gesamt	18900	58,47	11686	36,15	1704	5,27	32	0,10	32322
	*	(18831)	(58,71)	(11547)	(36,00)	(1665)	(5,19)	(32)	(0,10)	(32075)

		Einlinge		Zwillinge		Drillinge		Vierlinge		Gesamt
		n	%	n	%	n	%	n	%	n
ICSI	1997	1536	58,40	866	32,93	228	8,67	0	0,00	2630
	*	(1530)	(58,58)	(856)	(32,77)	(26)	(8,65)	(0)	(0,00)	(2612)
	1998	3025	57,58	1812	34,49	417	7,94	0	0,00	5254
	*	(3013)	(57,94)	(1786)	(34,35)	(401)	(7,71)	(0)	(0,00)	(5200)
	1999	2824	61,79	1494	32,69	252	5,51	0	0,00	4570
	*	(2809)	(62,10)	(1471)	(32,52)	(243)	(5,37)	(0)	(0,00)	(4523)
	2000	2076	61,09	1150	33,84	168	4,94	4	0,12	3398
	*	(2071)	(61,31)	(1140)	(33,75)	(163)	(4,83)	(4)	(0,12)	(3378)
	2001	3405	63,22	1822	33,83	159	2,95	0	0,00	5386
	*	(3392)	(63,31)	(1810)	(33,78)	(156)	(2,91)	(0)	(0,00)	(5358)
	2002	4917	63,71	2578	33,40	219	2,84	4	0,05	7718
	*	(4905)	(63,90)	(2551)	(33,23)	(217)	(2,83)	(3)	(0,04)	(7676)
	2003	7142	63,14	3842	33,97	315	2,78	12	0,11	11311
	*	(7127)	(63,52)	(3777)	(33,66)	(304)	(2,71)	(12)	(0,11)	(11220)
	2004	3224	64,49	1646	32,93	129	2,58	0	0,00	4999
	*	(3213)	(64,70)	(1631)	(32,84)	(122)	(2,46)	(0)	(0,00)	(4966)
	Gesamt	28149	62,19	15210	33,60	1887	4,17	20	0,04	45266
	*	(28060)	(62,45)	(15022)	(33,43)	(1832)	(4,08)	(19)	(0,04)	(44933)

		Einlinge		Zwillinge		Drillinge		Vierlinge		Gesamt
		n	%	n	%	n	%	n	%	n
Kryo-Transfer	1997	189	76,83	42	17,07	15	6,10	-	-	246
	*	(187)	(76,64)	(42)	(17,21)	(15)	(6,15)			(244)
	1998	503	70,45	184	25,77	27	3,78	-	-	714
	*	(500)	(70,52)	(182)	(25,67)	(37)	(3,81)			(709)
	1999	690	71,80	238	24,77	33	3,43	-	-	961
	*	(686)	(72,13)	(234)	(24,61)	(31)	(3,26)			(951)
	2000	790	72,54	284	26,08	15	1,38	-	-	1089
	*	(788)	(72,69)	(281)	(25,92)	(15)	(1,38)			(1084)
	2001	994	72,82	332	24,32	39	2,86	-	-	1365
	*	(987)	(72,84)	(329)	(24,28)	(39)	(2,88)			(1355)
	2002	1173	73,40	404	25,28	21	1,31	-	-	1598
	*	(1167)	(73,40)	(403)	(25,35)	(20)	(1,26)			(1590)
	2003	1235	73,78	394	23,54	45	2,69	-	-	1674
	*	(1234)	(73,89)	(391)	(23,41)	(45)	(2,69)			(1670)
	2004	1332	73,11	454	24,92	36	1,98	-	-	1822
	*	(1327)	(73,19)	(450)	(24,82)	(36)	(1,99)			(1813)
	Gesamt	6906	72,93	2332	24,63	231	2,44	-	-	9469
	*	(6876)	(73,02)	(2312)	(24,55)	(228)	(2,42)			(9416)

*) Die Werte in Klammern geben die Lebendgeburten an

Abb. 21.40 Alle Kinder mit plausiblem Geburtsgewicht und SSW-Woche, IVF, ICSI, Kryo

Kinder in Abhängigkeit von der Schwangerschaftswoche und vom Geburtsgewicht 2004 (Stand: 25.09.2005)

Einlinge 2004

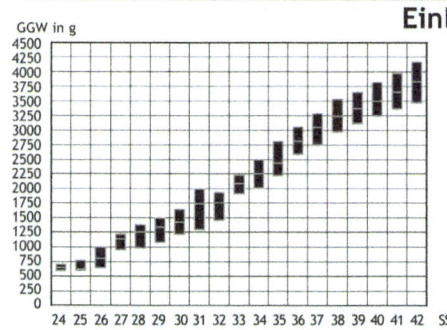
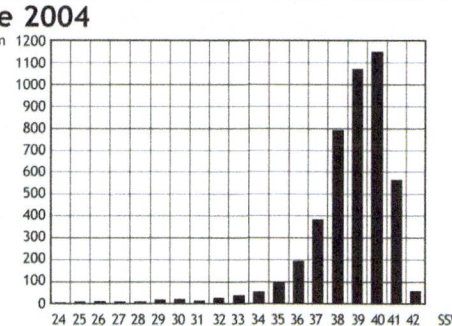

SSW	24	25	26	27	28	29	30	31	32	33	34	35	36	37	38	39	40	41	42	Gesamt
n	2	7	8	6	6	16	19	11	25	37	53	94	191	381	790	1067	1147	563	57	4503*
GGW Q 25	590	600	678	950	980	1078	1220	1300	1460	1910	2010	2220	2590	2750	2970	3120	3240	3360	3470	3000
GGW Median	645	620	808	1135	1250	1338	1420	1740	1755	2080	2255	2443	2810	3050	3235	3370	3500	3650	3830	3335
GGW Q 75	700	770	1000	1220	1380	1495	1645	1990	1930	2230	2495	2810	3055	3290	3530	3650	3820	3970	4170	3670

p25 = 38. SSW   p50 = 39. SSW   p75 = 40. SSW

Anteil der vor der abgeschlossenen 37. SSW geborenen Kinder: 10,88 %

*) In der Summe sind 23 Fälle enthalten, bei denen SSW < 24 oder SSW > 42 ist

Zwillinge 2004

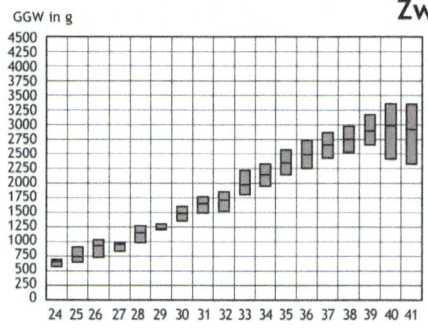
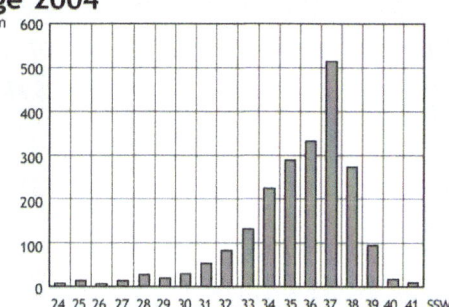

SSW	24	25	26	27	28	29	30	31	32	33	34	35	36	37	38	39	40	41	Gesamt
n	7	14	6	14	28	20	30	54	83	131	224	289	333	514	273	94	18	10	2153*
GGW Q 25	570	650	730	840	978	1198	1350	1490	1525	1800	1948	2140	2250	2430	2530	2660	2410	2330	2070
GGW Median	660	740	933	955	1150	1218	1480	1645	1710	1970	2140	2340	2490	2660	2750	2890	2985	2915	2430
GGW Q 75	690	900	1030	985	127	1303	1600	1770	1850	2220	2325	2570	2730	2870	2980	3170	3360	3350	2750

p25 = 34. SSW   p50 = 36. SSW   p75 = 37. SSW

Anteil der vor der abgeschlossenen 37. SSW geborenen Kinder: 57,69 %

*) In der Summe sind 11 Fälle enthalten, bei denen SSW < 24 oder SSW > 42 ist

Drillinge 2004

SSW	25	26	27	28	29	30	31	32	33	34	35	36	37	38	39	40	Gesamt
n	6	3	12	3	3	21	39	26	27	27	9	6				3	188*
GGW Q 25	660	720	833	1070	700	1230	1390	1560	1750	1895	1890	220				3230	1350
GGW Median	703	820	980	1180	1160	1390	1490	1670	1950	2085	1970	2550				3360	1620
GGW Q 75	720	860	1170	1350	1190	1490	1600	1800	2150	2200	2260	2650				4250	1960

p25 = 30. SSW   p50 = 32. SSW   p75 = 33. SSW

Anteil der vor der abgeschlossenen 37. SSW geborenen Kinder: 98,40 %

*) In der Summe sind 3 Fälle enthalten, bei denen SSW < 24 oder SSW > 42 ist

Abb. 21.41 Kinder in Abhängigkeit von der Schwangerschaftswoche und vom Geburtsgewicht

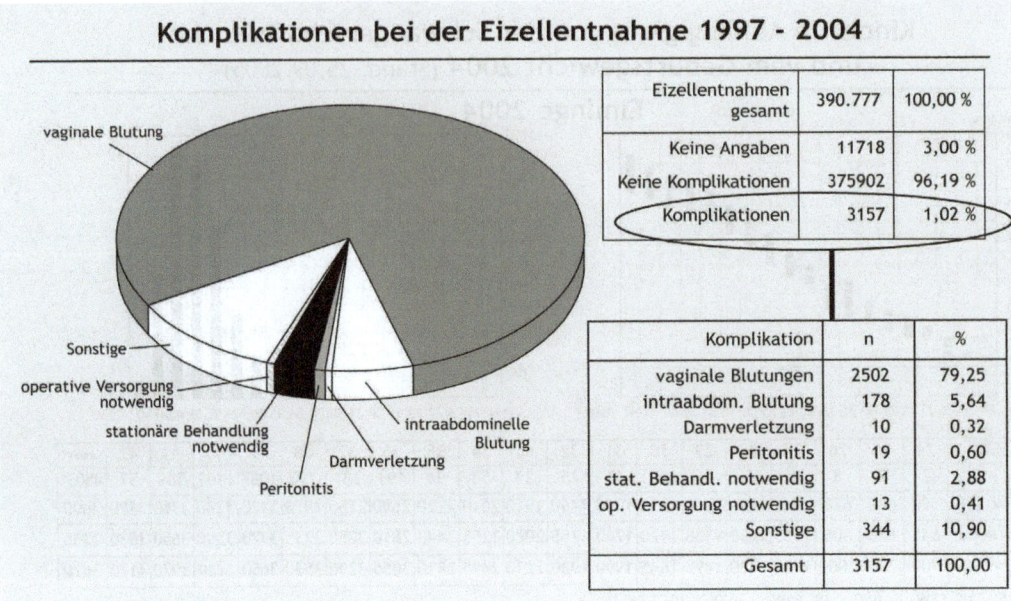

◘ **Abb. 21.42** Komplikationen bei der Eizellentnahme 1997–2004

Überstimulationssyndrom in Abhängigkeit von der Stimulation
IVF, ICSI 1997 - 2004

	Stimulation	%	Zahl gew. Eizellen	OHSS III/ST	%
GnRH-kurz	45551	12,12	7,98	207	0,45
nur FSH	21042		8,37	109	0,52
nur hMG	16238		7,47	39	0,24
FSH und hMG	7474		7,97	26	0,35
Sonstige	797		8,02	33	4,14
GnRH-lang	260.759	69,38	9,84	2292	0,88
nur FSH	159682		10,27	1417	0,89
nur hMG	52837		9,17	335	0,63
FSH und hMG	41180		9,12	416	1,01
Sonstige	7060		9,46	124	1,76
Ohne Analoga	33250	8,85	7,74	142	0,43
nur FSH	16789		8,78	77	0,46
nur hMG	5122		6,84	14	0,27
FSH und hMG	3434		7,22	10	0,29
Sonstige	7905		6,32	41	0,52
Antagonisten	36303	9,66	8,45	157	0,43
nur FSH	21170		9,06	100	0,47
nur hMG	6132		8,10	37	0,60
FSH und hMG	6463		7,33	17	0,26
Sonstige	2538		7,02	3	0,12
Summe	375.863	100,00	9,29	2798	0,74

◘ **Abb. 21.43** Überstimulationssyndrom in Abhängigkeit von der Stimulation

Teil II: Kommentare zu DIR 1996–2005

DIR-Datenbestand

Die Datenerhebung des Deutschen IVF-Registers hat seit 1996 eine deutliche, in mehreren Etappen realisierte Veränderung durchlaufen. Wurden bis 1996 sowohl im Sinne summarischer, papiergestützter Abfragen, als auch unter Verwendung eines D-Base-basierten Softwareprogramms (IVF-C, Medis-Programm, entwickelt von der Firma Seeberg) die Daten retrospektiv gesammelt, stellte die Datensammlung für das Jahr 1998 die erste komplett computergestützte und zum größeren Teil schon prospektive Datenerhebung dar. Papierauswertungen wurden nicht mehr zugelassen. Die neue, an alle teilnehmenden Zentren verteilte Software basierte auf dem Programm File-Maker-Pro und stellte ganz wesentlich das Werk von Norbert van Rooij dar, zur damaligen Zeit Mitarbeiter der Firma Serono-GmbH. Schon damals waren aber der flächendeckende Einsatz, die Einbeziehung von Plausibilitäts- und Prospektivitätskontrollen und die zentrale Auswertung der Daten nur dadurch zu realisieren, dass eine enge Zusammenarbeit in allen Schritten der Entwicklung mit den EDV-Mitarbeitern der Ärztekammer Schleswig-Holstein, unter der Leitung von Herrn Wolfgang Dahncke, etabliert werden konnte.

Im Jahre 2004 begann dann die Entwicklung der sog. DLL (Dynamic Link Library) und des neuen Datenerfassungsprogramms DirPro. Bei beiden handelt es sich nicht mehr um File-Maker-Pro-, sondern um Windowsanwendungen, die mit Hilfe der Entwicklungsumgebung Clarion entwickelt wurden und auf einer relativen Datenbank basieren (TopSpeed).

Anzahl der teilnehmenden Zentren

Die Zahl der am Deutschen IVF-Register teilnehmenden Zentren hat über die Jahre kontinuierlich zugenommen. Nahmen im Jahr 1982 nur 5 Zentren teil, damals alles universitäre Einrichtungen, so betrug die Zahl der teilnehmenden Zentren im Jahr 1996 bereits 71. Dies spiegelte zum einen die Tatsache wider, dass auch in Deutschland die Methoden der assistierten Reproduktion in den Kanon der etablierten Behandlungen aufgenommen worden waren, zum anderen aber das rasche Entstehen neuer und zahlreicher IVF-Zentren im Rahmen spezialisierter Praxen. Im Jahr 2004 nahmen 120 Zentren an der Datenerhebung teil. Über 80% aller Behandlungen in Deutschland erfolgen in niedergelassenen Schwerpunktpraxen. Die wesentlichen wissenschaftlichen Neuerungen und Entwicklungen sowie der Großteil der speziellen Weiterbildung auf diesem Gebiet werden aber weiterhin in erster Linie an den universitären Einrichtungen erbracht.

Anzahl der Follikelpunktionen 1997–2004

1992 war erstmals im Zentrum für Reproduktionsmedizin der freien Universität Brüssel eine intrazytoplasmatische Spermieninjektion (ICSI) mit nachfolgender Befruchtung der behandelten Eizelle und Etablierung einer intakten Schwangerschaft gelungen [Palermo G et al. (1992) Pregnancies after intracytoplasmic injection of single spermatozoon into an oocyte. Lancet 4;340: 17–18]. Die Tatsache, dass nun für jede befruchtungsfähige Eizelle nur jeweils ein vitales Spermium benötigt wird, um einen zur Nidation befähigten Embryo kultivieren zu können, stellte eine Revolution in der Behandlung der männlich bedingten Sterilität dar. Im Gegensatz zur ICSI waren und sind die Ergebnisse der konventionellen In-vitro-Fertilisation bei erheblichen Störungen der Spermafunktion schlecht. Entsprechend der Bedeutung dieser technischen Neuerung entwickelten sich die Behandlungszahlen auch in Deutschland rasant. Im Jahre 1996 wurden in Deutschland erstmals mehr Follikelpunktionen zur Durchführung einer ICSI als zur konventionellen IVF vorgenommen.

Im Jahre 1999 entschied der Gemeinsame Bundesausschuss, aufgrund fehlender Daten zum Gesundheitszustand der Kinder nach ICSI, diese Methode aus dem Katalog der Leistungen der gesetzlichen Krankenversicherungen zu streichen. Das Resultat war ein markanter Abfall der Behandlungszahlen. Nachdem sozialgerichtlich geklärt worden war, dass die Vorgehensweise des

Bundesausschusses nicht zulässig war und entsprechende in Deutschland durchgeführte Studien gezeigt hatten, dass die ICSI nicht mit einem unverhältnismäßig erhöhten Risiko für neonatale Fehlbildungen vergesellschaftet ist, stiegen die Zahlen der Follikelpunktionen zur Durchführung einer ICSI wieder deutlich an. Im Jahre 2003 standen 51.145 Follikelpunktionen im Zusammenhang mit einer ICSI nur 27.943 Punktionen zur Durchführung einer konventionellen IVF gegenüber.

Das Gesundheitsmodernisierungsgesetz des Jahres 2004 hatte gravierende Auswirkungen auf die Deutsche Reproduktionsmedizin. Die Tatsache, dass 50% der entstehenden Kosten nun von den Patientinnen bzw. den betroffenen Paaren selbst getragen werden müssen und außerdem die Zahl der Behandlungsversuche von 4 auf 3 reduziert wurde, führte zu einem Einbruch der Behandlungszahlen von 43%. Lässt man die Behandlungsversuche mit ursprünglich im Vorkernstadium kryokonservierten, dann aufgetauten und bis zum Embryo weiter kultivierten Eizellen unberücksichtigt, beträgt die Reduktion der Behandlungen sogar über 50%.

In Zeiten ökonomischer Schwäche in Deutschland können und wollen sich viele Paare ganz offensichtlich diese finanzielle Belastung nicht aufbürden. Die Entscheidung, ob ein Paar in Deutschland die Möglichkeiten einer reproduktionsmedizinischen Behandlung in Anspruch nehmen kann, ist eine Frage des finanziellen Hintergrunds geworden. Nur in wenigen anderen Bereichen zeigt sich die neue Zweiklassen-Medizin in Deutschland deutlicher als hier.

Indikationsverteilung 1997–2004, IVF und ICSI

Die immer wieder geäußerte Behauptung, dass die ICSI-Methode ohne ausreichende Indikation, also ohne Einschränkung des Spermiogramms des männlichen Partners eingesetzt werde, entbehrt einer soliden Grundlage. Der Anteil sog. idiopathischer Sterilitäten am ICSI-Kollektiv beträgt unter 3%. Für die konventionelle IVF gilt, dass der Anteil idiopathischer Sterilitäten unter 10% liegt.

Abnahme der Punktionszyklen in den einzelnen Bundesländern

Die Auswirkungen des Gesundheitsmodernisierungsgesetzes sind in den einzelnen Bundesländern sehr unterschiedlich. Während in einem Land wie Baden-Württemberg die Reduktion gerade 20% ausmacht, liegen die Zahlen z. B. in Bremen und Mecklenburg-Vorpommern bei ca. 50%. Deutschland ist hinsichtlich seiner Gesundheitsversorgung ganz offensichtlich kein homogenes Land mehr. Die unterschiedlichen Lebensbedingungen schlagen sich auch hier nieder.

Schwangerschafts- und Abortraten IVF, ISCI, Kryo, 1997 – 2004

Trotz der restriktiven Bestimmungen des Deutschen Embryonenschutzgesetzes zeigen die Behandlungsergebnisse über die Jahre hinweg einen stetigen Trend hin zu besseren Resultaten. So liegen die Schwangerschaftsraten pro durchgeführtem Embryotransfer bzgl. IVF und ICSI bei. 28,63 bzw. 28,22%. Im Falle der »Kryobehandlung« liegt die durchschnittliche Schwangerschaftsrate pro durchgeführtem Transfer bei 17,11%.

Dabei ist es wichtig, darauf hinzuweisen, dass für diese Berechnungen nur klinisch nachgewiesene Schwangerschaften herangezogen werden. So genannte »biochemische Schwangerschaften« gehen nicht in die Berechnung ein. Die Abortrate 2004 nach IVF beträgt 21,96% und nach ICSI vergleichbare 20,74%, während sie nach Embryotransfer von ursprünglich im Vorkernstadium kryokonservierten, dann aufgetauten und bis zum Embryo weiter kultivierten Eizellen mit 25,00% höher liegt. Auch bei Verwendung von Spermien aus dem Nebenhoden oder aus Hodenbiopsien und nachfolgender ICSI können Schwangerschaftsraten von mehr als 20% pro durchgeführten Embryotransfer erzielt werden. In Anbetracht der Einschränkungen und Auflagen des Embryonenschutzgesetzes sind das sehr gute Behandlungsergebnisse, die sich auch mit den Ergebnissen der im europäischen Ausland tätigen Arbeitsgruppen messen können.

Die Abortraten bei IVF und ICSI liegen bei ca. 20%, und damit ca. 5% höher als in einem

Normalkollektiv. Auffallend ist die deutlich höhere Abortrate im Kollektiv der nach Rücksetzung ursprünglich im Vorkernstadium kryokonservierter, dann aufgetauter und weiter kultivierten Eizellen entstandenen Schwangerschaften. Dieser Unterschied in den Abortraten ist in allen Jahren der Datenerhebung zu beobachten, und zumindest seit dem Jahr 2000 statistisch signifikant. Eine eindeutige und unwidersprochene wissenschaftliche Erklärung für dieses Phänomen gibt es noch nicht.

Altersstruktur

Die Altersstruktur der behandelten Patientinnen hat sich über die Jahre verändert. Es kann eine Zunahme des mittleren Lebensalters um 2 Jahre beobachtet werden. Dies spricht dafür, dass die betroffenen Paare die Behandlung ihres unerfüllten Kinderwunschs immer später in Angriff nehmen. Es ist für jedermann verständlich, dass sich diese Tatsache nicht positiv auf die individuelle Behandlungsprognose auswirkt.

Drillingsgeburten im Zusammenhang mit der Zahl der transferierten Embryonen 1997–2004

Das Deutsche Embryonenschutzgesetz verbietet, innerhalb eines Behandlungszyklus mehr als 3 Embryonen zu generieren und zu transferieren (§1,1). Diese strikte gesetzliche Regulierung der Anzahl der zu transferierenden Embryonen ist ohne Zweifel ein geeignetes Instrument, der erhöhten Inzidenz von Mehrlingsschwangerschaften und der damit verbundenen geburtsmedizinischen Problemen, wie Frühgeburtlichkeit und postpartale Morbidität, zu entgegnen. Liegt die Mehrlingsrate in der fertilen Bevölkerung etwa bei 1% aller Geburten, so ist sie nach assistierter Reproduktion weltweit und seit Jahren konstant erhöht. Die Rate der Mehrlingsschwangerschaften nach assistierter Reproduktion muss gesenkt werden, um das Risiko der Behandlung, das Vorkommen der Schwangerschaftspathologie und der Sterblichkeit der Kinder vor, während und nach der Geburt vermindern zu können.

Das Problem der höheren Inzidenz von Mehrlingen nach Maßnahmen der assistierten Reproduktion wurde in Deutschland lange Zeit als ein typisches Problem der Länder angesehen, die nicht über die entsprechenden gesetzlichen Regelungen verfügten. Das Deutsche Embryonenschutzgesetz, 1991 in Kraft getreten, schien mit seiner Bestimmung, maximal 3 Embryonen pro Behandlung und Patientin kultivieren zu dürfen, als stabiler Damm vor der Flut von Mehrlingen. Das Maximum von 3 zurückzusetzenden Embryonen schien nur Drillinge und Zwillinge zuzulassen, die billigend in Kauf genommen wurden, da sie im Vergleich zu höhergradigen Mehrlingen als eher unproblematisch angesehen wurden. Die USA, mit über 40% Mehrlingsschwangerschaften, erschienen als das Schreckgespenst, Deutschland dagegen als behütetes Land. Diese Sicht der Dinge war leider bis zum Jahre 2000 falsch.

Vierzig Prozent aller Kinder, die in Deutschland bis zum Jahre 2000 nach assistierter Reproduktion geboren wurden, waren Mehrlinge. Dieser Prozentsatz war zweifellos zu hoch.

Dabei konnte das Deutsche IVF-Register eine klare Beziehung zwischen der Zahl der geborenen Mehrlinge und der Zahl der zurückgesetzten Embryonen, unabhängig von der Art der zur Anwendung kommenden reproduktionsmedizinischen Technik (IVF, ICSI oder Kryo), nachweisen. Bei der Rücksetzung von nur einem Embryo bei einer Frau unter 35 Jahren waren über 99% der geborenen Kinder Einlinge. Bei insgesamt 213 im Jahr 2001 in dieser Altersgruppe registrierten Geburten nach sog. »single embryo transfer« trat nur eine Geburt spontan entstandener monozygoter Zwillinge auf. Wurden 2 Embryonen zurückgesetzt, stieg die Rate der Zwillinge auf 23,87% und die der Drillinge auf 0,2%. Bei der Rücksetzung von 3 Embryonen waren nur noch 66,65% der geborenen Kinder Einlinge, während die Rate der Zwillinge 27,99% und die der Drillinge 5,36% betrug. Bei Patientinnen über 35 Lebensjahren betrug die Rate der Einlingsgeburten nach Rücksetzung von 3 Embryonen 78,93%, die der Zwillingsgeburten 19,58% und die der Drillingsgeburten nur 1,49%. Erfreulicherweise trat im Jahr 2001 keine Vierlingsschwangerschaft auf.

Vor dem Hintergrund dieser Zahlen und in Kenntnis der Risiken, die eine Mehrlingsschwangerschaft für Mutter und Kinder bedeutet, wurde in den Richtlinien der Bundesärztekammer zur Durchführung der assistierten Reproduktion die klare Empfehlung formuliert, bei jüngeren Patientinnen unter 35 Jahren nicht mehr als 2 Embryonen zurückzusetzen.

Es stellt eine der wesentlichsten Entwicklungen der letzten 6 Jahre dar, dass trotz der Einschränkungen und Belastungen, die das Deutsche Embryonenschutzgesetz den betroffenen Paaren und den Therapeuten aufbürdet, dennoch die Raten der transferierten Embryonen und somit auch der Drillinge deutlich gesunken sind. Betrug die Rate der Drillinge im Jahre 1997 nach ICSI 3,66 und nach IVF 4%, sank dieser Anteil auf 1,04 bzw. 1,30% im Jahre 2004.

Es muss dabei mit Nachdruck darauf hingewiesen werden, dass trotz des finanziellen Drucks, der auf den betroffenen Paaren lastet, auch weiterhin hinsichtlich der Zahl der zurückzusetzenden Embryonen zurückhaltend und mit Vernunft gehandelt worden ist.

Behandlungsergebnisse in Abhängigkeit vom Alter der Frau 1997–2004

Die Ergebnisse der in Deutschland durchgeführten reproduktionsmedizinischen Behandlungen zeigen ebenso wie die international publizierten Daten die eminente Bedeutung des Lebensalters der betroffenen Frauen für die Wahrscheinlichkeit eines Behandlungserfolgs. Liegen die Schwangerschaftsraten bis zum 31. Lebensjahr der Frau bei über 30%, fallen sie nach dem 40. Lebensjahr, selbst bei guter ovarieller Reaktion und Übertragung von 2 Embryonen, dramatisch auf 15,80% im Falle der IVF und 13,20% im Falle der ICSI ab. Daher ist es wichtig, bei der Behandlung steriler Paare nicht unnötig Zeit zu verlieren, etwa durch Anwendung erwiesenermaßen nicht wirksamer konservativer Behandlungsformen. Sowohl medikamentöse Therapien, wie z. B. mit Padutin, als auch operative Therapien, wie die Verödung von Krampfadern im Hodenbereich, sog. Varikozelen, sind unwirksam zur Behebung einer schweren Einschränkung der Samenqualität, von einem völligen Fehlen von Samenzellen im Ejakulat ganz zu schweigen. In solchen Fällen ist allein die Methode der intrazytoplasmatischen Spermieninjektion Erfolg versprechend.

Klinische SS, Aborte, Extrauterinschwangerschaften, Fehlbildungen und Totgeburten

Die entscheidenden Fragen in der Diskussion über die Entwicklung der Schwangerschaften nach Einsatz der Techniken zur assistierten Reproduktion sind die nach der Sicherheit dieser Behandlungsformen und die nach dem Auftreten von Fehlbildungen. In beiden Fällen steht die intrazytoplasmatische Spermieninjektion im Zentrum des Interesses. Die konventionelle IVF wird im Vergleich zur ICSI in geringerem Ausmaß in Frage gestellt. Vereinfacht ausgedrückt lautet die zentrale Frage: »Ist ICSI eine sichere Methode?« Die Tatsache, dass Spermien, die unter normalen Bedingungen niemals eine Befruchtung erzielen könnten, bei der ICSI-Methode unter Überwindung der Zellgrenzen mechanisch in die weibliche Keimzelle eingebracht werden, hat viele Ängste heraufbeschworen. Bei 5663 Kindern, die nach im Jahre 2003 erfolgten IVF-Behandlungen geboren und vom Deutschen IVF-Register erfasst wurden, betrug die Inzidenz der Fehlbildungen 1,17%, nach Anwendung der ICSI-Methode bei 11.124 Kindern 1,20%. Beide Fehlbildungsraten liegen im Bereich der Norm und entsprechenden in der Weltliteratur publizierten Daten auf der Grundlage passiv erhobener, epidemiologischer Daten. Entsprechend diesen Ergebnissen sollte davon ausgegangen werden können, dass die Fehlbildungsrate bei den nach ICSI geborenen Kindern nicht erhöht ist. Allerdings hat im Gegensatz zu diesen, in ihrer Aussagekraft sicherlich als begrenzt zu bezeichnenden Daten die »Deutsche ICSI-follow-up-Studie« ein diskret erhöhtes Risiko für das Auftreten einer kindlichen Fehlbildung nach Anwendung der ICSI-Methode nachweisen können [Ludwig M, Katalinic A (2002) Malformation rate in fetuses and children conceived after ICSI: results of a prospective cohort study. Reprod Biomed Online 5: 171–178]. Diese weltweit einzigartige, multizentrische, bundesweit durchgeführte, prospektive und kontrollierte Studie hat im

Zeitraum von 1998 bis 2000 insgesamt 2687 nach ICSI eingetretene Schwangerschaften verfolgt und die daraus entstandenen 3372 Kinder aktiv auf das Auftreten von Fehlbildungen unter Anwendung des sog. EUROCAT-Katalogs hin untersucht. Diese Ergebnisse wurden dann mit denen eines Kontrollkollektivs von 6265 im gleichen Zeitraum geborenen und nach spontaner Konzeption entstandenen Kindern verglichen. Die Fehlbildungshäufigkeit in der bevölkerungsbezogenen Kontrollgruppe lag bei 6,8%, in der ICSI-Gruppe bei 8,6%. Das sich daraus ergebende relative Risiko betrug 1,27. Allerdings wiesen die Autoren darauf hin, dass sich die beobachtete Differenz zwischen den Fehlbildungshäufigkeiten der ICSI- und der Kontrollgruppe zumindest teilweise durch bekannte Risikofaktoren (z. B. höheres Alter der Mutter, Fehlbildungen der Eltern) außerhalb der ICSI erklären lassen. Ein Restrisiko für Fehlbildungen bei Kindern von Paaren, die nach ICSI schwanger geworden sind, lässt sich jedoch derzeit aufgrund dieser Studie nicht endgültig ausschließen. Über dieses Risiko sind die Paare, die einer ICSI-Behandlung bedürfen und diese auch wünschen, individuell aufzuklären und entsprechend zu beraten.

Klinische Schwangerschaftsrate pro ET in Abhängigkeit von der Embryonenqualität 1997–2004

Anhand der deutschen Daten kann zumindest gezeigt werden, dass bei der Rücksetzung von 2 »regulären« bzw. »idealen« Embryonen, also Embryonen von guter Qualität entsprechend mikroskopisch-morphologischen Kriterien, untersucht im Stadium des Präimplantationsembryos, die durchschnittliche Schwangerschaftsrate pro Embryotransfer 31,71% beträgt. Bei Rücksetzung von 2 Embryonen von schlechter Qualität, entspricht »nicht ideal«, ergab sich eine Schwangerschaftsrate von nur noch 12,92%. Noch klarer wird dies bei Untersuchung eines prognostisch als sehr gut zu bewertenden Patientinnenkollektivs, wie der Frauen unter 31 Lebensjahren. Hier liegt die durchschnittliche Schwangerschaftsrate nach Rücksetzung von 2 »idealen« Embryonen bei 36,75%, nach Rücksetzung zweier »nicht idealer« Embryonen bei nur 16,03% (s. Jahrbuch 2004, www.deutsches-ivf-register.de). Diese Unterschiede sind statistisch hoch signifikant.

Sollte im Zuge eines neuen Fortpflanzungsmedizingesetzes das Embryonenschutzgesetz neu geregelt werden, würde eine Zulassung der Auswahl von Embryonen vor dem Embryotransfer einen wesentlichen Gewinn für die betroffenen Paare und eine spürbare Entlastung für das Gesundheitssystem darstellen. Ob Beurteilungskriterien im Vorkernstadium die Selektion im Embryonalstadium ersetzen können, ist noch nicht endgültig entschieden.

Klinische Schwangerschaftsraten in Abhängigkeit von der Stimulation

In Deutschland kommen alle auch international etablierten Stimulationsprotokolle zur Anwendung. In 69% der Fälle wird die Patientin durch Verabreichung eines GnRH-Agonisten zunächst in einen iatrogenen, hypogonadotropen, hypogonadalen Zustand versetzt, bevor die Stimulation mit Gonadotropinpräparaten beginnt. Die durch dieses sog. »lange« Protokoll erzielten und dokumentierten Schwangerschaftsraten pro durchgeführten Embryotransfer lagen unabhängig von der Art des zum Einsatz kommenden Gonadotropinpräparates (urinärer oder biotechnologischer Herkunft) zwischen 27 und 30%. Alternativ werden auch Stimulationen im sog. »kurzen« Agonistenprotokoll oder unter Verwendung von GnRH-Antagonisten zur Verhinderung der spontanen Ovulation durchgeführt. Letztere kamen in 10% der Fälle zur Anwendung und die hierdurch erzielten Schwangerschaftsraten lagen unabhängig von der Art des zum Einsatz kommenden Gonadotropinpräparats zwischen 23 und 27%. Hierbei ist darauf hinzuweisen, dass nach Stimulationen unter Verwendung von GnRH-Antagonisten die durchschnittliche Inzidenz des schweren ovariellen Überstimulationssyndroms mit nur 0,43% deutlich unter der Inzidenz unter Verwendung von GnRH-Agonisten im sog. »langen« Protokoll lag (0,88%). In einem geringeren Anteil (9%) werden die Stimulationen auch unter Verzicht auf GnRH-Analoga durchgeführt.

Alle Kinder mit plausiblem Geburtsgewicht und SSW – Gesamt

Im Jahre 2004 war das Deutsche IVF-Register in der Lage, Angaben zum Geburtgewicht und zum Gestationsalter von insgesamt 88.407 Kindern zu machen, die zwischen 1997 und 2004 nach assistierter Reproduktion geboren wurden. Dabei konnte gezeigt werden, dass das durchschnittliche Gestationsalter bei 4503 Einlingen, die im Jahre 2004 geboren wurden, zum Zeitpunkt der Geburt 39 Schwangerschaftswochen betrug. Im Durchschnitt wogen diese Einlinge zum Zeitpunkt der Geburt 3370 g. Dies sind völlig normale Werte. Elf Prozent der Kinder wurden allerdings vor der vollendeten 37. Schwangerschaftswoche geboren. Dieser Wert ist deutlich höher als in der Normalpopulation, bei der eine Frühgeburt in ca. 6% der Fälle zu erwarten ist. Dies mag sich durch das im Durchschnitt höhere Lebensalter der Patientinnen im Vergleich zur Population von Schwangeren nach spontaner Konzeption, und durch das a priori höhere Abortrisiko einer nach Sterilitätstherapie eingetretenen Schwangerschaft, erklären lassen.

Bei Zwillingen und Drillingen verändern sich die Verhältnisse dramatisch. Während die Zwillinge im Durchschnitt in der 36. Schwangerschaftswoche geboren wurden und zu diesem Zeitpunkt etwa 2490 g wogen, lag der Median des Schwangerschaftsalters zum Zeitpunkt der Geburt bei den Drillingen bei nur 32 Schwangerschaftswochen. Die Drillinge wogen zu diesem Zeitpunkt im Durchschnitt nur 1670 g. Dabei stieg die Rate der Frühgeburten (vor der vollendeten 37. Schwangerschaftswoche) bei den Zwillingen auf über 58%. Von den Drillingen wiesen nur 1,6% der geborenen Kinder ein Schwangerschaftsalter jenseits der vollendeten 37. Schwangerschaftswoche auf.

Komplikationen bei der Eizellentnahme 1997–2004

Neben dem erhöhten Vorkommen von Mehrlingsschwangerschaften registriert das DIR Komplikationen bei der Eizellgewinnung sowie Fälle einer schweren Überreaktion der Eierstöcke auf die Stimulationsbehandlung. Dabei kann es in der schweren Form dieses Krankheitsbildes zu Schwellungen der Eierstöcke, zur Bildung von Aszites und auch zum Auftreten von Thrombosen und Embolien kommen. Über Komplikationen bei der Entnahme von Eizellen kann gesagt werden, dass die Follikelpunktion eine außerordentlich sichere Maßnahme darstellt. Bei 390.777 in den Jahren zwischen 1997 und 2004 registrierten Follikelpunktionen wurden nur 3157 Komplikationen gemeldet. Von diesen Komplikationen wiederum waren 79,25% vaginale Blutungen nach der Punktion. Die gefürchtete Peritonitis tritt in 0,05‰ der Fälle auf. Sie ist jedoch beschrieben und gehört zu den möglichen Komplikationen dieses Eingriffs. In der Operationsaufklärung sollte daher darauf hingewiesen werden, ebenso wie auf die Möglichkeit der intraabdominellen Blutung (Inzidenz 0,46‰) oder der Notwendigkeit einer operativen Versorgung. Die Rate der schweren und hospitalisationsbedürftigen Überstimulationssyndrome beträgt in Deutschland nur 0,74%.

Nachruf auf S. Trotnow

E. Siebzehnrübl, S. Al-Hasani

Der leider schon verstorbene Prof. Dr. Siegfried Trotnow war der Pionier der IVF-Therapie in Deutschland. Er hat es geschafft, mit einem kleinen Team und ohne Forschungsförderung in Erlangen das möglich zu machen, was an anderen Universitätskliniken in Deutschland seit Jahren versucht worden war. Im April 1982 wurde in Erlangen das erste deutsche »Retortenbaby« geboren.

Die Autoren kannten Herrn Prof. Trotnow seit den 80er Jahren des 20. Jahrhunderts. Damals hatte Trotnow gerade den Bereich Reproduktionsmedizin, der in der großen Universitätsklinik (mit weit über 150 Betten) aus 2 Räumen und einem Tierstall bestand, vom damaligen Klinikchef Prof. Ober übergeben bekommen.

Geboren wurde S. Trotnow am 25.1.1941 in Ostpreußen, und etwas Preußisch-Militärisches und Distanziertes hatte sein Auftreten immer. Wer ihn näher kannte, schätzte seine Energie und das unbedingte Eintreten für seine Mitarbeiter, auch wenn es »nur« Doktoranden waren.

Trotnow hatte auf dem Gebiet der Epidemiologie des Mammakarzinoms habilitiert und musste sich in die Reproduktionsmedizin erst einarbeiten. Die gynäkologische Endokrinologie wurde damals an der Klinik durch Prof. Becker vertreten. Das restliche Team bestand aus einer Biologin (T. Kniewald) und einem Tiermediziner (Dr. S. Al Hasani), einer MTA und 2 Doktoranden.

Ohne das erhebliche persönliche Engagement aller Beteiligten wäre die Arbeit damals nicht möglich gewesen.

Ein weiterer Baustein am Erfolg Trotnows war die Offenheit der Arbeitsgruppe um Prof. Lopata in Melbourne, die die erste Schwangerschaft und das 2. IVF-Kind der Welt erzielt hatten. Im Gegensatz zu den Pionieren in Europa waren die Australier gerne bereit, ihre Methoden zu demonstrieren und Gäste zu akzeptieren. 1980 hospitierte Trotnow bei Lopata.

Als dann durchsickerte, dass in Erlangen das erste »Retortenbaby« Deutschlands im Frühling 1982 das Licht der Welt erblicken wird, gab es einen heute kaum vorstellbaren Pressewirbel um diese »Sensation«.

In den folgenden Jahren gab es alle paar Monate neue Ergebnisse und Daten in der assistierten Reproduktion und die Erlanger Arbeitsgruppe trug sehr aktiv zur Erhebung und Auswertung dieser Daten bei. Motor der wissenschaftlichen Leistung war stets Trotnow, der forderte, aber gerade die jungen Teammitglieder stets auch förderte, so gut er konnte.

Da sich die Arbeitsumgebung für Trotnow nach dem Chefarztwechsel an der Univ.-Frauenklinik Erlangen eher verschlechterte, übernahm er 1986 die Leitung der Frauenklinik im Klinikum Frankfurt-Nordwest. Ganz verwunden hat er sein Ausscheiden aus der universitären Medizin aber wohl nie.

Auch der universitären Reproduktionsmedizin hat das Ausscheiden ihres damals bedeutendsten Vertreters geschadet. So wurde in Erlangen seine Professur erst nach Jahren und dann nicht mit einem Reproduktionsmediziner, sondern mit einem Endokrinologen besetzt

Herr Prof. Trotnow musste die Leitung der Frauenklinik im Krankenhaus Nordwest in Frankfurt nach erfolgreichen Jahren 2000 krankheitsbedingt aufgeben. Leider konnte er seinen Ruhestand nur kurz genießen. Nach langer, schwerer Krankheit, die er mit preußischer Disziplin ertrug, und trotz seiner heftigen Gegenwehr bis zuletzt, ist er am 5.4.2004 verstorben. Glücklicherweise konnte er das 20-jährige Jubiläum seines Erfolgs 2002 in seiner Wahlheimat Erlangen mit einem wissenschaftlichen Symposium noch bei guter Gesundheit genießen.

Die, die ihn persönlich kannten, trauern um ihn; die deutschen Reproduktionsmediziner tun gut daran, ihren Pionier nicht zu vergessen.

Anhang

Danksagung an alle teilnehmenden Zentren und deren Mitarbeiterinnen und Mitarbeiter

Die hier vorliegende Festschrift stellt eine der weltweiten größten Datensammlungen und -auswertungen auf dem Gebiet der assistierten Reproduktion dar. Sie ist nur möglich geworden durch die enorme Arbeitsleistung der einzelnen beteiligten Zentren und durch die geduldige und kontinuierliche Dateneingabe durch die beteiligten Mitarbeiterinnen und Mitarbeiter. Dafür großen und herzlichen Dank!

Prof. Dr. med. Ricardo Felberbaum
Dr. med. Klaus Bühler
Prof. Dr. med. Hans van der Ven

Verzeichnis der aktuellen und ehemaligen Teilnehmer des Deutschen IVF-Registers

Gemeinschaftspraxis
Dr. med. Hans-Jürgen Held
Dr. med. Evelyn Gouma
Fachärzte für Frauenheilkunde und Geburtshilfe
Prager Str. 8a
01069 Dresden
Tel. 0351/496 496 9

Prof. Dr. med. W. Distler
Dr. rer. nat. G. Keck
Universitätsklinikum Carl Gustav Carus
Klinik und Poliklinik für Frauenheilkunde und Geburtshilfe
Fetscherstr. 74
01307 Dresden
Tel. 0351/458-4587, 3420
ivf@uniklinikum-dresden.de

Carl-Thiem-Klinikum gGmbH
Frauenklinik, IVF-Zentrum,
Leiter:
Prof. Dr. med. habil. H.-H. Riedel
Thiemstraße 111
03048 Cottbus
Tel. 0355/462234, Fax -462034
frauenklink@ctk.de

Praxisklinik für Gynäkologische Endokrinologie und Reproduktionsmedizin
Dr. F. A. Hmeidan, Dr. P. Jogschies
& Partner
Goldschmidtstr. 30
04103 Leipzig
Tel. 0341/14 12 00, Fax -1412081
E-Mail: info@IVF-Leipzig.de

Prof. Dr. med. H. Alexander
Doz. Dr. med. D. Baier
Dipl. Biol. W. Weber
Universitätsfrauenklinik
Zentrum für Reproduktionsmedizin, Gynäkologische Endokrinologie und Sexualmedizin
Philip-Rosenthal-Str. 55
04103 Leipzig
Tel. 0341/97 23 477, Fax 97 23 469

Praxisklinik City Leipzig
Dr. med. A. Gabert, Dr. med. K. Bauer
Reproduktionsmedizin und Gynäkol. Endokrinologie
Messehaus am Markt
Petersstr. 1
04109 Leipzig
Tel. 0341/215855-0

Martin-Luther-Universität Halle-Wittenberg
Klinik und Poliklinik für Geburtshilfe und Reproduktionsmedizin
Prof. Dr. med. habil. F. Röpke
Dr. med. Petra Kaltwaßer
Dr. rer. nat. E. Seliger
Ernst-Grube-Str. 40
06097 Halle/Saale
Tel. 0345/557-2323 od. 557-2324
E-Mail: sekretariat.obstet@medizin.uni-halle.de

PD Dr. med. Wolfgang Starker
Dr. rer. nat. Ines Hoppe
Universitätsfrauenklinik
Bachstr. 18
07740 Jena
Tel. 03641/933617
ines.hoppe@med.uni-jena.de

Frauenklinik der Klinikum Chemnitz gGmbH
Prof. Dr. med. Thomas Steck
Flemmingstr. 4
09116 Chemnitz
Tel. 0371/33322200

Reproduktionsmedizinisches Zentrum
Priv.-Doz. Dr. med. H. Fritzsche
Dipl. med. J.-P. Reiher
Dr. med. A. Hoffmann
Markt 4
07743 Jena

Dr. med. B. Pfüller
Dr. med. I. Scheiber
Dr. rer. nat. H. Schmiady
Universitätsmedizin Berlin
Charité – Kinderwunschzentrum
Schumannstr. 20/21
10098 Berlin
Tel. 030/450564287, Fax -450564911

Praxisklinik für Fertilität
Dr. med. David J. Peet
Dr. med. Peter Sydow
Dr. med. Carmen Sydow
Dr. med. Ulrike Bergmann-Hensel
Fachärzte für Frauenheilkunde und Geburtshilfe
Kronenstr. 55 – 58
10117 Berlin
Tel. 030/30 69 80-0

Gemeinschaftspraxis
Dr. med. Reinhard Hannen
Frauenarzt / Reproduktionsmediziner /
Psychotherapeut
Dr. med. Andrea Kerle
Frauenärztin / Reproduktionsmedizinerin /
Akupunktur
Kinderwunschzentrum
Hormonlabor
Landgrafenstr. 14
10787 Berlin
Tel. 030/263983-0, Fax 263983-99
info@dr-hannen.de

Arbeitsgruppe Reproduktionsmedizin
Gemeinschaftspraxis im Lützow Center
Dr. med. Detlef H. G. Temme
Dr. med. Rolf Metzger
Wichmannstrasse 5
10787 Berlin
Tel. 030/230 998-0, Fax -30
info@ivf-berlin.de

Kinderwunschzentrum an der Gedächtniskirche
Dr. med. Matthias Bloechle, Dr. med. Silke Marr
in Praxisgemeinschaft
Dr. med. Birgit Roth, Carola Kadgien
Rankestr. 34
10789 Berlin

Gemeinschaftspraxis FERA
Dres. med. Rott / Kühlcke / Altinöz / Moeller
Wenckebachstr. 23
12099 Berlin
Tel. 030/76 00 70 11

Auguste-Vikoria-Krankenhaus
Dr. Grunert
Rubensstr. 125
12157 Berlin

Kinderwunschzentrum am Innsbrucker Platz
B. Remberg / Dr. S. Tewordt-Thyselius
Hauptstr. 65
12159 Berlin
Tel. 030/85 75 79 30
praxis@hormonconcept.de

Kinderwunschzentrum – Helle Mitte -
Dr. med. M. Zaghloul-Abu Dakah
S. Hoffmann
Fachärztinnen für Frauenheilkunde
Stendalerstr. 24
12627 Berlin
Tel. 030/9927790, Fax -99277922
dr-Hoffmann@berliner-kinderwusch.de

Charite Universitätsklinikum Berlin, Campus
Virchow-Klinikum, Frauen- und Poliklinik;
Reproduktionsmedizin,
Augustenburger Platz 1
13353 Berlin

Praxis
Milan Stoyanov
Prinzenallee 90
13357 Berlin
Tel. 030/2133080

Fertility Center Berlin
Prof. Dr. med. H. Kentenich
Dr. med. G. Stief
Dr. med. A. Tandler-Schneider
Dr. med. A. Siemann
Spandauer Damm 130
14050 Berlin
Tel. 030/30354937, Fax -30354939
info@fertilitycenterberlin.de

Prof. Dr. med. R. Sudik
Dietrich Bonhoeffer Klinikum Neubrandenburg
Klinik für Frauenheilkunde und Geburtshilfe
Dr. Salvador-Allende-Str. 30
17036 Neubrandenburg
Tel. 0395/775 2751
gyn@dbk-nb.de

Dr. S. Möller
Frauen- und Poliklinik
Ernst-Moritz-Arndt-Universität
Wollweberstr. 1
17489 Greifswald

Praxiszentrum Frauenheilkunde
Gemeinschaftspraxis
PD Dr. med. H. Müller und A. Busecke
Südring 81
18059 Rostock
info@ivf-rostock.de

Klinikum der Hansestadt Stralsund
Klinik für Gynäkologie und Geburtshilfe
Prof. Dr. Heinrich / Dr. Ruhland
Große Parower Str. 47-53
18435 Stralsund

HELIOS-Kliniken Schwerin
Frauenklinik
Prof. Dr. E. Petri / Dr. F. Thielemann
Wismarsche Str. 393-397
19049 Schwerin
Tel. 0385/520 2300, Fax -520-2318
erungberg@schwerin.helios-kliniken.de

Fertility Center Hamburg
Praxisklinik Fischer, Naether, Rudolf
Speersort 4
20095 Hamburg
Tel. 040/30 80 44 00

Prof. Dr. W. Braendle
Klinik und Poliklinik für Frauenheilkunde und
Geburtshilfe
Abt. für gynäkologische Endokrinologie und
Reproduktionsmedizin
Universitätsklinikum Hamburg-Eppendorf
Martinistr. 52
20246 Hamburg

Gynäkologicum Hamburg
Gemeinschaftspraxis
Dres. med.Bispink, Horn, Michel, Seeler & Bauer
Altonaer Str. 59
20357 Hamburg
Tel. 040/30 68 360
info@ivf-hamburg.de

Kinderwunschzentrum Fleetinsel Hamburg
Praxisklinik
Dr. S. Kocak, Dr. H. P. Kohnen und
Dr. U. Weidner
Admiralitätsstr. 3-4
20459 Hamburg
Tel. 040/38 60 55 50, Fax -38 60 55 51
info@kinderwunschzentrum-hamburg.de

Endokrinologikum Hamburg
Zentrum für Hormon- und Stoffwechselerkrankungen,
Reproduktionsmedizin und Gynäkologische
Endokrinologie
Lornsenstr. 6
22767 Hamburg
Tel. 040/30628313
info@endokrinologikum.com

BKS Gemeinschaftspraxis
Prof. Bohnet, PD Knuth & PD Graf
Schomburgstr. 120
22767 Hamburg
Tel. 0800-BKS-1111 oder 040/380330

Prof. Dr. med. Klaus Diedrich
Universitätsfrauenklinik Lübeck
Ratzeburger Allee 160
23538 Lübeck

fertility center Kiel
Dr. med. K. Brandenburg
Dr. med. H. Giesel
Dr. sc. agr. A. Bonhoff
Prüner Gang 15
24103 Kiel
Tel. 0431/55 34 33, Fax -97 413 22

Sektion Reproduktionsmedizin
Prof. Dr. med. Liselotte Mettler,
Dr. Andreas Schmutzler,
Universitätsfrauenklink,
UK-SH, Campus Kiel,
Christian-Albrechts-Universität Kiel
Michaelisstr. 16
24105 Kiel
Tel. 0431/597-2083

Team Kinderwunsch Oldenburg
Dr. med. Saif Jibril
Dr. med. Gerhard Pohlig
Steinweg 2 – 4
26122 Oldenburg
Tel. 0441/24 89 091, Fax 24 80 611

Tagesklinik Oldenburg
Dr. med. Jörg Hennefründ
Dr. med. Heike Ochs-Ring
Dr. med. Michael Heeder
Achternstr. 21
26122 Oldenburg

Zentrum für Fortpflanzungsmedizin Leer
Dr. med. Wolfgang von der Burg
Hafenstr. 6d
26789 Leer
Tel. 0491/45 42 50

Zentrum für Kinderwunschbehandlung Bremen
Dr. Achim v. Stutterheim
Fr. Dr. Ute Bock-Steinweg
Emmastr. 220
28213 Bremen
Tel. 0421/224910
dr.achimstutterheim@nord-com.net

Bremer Zentrum für Fortpflanzungs-medizin (BZF)
in der Frauenklinik des
Ev. Diakonie-Krankenhauses gGmbH
Prof. Dr. Ernst Heinrich Schmidt
Dr. Olaf Drost
Gröpelinger Heerstr. 406 – 408
28239 Bremen
Tel. 0421/6102-1212
info@icsi.de

Medizinische Hochschule Hannover
Carl-Neuberg-Str. 1
30625 Hannover
Tel. 0511/532-6099

Kinderwunschzentrum Langenhagen
Dr. Martina Müseler-Albers, Horst Peter Arendt,
Dr. Klaus Bühler, Dr. Thilo Schill
Ostpassage 9
30853 Hannover-Langenhagen
Tel. 0511/97 23 0-0, Fax -97 23 0-18

Zentrum für Reproduktionsmedizin und
Humangenetik
Dr. F.-J. Algermissen
Dr. P. Justus
Dr. G. Wilke
Dr. N. Graf (Humangenetik)
Zingel 29 – 30
31134 Hildesheim
Tel. 05121/20 679-0
praxis@kinderwunsch-hildesheim.de

Bispink, Chandra, Breitbach, Hinrichsen
Deutsche Klinik Bad Münder
Zentrum für Reproduktionsmedizin + Gynäkologische
Endokrinologie
Hannoversche Str. 24
31848 Bad Münder
Tel. 05042/94 03 60, Fax -94 03 08
info@kinderwunsch.com

Gemeinschaftspraxis
Dr. med. Dipl.-Biochem. Onno Buurman
Dr. med. Michael Dumschat
Dr. med. Barbara Heidecker
Artilleriestr. 9
32427 Minden
Tel. 0571/97 260-0, Fax 97 260-99
info@kinderwunsch.net

Gemeinschaftspraxis
Paul A. Ebert
Dr. med. Karl Völklein
Bielefeld Fertility-Center
Werther Str. 266
33619 Bielefeld
Tel. 0521/10 10 05, Fax 10 10 79

Bielefelder Institut für Fortpflanzungsmedizin
Städt. Kliniken GmbH
An der Rosenhöhe 31
33647 Bielefeld

Prof. Dr. med. Uwe Wagner
Dr. med. Karin Bock
Dr. med. Klaus Baumann
PD Dr. med. Peyman Hadji
Klinik für Gynäkologie, Gynäkologische
Endokrinologie und Onkologie
der Philipps-Universität Marburg
Pilgrimstein 3
35037 Marburg
Tel. 06421/286 4442, Fax 286 4403

Zentrum für In-Vitro-Fertilisation
Prof. Dr. med. Tinneberg
Frankfurter Str. 52
35392 Gießen

Arbeitsgruppe Endokrinologie,
Fortpflanzungsmedizin, Mikrochirurgie der Justus-
Liebig-Universität
Prof. Dr. W. Künzel, Prof. Dr. Weidner
Frankfurter Str. 52
35392 Gießen

Praxis Dr. med. Monica Tobler
Fachärztin für Frauenheilkunde und Geburtshilfe
Reproduktionsmedizin / Gynäkologische
Endokrinologie
Theaterplatz 8
37073 Göttingen
Tel. 0551/41 337, Fax -41722
Info@kinderwunsch-praxis-Goettingen.de

Georg-August-Universität Göttingen
Klinik für Gynäkologie und Geburtshilfe
Kinderwunschsprechstunde
Prof. Dr. med. Dr. Bernd Hinney
Robert-Koch-Str. 40
37075 Göttingen
Tel. 0551/398131, Fax -396528
bhinney@med.uni-goettingen.de

Kinderwunschzentrum Göttingen
Gemeinschaftspraxis
Dr. Peter Böhm, Dr. Sabine Hübner
Dr. Rüdiger Moltrecht,
Dr. Thomas Welcker
Fachärzte für Frauenheilkunde und Geburtshilfe
Dr. Stephanie Mittmann (Embryologie)
Dr. Peter Schulzeck (Labormedizin)
Kasseler Landstr. 25 A
37081 Göttingen
Tel. 0551/99 888-0
praxisinfo@kinderwunsch-zentrum-goettingen.de

Prof. Dr. med. J. Kleinstein
Dr. med. I. Nickel
Klinik für Reproduktionsmedizin und Gynäkologische
Endokrinologie
Otto-von-Guericke-Universität Magdeburg
Gerhart-Hauptmann-Str. 35
39108 Magdeburg
Tel. 0391/67 17 390, Fax -67 17 389
juergen.kleinstein@medizin.uni-magdeburg.de

Zentrum für Reproduktionsmedizin
Völklinger Str. 4
40219 Düsseldorf
info@ivf-duesseldorf.de

Prof. Dr. H. G. Bender
PD Dr. J. Krüssel
Unikid-Universitäres-Interdisziplinäres
Kinderwunschzentrum Düsseldorf
Moorenstr. 5
40225 Düsseldorf
Tel. 0211/81-04060
info@unikid.de

Frauenklinik Benrath
Abteilung für Reproduktionsmedizin
Dr. B. Milcat-Drozdzynski
Dipl. Biol. E. Halbe
Urdenbacher Allee 83
40593 Düsseldorf

Kinderwunschzentrum Mönchengladbach
Dr. med. Georg Döhmen, Dr. med. Thomas Schalk
QM zertifiziert (DIN EN ISO 9001)
Von-Groote-Straße 175
41066 Mönchengladbach
Tel. 02161/49686-0, Fax -49686-19
info@kindwunsch.de

Zentrum für Familienplanung,
Endokrinologie & Reproduktionsmedizin (FER)
der Gemeinschaftspraxis
Dres. Jürgen Tigges, Kerstin Friol, Christian Gnoth
Rheydter Str. 143
41515 Grevenbroich
Tel. 02181/491513
praxis@kinderwunsch-nrw.de

St.-Josef-Krankenhaus
Abt. f. Gynäkologie und Geburtshilfe
Dr. med. Th. Bremen,
Dr. rer. nat. U. Weidner
Robert-Koch-Str. 16
42781 Haan

Gynäkologische Endokrinologie
und Reproduktionsmedizin
am Klinikum Remscheid
Dr. med. Johannes Luckhaus
Burger Str. 211
42859 Remscheid
Tel. 02191/13-4042

Gemeinschaftspraxis
PD Dr. med. Stefan Dieterle
Dr. med. Andreas Neuer
Olpe 19
44135 Dortmund
Tel. 0231/5575450, Fax -55754599

FERTI-MED
Zentrum für Fortpflanzungsmedizin -Bochum
Frauenärztin Y. Giesner
Schwerpunkt Gynäkologische Endokrinologie und
Reproduktionsmedizin
Hellweg 2
44787 Bochum
Tel. 0234/610654 03
info@ferti-med.de

Universitätsklinikum Essen
Prof. Dr. Schindler
Hufelandstr. 55
45122 Essen

NOVUM
Zentrum für Reproduktionsmedizin Essen
Prof. Dr. med. Thomas Katzorke
Dr. med. Dirk Propping
Dr. med. Susanne Wohlers
Prof. Dr. med. Peter Bielfeld
Akazienallee 8-12
45127 Essen
Tel. 0201/29429-0, Fax -29429-14
ivfzentrum@aol.com

Frauenklinik und Zentrum für Reproduktionsmedizin
Prof. Dr. med. H. von Matthiessen
Frau T. Emde
Herr N. Nassar
Wertgasse 30
45468 Mülheim an der Ruhr
Tel. 0208/309-2501

Schwerpunkt Kinderwunschtherapie
Dr. med. Ute Czeromin
Dr. med. Ina Walter-Göbel
Wissenschaftspark Pav. 8.1
Munscheidstr. 14
45886 Gelsenkirchen
Tel. 0209/167 1470
info@kinderwunsch-gelsenkirchen.de

FCM
Dres. Hilland, Rapp, Langer
Barloer Weg 123
46397 Bocholt
Tel. 02871/239 43-43
praxis@fcm-net.de

Gemeinschaftspraxis
Dr. Dr. med. L. Belkien
PD Dr. med. B. Krause
Fachärzte für Frauenheilkunde und Geburtshilfe
Hötteweg 5 – 7
48143 Münster
Tel. 0251/48 26 70, Fax -48 26 777
praxis@ivf-muenster.de

Universitätsklinikum Münster
Klinik und Poliklinik für Frauenheilkunde und
Geburtshilfe
Dr. med. Andreas Schüring
Prof. Dr. med. Ludwig Kiesel
Albert-Schweitzer-Str. 33
Institut für Reproduktionsmedizin
Prof. Dr. med. Eberhard Nieschlag
48149 Münster
Tel. 0251/83 582 80
andreas.schuering@mednet.uni-muenster.de

Zentrum für Kinderwunschbehandlung Osnabrück
I. Coordes, Dr. med. M. Schneider
Rheiner Landstr. 93-95
49078 Osnabrück
Tel. 0541/404500, Fax -4045040

Dr. med. Dieter Struller
Facharzt für Frauenheilkunde und Geburtshilfe
Hormonbehandlung und Kinderwunschbehandlung
Graf-Salm-Str. 10
50181 Bedburg
Tel. 02272/77 78, Fax -77 73
dr.struller@dgn.de

Zentrum für gynäkologische Endokrinologie und
Reproduktionsmedizin
Gemeinschaftspraxis
Dr. med. Stefan Palm,
Dr. med. Volker Sasse,
Dr. med. Irene Pütz,
Dr. med. Mirko Dannhof
PAN-Klinik am Neumarkt
Zeppelinstr. 1
50667 Köln
Tel. 0221/2776-200, Fax -2776-201
info@fertilitycenter-koeln.de

Klinik und Poliklinik für Frauenheilkunde und
Geburtshilfe der Universität zu Köln
Funktionsbereich Gynäkologische Endokrinologie und
Reproduktionsmedizin
Priv.-Doz. Dr. Dolores Foth (OÄ)
Kerpener Str. 34
50931 Köln
Tel. 0221/4784910, Fax -4786729
dolores.foth@UK-KOELN.de

Praxis
Frau Dr. med. S. Eren
Dürener Str. 199
50931 Köln

Kinderwunschzentrum Köln
Eva Schwahn
Tel. 0221/3402280
eva.schwahn@wunschkind-koeln.de
Dr. med. Markus Merzenich
Tel. 0221/3403070
mmerzenich@kinderwunschzentrum-koeln.de
Dr. rer. nat. Ines Eue
ineseue@aol.com
Schönhauser Str. 3
50968 Köln

Prof. Dr. K.-H. Broer
Krankenhaus Porz am Rhein
Frauenklinik
Urbacher Weg 19
51149 Köln-Porz

Prof. Dr. med. J. Neulen
Universitäts-Frauenklinik für Gynäkologische
Endokrinologie und Reproduktionsmedizin
Medizinische Fakultät der RWTH Aachen
Pauwelsstr. 30
52074 Aachen
Tel. 0241/80 88 971
gyn-endokrinologie@ukaachen.de

Frauenarztpraxis mit Schwerpunkt Gynäkologische
Endokrinologie und Reproduktionsmedizin
Dr. med. Klaus-Michael Grunwald
Eisenhütte 23
52076 Aachen
Tel. 02408/958499, Fax 958477
KMAL54@t-online.de

Prof. Dr. med. Hans H. van der Ven
Prof. Dr. med. Katrin van der Ven
PD Dr. med. Christoph Dorn
Dr. med. Benjamin Rösing
Dipl. Biol. PD Dr. Markus Montag
Abteilung für Gynäkologische Endokrinologie und
Reproduktionsmedizin
Universitätsklinikum Bonn
Sigmund-Freud-Str. 25
53127 Bonn
Tel. 0228/287-5779
Daniela.von_Kospoth@ukb.uni-bonn.de
Bettina_Sander@ukb.uni-bonn.de

Praxisklinik für Gynäkologische
Endokrinologie und Reproduktionsmedizin
PD Dr. med. Gernot Prietl
Theaterplatz 18
53177 Bonn-Bad Godesberg
Tel. 0228/350 39 10

Kinderwunsch-Praxisklinik Trier
Dr. med. M. Satari
Max-Planck-Str. 10 (WIP)
54296 Trier
Tel. 0651/97906-0

Kinderwunsch Zentrum Mainz
Dr. Robert Emig
Rheinstr. 4
Fort Malakoff Park
55116 Mainz
Tel. 06131/ 603020
arzt@Kinderwunschzentrum-mainz.de

Zentrum für Reproduktionsmedizin Neuwied
Dr. med. J. Beran, Dr. med. B. Mueller
Marktstr. 83
56564 Neuwied

Prof. Dr. med. Ernst Siebzehnrübl
Zentrum für Reproduktionsmedizin
Hanauer Landstr. 328-330
60314 Frankfurt / Main
Tel. 069/426077-0
anmeldung@ivf-ffm.de

Krankenhaus Nordwest
der Stiftung Hospital zum heiligen Geist
Frauenklinik
Chefarzt Prof. Dr. med. E. Merz
Steinbacher Hohl 2-26
60488 Frankfurt / Main
Tel. 069/7601-3611, Fax -7601-3321
info@kinderwunschzentrum-frankfurt.de

Gynäkologische Endokrinologie und
Reproduktionsmedizin
OA Dr. med. habil. S. Kissler
Universitätsfrauenklinik Frankfurt
Theodor-Stern-Kai 7
60590 Frankfurt

Reproduktionsmedizinisches und Endometriose-
Zentrum Darmstadt
Prof. Dr. G. Leyendecker
Frauenklinik des Klinikum Darmstadt
Grafenstr. 9
64283 Darmstadt

Zentrum für Reproduktionsmedizin
Dr. med. M. Schorsch, Dr. med. Th. Hahn,
Dr. med. Geza Adasz, K. Schilberz
Mainzer Str. 98-102
65189 Wiesbaden
Tel. 0611/97 632-0, Fax 97 632-10

Kinderwunschzentrum IVF-Saar
Gemeinschaftspraxis
M. Thaele / L. Happel / A. Giebel
Kaiserstr. 7
66111 Saarbrücken
Tel. 0681/936320, Fax -9363210
zentrum@ivf-saar.de

Prof. Dr. Dr's h.c. mult. W. Schmidt
OA P. Rosenbaum /
PD Dr. H. E. Hammadeh /
Dr. C. Claußen / Dr. K. Laufs /
Dr. T. Riepen
Frauenklinik und Poliklinik
Universitätskliniken des Saarlandes
Kirrbergerstrasse
66421 Homburg
Tel. 06841/162 8134

Universitäts-Frauenklinik Mannheim
Kinderwunschsprechstunde
Prof. Dr. med. M. Weigel
Prof. Dr. med. Dr. h.c. F. Melchert
Dr. med. T. Schmidt
Theodor-Kutzer-Ufer 1-3
68167 Mannheim

Viernheimer Institut für Fertilität
PD Dr. med. Stefanie Völz-Köster
Dr. med. Helga Walter-Vitek
Dr. sc. Hum. Brigitte Hauff
Karl-Marx-Str. 43
68519 Viernheim
Tel. 06204/70 36 00
kontakt@vif-kinderwunsch.de

Kinderwunschzentrum Heidelberg
Dr. Waltraud Parta-Kehry,
Dr. Suat Parta, Dr. Hans Hinderer
Friedericke Tesarz,
Dr. Daniela Seehaus
Römerstr. 3
69115 Heidelberg
Tel. 06221/89 30 00, Fax -89 300 20
info@kwz-hd.de

Universitätsklinikum Heidelberg
Abt. Gynäkologische Endokrinologie und
Fertilitätsstörung
Prof. Dr. T. Strowitzki,
PD Dr. M. v. Wolff
Dr. C. Thoene, Dr. S. Rösner,
Dr. R. Popovici
Voßstr. 9
69115 Heidelberg
Tel. 06221/567921, Fax -564669

Gynäkologie und Reproduktionsmedizin
Dr. med. Fred Maleika
Dipl. Biol. Dr. Silvia Harrer
Lessingstr. 9
70174 Stuttgart
Tel. 0711/226 13 44
drmaleika@aol.com

Praxis Villa Haag
Zentrum für Reproduktionsmedizin
Dr. med. D. B. Mayer-Eichberger
Herdweg 69
70174 Stuttgart
Tel. 0711/221084, Fax -221085

Univ.-Prof. Dr. med. habil. Dipl.-Psychologin Ute Fuchs
Frauenarztpraxis mit Tagesklinik
Reproduktionsmedizin
Kornbergstr. 23
70176 Stuttgart
Tel. 0711/22 62 728

Kinderwunsch- und Hormonsprechstunde
Universitäts-Frauenklinik
Calwerstr. 7
72076 Tübingen
Tel. 07071/2983117, Fax -292250

Praxis Dr. Ulrich Göhring
Königstr. 50
72108 Rottenburg
Tel. 07472/3916
goehring@kinderwunschpraxis.com

Aalener IVF-Zentrum
Dr. Rau
Gartenstr. 1/1
73430 Aalen
Tel. 07361/62021
Dr.RainerRau@t-online.de

Prof. Dr. med. D. H. A. Maas
Klinik für Fortpflanzungs- u. Geburtsmedizin
Margaritenhospital
Weissensteiner Str. 33
73525 Schwäbisch Gmünd
Tel. 07171/91 23 300, Fax -91 23-303
DIETER.MAAS@KLINIKUM-SGD.de
ROLAND.EID@KLINIKUM-SGD.de

IVF-Zentrum Esslingen
Dr. med. J. Emil Costea
Marktplatz 5/1
73728 Esslingen a. N.
Tel. 0711/310 591 60, Fax -310 591 61
IVFCostea@t-online.de

Prof. Dr. med. Dr. med. habil. H. W. Mickan,
Dr. med. Chr. Stoll
Städt. Frauenklinik Esslingen
Hirschlandstr. 97
73730 Esslingen
Tel. 0711/3103-3050
ivf@kliniken-es.de

Dr. med. R.-P. Stein
IVF-Zentrum Pforzheim
Zerrenner Str. 22-24
75172 Pforzheim
Tel. 07231/388110, Fax -388117
info@kinderwunsch-pforzheim.de

Karlsruher IVF-Programm – AG für
Fortpflanzungsmedizin
Dr. V. Wetzel, H. J. Gräber, E. Wetzel, Dr. F. Tetens,
Frauenärztliche Gemeinschaftspraxis Dr. V. Wetzel und
Dr. G. Zoulek und Kollegen, Laborärzte
Dr. G. Schlüter, Humangenetikerin
Kaiserstr. 142
76133 Karlsruhe
Tel. 0721/23 941
info@ivf-programm.de

Centrum für gynäkologische Endokrinologie und
Reproduktionsmedizin Freiburg (CERF)
Gemeinschaftspraxis
Dr. Weitzell, Dr. Thiemann, Prof. Dr. Geisthövel
Bismarkallee 7 F
79098 Freiburg

Frau Dr. Kissel
Department Universitäts-Frauenklinik
Klinik für Endokrinologie und Reproduktionsmedizin
Hugstetter Str. 55
79106 Freiburg
Tel. 0761/270-3187
CKissel@frk.ukl.uni-freiburg.de

Dr. med. Walter Bollmann
Dr. med. Ulrich Noss
Dr. med. Thomas Brückner
Tal 11
80331 München
Tel. 089/242295-0
info@ivf-bbn.de

Dr. M. S. Kupka
Arbeitsgruppe Kinderwunsch
Reproduktionsmedizin & Endokrinologie
Ludwig-Maximilians-Universität
Frauenklinik – Innenstadt
Direktor: Prof. Dr. K. Friese
Maistr. 11
80337 München
Tel. 089/5160-4214, Fax -5160-4918
kupka@ivf-maistrasse.de

Hormonzentrum München
PD Dr. med. A. Römmler
Dres. med. H. Lacher, J. Puchta
Westendstr. 193-195
80686 München
Tel. 089/5470410, Fax -54704130
info@hormonzentrum.de

Kinderwunsch Centrum München-Pasing
gegründet an der Frauenklinik Dr. Wilhelm Krüsmann
Gemeinschaftspraxis Frauenärzte Psychotherapie
Dr. med. Klaus Fiedler
Dr. med. Irene von Hertwig
Dr. med. Gottfried Krüsmann
Prof. Dr. med. habil. Wolfgang Würfel
Lortzingstr. 26
81241 München
Tel. 089/244 144-0
info@ivf-muenchen.de

Prof. Dr. med. Christian J. Thaler
Dr. Robert Ochsenkühn
Gynäkologische Endokrinologie
und Reproduktionsmedizin
Frauenklinik der LMU-München-Grosshadern
Marchioninistr. 15
81377 München
Tel. 089/7095-6825, Fax -7095-7588

Prof. Dr. med. Dieter Berg
Dr. med. Bernd Lesoine
Gemeinschaftspraxis
Prinzregentenstr. 69
81675 München
Tel. 089/414 24 00

Priener Zentrum für Reproduktions-medizin
Frauenärzte
Dr. med. Mathias Lehnert
PD Dr. Dr. med. Rainer Steldinger
Dr. med. Susann Böhm
Dr. med. (Univ. Izmir) Cenan Cevatli
Dr. med. Wolfgang Lehnert
Hochriesstr. 21
83209 Prien am Chiemsee

IVF-Zentrum Augsburg
Dr. med. K.-F. Hiller,
Dr. med. T. H. Bauer,
Dr. med. H. Kraus,
Dr. med. D. Steinfeld-Birg
Prinzregentenstr. 25
86150 Augsburg
Tel. 0821/502780
info@ivf-augsburg.de

Praxisklinik Frauenstrasse
Abteilung Kinderwunsch
Prof. Dr. med. Karl Sterzik
Dr. med. Erwin Strehler
Frauenstr. 51
89073 Ulm
Tel. 0731/60 20 790

Universitätsfrauenklinik Ulm
Sektion Gynäkologische Endokrinologie
und Reproduktionsmedizin
Fr. Dr. med. C. Santjohanser
Fr. U. Engel
Prittwitzstr. 43
89075 Ulm
REPROMED.UFK@UNIKLINIK-ULM.de

IVF-Zentrum Ulm
Dr. med. Friedrich Gagsteiger
Einsteinstr. 59
89077 Ulm
Tel. 0731/15 15 90, Fax 15 15 915
info@ivf-zentrum.de

Kinderwunsch- und Frauen-Hormon-Centrum
Nürnberg
Dr. J. Neuwinger
Dr. B. Munzer-Neuwinger
Priv. Doz. Dr. P. Licht
Agnesgasse 2 – 4
90403 Nürnberg
Tel. 0911/2355500, Fax -2355516
aerzte@kinderwunschcentrum-
nuernberg.de

GMP der Frauenärzte
Dr. med. M. Hamori,
Dr. med. R. Behrens,
Dr. med. A. Hammel
Zentrum für Reproduktionsmedizin
Nürnberger Str. 35
91052 Erlangen
Tel. 09131/895 20 od. 89530,
Fax -205410
info@ivf-erlangen.de

Dr. Jan van Uem
Gynäkologe Schwerpunkt Reproduktionsmedizin
Michael-Vogel-Str. 1e
91052 Erlangen
Tel. 09131/8095-0
drjanvanuem@vanuem.com

Universitätsfrauenklinik Erlangen
Prof. Dr. med. M. W. Beckmann
Dr. med. H. Binder
Universitätsstr. 21 – 23
91054 Erlangen
Tel. 09131/85 33 553

Zentrum für Gynäkologische Endokrinologie und
Reproduktionsmedizin
Gemeinschaftspraxis der Frauenärzte
Prof. Dr. med. Bernd Seifert
PD Dr. med. Monika Bals-Pratsch
Hemauer Str. 1
93047 Regensburg
Tel. 0941/59 20 60, Fax -59 206-23
info@Kinderwunsch-regensburg.de

Kinderwunschzentrum Niederbayern
Leiter Dr. Hans J. Kroiss
Stadtfeldstr. 50
94469 Deggendorf
Tel. 0991/297 99 332, Fax -297 99 331

IVF-Zentrum Bayreuth
im Klinikum Bayreuth
Gemeinschaftspraxis
Dr. med. S. Todorow
Dr. med. E. Schwarz
Preuschwitzer Str. 101
95445 Bayreuth
Tel. 0921/745 4440
info@ivf-bayreuth.de

Gemeinschaftspraxis
Dr. Mai / Dr. Schmitt / Dr. Mulfinger
Juliuspromenade 7
97070 Würzburg
Tel. 0931/32 123-0, Fax -3212377
kontakt@praxis-mai-schmitt.de

Universitäts-Frauenklinik Würzburg
Zentrum für Gynäkologische Endokrinologie und
Reproduktionsmedizin
Leiterin Dr. med. Silke Blissing
Josef-Schneider-Str. 4
97080 Würzburg
Tel. 0931/201-25621 oder 201-25619
Kinderwunsch@klinik.uni-wuerzburg.de

Druck: Krips bv, Meppel
Verarbeitung: Stürtz, Würzburg

The manufacturer's authorised representative in the EU is Springer Nature Customer Service Centre GmbH, Europaplatz 3, 69115 Heidelberg, Germany. If you have any concerns regarding our products, please contact ProductSafety@springernature.com

Printed and bound by CPI Group (UK) Ltd, Croydon, CR0 4YY

25/03/2026

02078171-0018